乡村医生能力提升培训手册

上册

主　审　张先庚　陈　红

主　编　姚永萍　尹　岭　陈大义

北京大学医学出版社

XIANGCUN YISHENG NENGLI TISHENG PEIXUN SHOUCE

图书在版编目（CIP）数据

乡村医生能力提升培训手册 / 姚永萍，尹岭，陈大义
主编. — 北京：北京大学医学出版社，2022.11（2024.12重印）
ISBN 978-7-5659-2719-5

Ⅰ.①乡…　Ⅱ.①姚…②尹…③陈…　Ⅲ.①乡村医
生–中国–技术培训–手册　Ⅳ.①R–62

中国版本图书馆CIP数据核字（2022）第208519号

乡村医生能力提升培训手册

主　　编：姚永萍　尹　岭　陈大义
出版发行：北京大学医学出版社
地　　址：（100191）北京市海淀区学院路 38 号　北京大学医学部院内
电　　话：发行部 010–82802230；图书邮购 010–82802495
网　　址：http://www.pumpress.com.cn
E - m a i l：booksale@bjmu.edu.cn
印　　刷：中煤（北京）印务有限公司
经　　销：新华书店
责任编辑：崔玲和　　责任校对：靳新强　　责任印制：李　啸
开　　本：889 mm × 1194 mm　1/32　印张：30.25　字数：570 千字
版　　次：2022 年 11 月第 1 版　2024 年 12 月第 2 次印刷
书　　号：ISBN 978–7–5659–2719–5
定　　价：80.00 元（上下册）

编委会名单

主　　审　　张先庚　　陈　红

主　　编　　姚永萍　　尹　岭　　陈大义

副 主 编　　钟云龙　　覃琥云　　王　刚　　赵卫东
　　　　　　梁小利　　聂　海

编　　委（以姓氏笔画为序）

马　兰	马兴博	王佳妮	王学军	王贵年
尹　敏	邓　静	叶　建	田　奕	田晓宇
白　洁	包　锐	朱和森	乔　敏	刘　萍
刘玉雪	刘四顺	刘晓瑞	汤杜娟	许必芳
苏　岚	苏　夏	李　昕	李　鑫	李梦晓
杨　莉	杨　梅	杨在华	杨茂康	杨晓瑜
来平英	张　军	张　德	张立羽	张雪琴
陈燕彬	邵晨兰	苗泓丽	林红斌	罗婧婷
周佳丽	周晓莉	於　凤	郑　爽	郑韵恒
赵　红	赵　钰	袁　浩	夏　川	顾晓慧
徐　剑	徐　敏	徐爱秋	黄　伟	黄　萍
黄　鑫	黄慧敏	曹　渺	曹　鹏	曹　璐
梁永庆	谌　茜	蒋　虎	覃　波	辜晓惠
程　绪	曾学燕	廖　玲	廖　莉	廖　琬

编写秘书　　曹　鹏　　邓青川　　蒋　虎

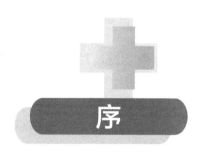

序

　　新时期卫生与健康工作方针是"以基层为重点，以改革创新为动力，预防为主，中西医并重，把健康融入所有政策，人民共建共享。"乡村医生是我国广大农村的基层卫生工作者，是最贴近亿万村民的健康"守护人"和家庭医生。党的十八大以来，党中央高度重视基层医疗卫生工作，不断加强乡村医疗卫生体系建设，提升乡村医疗卫生服务能力，已基本实现了乡村群众公平享有基本医疗卫生服务的目标。

　　四川省卫生健康委员会高度重视乡村医生培训，2018—2021年在全省开展了深度贫困县"一村一合格村医"的培训项目，编写了《四川省"合格村医"临床综合知识与技能培训手册（上）》，2022年四川省将乡村医生能力提升作为强化乡村医疗卫生服务体系功能、巩固脱贫攻坚成果、实现乡村振兴的重点工作，成立专班，编写了《乡村医生能力提升培训手册》，为乡村医生能力提升提供专业支撑。

　　本培训手册定位于乡村医生需求，内容包括乡村医生相关政策与法律、健康与社会照护、基本公共卫生服务、基本医疗卫生服务、常用急救技术、中医适宜技术和常用现代康复技术等新时期合格乡村医生知识和技能培训。培训内容注重理论联系实际，解决乡村医生工作中的实际问题，以提升乡村医生服务能力。在疾病诊断、鉴别诊断和治疗的基础上，增加了分级诊疗转诊指征、疾病预防和高危人群管理内容。

相信该书的出版能够为全国乡村医生能力提升提供帮助。希望《乡村医生能力提升培训手册》能够在培训教学中不断完善和提升，利用互联网将多媒体技术用于全国更多的乡村医生培训，培养出大批卓越的乡村医生，为维护人民健康、巩固脱贫攻坚成果和乡村振兴作贡献。

向全国乡村医生和培训教师致敬！

刘德培

2022 年 9 月

前　言

习近平总书记多次强调：没有全民健康，就没有全面小康。乡村医生是广大基层农村的卫生工作者，是我国医疗卫生服务队伍的重要组成部分，是最贴近亿万农村居民的健康"守护人"，主要承担国家基本公共卫生服务以及常见病、多发病的初级诊治、健康宣教等基本医疗服务。2015 年 3 月，国务院办公厅印发《关于进一步加强乡村医生队伍建设的实施意见》，结合《中华人民共和国医师法》《乡村医生从业管理条例》《中国防治慢性病中长期规划（2017—2025）》等有关规定，切实筑牢农村医疗卫生服务网底，规范开展乡村医生培训考核，发展农村医疗卫生事业，提高农村群众的健康素养，实现早诊早治，促进医防协同，积极响应"健康中国"国家战略号召，是满足人民群众对美好生活追求的健康需要的务实之举。四川省是人口过亿的农业大省，有全国第二大藏区，西接西藏，北接甘肃、青海等，生活、工作条件艰苦，地广人稀。高原地区地方病病种复杂，医疗基础条件较差，当地群众看病就医难。加强"本土化"医务人员培训是解决当地医务人员能力不足，群众盼望在家门口高质量就医的问题关键。2018—2021年，四川省启动全省深度贫困县"一村一合格村医"的培训项目，由四川省卫生健康委员会基层卫生处组织编写了《四川省"合格村医"临床综合知识与技能培训手册（上）》，出版使用后受到四川、贵州等地乡村医生的一致好评。2022年6月，习近平总书记来川视察强调，乡亲们吃穿不愁后，最关心的就是医药问题；要加强乡村卫生体系建设，保障好广大农民群众的基本医疗需求。四川省卫生健康委员会高度重视，在脱贫攻坚取得全面胜利后，切实抓好乡村医生能力提升，成立了《乡村医生能力提升培训手册》编写专班，组织熟悉乡村医生培训的全国、全省院校专家，根据国家对乡村振兴工作的总体部署，秉持树立"大卫生、大健康"理念，优化健康服务、完善健康保障，全方位、全周期保障人民健康。强化村医的临床实践能力以及训练临床思维能力，使其能够快速熟悉有关乡村医生的国家政策和地方政策、基本工作要求规范、临床基本操作技术等要求，掌握农村基本公共卫生、基本医疗规范和技术要领，开展健康管理、健康宣教等，提升控制高危人群发病风险的能力，掌握基层常见症状和疾病的诊断、鉴别诊断、治疗方案，正确把握转诊指征、健康宣教、健康照护等各个环节的知识和技术要点，熟悉常用的诊疗和健康管理辅助检查设备的使用，能基本解读常见检查检验指标的临床意义，助推乡村医生树立扎根基层、服务民众的医者仁心大爱情怀。以"敬佑生命、救死扶伤、甘于奉献、大爱无疆"的医者职业精神为指引，为乡村医生搭建"留得住、能发展、有保障"的舞台，进一步拓宽乡村医生职业发展前景，体现"人民至上""生命至上"的愿景使命，给予他们更完善的职业规划，让其工作更有奔头、岗位更有吸引力，具有十分重要的现实意义。

主　编

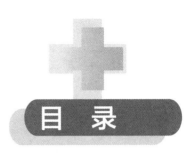

目　录

第六章　乡村医生执业技能考试要点

解析与技巧 …………………… 906

第一章

乡村医生相关政策与法律

　　农村卫生工作是我国卫生工作的重点，关系到保护农村生产力、振兴农村经济、维护农村社会发展和稳定的大局，对提高全民族素质具有重大意义。做好农村卫生工作的关键在政策、在规划、在管理。随着"健康中国"国家战略的深入推进，党和政府高度关注让亿万农民享受公平可及的"家门口"的医疗卫生服务，对基层医疗卫生机构和医疗卫生专业人员的综合素质提出了更高的要求。农村的医疗卫生专业人员要熟悉卫生政策法律知识，更要明确自己的权利与义务，掌握过硬的专业技术技能，树立强烈的职业荣誉感，扎根农村，服务亿万农民，自觉培养高尚的职业道德，保证农村卫生事业健康、可持续发展。但目前农村地区卫生事业尚面临严峻挑战，影响基层卫生事业发展最根本、最直接的根源在于人才短缺。为基层卫生机构培养"下得去、用得上、留得住、干得好"的卫生人才，对促进基层卫生事业发展具有重要意义。

　　本章内容包括有关乡村医生相关政策与职业发展、乡村医生的职责与医德医风、国家基本药物制度与重要的卫生法律法规。

第一节 乡村医生相关政策与职业发展

一、基层医疗相关政策与法规

个人健康是立身之本，全民健康是立国之基。党中央一直把保障人民健康放在优先发展的战略地位。2022 年，习近平总书记在全国卫生与健康大会提出党的新时代卫生与健康工作方针，从实现民族复兴、增进人民福祉的高度，把人民健康放在优先发展的战略地位，将"以基层为重点"放在首要位置。21 世纪以来，国家持续关注基层医疗的发展与建设，不断出台一系列政策支持基层医疗工作。

2019 年 12 月 28 日发布的《中华人民共和国基本医疗卫生与健康促进法》明确了基层医疗卫生机构在医疗卫生体系中的基础地位。2021 年 2 月 21 日，中央一号文件《中共中央 国务院关于全面推进乡村振兴加快农业农村现代化的意见》正式发布，对基层发展做出整体部署，其中对关于基层医疗的发展也做出了明确指示。为深入贯彻落实新时代党的卫生与健康工作方针和《中华人民共和国基本医疗卫生与健康促进法》，切实把"以基层为重点"落到实处，国家卫健委于 2022 年 7 月下发《卫生健康系统贯彻落实以基层为重点的新时代党的卫生与健康工作方针若干要求》（以下简称《要求》），该《要求》提出了加强组织领导、加强汇报协调、加强调查研究、加强联系基层等 14 条具体工作要

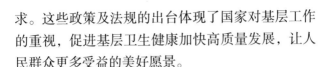

求。这些政策及法规的出台体现了国家对基层工作的重视，促进基层卫生健康加快高质量发展，让人民群众更多受益的美好愿景。

在国家关注基层医疗发展与建设的背景下，农村卫生工作格外受到重视，农村卫生相关政策法规是开展农村卫生工作的有力保障。

（一）《中共中央 国务院关于进一步加强农村卫生工作的决定》

为进一步加强农村卫生工作，中共中央 国务院于2002年10月29日发布了《关于进一步加强农村卫生工作的决定》（中发〔2002〕13号）。该决定包括农村卫生工作的指导思想和目标、加强农村公共卫生工作、推进农村卫生服务体系建设、加大农村卫生投入力度、建立和完善农村合作医疗制度和医疗救助制度、依法加强农村医药卫生监管、加强对农村卫生工作的领导，共7个方面。

（二）国务院办公厅《关于进一步加强乡村医生队伍建设的实施意见》

乡村医生是我国医疗卫生服务队伍的重要组成部分，是最贴近亿万农村居民的健康"守护人"，是发展农村医疗卫生事业、保障农村居民健康的重要力量。按照深化医药卫生体制改革的总体要求，为进一步加强乡村医生队伍建设，切实筑牢农村医疗卫生服务网底，国务院办公厅于2015年3月23日发布《关于进一步加强乡村医生队伍建设的实施意见》（国办发〔2015〕13号），以下简称《意见》。《意见》包括总体要求和主要目标、明确乡村医生功能任务等10个方面。

1. 总体要求和主要目标 《意见》指出乡村医生队伍建设的总体要求，即坚持保基本、强基层、建机制，从我国国情和基本医疗卫生制度长远建设出发，改革乡村医生服务模式和激励机制，落实和完善乡村医生补偿、养老和培养培训政策，加强医疗卫生服务监管，稳定和优化乡村医生队伍，全面提升村级医疗卫生服务水平。

《意见》指出乡村医生队伍建设的主要目标，通过10年左右的努力，力争使乡村医生总体具备中专及以上学历，逐步具备执业助理医师及以上资格，乡村医生各方面合理待遇得到较好保障，基本建成一支素质较高、适应需要的乡村医生队伍，促进基层首诊、分级诊疗制度的建立，更好地保障农村居民享受均等化的基本公共卫生服务和安全、有效、方便、价廉的基本医疗服务。

2. 明确乡村医生功能任务 《意见》明确了乡村医生（包括在村卫生室执业的执业医师、执业助理医师，下同）的职责主要是负责向农村居民提供公共卫生和基本医疗服务，并承担卫生计生行政部门委托的其他医疗卫生服务相关工作。并指出各地要综合考虑辖区服务人口、服务现状和预期需求以及地理条件等因素，合理配置乡村医生，原则上按照每千服务人口 1 ~ 1.2 名的标准配备乡村医生。

3. 加强乡村医生管理 《意见》指出严格乡村医生执业准入。在村卫生室执业的医护人员必须具备相应的资格并按规定进行注册。新进入村卫生室从事预防、保健和医疗服务的人员，应当具备执业医师或执业助理医师资格。条件不具备的地区，要严格按照《乡村医生从业管理条例》要求，由省级人民政府制定具有中等医学专业学历的人员或者经培训达到中等医学专业水平的人员进入村卫生室执业的具体办法。

《意见》指出规范乡村医生业务管理。县级卫生计生行政部门按照《中华人民共和国执业医师法》《乡村医生从业管理条例》等有关规定，切实加强乡村医生执业管理和服务质量监管，促进合理用药，提高医疗卫生服务的安全性和有效性。

《意见》指出规范开展乡村医生考核。在县级卫生计生行政部门的统一组织下，由乡镇卫生院定期对乡村医生开展考核。考核内容包括乡村医生提供的基本医疗和基本公共卫生服务的数量、质量和群众满意度，乡村医生学习培训情况以及医德医风等情况。考核结果作为乡村医生执业注册和财政补助的主要依据。

4. 优化乡村医生学历结构 《意见》指出各地要按照《全国乡村医生教育规划（2011—2020年）》要求，切实加强乡村医生教育和培养工作。鼓励符合条件的在岗乡村医生进入中、高等医学（卫生）院校（含中医药院校）接受医学学历教育，提高整体学历层次。加强农村订单定向医学生免费培养工作，免费医学生主要招收农村生源。

5. 提高乡村医生岗位吸引力 《意见》指出拓宽乡村医生发展空间。在同等条件下，乡镇卫生院优先聘用获得执业医师、执业助理医师资格的乡村医生，进一步吸引执业医师、执业助理医师和医学院校毕业生到村卫生室工作。规范开展乡村医生岗位培训。各地要依托县级医疗卫生机构或有条件的中心乡镇卫生院，开展乡村医生岗位培训。乡村医生每年接受免费培训不少于 2 次，累计培训时间不少于 2 周；各地可选派具有执业医师或执业助理医师资格的优秀乡村医生到省、市级医院接受免费培训；乡村医生每 3～5 年免费到县级医疗卫生机构或有条件的中心乡镇卫生院脱产进修，进修时间原则上不少于 1 个月。乡村医生应学习中医药知识，运用中医药技能防治疾病。到村卫生室工作的医学院校本科毕业生优先参加住院医师规范化培训。

6. 转变乡村医生服务模式 《意见》指出各地要结合实际，探索开展乡村医生和农村居民的签约服务。乡村医生或由乡镇卫生院业务骨干（含全科医生）和乡村医生组成团队与农村居民签订一定期限的服务协议，建立相对稳定的契约服务关系，提供约定的基本医疗卫生服务，并按规定收取服务费。加大适宜技术的推广力度，鼓励乡村医生提供个性化的健康服务，按有关规定收取费用。

建立乡村全科执业助理医师制度。做好乡村医生队伍建设和全科医生队伍建设的衔接。在现行的执业助理医师资格考试中增设乡村全科执业助理医师资格考试。乡村全科执业助理医师资格考试按照国家医师资格考试相关规定，由国家行业主管部门制定考试大纲，统一组织，单独命题，考试合格的发放乡村全科执业助理医师资格证书，限定在乡镇卫生院或村卫生室执业。取得乡村全科执业助理医师资格的人员可以按规定参加医师资格考试。

7. 保障乡村医生合理收入 《意见》指出要切

实落实乡村医生多渠道补偿政策。各地要综合考虑乡村医生工作的实际情况、服务能力和服务成本，采取购买服务的方式，保障乡村医生合理的收入水平。随着经济社会的发展，动态调整乡村医生各渠道补助标准，逐步提高乡村医生的待遇水平。提高艰苦边远地区乡村医生待遇。

8. 建立健全乡村医生养老和退出政策《意见》指出要完善乡村医生养老政策，并建立乡村医生退出机制，原则上年满65周岁的乡村医生应退出乡村医生岗位，年龄最高不超过70周岁。

9. 改善乡村医生工作条件和执业环境《意见》指出要通过加强村卫生室建设和建立乡村医生执业风险化解机制，改善乡村医生工作条件和执业环境。

10. 加强组织领导　包括制定实施方案、落实资金投入和开展督导检查三个方面。

二、乡村医生的职业荣誉与职业规划

（一）乡村医生的职业荣誉

乡村医生是指在当地卫生行政主管部门办理执业登记注册，并在当地农村医疗卫生室从事疾病预防、保健和一般诊疗服务的医务工作者。他（她）们是具有中国特色植根于广大农村的卫生工作者，承担着国家基本公共卫生服务以及常见病、多发病的初级诊治等基本医疗服务。中华人民共和国成立以来，我国乡村医务人员队伍经历了"民间郎中""赤脚医生""乡村医生"三个阶段。《中华人民共和国执业医师法》《乡村医生从业管理条例》

这两部卫生法律法规的制定，标志着我国乡村医生从业工作开始走上了法治化的轨道。多年来，乡村医生扎根农村，服务农民，爱岗敬业，甘于奉献，充分体现了乡村医生的济世情怀。我国涌现出很多优秀的乡村医生，他们的努力付出得到认可，更值得被全国人民看见。原国家卫生部每年会授予全国广大乡村医生的优秀代表"全国优秀乡村医生"荣誉称号；2013 年中央电视台"寻找最美乡村医生"大型公益活动寻找全国最美乡村医生，居马泰、钟晶、李前峰等 10 位医生获得"最美乡村医生"称号，马云飞、张谷才等 10 名医生被推选为"特别关注乡村医生"。无数的乡村医生在广袤的土地上捍卫生命的尊严，值得全国人民尊敬，而乡村医生这一伟大的职业也值得我们尊重和关爱。

（二）乡村医生的职业规划

国家多项政策明确指出应加强乡村医生队伍建设，为乡村医生搭建"留得住、能发展、有保障"的舞台，进一步拓宽乡村医生职业发展前景，给予他们更完善的职业规划，让其工作更有奔头，岗位更有吸引力。乡村振兴促进法规定："支持县乡村医疗卫生人员参加培训、进修，建立县乡村上下贯通的职业发展机制"。随着医改的深化，县乡村卫生"一体化"正在形成，乡村医生"乡聘村用"越来越常见。乡村医生是县乡村三级医疗卫生队伍的一部分。同时，应进一步完善乡村医生培训机制，让乡村医生能定期参加高水平的培训和进修，提升临床能力和业务水平，从而更好地满足基层医疗卫生服务需求。此外，乡村医生还具有如下发展方向：参加转岗培训，成为全科医生；掌握中医技术，村卫生室应当配备中医药专业技术人员，通过中医药知识技术培训并成绩合格，可以在临床工作中提供相应的中医药服务；医养结合，医养结合机构中的医务人员与其他医疗机构医务人员享有同等的职称评定和专业技术人员继续教育等待遇。乡村医生响应国家政策，抓住机会，认真做好职业规划，在平凡的岗位上以实际行动书写不平凡的人生，助力我国农村卫生事业的发展。

第二节 乡村医生的职责与医德医风

一、乡村医生的职责

2011 年《国务院办公厅关于进一步加强乡村医生队伍建设的指导意见》（国办发〔2011〕31 号）发布，其中明确指出了乡村医生的职责：

（1）乡村医生（包括在乡村执业的执业医师、执业助理医师，下同）主要为农村居民提供公共卫生和基本医疗服务，包括在专业公共卫生机构和乡镇卫生院的指导下，按照服务标准和规范开展基本公共卫生服务。

（2）协助专业公共卫生机构落实重大公共卫生服务项目，按规定及时报告传染病疫情和中毒事件，处置突发公共卫生事件等。

（3）使用适宜药物、适宜技术和中医药方法为农村居民提供常见病、多发病的一般诊治，将超出诊治能力的患者及时转诊到乡镇卫生院及县级医疗机构。

（4）受卫生行政部门委托填写统计报表，保管有关资料，开展宣传教育和协助新农合筹资等工作。

二、乡村医生的医德医风

医德医风是指医务人员个体的职业道德和医疗卫生行业整体的风气和精神面貌。乡村医生应该具有"敬佑生命、救死扶伤、甘于奉献、大爱无疆"的崇高精神，弘扬和践行社会主义核心价值观，强化医德医风建设和行业自律，坚持全心全意为人民服务，弘扬救死扶伤的人道主义精神，为人民提供最好的卫生与健康服务。具体而言，"乡村医生应该做到以下七条：①救死扶伤，全心全意为人民服务；②尊重患者的权利，为患者保守医疗秘密；③文明礼貌，优质服务，构建和谐医患关系；④遵纪守法，廉洁行医；⑤因病施治，规范医疗服务行为；⑥顾全大局，团结协作，和谐共事；⑦严谨求实，努力提高专业技术水平。这七条基本内容是对"防病治病，救死扶伤，实行革命的人道主义，全心全意为人民服务"这一社会主义基本医德的最好诠释，是卫生行业医务人员工作的标杆和准则，乡村医生应牢记和遵守。加强医德医风建设的具体举措如下：

1. 开展医德医风教育 乡村医生应该自觉加强医德医风的学习，提高自身思想道德修养，增强贯彻党和政府的医疗卫生政策的自觉性、主动性。

2. 加强领导，落实县乡村分级管理责任 重视医德医风建设，实行年度考核。加强宣传，营造良好氛围。要充分利用板报、宣传专栏等形式，宣传医德医风建设的工作目标及要求，报道工作进展情况和先进典型，营造尊医重卫的社会氛围。

3. **主动接受监督** 接受乡镇卫生院管理，接受卫生行政部门及相关行政部门的监督检查，接受村委会、村民的监督。多渠道听取意见，做到有制度规范，有落实措施，有处理结果，有明显成效。

4. **规范执业行为** 在醒目位置展示医疗机构执业许可证、医师执业证、卫生许可证等相关证件，接受社会监督。

5. **严格质量管理** 在醒目位置张贴医疗规章制度和技术操作规范。

三、乡村医疗服务中的伦理要求

医学的服务对象是有情感、有需求的人，医疗活动应促进患者健康和康复，减少给患者造成不必要的伤害。医学伦理学是伦理学在医疗实践中的具体应用，是以医德为研究对象的一门科学。乡村医生在执业活动中要遵循伦理原则，恪守医学伦理学的基本要求。

（一）医学伦理学的基本原则

医学伦理学的基本原则是在医学实践活动中调节医疗人际关系以及医务人员、医疗卫生保健机构与社会关系的最基本的出发点和指导准则，主要体现对患者权利的保护。医学伦理学的基本原则包括尊重原则、不伤害原则、有利原则、公正原则和讲真话与保密原则，其中尊重原则与不伤害原则是最底线原则，医务人员应严格遵守，具体要求如下。

1. **尊重原则** ①尊重患者及其家属的人格与尊严；②尊重患者知情同意和选择的权利；③履行帮助、劝导，甚至限制患者选择的责任。

2. **不伤害原则** ①培养为患者利益和健康着想的动机和意向，杜绝有意和责任伤害；②尽力提供最佳的诊治、护理手段，防范无意但却可知的伤害，把不可避免但可控的伤害控制在最低限度；③对有危险或有伤害的医护措施进行评价，选择利大于弊的措施等。

3. **有利原则** ①真诚关心患者，以生命和健康为核心利益；②提供最优化的服务，努力解除患者由疾病引起的疼痛和不适；③全面权衡利害得失，选择收益最大、伤害最小的医学决策；④坚持公益原则，将有利于患者与有利于社会有机地统一起来。

4. **公正原则** ①公正地分配卫生资源，医务人员应根据形式公正和实质公正的要求，运用自己的权利，尽力实现患者基本医疗和护理平等；②以公正的态度对待患者，特别是老年患者、精神病患者、残疾患者、年幼患者等；③在医患纠纷、医护差错事故的处理中，要坚持实事求是，站在公正的立场上。

5. **讲真话与保密原则** 医生要鼓励患者真实陈述病情，这对分析患者的心理、疾病的社会背景有利，也有利于找到疾病的根源和治疗途径。当患者的诉说离题过远或患者不善于表达病情、老年人表述不清时，医生应清楚提问，找到需要的、真实的

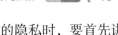

临床资料。当询问与疾病有关的隐私时，要首先讲明目的及意义，以免产生不必要的误会，并且严格对交流内容实施保密。

（二）乡村医生在执业活动中的权利和义务

《乡村医生从业管理条例》规定，乡村医生应当享有的权利：①进行一般医学处置，出具相应的医学证明；②参与医学经验交流，参加专业学术团体；③参加业务培训和教育；④在执业活动中，人格尊严、人身安全不受侵犯；⑤获取报酬；⑥对当地的预防、保健、医疗工作和卫生行政主管的工作提出意见和建议。

《乡村医生从业管理条例》规定，乡村医生应当履行的义务：①遵守法律、法规、规章和诊疗、护理技术规范、常规；②树立敬业精神，遵守职业道德，履行乡村医生职责，为村民健康服务；③关心、爱护、尊重患者，保护患者隐私；④努力钻研业务，更新知识，提高专业技术水平；⑤向村民宣传卫生保健知识，对患者进行健康教育。

（三）乡村医生需要遵循的伦理要求

乡村医生作为广大乡村农民健康的"守门人"，要遵循疾病防控、健康教育与健康管理、疾病诊治的伦理要求。

1. 疾病防控的伦理要求

（1）传染病防控的伦理要求

1）具有对居民健康负责的意识，积极开展传染病防控。

2）认真做好传染病的监测和报告，履行传染病法定防控责任。

3）尊重科学，掌握传染病防控知识，具有职业奉献精神。

4）在传染病防控中，尊重传染病患者的权利和人格尊严。

（2）慢性非传染性疾病防控的伦理要求

1）了解当地的风俗习惯，对于不良的健康习惯，要积极开展健康教育，促进人们向健康的行为、生活方式转变。

2）加强慢性病的监测、筛查、普查工作，对于发现的慢性病患者，要积极给予治疗，定期对居民进行体检和健康状况调查，建立健康档案；必要时转诊，以免患者病情加重。

2. 健康教育与健康管理的伦理要求

（1）认识到健康教育对村民的重要意义，充分利用一切机会和场合积极、主动地开展健康教育。

（2）积极参与有利于健康促进的公共政策的制定、支持性环境的创建和卫生保健体系的建立。

（3）深入乡亲中，将健康教育工作渗透到初级卫生保健等日常工作中。

（4）不断提高个人的健康观念和健康知识水平，以科学的态度和群众喜闻乐见的形式开展健康教育工作，逐步提高农村居民的健康认知水平和自我健康管理能力。

3. 疾病诊治中的伦理要求

（1）病史采集的伦理要求

1）举止端庄，态度热情：医生举止端庄、态度热情，可以使患者产生信赖感和亲切感，这不仅能使患者就诊时的紧张心理得以缓解，而且有利于

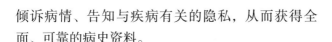

倾诉病情、告知与疾病有关的隐私，从而获得全面、可靠的病史资料。

2）全神贯注，语言得当：在询问病史时，医生精神集中，语言通俗、贴切而有礼貌，能使患者感到温暖，增强信任感，从而有利于获得准确的病史。

3）耐心倾听，正确引导：对于患者的陈述，医生不要轻易打断，要耐心倾听；当患者的诉说离题过远或患者不善于表达病情时，医生可以通过提问引导对话，但要避免暗示或诱导，以免造成误诊或漏诊。

（2）体格检查的伦理要求

1）全面系统，认真细致：按照一定的顺序进行系统检查而不遗漏部位和内容，不放过任何疑点，做到一丝不苟；避免由于主观片面、丢三落四造成的漏诊或误诊。

2）关心体贴，减少痛苦：注意关心、体贴患者，减少其痛苦。帮助患者选择舒适体位，注意保暖和安慰；动作要敏捷，手法要轻柔，不要长时间检查一个部位和让患者频繁改换体位，以免增加患者的痛苦。

3）尊重患者，心正无私：依次暴露和检查一定的部位；在检查异性、畸形患者时，态度尤其要庄重；男性医生为女性患者进行妇科检查时，要有护士或第三者在场。偶遇不合作或拒绝检查的患者时不要勉强，做好说服引导工作后再检查。

（3）药物治疗的伦理要求

1）对症下药，剂量安全：根据临床诊断选择相适应的药物进行治疗，在对症下药的前提下，因人而异地掌握药物剂量。

2）合理配伍，细致观察：细致观察病情，随着病情的变化调整药物的种类和剂量。

3）节约费用，公正分配：在确保疗效的前提下尽量节约患者的费用。

4）严格用药，避免滥用：严格按照用药目录规定实施药物治疗，认真执行从乡镇卫生院统一调拨、配送基本药物的规定，避免滥用抗生素、镇痛药、激素等。

（4）患者转诊的伦理要求

1）以患者健康利益为重：鉴于环境、条件等问题，乡村医生更要正确、果断、及时地对患者进行转诊，以最大限度地保护患者生命健康为目的。在接诊患者时，果断对疾病的严重情况和危险程度做出判断，及时地转诊患者。对于情况紧急不能转诊的患者，医生应当先行抢救，及时向有条件的上级医疗卫生机构求助。

2）积极配合患者家属转诊患者，准确提供安全指导：指导患者家属转诊患者时，要履行转诊手续，积极为家属提供必要的技术指导，不把转诊患者的事情交给患者家属而完全放手不管。

3）改变服务模式，不断提高医疗技术水平与能力：自主开展上门服务，定期对每位居民，特别是65岁以上老年人、困难群体等重点人群积极提供上门服务，对有健康问题的居民开展连续服务，对纳入重点慢性病的患者进行系统管理，对出院后转诊回来的患者，积极做好后续随访及恢复期的健

康教育、康复指导工作。

第三节　国家基本药物制度与重要的卫生法律法规

乡村医生需积极、有效地开展农村卫生工作，在相关工作开展过程中，须明确国家基本药物制度，牢记并遵守重要的卫生法律法规。

一、国家基本药物制度

1977 年，世界卫生组织（WHO）首次提出了基本药物的理念，把基本药物定义为最重要的、基本的、不可缺少的、满足人民所必需的药品。我国从 1979 年开始引入基本药物概念。《关于建立国家基本药物制度的实施意见》（卫药政发〔2009〕78号）要求政府举办的基层医疗卫生机构全部配备和使用基本药物，其他各类医疗机构也都必须按规定使用基本药物。公平可及、安全有效、合理使用是基本药物的三个基本目标。

（一）基本药物的概念

基本药物是指适应基本医疗卫生需求、剂型适宜、价格合理、能够保障供应、公众可公平获得的药品。国家基本药物制度的特征是安全、必需、有效、价廉。具体来说，"适应基本医疗卫生需求"是指优先满足群众的基本医疗卫生需求，避免贪新求贵；"剂型适宜"是指药品剂型易于生产和保存，适合大多数患者临床使用；"价格合理"是指个人承受得起，国家负担得起，同时生产经营企业有合理的利润空间;"能够保障供应"是指生产和配送企业有足够的数量满足群众用药需要;"公众可公平获得"是指人人都有平等获得药品的权利。

(二)国家基本药物制度

国家基本药物制度是为维护人民群众健康、保障公众基本用药权益而确立的一项重大国家医药卫生政策,党的十七大报告中提出"建立国家基本药物制度,保证群众基本用药"的要求。建立国家基本药物制度,应在药品生产、流通、使用、价格管理、报销等方面完善相关制度和机制,保证群众能够获得基本用药。国家基本药物制度首先在政府举办的基层医疗卫生机构实施。

《关于建立国家基本药物制度的实施意见》(卫药政发〔2009〕78号)明确提出:每个省(区、市)在30%的政府办城市社区卫生服务机构和县(基层医疗卫生机构)实施基本药物制度,包括实行省级集中网上公开招标采购、统一配送,全部配备使用基本药物并实现零差率销售。2011年,初步建立国家基本药物制度,2020年,全面实施规范的、覆盖城乡的国家基本药物制度。基层医疗机构应100%使用国家基本药物,基本药物全部纳入基本医疗保障药品报销目录,报销比例明显高于非基本药物。

2014年国家卫生和计划生育委员会下发了《村卫生室管理办法(试行)》(国卫基层发〔2014〕33号),规定纳入基本药物制度实施范围内的村卫生室按照规定配备和使用基本药物,实施基本药物集中采购和零差率销售,村卫生室建立真实、完整的药品购销和验收记录。

国家基本药物制度要求医疗机构建立基本药物配备和使用制度。根据诊疗范围，优先配备和使用基本药物，制定治疗指南和处方集，建立基本药物使用和合理用药监测评估制度，加强临床用药行为的监督管理，促进药品的合理使用。完善基本药物支付报销机制。政府卫生投入优先用于基本药物的支付，不断扩大医疗保障覆盖范围，逐步提高基本药物的支付报销比例，提高公众对基本药物的可及性。完善基本药物的价格管理机制。完善基本药物价格形成机制，健全基本药物价格监测管理体系，降低群众负担。

（三）2018年《国务院办公厅关于完善国家基本药物制度的意见》（国办发〔2018〕88号）要点

为贯彻落实全国卫生与健康大会、《"健康中国2030"规划纲要》和深化医药卫生体制改革的部署要求，进一步完善国家基本药物制度，经国务院同意，制定了《关于完善国家基本药物制度的意见》，对保障群众基本用药、减轻患者用药负担发挥了重要作用，重要内容解读如下。

1. 总体要求 全面贯彻党的十九大和十九届二中、三中全会精神，以习近平新时代中国特色社会主义思想为指导，坚持以人民健康为中心，强化基本药物"突出基本、防治必需、保障供应、优先使用、保证质量、降低负担"的功能定位，从基本药物的遴选、生产、流通、使用、支付、监测等环节完善政策，全面带动药品供应保障体系建设，着力保障药品安全有效、价格合理、供应充分，缓解"看病贵"问题。促进上下级医疗机构用药衔接，助力分级诊疗制度建设，推动医药产业转型升级和供给侧结构性改革。

2. **动态调整优化目录**　适应基本医疗卫生需求，完善目录调整管理机制。

3. **切实保障生产供应**　提高有效供给能力，完善采购配送机制，加强短缺预警应对。

4. **全面配备优先使用**　加强配备使用管理，建立优先使用激励机制，实施临床使用监测。

5. **降低群众药费负担**　逐步提高实际保障水平，探索降低患者负担的有效方式。

6. **提升质量安全水平**　强化质量安全监管，推进仿制药质量和疗效一致性评价。

7. **强化组织保障**　加强组织领导、督导评估、宣传引导。

《关于完善国家基本药物制度的意见》是药品供应保障体系的基础，是医疗卫生领域基本公共服务的重要内容，以诊疗规范、临床诊疗指南和专家共识为依据，中西药并重，遴选适当数量的基本药物品种，满足常见病、慢性病、应急抢救等主要临床需求，兼顾儿童等特殊人群和抗获得性免疫缺陷综合征（艾滋病）、结核病、寄生虫病等公共卫生防治用药需求，原则上根据临床应用实践、药品标准等变化，每三年实施一次动态调整，以适应临床基本用药需求。

（廖　琬　於　凤　姚永萍　邓　静）

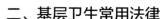

二、基层卫生常用法律

卫生法律法规的制定和执行紧紧围绕生命至上的健康利益，人人依法享有获得基本医疗保健的权利，而乡村受环境、资源等原因限制，需要乡村医生主动学法、知法、守法，切实维护广大农民的切身利益。

（一）精神卫生法

1. 概述 精神障碍是指由各种原因引起的感知、情感和思维等精神活动的紊乱或者异常，导致患者明显的心理痛苦或者社会适应等功能损害。

为了发展精神卫生事业、规范精神卫生服务、维护精神障碍患者的合法权益，2012 年 10 月 26 日第十一届全国人民代表大会常务委员会第二十九次会议通过了《中华人民共和国精神卫生法》（以下简称《精神卫生法》），自 2013 年 5 月 1 日起施行。

《精神卫生法》有总则、心理健康促进和精神障碍预防、精神障碍的诊断和治疗、精神障碍的康复、保障措施、法律责任、附则 7 章，共 85 条。

2. 精神障碍患者权益保护 《精神卫生法》规定，精神障碍患者的人格尊严、人身和财产安全不受侵犯。精神障碍患者的教育、劳动、医疗以及从国家和社会获得物质帮助等方面的合法权益受法律保护。有关单位和个人应当对精神障碍患者的姓名、肖像、住址、工作单位、病历资料以及其他可能推断出其身份的信息予以保密，依法履行职责需要公开的除外。

全社会应当尊重、理解、关爱精神障碍患者。

任何组织或者个人不得歧视、侮辱、虐待精神障碍患者，不得非法限制精神障碍患者的人身自由。新闻报道和文学艺术作品等不得含有歧视、侮辱精神障碍患者的内容。

医疗机构不得因就诊者是精神障碍患者，推诿或者拒绝为其治疗属于本医疗机构诊疗范围的其他疾病。

3. 基层卫生机构对于严重精神障碍患者康复的义务 精神障碍康复是指对精神障碍患者尽可能利用药物、社会、执业、经济和教育的方法使残疾的风险减小到最低程度。《精神卫生法》规定，医疗机构应当为在家居住的严重精神障碍患者提供精神科基本药物维持治疗，并为社区康复机构提供有关精神障碍康复的技术指导和支持。

《精神卫生法》规定，社区卫生服务机构、乡镇卫生院、村卫生室应当建立严重精神障碍患者的健康档案，对在家居住的严重精神障碍患者进行定期随访，指导患者服药和开展康复训练，并对患者的监护人进行精神卫生知识和看护知识的培训。

（二）母婴保健法

1. 概述 母婴保健是指以保健为中心，以保障生殖健康为目的，为母亲和婴儿提供的医疗保健服务。

为了保障母亲和婴儿的健康、提高出生人口素质，1994 年 10 月 27 日第八届全国人民代表大会常务委员会第十次会议通过了《中华人民共和国母婴保健法》（以下简称《母婴保健法》），自 1995 年 6 月 1 日起施行。2017 年 11 月 4 日第十二届全国人

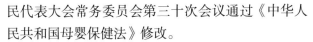

民代表大会常务委员会第三十次会议通过《中华人民共和国母婴保健法》修改。

《母婴保健法》有总则、婚前保健、孕产期保健、技术鉴定、行政管理、法律责任、附则7章，共39条。

2. 母婴保健专项技术许可

（1）医疗保健机构的许可：《母婴保健法》规定，医疗保健机构依照规定开展婚前医学检查、遗传病诊断、产前诊断以及施行结扎手术和终止妊娠手术的，必须符合国务院卫生行政部门规定的条件和技术标准，并经县级以上地方人民政府卫生行政部门许可。

（2）母婴保健人员的许可：《母婴保健法》规定，从事规定的遗传病诊断、产前诊断的人员，必须经过省、自治区、直辖市人民政府卫生行政部门的考核，并取得相应的合格证书。从事规定的婚前医学检查、施行结扎手术和终止妊娠手术的人员以及从事家庭接生的人员，必须经过县级以上地方人民政府卫生行政部门的考核，并取得相应的合格证书。

（三）抗菌药物临床应用管理办法

1. 概述 抗菌药物是指治疗细菌、支原体、衣原体、立克次体、螺旋体、真菌等病原微生物所致感染性疾病的药物，不包括治疗结核病、寄生虫病和各种病毒所致感染性疾病的药物以及具有抗菌作用的中药制剂。

为加强医疗机构抗菌药物临床应用管理，规范抗菌药物临床应用行为，提高抗菌药物临床应用水平，促进临床合理应用抗菌药物，控制细菌耐药，保障医疗质量和医疗安全，2012年4月24日卫生部发布了《抗菌药物临床应用管理办法》，自2012年8月1日起施行。

《抗菌药物临床应用管理办法》有总则、组织机构和职责、抗菌药物临床应用管理、监督管理、法律责任、附则6章，共59条。

2. 抗菌药物临床应用的原则 《抗菌药物临床应用管理办法》规定，抗菌药物临床应用应当遵循安全、有效、经济的原则。

3. 抗菌药物处方权的授予 《抗菌药物临床应用管理办法》规定，具有高级专业技术职务任职资格的医师，可授予特殊使用级抗菌药物处方权；具有中级以上专业技术职务任职资格的医师，可授予限制使用级抗菌药物处方权；具有初级专业技术职务任职资格的医师，在乡、民族乡、镇、村的医疗机构独立从事一般执业活动的执业助理医师以及乡村医生，可授予非限制使用级抗菌药物处方权。药师经培训并考核合格后，方可获得抗菌药物调剂资格。

二级以上医院应当定期对医师和药师进行抗菌药物临床应用知识和规范化管理培训。医师经本机构培训并考核合格后，方可获得相应的处方权。

其他医疗机构依法享有处方权的医师、乡村医生和从事处方调剂工作的药师，由县级以上地方卫生行政部门组织相关培训、考核。经考核合格的，授予相应的抗菌药物处方权或者抗菌药物调剂资格。

根据《抗菌药物临床应用管理办法》关于抗菌药物的具体划分标准，非限制使用级抗菌药物是指经长期临床应用证明安全、有效，对细菌耐药性影响较小，价格相对较低的抗菌药物；限制使用级抗菌药物是指经长期临床应用证明安全、有效，对细菌耐药性影响较大，或者价格相对较高的抗菌药物；特殊使用级抗菌药物是指具有以下情形之一的抗菌药物：①具有明显或者严重不良反应，不宜随意使用的抗菌药物；②需要严格控制使用，避免细菌过快产生耐药的抗菌药物；③疗效、安全性方面的临床资料较少的抗菌药物；④价格昂贵的抗菌药物。

4. 基层医疗卫生机构抗菌药物的选用 《抗菌药物临床应用管理办法》规定，医疗机构应当按照国家药品监督管理部门批准并公布的药品通用名称购进抗菌药物，优先选用《国家基本药物目录》《国家处方集》和《国家基本医疗保险、工伤保险和生育保险药品目录》收录的抗菌药物品种。

基层医疗卫生机构只能选用基本药物（包括各省、区、市增补品种）中的抗菌药物品种。

5. 村卫生室使用抗菌药物开展静脉输注活动的要求 《抗菌药物临床应用管理办法》规定，医疗机构应当制定并严格控制门诊患者静脉输注使用抗菌药物比例。村卫生室、诊所和社区卫生服务站使用抗菌药物开展静脉输注活动，应当经县级卫生行政部门核准。

6. 基层医疗卫生机构抗菌药物使用情况监督 《抗菌药物临床应用管理办法》规定，县级卫生行政部门负责对辖区内乡镇卫生院、社区卫生服务中心（站）抗菌药物使用量、使用率等情况进行排名并予以公示。

受县级卫生行政部门委托，乡镇卫生院负责对辖区内村卫生室抗菌药物使用量、使用率等情况进行排名并予以公示，并向县级卫生行政部门报告。

（四）村卫生室开展静脉给药服务

《村卫生室管理办法（试行）》（国卫基层发〔2014〕33号）印发的规定，第三十四条指出村卫生室必须同时具备以下条件，并经县级卫生计生行政部门核准后方可提供静脉给药服务：

（1）具备独立的静脉给药观察室及观察床。

（2）配备常用的抢救药品、设备及供氧设施。

（3）具备静脉药品配制条件。

（4）开展静脉给药服务的村卫生室人员应当具备预防和处理输液反应的救护措施和急救能力。

（5）开展抗菌药物静脉给药业务的，应当符合抗菌药物临床应用相关规定。

（五）突发公共卫生事件应急条例

1. 概述　突发公共卫生事件是指突然发生、造成或者可能造成社会公众健康严重损害的重大传染病疫情、群体性不明原因疾病、重大食物和职业中毒以及其他严重影响公众健康的事件。

为了有效预防、及时控制和消除突发公共卫生事件的危害性，保障公众身体健康与生命安全，维护正常的社会秩序，2003年5月9日国务院发布了《突发公共卫生事件应急条例》，自公布之日起施行。2011年1月8日国务院对《突发公共卫生事件

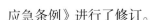

应急条例》进行了修订。

《突发公共卫生事件应急条例》有总则、预防与应急准备、报告与信息发布、应急处理、法律责任、附则6章，共54条。

2. 医疗卫生机构发现突发公共卫生事件的报告　《突发公共卫生事件应急条例》规定，突发事件监测机构、医疗卫生机构和有关单位发现有下列情形之一的，应当在2小时内向所在地县级人民政府卫生行政主管部门报告：①发生或者可能发生传染病暴发、流行的；②发生或者发现不明原因的群体性疾病的；③发生传染病菌种、毒种丢失的；④发生或者可能发生重大食物和职业中毒事件的。

任何单位和个人对突发事件，不得隐瞒、缓报、谎报，或者授意他人隐瞒、缓报、谎报。

3. 医疗卫生机构在突发事件发生时的应急措施

（1）提供医疗救治：《突发公共卫生事件应急条例》规定，医疗卫生机构应当对因突发事件致病的人员提供医疗救护和现场救援，对就诊患者必须接诊治疗，并书写详细、完整的病历记录；对需要转送的患者，应当按照规定将患者及其病历记录的复印件转送至接诊的或者指定的医疗机构。

（2）防止交叉感染和污染：《突发公共卫生事件应急条例》规定，医疗卫生机构内应当采取卫生防护措施，防止交叉感染和污染。

（3）采取医学观察措施：《突发公共卫生事件应急条例》规定，医疗卫生机构应当对传染病患者密切接触者采取医学观察措施，传染病患者密切接触者应当予以配合。

（4）依法报告：《突发公共卫生事件应急条例》规定，医疗机构收治传染病患者、疑似传染病患者，应当依法向所在地疾病预防控制机构报告。接到报告的疾病预防控制机构应当立即对可能受到伤害的人员进行调查，根据需要采取必要的控制措施。

三、基层卫生常见法律问题

卫生法律法规的制定和执行紧紧围绕"生命至上"的健康利益，人人依法享有获得基本医疗保健的权利，而受环境、资源等原因限制，需要乡村医生主动学法、知法、守法，切实维护广大农民的切身利益。基层医疗机构和从业人员须注意以下违法违规问题。

（一）超范围执业

随着我国医疗行业的逐步规范化、医师准入门槛大幅度提高，处于执业状态的"赤脚医生"经过培训考核取得了乡村医生执业证书。持有这一证书者在国家规定的具体执业地点内执业，其效力基本等同于执业助理医师资格，但只能在国家规定的具体执业地点执业，在其他地方是不能合法执业的。近年来，国家加大了对基层医务人员的能力提升培养，新加入乡村医生工作体系的医务人员大部分具备农村医学、临床医学等中高职学历，但是取得执业医师和执业助理医师资格的比例还有待进一步提高，部分基层医疗人员出现无证非法执业和超范围执业的情况。加强对现有在乡村工作的乡村医生的卫生法律法规学习培训，乡村医生必须按照国家的乡村医生执业注册制度合法执业。

1.《乡村医生执业注册管理条例》第九条到第二十二条规定，已经取得中等以上医学专业学历的，在村医疗卫生机构连续工作20年以上的，按照省、自治区、直辖市人民政府卫生行政主管部门制定的培训规划，接受培训取得合格证书的，可以向县级人民政府卫生行政主管部门申请乡村医生执业注册，取得乡村医生执业证书后，继续在村医疗卫生机构执业。

2. 进入村医疗卫生机构从事预防、保健和医疗服务的人员，应当具备执业医师资格或者执业助理医师资格。根据实际需要，可以允许具有中等医学专业学历的人员，或者经培训达到中等医学专业水平的其他人员申请执业注册，进入村医疗卫生机构执业。

3. 申请在村医疗卫生机构执业的人员，应当持村医疗卫生机构出具的拟聘用证明和相关学历证明、证书，向村医疗卫生机构所在地的县级人民政府卫生行政主管部门申请执业注册。县级人民政府卫生行政主管部门应当自受理申请之日起15日内完成审核工作，对符合条例规定条件的，准予执业注册，发给乡村医生执业证书；对不符合条例规定条件的，不予注册，并书面说明理由。

4. 乡村医生有下列情形之一的，不予注册：不具有完全民事行为能力的；受刑事处罚，自刑罚执行完毕之日起至申请执业注册之日止不满2年的；受吊销乡村医生执业证书行政处罚，自处罚决定之日起至申请执业注册之日止不满2年的。

5. 乡村医生经注册取得执业证书后，方可在聘用其执业的村医疗卫生机构从事预防、保健和一般医疗服务。未经注册取得乡村医生执业证书的，不得执业。且乡村医生执业证书有效期为5年。乡村医生执业证书有效期满需要继续执业的，应当在有效期满前3个月申请再注册。经县级人民政府卫生行政主管部门审核，对符合省、自治区、直辖市人民政府卫生行政主管部门规定条件的，准予再注册，换发乡村医生执业证书；对不符合条件的，不予再注册，由发证部门收回原乡村医生执业证书。如乡村医生有死亡或者被宣告失踪的、受刑事处罚的、中止执业活动满2年的、考核不合格者逾期未提出再次考核申请或者经再次考核仍不合格的，由原注册的卫生行政主管部门注销执业注册，收回乡村医生执业证书。

另外，医疗机构只允许进行其所取得的医疗机构执业许可证所规定的医疗活动。如果超出其范围，按照《医疗机构管理条例》第四十七条以及《医疗机构管理条例实施细则》第八十条第二款规定，超出登记范围执业累计收入三千元以上或给患者造成伤害的，就要处以三千元罚款并吊销医疗机构执业许可证。

根据《医疗机构管理条例实施细则》第十二条第一款第六项的规定，被吊销医疗机构执业许可证的医疗机构法定代表人或者主要负责人不得申请设置医疗机构。

（二）销售假药、劣药，药品使用、保管不规范

乡村医师的药品使用必须按照当地卫生行政管

理部门的要求进行采购渠道保障供应，不得擅自开展药品采购，在药品采购全过程必须保证药品质量，按照《中华人民共和国药品管理法》（以下简称《药品管理法》）第九十八条规定：禁止生产（包括配制）、销售、使用假药、劣药，有下列情形之一的，为假药：药品所含成分与国家药品标准规定的成分不符；以非药品冒充药品或者以他种药品冒充此种药品；变质的药品；药品所标明的适应证或者功能主治超出规定范围。有下列情形之一的，为劣药：药品成分的含量不符合国家药品标准；被污染的药品；未标明或者更改有效期的药品；未注明或者更改产品批号的药品；超过有效期的药品；擅自添加防腐剂、辅料的药品；其他不符合药品标准的药品。禁止未取得药品批准证明文件生产、进口药品；禁止使用未按照规定审评、审批的原料药、包装材料和容器生产药品。明知是假药、劣药而进行销售，对人体健康造成严重危害者，将承担相应的法律责任。

违反《药品管理法》第七十三条，由药品监督管理部门在《药品管理法》和本条例规定的处罚幅度内从重处罚：生产、销售、使用假药及劣药，造成人员伤害后果的；生产、销售、使用假药及劣药，经处理后重犯的。

根据《药品管理法》第六十条，城乡集市贸易市场可以出售中药材。按照新修订的《药品管理法》实施条例第十八条规定"交通不便的边远地区城乡集市贸易市场没有药品零售企业的，当地药品零售企业经所在地县（市）药品监督管理机构批准并到工商行政管理部门办理登记注册后，可以在该城乡集市贸易市场内设点并在批准经营的药品范围内销售非处方药品。"

根据《药品管理法》第七十一条，医疗机构应当有与所使用药品相适应的场所、设备、仓储设施和卫生环境，制定和执行药品保管制度，采取必要的冷藏、防冻、防潮、防虫、防鼠等措施，保证药品质量。

根据《药品管理法》第七十二条，医疗机构应当坚持安全有效、经济合理的用药原则，遵循药品临床应用指导原则、临床诊疗指南和药品说明书等合理用药，对医师处方、用药医嘱的适宜性进行审核。

我国《刑法修正案（八）》第二十三条规定，将刑法第一百四十一条第一款修改为："生产、销售假药的，处三年以下有期徒刑或者拘役，并处罚金；对人体健康造成严重危害或者有其他严重情节的，处三年以上十年以下有期徒刑，并处罚金；致人死亡或者有其他特别严重情节的，处十年以上有期徒刑、无期徒刑或者死刑，并处罚金或者没收财产。"

（三）非法提供麻醉药品、精神药品

《麻醉药品和精神药品管理条例》第三十六条规定，医疗机构需要使用麻醉药品和第一类精神药品的，应当经所在地设区的市级人民政府卫生主管部门批准，取得麻醉药品、第一类精神药品购用印鉴卡。医疗机构应当凭印鉴卡向本省、自治区、直辖市行政区域内的定点批发企业购买麻醉药品和第一类精神药品。

《麻醉药品和精神药品管理条例》第三十八条规定，医疗机构应当按照国务院卫生主管部门的规定，对本单位执业医师进行有关麻醉药品和精神药

品使用知识的培训、考核，经考核合格的，授予麻醉药品和第一类精神药品处方资格。执业医师取得麻醉药品和第一类精神药品的处方资格后，方可在本医疗机构开具麻醉药品和第一类精神药品处方，但不得为自己开具该种处方。医疗机构应当将具有麻醉药品和第一类精神药品处方资格的执业医师名单及其变更情况，定期报送所在地设区的市级人民政府卫生主管部门，并抄送同级药品监督管理部门。

医务人员应当根据国务院卫生主管部门制定的临床应用指导原则使用麻醉药品和精神药品。

《中华人民共和国刑法》第三百五十五条规定，非法提供麻醉药品、精神药品罪，是指依法从事生产、运输、管理、使用国家管制的麻醉药品、精神药品的单位和个人，明知他人是吸毒者，而向其提供国家管制的能够使人成瘾的麻醉药品、精神药品的行为。非法是指没有经过国家法律批准或授予的一切行为。依法从事生产、运输、管理、使用国家管制的麻醉药品、精神药品的人员，违反国家规定，向吸食、注射毒品的人提供国家规定管制的能够使人形成瘾癖的麻醉药品、精神药品的，处三年以下有期徒刑或者拘役，并处罚金；情节严重的，处三年以上七年以下有期徒刑，并处罚金。

单位犯前款罪的，对单位判处罚金，并对其直接负责的主管人员和其他直接责任人员，依照前款规定进行处罚。

（四）侵犯患者隐私权、肖像权

医疗机构及医务人员可能泄露患者隐私及个人信息常见表现形式有：

（1）未经患者本人同意，将患者的个人信息及相关病历信息发表在医学期刊、个人论文、著作中，或用于讲座教学。

（2）医务人员问诊后与其他不相关人员讨论患者的病情和治疗方案，导致患者隐私及个人信息泄露。

（3）患者登记在医疗机构中的个人信息故意或者过失被出卖或披露。

（4）未获得患者本人同意，组织实习生或医学生对患者身体甚至是隐私部位进行观摩、手术教学、检查等。

（5）医疗机构数据安全保护措施不到位，对电子病历监管存在漏洞，导致医务人员或其他人员可以随意查询患者的诊疗信息。

针对以上患者隐私泄露的可能，国家出台了一系列法律法规来规范相关医疗行为：

《中华人民共和国民法典》第一千二百二十六条规定，医疗机构及其医务人员应当对患者的隐私和个人信息保密。泄露患者的隐私和个人信息，或者未经患者同意公开其病历资料的，应当承担侵权责任。本条前身来自《中华人民共和国侵权责任法》第六十二条，增加了"个人信息"作为医疗机构和医务人员保密的对象，删除了原《中华人民共和国侵权责任法》"造成患者损害的"表述，《中华人民共和国民法典》明确即使不造成患者损害，也应当承担侵权责任。

《中华人民共和国基本医疗卫生与健康促进法》第三十三条规定，公民接受医疗卫生服务，应当受到尊重。医疗卫生机构、医疗卫生人员应当关心、爱护、平等对待患者，尊重患者的人格尊严，保护患者隐私。

《中华人民共和国医师法》第二十三条规定，医师在执业活动中履行下列义务：尊重、关心、爱护患者，依法保护患者隐私和个人信息。第五十六条规定，泄露患者隐私或者个人信息的由县级以上人民政府的卫生健康主管部门责令改正，给予警告，没收违法所得，并处一万元以上三万元以下的罚款；情节严重的，责令暂停六个月以上一年以下执业活动直至吊销医师执业证书。

《护士条例》（2020 年国务院令第 726 号）第十八条规定，护士应当尊重、关心、爱护患者，保护患者的隐私。

《中华人民共和国传染病防治法》第十二条规定，在中华人民共和国领域内的一切单位和个人，必须接受疾病预防控制机构、医疗机构有关传染病的调查、检验、采集样本、隔离治疗等预防、控制措施，如实提供有关情况。疾病预防控制机构、医疗机构不得泄露涉及个人隐私的有关信息、资料。卫生行政部门以及其他有关部门、疾病预防控制机构和医疗机构因违法实施行政管理或者预防、控制措施，侵犯单位和个人合法权益的，有关单位和个人可以依法申请行政复议或者提起诉讼。

（五）急救与转诊不规范

对于我国的急救问题，目前很多县级以下地区尚未建立急救体系，部分乡村距离县城很远，急救车甚至要跑很远的距离，才能把患者转到上级医院。农村青壮年劳动力大多集中于城市务工，留守于农村的多是孤、老、病、残、孕及儿童等弱势群体，自救能力较差，院前急救需求越来越大。农村专业急救人员队伍建设滞后，急救医务人员数量少、水平低，导致农村急救力量薄弱，仅有市县120急救中心及站点已不能满足广大农村群众对院前急救的服务需求。

2020年9月，国家卫健委联合发展改革委、教育厅（局）等九部门印发《关于进一步完善院前医疗急救服务的指导意见》，明确提出促进城乡院前医疗急救体系一体化发展和区域平衡，全面提升院前医疗急救机构的服务能力和技术水平。要求农村地区建立县级急救中心—中心乡镇卫生院—乡镇卫生院三级急救网络，加强对乡村医生的培训，充分发挥乡村医生在院前医疗急救中的作用。

《院前医疗急救管理办法》明确提出，加强院前急救体系建设，构建以省级急救中心为核心，市级急救中心为主体，县（区）急救中心为基础的覆盖城乡的省、市、县三级院前医疗急救体系的要求。《院前医疗急救管理办法》指明，从事院前医疗急救的专业人员包括医师、护士和医疗救护员，医师和护士应当按照有关法律法规规定取得相应的执业资格证书。医疗救护员应当按照国家有关规定经培训并考试合格取得国家职业资格证书，上岗前应当经设区的市级急救中心培训并考试合格。

另外，国家卫健委《医院工作制度》第三十条规定，医院因限于技术和设备条件，对不能诊治的病员，应提前与转入医院联系，征得同意后转院治

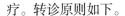

疗。转诊原则如下。

1. 生命至上　不管何种原因导致的转诊，都必须把救命作为最高原则，因为生命不可复，一旦损失，永不再来。因此，基层医疗机构在做出转诊决定时，转诊过程中和与转入机构交接，与患者家属沟通，实施口头或书面告知，签订知情同意书等环节，都必须处处体现出对生命的关爱、敬畏和尊重，哪怕因为救命而"闯红灯"，都值得原谅。

2. 安全第一　安全应该是转诊的第2个必须坚持的原则，不论是病情评估、各种准备、风险告知、预案规则制定，包括道路评估，都是为了确保转诊安全。

3. 充分尊重患者家属的知情选择权　知情选择权、同意权是患者不可忽视的权利，在病情危重，不转不行，转有风险的严酷现实面前，家属有责任和义务承担风险，医师有责任向家属告知并征得同意，也有义务联系转入医院，确保转诊顺利、便捷，为生命开辟绿色通道。必要时，必须要求家属签署危重患者转诊知情同意书，以尽到自己法定的足够注意义务，患者家属也必须配合医师，尽到自己的法定职责。

4. 转诊前准备充分　转诊前需要做好病情评估、内部审核、各种准备、风险告知与同意等事项。

5. 病情评估　必须对两个问题给出意见：一是该不该转，要通过现有检查结果，综合分析病情的严重程度、紧急程度，如因本院技术、设备所限，无法满足救治需要；或需要转专科医院治疗等，而患者转诊危险程度不大，转诊对患者利大于弊，就该转。二是能不能转，即病情很危重，转诊风险过大或者没有转诊意义，在转诊途中极可能出现生命危险的，就不能转；若在充分告知风险，而家属仍然坚决要求转诊的，家属必须在"危重患者转诊知情同意书"上签字。

6. 内部审核　医疗机构必须明确本机构转诊的审批者。这个审批者必须尽可能满足随时可及，绝对不允许出现因为审批者不能到场而延误转诊的情况；要建立审批者的紧急接续制度，确保快速审批；在条件许可的情况下，尽可能要有技术权威在场，因为评估很重要。

7. 提前联系　在转诊启动前，必须与拟转入医院联系，使得转入医院有准备，为抢救生命建立起一条绿色通道。

8. 道路评估　对必经道路进行评估也十分必要，尤其是山区，冬季冰冻积雪，夏季暴雨导致山洪、泥石流、塌方、施工等，确保路途通畅。日常需要做好车辆维护，决不允许"病车"上路，哪怕是一点儿小毛病，也必须"下岗休养"。

9. 风险告知　履行风险告知是医务人员的法定义务，不做或做得不到位就是违法，要承担法定责任。对于必须转诊的危重患者尤其必要而且重要。风险告知分口头告知和书面告知。

（六）医疗废物违规处理

《医疗废物管理条例》是为加强医疗废物的安全管理，防止疾病传播，保护环境，保障人体健康，根据《中华人民共和国传染病防治法》和

《中华人民共和国固体废物污染环境防治法》制定的。经2003年6月4日国务院第十次常务会议通过。由国务院于2003年6月16日发布并实施，并于2011年1月8日修订。《医疗废物管理条例》规定应当对医疗废物进行登记，医疗废物不得随意处置，医疗废物禁止转让买卖邮寄，运送医疗废物专用车辆不得运送其他物品，贮存处置医疗废物应远离居民区、水源保护区和交通干道，医疗废物包装应有明显警示标识。

如违反医疗废物处理规定，应承担的责任：

1. 第四十七条医疗卫生机构、医疗废物集中处置单位有下列情形之一的，由县级以上地方民政卫生行政主管部门或者环境保护行政主管部门按照各自的职责责令限期改正，给予警告，并处五千元以上一万元以下的罚款；逾期不改正的，处一万元以上三万元以下的罚款；造成传染病传播或者环境污染事故的，由原发证部门暂扣或者吊销执业许可证或者经营许可证；构成犯罪的，依法追究刑事责任：

（1）在运送过程中丢弃医疗废物，在非贮存地点倾倒、堆放医疗废物或者将医疗废物混入其他废物和生活垃圾的；

（2）未执行危险废物转移联单管理制度的；

（3）将医疗废物交给未取得经营许可证的单位或者个人收集、运送、贮存、处置的；

（4）对医疗废物的处置不符合国家规定的环境保护、卫生标准、规范的；

（5）未按照本条例的规定对污水、传染病病人或者疑似传染病病人的排泄物进行严格消毒，或者未达到国家规定的排放标准，排入污水处理系统的；

（6）对收治的传染病病人或者疑似传染病病人产生的生活垃圾，未按照医疗废物进行管理和处置的。

2. 第五十三条转让、买卖医疗废物，邮寄或者通过铁路、航空运输医疗废物，或者违反本条例规定通过水路运输医疗废物的，由县级以上地方人民政府环境保护行政主管部门责令转让、买卖双方、邮寄人、托运人立即停止违法行为，给予警告，没收违法所得；违法所得五千元以上的，并处违法所得 2 倍以上 5 倍以下的罚款；没有违法所得或者违法所得不足五千元的，并处五千元以上二万元以下的罚款。承运人明知托运人违反本条例的规定运输医疗废物，仍予以运输的，或者承运人将医疗废物与旅客在同一工具上载运的，按照前款的规定予以处罚。

（七）传染病防治不规范

《中华人民共和国传染病防治法》是为了预防、控制和消除传染病的发生与流行，保障人体健康和公共卫生制定的国家法律法规。由中华人民共和国第七届全国人民代表大会常务委员会第六次会议于 1989 年 2 月 21 日通过，中华人民共和国主席令（第 15 号）公布，自 1989 年 9 月 1 日起施行。

经 2004 年 8 月 28 日、2013 年 6 月 29 日、2020 年 10 月 2 日三次修订，2020 年 10 月国家卫健委发布《传染病防治法》修订征求意见稿，明确提出甲、乙、丙三类传染病的特征。乙类传染病新增人感染 H_7N_9 禽流感和新型冠状病毒两种。此次草案提出，任何单位和个人发现传染病患者或者疑似传染病患者时，应当及时向附近的疾病预防控制机构或者医疗机构报告，可按照国家有关规定予以奖励；对经确认排除传染病疫情的，不予追究相关单位和个人责任。

其中第六十八条规定，疾病预防控制机构违反本法规定，有下列情形之一的，由县级以上人民政府卫生行政部门责令限期改正，通报批评，给予警告；对负有责任的主管人员和其他直接责任人员，依法给予降级、撤职、开除的处分，并可以依法吊销有关责任人员的执业证书；构成犯罪的，依法追究刑事责任：

（1）未依法履行传染病监测职责的；

（2）未依法履行传染病疫情报告、通报职责，或者隐瞒、谎报、缓报传染病疫情的；

（3）未主动收集传染病疫情信息，或者对传染病疫情信息和疫情报告未及时进行分析、调查、核实的；

（4）发现传染病疫情时，未依据职责及时采取本法规定的措施的；

（5）故意泄露传染病患者、病原携带者、疑似传染病患者、密切接触者涉及个人隐私的有关信息和资料的。

第六十九条规定，医疗机构违反本法规定，有下列情形之一的，由县级以上人民政府卫生行政部门责令改正，通报批评，给予警告；造成传染病传播、流行或者其他严重后果的，对负有责任的主管人员和其他直接责任人员，依法给予降级、撤职、开除的处分，并可以依法吊销有关责任人员的执业证书；构成犯罪的，依法追究刑事责任：

（1）未按照规定承担本单位的传染病预防、控制工作、医院感染控制任务和责任区域内的传染病预防工作的；

（2）未按照规定报告传染病疫情，或者隐瞒、谎报、缓报传染病疫情的；

（3）发现传染病疫情时，未按照规定对传染病患者、疑似传染病患者提供医疗救护、现场救援、接诊、转诊的，或者拒绝接受转诊的；

（4）未按照规定对本单位内被传染病病原体污染的场所、物品以及医疗废物实施消毒或者无害化处置的；

（5）未按照规定对医疗器械进行消毒，或者对按照规定一次使用的医疗器具未予销毁，再次使用的；

（6）在医疗救治过程中未按照规定保管医学记录资料的；

（7）故意泄露传染病患者、病原携带者、疑似传染病患者、密切接触者涉及个人隐私的有关信息和资料的。

第七十七条规定，单位和个人违反本法规定，导致传染病传播、流行，给他人人身、财产造成损害的，应当依法承担民事责任。

（廖琬 姚永萍 刘萍 杨茂康）

第二章

医学相关知识

第一节　正确解读常见临床检查检验指标

一、血常规

（一）白细胞计数

1. **参考范围**　成人末梢血（4.0～10.0）×10^9/L、成人静脉血（3.5～10.0）×10^9/L、新生儿（15.0～20.0）×10^9/L、6个月～2岁婴幼儿（5.0～12.0）×10^9/L。

2. **临床意义**

（1）白细胞增多

1）生理性：月经前、妊娠期、分娩期、哺乳期妇女，剧烈运动、兴奋激动、严重酷热、饮酒、餐后等；新生儿及婴儿明显高于成人。

2）病理性：各种细菌感染、慢性白血病、恶性肿瘤、尿毒症、糖尿病酮症酸中毒以及有机磷农药、催眠药等化学药的急性中毒。

（2）白细胞减少

1）疾病：流行性感冒、麻疹、脾功能亢进、粒细胞缺乏症、再生障碍性贫血及白血病等疾病。革兰氏阴性菌感染（伤寒、副伤寒）、结核分枝杆菌感染、病毒感染及寄生虫感染。

2）用药：应用磺胺类药、解热镇痛药、部分抗生素、抗甲状腺药及抗肿瘤药等。

3）其他：放射线、化学品（苯及其衍生物）等的影响。

（二）白细胞分类

1. 参考范围　中性粒细胞 0.50～0.70（50%～70%）、淋巴细胞 0.20～0.40（20%～40%）、单核细胞 0.03～0.08（3%～8%）、嗜酸性粒细胞 0.01～0.05（1%～5%）、嗜碱性粒细胞 0～0.01（0%～1%）。

2. 临床意义

（1）中性粒细胞增多

1）急性、化脓性感染：包括局部感染、全身感染。

2）中毒：尿毒症、糖尿病酮症酸中毒、代谢性酸中毒、早期汞中毒及铅中毒；或催眠药、有机磷农药中毒。

3）出血和其他疾病：急性出血、急性溶血、恶性肿瘤、粒细胞白血病、严重组织损伤、心肌梗死和血管栓塞等。

（2）中性粒细胞减少

1）疾病：伤寒、副伤寒、疟疾、病毒感染、过敏性休克、再生障碍性贫血、高度恶病质、粒细胞减少症或缺乏症、脾功能亢进及自身免疫病。

2）中毒：重金属或有机物中毒、放射线损伤。

3）用药：抗肿瘤药、抗真菌药、抗病毒药及抗精神病药等。

（3）嗜酸性粒细胞增多

1）过敏性疾病：哮喘、荨麻疹、药物性皮疹、食物过敏及嗜酸性粒细胞增多症等。

2）皮肤病与寄生虫病：银屑病、湿疹、天疱疮、疱疹样皮炎、肺吸虫病、钩虫病、包囊虫病、血吸虫病、丝虫病及绦虫病等。

3）血液病：慢性粒细胞白血病、嗜酸性粒细胞白血病等。

（4）嗜酸性粒细胞减少

1）疾病或创伤：见于伤寒、副伤寒、大手术后及严重烧伤等。

2）用药：长期应用肾上腺皮质激素或促肾上腺皮质激素、甲基多巴等。

（5）嗜碱性粒细胞增多

1）疾病：慢性粒细胞白血病、红细胞增多症、骨髓纤维化。

2）创伤及中毒：脾切除术后，铅中毒、铋中毒以及注射疫苗后。

（6）嗜碱性粒细胞减少

1）疾病：Ⅰ型超敏反应，如荨麻疹、过敏性休克等。

2）用药：肾上腺皮质激素应用过量及应激反应。

（7）淋巴细胞增多

1）传染病：百日咳、传染性单核细胞增多症、传染性淋巴细胞增多症、结核病、水痘、麻疹、风疹、流行性腮腺炎及传染性肝炎等。

2）血液病：急、慢性淋巴细胞白血病，白血病性淋巴肉瘤、再生障碍性贫血、粒细胞缺乏症。

（8）淋巴细胞减少：传染病的急性期、放射病、细胞免疫缺陷病，长期应用肾上腺皮质激素后或接触放射线等。此外，发生各种中性粒细胞增多症时，淋巴细胞相对减少。

（9）单核细胞增多

1）传染病或寄生虫病：如结核病、伤寒、急性传染病恢复期、疟疾及黑热病。

2）血液病：单核细胞白血病、粒细胞缺乏症恢复期。

（三）红细胞计数

1. 参考范围 男性（4.09 ~ 5.74）× 10^{12}/L；女性（3.68 ~ 5.74）× 10^{12}/L；新生儿（6.0 ~ 7.0）× 10^{12}/L；儿童（4.0 ~ 4.5）× 10^{12}/L。

2. 临床意义

（1）红细胞增多

1）相对性增多：连续性呕吐、反复腹泻、排汗过多、休克、多汗、大面积烧伤。

2）绝对性增多：生理性增多，如机体缺氧和高原生活、新生儿、剧烈运动或体力劳动、骨髓释放红细胞速度加快等；病理代偿性，常继发于慢性肺源性心脏病、肺气肿、高山病及真性红细胞增多症。

（2）红细胞减少

1）造血物质缺乏由营养不良或吸收不良引起：

如慢性胃肠道疾病、酗酒、偏食等引起铁、叶酸等造血物质不足。

2）骨髓造血功能低下：原发性或由药物、放射线等多种理化因素所致再生障碍性贫血等。

3）红细胞破坏或丢失过多：如先天失血或后天获得性溶血性贫血、急性和慢性失血性贫血等。

4）继发性贫血：如各种炎症、结缔组织病、内分泌病。

（四）血红蛋白

1. **参考范围**　男性 131～172 g/L；女性 113～151 g/L；儿童 120～140 g/L；新生儿 180～190 g/L。

2. **临床意义**

（1）血红蛋白增多

1）疾病：慢性肺源性心脏病、真性红细胞增多症、高原病等；大量失水、严重烧伤。

2）用药：应用对氨基水杨酸钠、维生素 K、硝酸甘油等。

（2）血红蛋白减少

1）出血：血红蛋白减少的程度与红细胞相同，见于大出血，再生障碍性贫血，类风湿关节炎，急、慢性肾炎所致的出血。

2）其他疾病：血红蛋白减少的程度比红细胞严重，见于缺铁性贫血；由慢性和反复出血引起，如胃溃疡、胃肠肿瘤、妇女月经过多；缺乏维生素 B_{12}、叶酸的营养不良性贫血。

（五）血小板计数

1. **参考范围**　儿童、新生儿、男性（100～300）×10^9/L；女性（101～320）×10^9/L。

2. 临床意义

（1）血小板增多

1）疾病：原发性血小板增多症、慢性粒细胞白血病、真性红细胞增多症、多发性骨髓瘤、骨髓增生病、类白血病反应、霍奇金病、恶性肿瘤早期及溃疡性结肠炎等。

2）创伤：急性失血性贫血、脾切除术后、骨折等。

（2）血小板减少

1）生成减少：骨髓造血功能障碍、再生障碍性贫血、骨髓转移瘤、骨髓纤维化、多发性骨髓瘤及恶性贫血。

2）破坏过多：血小板减少性紫癜、肝硬化、脾功能亢进等。

3）分布异常：脾大、各种原因引起的血液稀释。

4）其他疾病：弥散性血管内凝血、阵发性睡眠性血红蛋白尿症、某些感染及出血性疾病。

5）用药：氯霉素有骨髓抑制作用，可引起血小板减少；阿司匹林、肝素钠可引起血小板减少。

二、尿常规

（一）酸碱度

1. **参考范围**　晨尿 pH 5.5 ~ 6.5；随机尿 pH 4.5 ~ 8.0。

2. 临床意义

（1）酸碱度增高

1）疾病：代谢性或呼吸性碱中毒、高钾血症、感染性膀胱炎、长期呕吐、草酸盐和磷酸盐结石症、肾小管性酸中毒。

2）用药：应用碱性药物，如碳酸氢钠、乳酸钠。

（2）酸碱度降低

1）疾病：代谢性或呼吸性酸中毒、糖尿病酮症酸中毒、痛风、尿酸盐和缺钾性碱中毒、尿路结核、肾炎、失钾性代谢性碱中毒、严重腹泻及饥饿状态。

2）用药：应用酸性药物，如维生素 C、氯化铵。

（二）比重

1. **参考范围** 成人晨尿 1.015～1.025；成人随机尿 1.003～1.030；新生儿 1.002～1.004。

2. **临床意义**

（1）比重增高：急性肾小球肾炎、心力衰竭、糖尿病、蛋白尿、高热、休克、腹水、周围循环衰竭、泌尿系统梗阻、妊娠、中毒症或脱水等。

（2）比重降低：慢性肾炎、慢性肾功能不全、肾小球损害性疾病、急性肾衰竭多尿期、尿毒症多尿期、结缔组织病、尿崩症、蛋白质营养不良及低钙血症；肾性或原发性、先天性或获得性肾小管功能异常等；代谢性或呼吸性酸中毒、糖尿病酮症酸中毒、痛风、尿酸盐结石、尿路结核及失钾性代谢性碱中毒。

（三）尿蛋白

1. **参考范围** 定性阴性或弱阳性。

2. **临床意义**

（1）生理性蛋白尿：由剧烈运动、发热、低温刺激、精神紧张导致，妊娠期妇女也会有轻微蛋白尿。

（2）病理性蛋白尿

1）肾小球性蛋白尿：急性和慢性肾小球肾炎、肾盂肾炎、肾病综合征、肾肿瘤、狼疮性肾炎、过敏性紫癜性肾炎及心功能不全等。

2）肾小管性蛋白尿：肾盂肾炎、间质性肾炎、肾小管性酸中毒、肾小管重金属（汞、铅、镉）损伤。

3）混合性蛋白尿：慢性肾炎、慢性肾盂肾炎、肾病综合征、糖尿病肾病及狼疮性肾炎等。

4）溢出性蛋白尿：多发性骨髓瘤、原发性巨球蛋白血症、骨骼肌严重损伤及大面积心肌梗死时的肌红蛋白尿。

5）药物肾毒性蛋白尿：应用氨基糖苷类抗生素、多肽类抗生素、抗肿瘤药、抗真菌药及抗精神病药等。

（四）尿葡萄糖

1. 参考范围　定性阴性。

2. 尿葡萄糖阳性临床意义

（1）疾病：内分泌疾病（如糖尿病）、垂体和肾上腺疾病（肢端肥大症）、肾上腺皮质功能亢进、甲状腺功能亢进、肝病、糖原贮积症及肿瘤等。

（2）饮食性糖尿：健康人短时间内过量进食糖类，妊娠末期或哺乳期妇女可有一过性生理性糖尿。

（3）暂时性糖尿：见于剧烈运动后、头部外伤、脑出血、癫痫发作、肾上腺皮质激素用量过大等。

（五）尿隐血

1. 参考范围 定性阴性或弱阳性。

2. 尿隐血阳性临床意义

（1）创伤：心瓣膜手术、严重烧伤、剧烈运动、肌肉和血管组织严重损伤等。

（2）疾病：阵发性睡眠性血红蛋白尿症及引起血尿的疾病，如肾炎、肾结石、肿瘤、感染。

（3）微血管病性溶血性贫血：溶血性尿毒症、肾皮质坏死。

（4）用药：应用阿司匹林、磺胺类药、硝基呋喃类、万古霉素、卡那霉素及他汀类调血脂药等。

（六）尿酮体

1. 参考范围 定性阴性。

2. 尿酮体阳性临床意义

（1）非糖尿病酮尿：婴儿、儿童急性发热，伴呕吐、腹泻中毒；新生儿有严重酮症酸中毒，应疑为遗传性代谢性疾病；酮尿也可见于寒冷、剧烈运动后紧张状态、妊娠期、低糖性食物、禁食、呕吐、甲状腺功能亢进、恶病质、麻醉后、糖原贮积病、活动性肢端肥大症、生长激素及肾上腺皮质激素分泌过度等。

（2）糖尿病酮尿：糖尿病尚未控制或未曾治疗，持续出现酮尿，提示有酮症酸中毒，尿中排出大量酮体。

（七）尿胆红素

1. 参考范围 定性阴性或弱阳性。

2. 尿胆红素阳性临床意义

（1）肝细胞性黄疸：病毒性肝炎、肝硬化、酒精性肝炎及药物性肝损伤。

（2）阻塞性黄疸：胆管炎、胆囊结石、胆道肿瘤、胰腺肿瘤及原发性肝癌等。

（八）尿白细胞

1. 参考范围　定性阴性。

2. 临床意义　尿中白细胞增多见于泌尿系统感染、慢性肾盂肾炎、膀胱炎、前列腺炎，女性白带混入尿液时，也可发现较多的白细胞。

（九）尿管型

1. 参考范围　镜检法：透明管型，偶见（0～1/HPF）。

2. 临床意义

（1）急性肾小球肾炎：可见较多透明管型及颗粒管型，还可见红细胞管型。

（2）慢性肾小球肾炎：可见较多细、粗颗粒管型，也可见透明管型，偶见脂肪管型、蜡样管型。

（3）肾病综合征：常见脂肪管型，易见细、粗颗粒管型，也可见透明管型。

（4）急性肾盂肾炎：少见白细胞管型，偶见颗粒管型。

（5）慢性肾盂肾炎：可见较多的白细胞管型、粗颗粒管型。

（十）尿结晶

1. 参考范围　正常的尿液中有少量磷酸盐、草酸盐和尿酸盐等结晶。

2. 尿沉渣结晶异常临床意义

（1）磷酸盐结晶：常见于 pH 碱性的感染尿液。

（2）尿酸盐结晶：常见于痛风。

（3）草酸盐结晶：见于慢性肾病，或乙二醇、甲氧氟烷中毒。

（4）胱氨酸结晶：胱氨酸尿患者，某些遗传病、肝豆状核变性可伴有胱氨酸结石。

（5）酪氨酸和亮氨酸结晶：常见于有严重肝病的患者尿液中。

（6）胆红素结晶：见于黄疸、急性肝萎缩、肝癌、肝硬化、磷中毒等患者的尿液中。

（7）用药：服用磺胺类药、氨苄西林、扑米酮等患者可出现结晶尿。

三、粪便常规

（一）外观

1. **颜色**　正常人的粪便色泽为黄褐色，婴儿为黄色，均为柱状软便。

（1）饮食影响：肉食者粪便呈黑褐色；绿叶菜食者粪便呈暗绿色；食用巧克力、咖啡者粪便呈酱色；食用西红柿、西瓜者粪便呈红色；食用黑芝麻者粪便呈无光泽的黑色。

（2）药物影响：口服药用炭、铋制剂、铁制剂、中草药者粪便可呈无光泽的灰黑色，服用大黄、番泻叶等中药者粪便呈黄色；解热镇痛药，保泰松、水杨酸钠可使粪便呈红色至黑色；利福平可使粪便呈橘红至红色；抗凝血药，华法林、双香豆素、双香豆素乙酯、醋硝香豆素可使粪便变红。

2. **临床意义**

（1）稀糊状或水样粪便：见于各种肠道感染性或非感染性腹泻，或急性胃肠炎；若出现大量的黄绿色稀便并含有膜状物，则应考虑假膜性小肠结肠炎；大量稀水便可见于艾滋病患者肠道孢子虫感染。

（2）米泔水样便：见于霍乱、副霍乱等。

（3）胨状便：见于过敏性肠炎、慢性菌痢等。

（4）脓血便：见于细菌性痢疾、溃疡性结肠炎、直肠或结肠癌、阿米巴痢疾。

（5）乳凝块便：见于儿童消化不良。

（6）鲜血便：见于痔、肛裂、息肉等下消化道出血等。

（7）柏油便：黑色有光泽，为上消化道出血（出血量＞50 ml）后红细胞被消化液消化所致，如粪便隐血试验阳性，可确定为上消化道出血等。

（8）白陶土便：见于各种病因引起的阻塞性黄疸。

（二）隐血

1. 参考范围 阴性。

2. 临床意义

（1）消化性溃疡：胃、十二指肠溃疡患者。

（2）消化道肿瘤：胃癌、结肠癌患者。

（3）其他疾病：肠结核、克罗恩病、溃疡性结肠炎，全身性疾病，如紫癜、急性白血病、伤寒、回归热及钩虫病等。

（三）显微镜检查

1. 参考范围 红细胞：无；白细胞：无或偶见；上皮细胞：偶见；细菌：正常菌群；真菌：少量；寄生虫卵：无致病性虫卵。

2. 临床意义

（1）白细胞：见于细菌性痢疾、溃疡性结肠

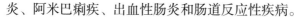

炎、阿米巴痢疾、出血性肠炎和肠道反应性疾病。

（2）红细胞：细菌性痢疾时常有散在红细胞，形态较完整；阿米巴痢疾时红细胞则成堆且被破坏。

（3）吞噬细胞：见于急性肠炎和痢疾。急性出血性肠炎有时可见多核巨细胞。

（4）上皮细胞：见于结肠炎、假膜性小肠结肠炎。

四、肝功能

（一）谷丙转氨酶［丙氨酸转氨酶（ALT）］

1. 参考范围　速率法：成人<40 U/L。

2. ALT升高临床意义　ALT可反映肝细胞损伤的程度。

（1）肝胆疾病：传染性肝炎、中毒性肝炎、肝癌、肝硬化活动期、脂肪肝、梗阻性黄疸、胆汁淤积或淤滞、胆管炎及胆囊炎。

（2）其他疾病：急性心肌梗死、心肌炎、心力衰竭所致肝淤血，以及传染性单核细胞增多症、胰腺炎、外伤、严重烧伤及休克等。

（3）用药与接触化学品：服用有肝毒性的药物或接触某些化学物质，如氯丙嗪、异烟肼、奎宁、水杨酸、利福平、四氯化碳、乙醇、铅及有机磷等。

（二）谷草转氨酶［天门冬氨酸转氨酶（AST）］

1. 参考范围　速率法：成人<40 U/L。

2. AST升高临床意义　AST可反映肝细胞损

伤程度。

（1）心肌梗死：发病后 6 ~ 8 小时 AST 开始上升，18 ~ 24 小时达高峰。

（2）肝胆疾病：传染性肝炎、中毒性肝炎、肝癌、肝硬化活动期、脂肪肝、梗阻性黄疸、胆汁淤积或淤滞、胆管炎及胆囊炎。

（3）其他疾病：进行性肌营养不良、皮肌炎、肺栓塞、肾炎、胸膜炎、急性胰腺炎、钩端螺旋体病、肌肉挫伤、坏疽及溶血性疾病。

（三）γ- 谷氨酰转移酶（γ-GT）

1. **参考范围** 速率法：男性<50 U/L；女性<30 U/L。

2. **γ-GT 升高临床意义**

（1）肝胆疾病：肝胆管梗阻、原发性或继发性肝炎、传染性肝炎、脂肪肝、药物中毒、酒精性肝硬化及大多数嗜酒者。慢性肝炎、肝硬化 γ-GT 持续升高，提示病情不稳定或有恶化趋势；原发性肝癌时，γ-GT 活性显著升高。

（2）胰腺疾病：急、慢性胰腺炎，胰腺肿瘤、囊性纤维化伴有肝并发症时。

（3）其他疾病：脂肪肝、心肌梗死、前列腺肿瘤。

（4）用药：苯妥英钠、苯巴比妥、乙醇。

（四）碱性磷酸酶

1. **参考范围** 速率法：女性 1 ~ 12 岁<500 U/L，大于 15 岁 40 ~ 150 U/L。

男性 1 岁至不足 12 岁<500 U/L，12 ~ 15 岁<750 U/L，大于 15 岁 40 ~ 150 U/L。

2. 碱性磷酸酶增高临床意义

（1）肝胆疾病：阻塞性黄疸、胆道梗阻、结石、胰腺癌、急性或慢性黄疸性肝炎、肝癌及肝外阻塞。

（2）骨骼疾病：骨损伤、骨疾病、变形性骨炎、纤维骨炎、骨折恢复期、佝偻病、骨软化症及成骨不全等。

（五）总蛋白、清蛋白和球蛋白

1. **参考范围**　总蛋白：新生儿 46 ~ 70 g/L，成人 60 ~ 80 g/L；清蛋白：新生儿 28 ~ 44 g/L，成人 35 ~ 55 g/L；球蛋白：20 ~ 30 g/L。

2. **临床意义**

（1）总蛋白增高：各种原因脱水所致的血液浓缩，如呕吐、腹泻、休克、高热及肾上腺皮质功能减退。

血清蛋白合成增加：如多发性骨髓瘤、巨球蛋白血症。

（2）总蛋白降低

1）各种原因引起的血清蛋白丢失和摄入不足：营养不良、消化吸收不良。

2）血清水分增加：可导致总蛋白浓度相对减少，如水钠潴留或静脉输入过多的低渗溶液。

3）疾病：结核病、肿瘤、急性大出血、严重烧伤、甲状腺功能亢进、慢性肾病、肾病综合征、胸腔积液、腹水、肝功能障碍及蛋白质合成障碍。

（3）清蛋白增高：见于严重失水而致的血浆浓缩。

（4）清蛋白降低

1）营养不良：摄入不足、消化吸收不良。

2）多种慢性疾病：如结核病、恶性肿瘤、甲状腺功能亢进。

3）蛋白丢失过多：如急性大出血、严重烧伤、慢性肾病。

4）蛋白合成障碍：主要是肝功能障碍，若持续低于 30 g/L，则提示有慢性肝炎或肝硬化。

（5）球蛋白增高

1）炎症或慢性感染性疾病：如结核病、疟疾、黑热病、麻风病、血吸虫病、肝炎及急性心内膜炎。

2）自身免疫病：风湿热、红斑狼疮、类风湿关节炎及肝硬化。

3）骨髓瘤和淋巴瘤、原发性巨球蛋白血症。

（6）球蛋白降低

1）生理性减少：出生后至 3 岁。

2）免疫功能抑制：如应用肾上腺皮质激素和免疫抑制药。

3）低 γ - 球蛋白血症。

五、肾功能

（一）尿素

1. 参考范围 成人 3.2 ~ 7.1 mmol/L；婴儿、儿童 1.8 ~ 6.5 mmol/L。

2. 临床意义

（1）血清尿素氮增高

1）肾病：慢性肾炎、严重肾盂肾炎等。

2）泌尿系统疾病：结石、肿瘤、前列腺增生、前列腺疾病致尿路梗阻等。

3）其他：脱水、高蛋白饮食、蛋白质分解代谢增高、水肿、腹水、胆道手术后、上消化道出血、妊娠后期妇女、磷及砷等化学物质中毒等。

（2）血清尿素氮降低：急性肝萎缩、中毒性肝炎、类脂质肾病等。

（二）肌酐

1. 参考范围 男性 53～106 μmol/L；女性 44～97 μmol/L。

2. 血清肌酐增高临床意义

（1）肾病：急性和慢性肾小球肾炎、肾硬化、多囊肾、肾移植后排斥反应等。

（2）其他：休克、心力衰竭、肢端肥大症、巨人症、失血、脱水及剧烈活动。

（三）尿酸

1. 参考范围 酶法：男性 180～440 μmol/L；女性 120～320 μmol/L。

2. 临床意义

（1）血尿酸增高

1）疾病：痛风、高尿酸血症、急性和慢性肾炎、肾结核、肾积水、紫癜、多发性骨髓炎及重症肝炎等。

2）核蛋白代谢增强：如粒细胞白血病、骨髓细胞增生不良、溶血性贫血、恶性贫血、红细胞增多症、甲状腺功能亢进、一氧化碳中毒及银屑病等。

3）生理性：食用高嘌呤食物、木糖醇摄入过多、剧烈运动及禁食。

4）用药：三氯甲烷、四氯化碳、铅中毒，或服用非甾体抗炎药（NSAID）、利尿药、抗高血压药、胰岛素、免疫抑制药、抗结核药和维生素等。

（2）血尿酸降低

1）疾病：恶性贫血、范科尼综合征。

2）饮食：高糖、高脂肪饮食。

六、血糖

（一）参考范围

1. 空腹血糖 成人 3.9~6.1 mmol/L；儿童 3.3~5.5 mmol/L。

2. 餐后 2 小时血糖 <7.8 mmol/L。

（二）临床意义

1. 血糖增高

（1）胰岛素功能减退：胰岛素分泌不足的糖尿病、高血糖。

（2）导致血糖升高的激素分泌增多：嗜铬细胞瘤、肾上腺皮质功能亢进、腺垂体功能亢进、甲状腺功能亢进、巨人症及胰高血糖素瘤等。

（3）其他疾病：颅内压增高、颅内出血、重症脑炎、颅脑外伤、妊娠呕吐、脱水、全身麻醉及情绪紧张等。

2. 血糖降低

（1）胰岛素分泌过多：胰岛 β 细胞瘤。

（2）导致血糖升高的激素分泌减退：肾上腺皮质功能减退、腺垂体功能减退、甲状腺功能减退等。

（3）其他病症：长期营养不良、肝癌、重症肝炎、糖原贮积症、酒精中毒、妊娠、饥饿及剧烈运动等。

（4）用药：服用单胺氧化酶抑制药、血管紧张素转换酶抑制药、β受体阻断药、奥曲肽等。

七、血脂

（一）总胆固醇

1. 参考范围 3.1～5.7 mmol/L。

2. 临床意义

（1）胆固醇增高

1）动脉硬化及高脂血症：粥样硬化斑块、动脉硬化、冠状动脉粥样硬化性心脏病及高脂血症等。

2）其他疾病：肾病综合征、慢性肾炎肾病期、类脂性肾病、糖尿病、甲状腺功能减退、胆道梗阻、过量饮酒、急性失血及家族性高胆固醇血症。

3）用药：服用避孕药、甲状腺激素、肾上腺糖皮质激素、抗精神病药等。

（2）胆固醇降低：甲状腺功能亢进、严重肝衰竭、溶血性贫血、感染和营养不良、严重肝病、暴发性肝衰竭及肝硬化等。

（二）甘油三酯

1. 参考范围 0.56～1.70 mmol/L。

2. 临床意义

（1）甘油三酯增高

1）生理性：长期饥饿或食用高脂肪食品、大量饮酒等。

2）动脉硬化及高脂血症：动脉粥样硬化、原发性高脂血症、家族性甘油三酯血症。

3）其他疾病：胰腺炎、肝胆疾病（脂肪肝、胆汁淤积）、阻塞性黄疸、肥胖、糖尿病、糖原贮积症、严重贫血、肾病综合征及甲状腺功能减退等。

4）用药：应用雌激素、甲状腺激素、避孕药等。

（2）甘油三酯降低：甲状腺功能亢进、甲状旁腺功能亢进、肾上腺皮质功能减退及肝功能严重障碍等。

（三）低密度脂蛋白胆固醇

1. 参考范围　$2.1 \sim 3.1$ mmol/L。

2. 临床意义

（1）低密度脂蛋白胆固醇增多：胆固醇增高可伴有 TG 增高，临床表现为 Ⅱa 型或 Ⅱb 型高脂蛋白血症及肾病综合征、慢性肾衰竭、肝病、糖尿病及妊娠等。

（2）低密度脂蛋白胆固醇降低：营养不良、慢性贫血、肠吸收不良、骨髓瘤、严重肝病、高甲状腺素血症及急性心肌梗死等。

（四）高密度脂蛋白胆固醇

1. 参考范围　$1.2 \sim 1.65$ mmol/L。

2. 临床意义

（1）高密度脂蛋白胆固醇增高：一般无临床意义，常与遗传有关。

（2）高密度脂蛋白胆固醇降低

1）生理性：吸烟、肥胖、严重营养不良，静脉内高营养治疗及应激反应后。

2）动脉硬化及高脂血症：脑血管病、冠心病、高脂肪蛋白血症 I 型和 V 型。

3）其他疾病：重症肝硬化、糖尿病、肾病综合征、慢性肾功能不全、创伤、心肌梗死、甲状腺功能异常及尿毒症。

（王贵年　王佳妮）

第二节　药品管理与合理用药

一、村卫生室常用药品的保管知识

村卫生室一般为标准化建筑，有相对独立的药品柜或是中药及藏药储存室，存在药品长期放置、储存条件不符合规范等问题。乡村医生承担基本医疗任务的情况不同，使用药品品种普遍较少，存在药品使用缺乏循证医学和系统思维的问题。部分乡村医生有凭经验或听取他人经验用药的问题。乡村医生解读药品说明书和临床指南、专家共识的能力普遍较弱，规范管理药品的能力不足，故需要从药品储存、正确使用和用药指导方面学习。

（一）影响药品质量的因素

1. 环境因素

（1）日光：日光中的紫外线对药品变化起着催化作用，加速药品的氧化、分解，故药品柜不能放置在阳光直射的地方。

（2）空气：空气中的氧气和二氧化碳对药品质量影响较大。氧气易使某些药物发生氧化作用而变质；二氧化碳被药品吸收，发生碳酸化而使药品变质，故包装已经打开的药品要规范再包装和及时检查有无变色、浑浊等现象发生。发生这些现象后，药品不能使用。

（3）湿度：水蒸气在空气中的含量称为湿度。如湿度过大，能使药品潮解、液化、变质或霉败，故如发现药物片剂或胶囊剂变软，粉末剂潮湿，或中药材霉变等问题，不能继续使用，此现象称为引湿。大多数药品在湿度较高的情况下能吸收空气中的水蒸气而发生引湿，结果使药品稀释、潮解、变形、发霉等。

（4）风化：如湿度过小，容易使某些药品风化。含有结晶水的药物长期暴露在干燥的空气中，逐渐失去其所含结晶水的一部分或者全部，以致本身变成不透明的结晶体或粉末。风化后的药品，其化学性质一般并未改变，但在使用时剂量难以掌握，特别是剧毒药品，可能因超量而造成事故。易风化的药品有硫酸阿托品、硫酸镁、硫酸钠及明矾等。

（5）温度：温度过高或过低都能使药品变质。温度过高与药品的挥发程度、形态，以及引起氧化、水解等变化和微生物的生长有很大关系；温度过低又易引起冻结或析出沉淀。

（6）时间：有些药品因其性质或效价不稳定，尽管贮存条件适宜，时间过久也会逐渐变质、失效，故应定期检查药品的有效期，正确解读药品的有效期，确保药品质量。

2. 人为因素 乡村医师要学习药品使用与保管知识，接受药学人员的专项培训，按照制度进行药品的验收、保管、养护等工作，不得只关心诊疗而不关心药品质量，自觉遵守国家药品相关法律法规。

3. 药物本身因素

（1）水解：是药物降解的主要途径，属于这类降解药物的主要有酯类（包括内酯）、酰胺类（包括内酯类）。青霉素、头孢菌素药物分子中存在不稳定的 β 内酰胺环，很易裂环失效。

（2）氧化：是药物变质最常见的反应。具有酚类（肾上腺素）、烯醇类（维生素 C）、芳胺类（磺胺嘧啶钠）、吡唑酮类（安乃近）结构的药物较易氧化。药物氧化后，不仅效价损失，而且可能变色或产生沉淀。易氧化的药物要特别注意光、氧、金属离子对它们的影响。

（3）药品的包装材料：对药品质量也有较大影响。玻璃包装自身材料美观、透明且稳定性强，主要被用于盛放液态用品，如注射液、血液、口服液、生物制品，但是玻璃包装材料由于工艺原因，在使用过程中可能会出现脱片等现象，混入药品中给药品带来污染，若是脱落的颗粒混入药品中再通过输液的方式进入人体内，将会影响人的身体健康，甚至导致严重后果。

（二）药品保管方法

药品作为一种特殊商品，它的质量直接关系到人民群众的身体健康。村卫生室是药品流通环节的终端，是药品应用到患者身体的最后一环，因此，保证药品质量尤为重要，而仓储管理是保证药品质量的重要环节。

1. 药品仓储的分类 《药品经营质量管理规范》和《药品经营质量管理规范实施细则》中对储存库房的设施、设备与温度有较为具体的要求。库房的相对湿度应保持在35%~75%。药库按库内温度分为常温库、阴凉库和冷库。常温库的库内温度应保持在0~30℃，用于一般化学性质较稳定的药品的存放与保管；阴凉库的库内温度应不高于20℃，用于存放药品质量易受高温影响的药品及中药材；冷库的库内温度应保持在2~10℃，用于一般化学性质不稳定药品（生物制品等受热易变质的药品）的存放与保管。村卫生室由于药品种类较少和条件限制，为确保药品必要的储存条件，应设置温度及湿度调节器、冰箱等设施。如开展疫苗预防接种工作，应具有符合疫苗储存、运输管理规范的冷藏设施、设备和冷藏保管制度。

2. 药品储存环境要求 周围环境整洁，地面干燥，无粉尘、有害气体及污水等严重污染源。不得种植易长虫的花草树木，地面应平坦、整洁，无积水和垃圾，沟道畅通。房内墙壁和顶棚表面光洁，地面平整、无缝隙，门窗结构严密，具有防盗设施。有可靠的安全防护措施，能够对无关人员进入实行可控管理，防止药品被盗、被替换或者混入假药。

3. 村卫生室药品目录的制定 应根据本村常见病、多发病的预防和治疗需要，制定常用药品目录。药品遴选应首选国家基本药物，以安全、有效、经济为目的，以口服剂型为主、其他剂型为辅的原则形成基本用药目录。

4. 药品采购的管理 根据基本用药目录拟定适宜的药品采购计划是做好药品供应的关键。采购计划应做到基本药物优先保证，贵重药物、新药限量采购，合理分配资金，尽量减少库存，防止药品积压，加速周转。

5. 药品验收入库管理 由于药品种类繁多、规格不一、性质复杂，有些经过长途运输，易受外界因素影响，因此加强药品的入库验收工作是保证药品质量的一个重要环节。药品验收的内容包括数量、包装及质量3个方面。

（1）数量验收：包括检查来货与入库通知单上所列的供应单位、药品名称、规格、生产厂家及数量是否相符。若有不符或破损，应做好原始记录，及时查明原因，按规定处理。

（2）包装验收：包装包括药品外包装和药品内包装。药品外包装包括木箱、纸箱、木桶、纸桶、金属盛器及包装衬垫物等。外包装应检查包装是否坚固耐压、防潮、防震；包装用衬垫物是否塞紧，瓶与瓶之间有无空隙；纸箱应封实，捆扎应牢固；木箱应钉牢，封签、封条不得有严重破损。药品内包装主要指直接接触药品的包装，包括玻璃瓶、塑料瓶、泡罩包装、纸袋、塑料袋、瓶盖、瓶塞及瓶内填充物等。内包装应清洁、无毒、干燥；封口应严密，无渗漏及破损。药品内包装上应有药品标签。应检查药品标签是否破损，有无错贴、错装现象，是否与实物一致。

（3）质量验收：包括观察药品外观有无变形、开裂、熔（溶）化、变色、结块、沉淀、浑浊、霉变、污染及挥发等异状；药品有无异常味道。要全面确定药品质量情况，还必须进行实验室检查，一般应与供药商联系，请其将药品送至药品检定所检查。对验收合格的药品，应及时入账。验收药品时应注意的事项：在我国生产并销售的药品，其包装、标签及说明书必须使用简体中文；在我国市场销售的进口药品，外包装须有中文名称，并附有中文说明书。进口药品要验收口岸药品检验所的药品检验报告单复印件，并盖有销售单位的红色印章，保留复印件备查。验收人员必须对入库通知单所列的项目逐一核对，包括品名、规格、数量、注册商标、批准文号、生产批号、有效期及药品合格证等，并做好记录，记录保存 5 年。

6. 药品出库管理 药品出库是药库向各调剂部门发出药品的过程。村卫生室的调剂室可能也是药库，均应遵守"先进先出、易变先出、近期先出"的原则，确保库存药品始终保持在有效期的状态。药品的有效期在 6 个月以内时，应按照药品近效期规定管理。

7. 药品养护管理 标准的药库应分为药品储存作业区、辅助作业区、办公区和生活区，各区应分开一定距离或者有隔离措施。药品储存应实行色标管理。其统一标准是：待验药品库（区）、退货药品库（区）为黄色；合格药品库（区）、零货称取库（区）、待发药品库（区）为绿色；不合格药品库（区）为红色。药品应按质量及性能要求分类储存，分别存放于普通库、阴凉库、冷库、麻醉药品和第一类精神药品库、医疗用毒性药品库和危险品库。广泛采用"分区分类，货位编号"的管理方法，即按剂型将药品分成注射剂、片剂、胶囊剂、糖浆剂、软膏剂和栓剂等类别，采取同类药品集中存放的办法保管，做到内服药与外用药分开、注射剂与口服药分开、品名易混淆的分开、性能易相互影响或易串味的分开；选择每一类药品最适宜存放的地点，将存放地点划分为若干个货区，每个货区又划分为若干货位，并按顺序编号。使用药品码垛时，应注意垛间距不小于 5 cm，与库房内墙、顶、温度调控设备及管道等设施间距不小于 30 cm，与地面间距不小于 10 cm。库房内通道宽度不小于 200 cm，照明灯具垂直下方不堆放药品，垂直下方与货垛的水平距离不小于 50 cm。药箱码放须平稳、整齐，不得倒置。对一些包装不坚固或过重药品，不宜码放过高，以防下层受压变形。长期存放药品应定期翻码整垛。村卫生室应根据自身条件制定合理的药品储存和养护方案。

（三）不同药品的储存和养护方法

药品应按不同性质及剂型特点在适当条件下正确储存和养护。如果储存、养护不当或贮存条件不适宜，往往会使药品变质失效，甚至产生有毒物质，不仅会造成财产损失，也会给患者的健康和生命安全造成严重危害。

1. 村卫生室常用易受光线影响而变质的药品　①维生素类：维生素 C、维生素 B_1、维生素 B_{12}、复合维生素 B 的片剂及注射剂。②肾上腺皮质激素：氢化可的松注射液、地塞米松软膏。③止血药：酚磺乙胺注射液。④抗休克药：肾上腺素注射液。⑤镇痛药：复方氨基比林（安痛定）注射液。⑥外用消毒液：过氧化氢溶液。⑦滴眼液：阿托品。

保管方法：易受光线影响而变质的药物需要避光保存。应放在阴凉干燥、阳光不易直射的地方；门、窗可悬挂遮光用的黑布帘和黑纸，以防阳光直射；药品可采用棕色瓶或用黑色纸包裹的玻璃瓶包装，防止紫外线透入。

2. 村卫生室常用易受湿度影响而变质的药品 ①维生素：维生素 B_1 片、维生素 B_6 片、维生素 C 片。②助消化药：酵母片。③调节电解质药：碳酸氢钠片。④平喘药：氨茶碱片。⑤解热镇痛药：阿司匹林片。

保管方法：①可用玻璃瓶软木塞塞紧、蜡封、外加螺旋盖盖紧，置于阴凉干燥处。②控制药库内湿度，保持相对湿度在 45% ~ 75%，可设置除湿机，使用排风扇或通风机，可辅以吸湿剂，如生石灰、木炭。

3. 村卫生室常用易受温度影响而变质的药品 ①抗菌药物：头孢拉定、诺氟沙星片及胶囊。②解痉药：阿托品片、东莨菪碱注射液。③酶类制剂：三磷酸腺苷二钠注射液。④氨基酸制剂：复方氨基酸注射液。

保管方法：一般药品储存于室温（10 ~ 30℃）即可。指明"阴凉处"是指温度不超过20℃；指明"凉暗处"是指遮光并且温度不超过20℃；指明"冷处"是指温度在 2 ~ 10℃。

4. 中药饮片和中成药

（1）中药材的保管：中药材种类繁多，性质各

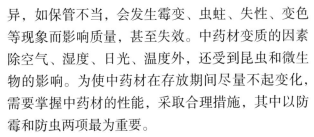

异，如保管不当，会发生霉变、虫蛀、失性、变色等现象而影响质量，甚至失效。中药材变质的因素除空气、湿度、日光、温度外，还受到昆虫和微生物的影响。为使中药材在存放期间尽量不起变化，需要掌握中药材的性能，采取合理措施，其中以防霉和防虫两项最为重要。

1）防霉：严格控制水分和储存场所温度、湿度，避免日光和空气的影响。选择阴凉干燥的库房、垛堆，应离地用木条垫高，垛底垫入芦席等隔潮。地面上铺放生石灰、炉灰等防潮剂，使药物保持干燥。

2）防虫：彻底清洁库房，杜绝虫源。必要时，在药材进库前用适量杀虫剂对四壁、地板和缝隙进行喷洒。

3）防鼠：中药库必须设置防鼠设施。

（2）中成药的保管

1）冲剂及颗粒剂（如板蓝根颗粒）：在潮湿环境中极易吸潮、结块。存放时应控制湿度，避免受潮。

2）散剂（如冰硼散、痱子粉）：由于表面积大，吸湿性较强。吸潮后会发生变色、结块、药效降低以及微生物滋生等变化，故防潮是保证散剂质量的重要措施。

3）煎膏剂（如枇杷膏）：含有大量糖分，储存过程中极易霉变、酸败。这类药物一般应密闭贮存于阴凉干燥处。

5. 急救药品 村卫生室需备有急救药品，该类药品的保存应有固定的区域或专柜，由专人负责，在患者发生急危重症时，以确保发挥药品的急救作用，确保有效转诊。急救药品应分类存放，放置于阴凉、通风、避光处。若有特殊存放要求，应根据其储存条件存放。负责人应做好急救药品的基数管理，及时补充药品数量；做好急救药品的质量检查，如发现药品出现沉淀、变色等情况，应及时更换新的药品；做好急救药品有效期检查，按照"先进先出"原则使用药品。

（姚永萍　朱和森　程　绪　周晓莉）

二、正确解读药品说明书与合理用药指导

合理用药是指安全、有效、经济地使用药物。不合理用药会影响患者健康，甚至危及生命。合理用药应遵守国家法律法规的规定，根据《处方管理办法》《抗菌药物临床应用指导原则》《医院处方点评管理规范（试行）》等，参考疾病诊疗指南、专家共识及其他循证医学信息。药品说明书是指导临床合理用药的重要文件，由药品生产企业提供，经国家药品监管部门核准的包含药理学、毒理学、药效学等药品安全性、有效性的重要科学数据信息，是医生和患者安全、合理使用药品的重要参考依据。药品说明书具有法定效力。

（一）正确解读药品说明书

一份完整的药品说明书包括药品名称、成分、性状、适应证、规格、用法用量、不良反应、禁忌、注意事项、孕妇及哺乳期妇女用药、儿童用

药、老年用药、药物相互作用（注射剂包括配伍禁忌）、药物过量、药理毒理、药代动力学、贮藏、包装、有效期、执行标准、批准文号、生产企业22项内容。其中药品名称、成分、适应证（或者功能主治）、用法用量、不良反应、禁忌、注意事项、规格、有效期、批准文号和生产企业是必须包括的项目。

药品说明书还必须包括孕妇及哺乳期妇女用药、药物相互作用，缺乏可靠的实验或者文献依据而无法表述的，说明书保留该项标题并应当注明尚不明确。此外，临床研究、儿童用药、老年用药和药物过量、药理毒理和药代动力学，缺乏可靠的实验或者文献依据而无法表述的，说明书不再保留该项标题。

1. **药品名称** 依次包括以下几种名称：

（1）通用名称：是同一种药品在一个国家或世界范围内的公有名称，分为国际通用名称和中文通用名称。

（2）商品名称：不同公司生产的同一药物制剂可以使用不同的名称，具有专有性质。

（3）英文名称：药品通用名称对应的英文名称。

（4）汉语拼音：药品通用名称的汉语拼音。

药品习惯名称多是人们为了方便记忆和使用药品而命名的，其中有很多名称是"顾名思义"，比如心得安（盐酸普萘洛尔）、安定（地西泮）、扑尔敏（氯苯那敏）、消炎痛（吲哚美辛）、消心痛（硝酸异山梨酯）、心痛定（硝苯地平）、菌必治（头孢曲松）、颅痛定（罗通定）、胃复安（甲氧氯普胺）、肠虫清（阿苯达唑），这些药品名称是不规范的，是不可取的。

2. 成分 药品说明书依次列出药品活性成分的化学名称、化学结构式、分子式、分子量等。

3. 性状 是指药品制剂的物理特征或形态，包括药品的外形、颜色、嗅、味、溶解度以及物理常数等，如左氧氟沙星氯化钠注射液：本品为淡黄色的澄明液体；单硝酸异山梨酯片：本品为白色片。

4. 适应证 指药物适合运用的范围、标准。药品说明书上所标的适应证是此药经过严格的临床试验后，推荐治疗使用的病症。一般来说，临床医师用药不能超越该药的适应证。此项在一些中成药的说明书中常用"功能主治"表示，为药品说明书的主要内容之一。

5. 规格 药品规格分为含量规格和包装规格。含量规格是指单位剂量药品中含有药物的量，例如，规格：0.2 g；规格：100 ml：左氧氟沙星 0.5 g 与氯化钠 0.9 g；规格：1 ml：1 mg。包装规格一般由生产厂商根据具体情况自行制定包装，如 25 mg×12 片 / 盒。

6. 用法用量 提供了药品的使用方法和使用剂量及疗程等信息。一般来说，临床应严格按照药品说明书的用法用量使用。合理的用药时间、用药方法是保证药物治疗效果的关键，患者一定要严格遵循。在没有特殊说明的情况下，药品说明书上标出的用量一般都是正常成年人用量。

（1）吞服：是指用 40～60℃温开水送下，不应用茶水、牛奶、酒等送服，也不能干吞。

（2）饭前服：是指饭前 30～60 分钟服用。

（3）饭后服：是指饭后 15～30 分钟服用。

（4）空腹服：是指餐前 1 小时或餐后 2 小时服用。

（5）睡前服：是指睡前 15～30 分钟服用。

（6）含服：是将药片在口腔中含化，不能嚼碎吞下。

（7）顿服：是把规定的药量一次性服下。这主要是为了提高治疗效果，如阿奇霉素顿服。"晚间顿服"是睡觉前 1～2 小时服药。

7. 不良反应　是指合格药品在正常用法用量下出现的与用药目的无关的有害反应。按照要求，生产企业应将药品不良反应全部列入药品说明书。国际医学科学组织委员会推荐用下列术语和百分率表示药品不良反应发生频率：

十分常见（≥10%）

常见（≥1%，<10%）

偶见（≥0.1%，<1%）

罕见（≥0.01%，<0.1%）

十分罕见（<0.01%）

8. 禁忌　应包含"禁用"和"忌用"之意。"禁用"就是禁止使用。例如：对青霉素过敏的人，就要禁用青霉素类药物。"忌用"是指不适宜使用或应避免使用。药品标明忌用，说明其不良反应比较明确，发生不良后果的可能性很大。

9. 注意事项　提示在药品使用过程中患者应引起注意的有关方面。如忽视了，有可能引起不良反应，甚至带来严重危害。如出现了不良反应，应及时停药。如单硝酸异山梨酯在直立性低血压患者中应慎用。酒精饮用量过大或有既往肝病史的患者，应谨慎使用辛伐他汀。

10. 孕妇与哺乳期妇女用药　针对特殊人群用药注意事项。

11. 儿童用药　儿童用药注意事项。

12. 老年用药　老年患者用药注意事项。

13. 药物相互作用　包括体外药物相互作用和体内药物相互作用。体外药物相互作用主要是指有无理化配伍禁忌，如颜色变化、沉淀生成、气泡产生及生成其他物质。如奥美拉唑在葡萄糖溶液中（偏酸性环境）容易颜色变深，生成其他物质。体内药物相互作用表现为药效学和药动学方面的影响。药效学：药理作用相加、协同、拮抗或无关；药动学：受吸收、分布、代谢、排泄等的影响，表现为血药浓度升高或降低，血浆蛋白结合率高低的影响等。

14. 药物过量　包含因药物过量可能带来的后果及临床处理方法。如氟喹诺酮类过量可出现恶心、呕吐、胃痛、腹泻等胃肠道症状，以及兴奋、幻觉、抽搐等神经系统症状。应采取措施：给予碳酸氢钠注射液碱化尿液，促进肾排泄药物，抽搐时可给予地西泮等。

15. 药理毒理　药理毒理包括药理作用和非临床毒理研究两部分内容。药理作用是指药物作用于机体的机制和作用规律；毒理研究化学物质对生物体的毒性反应、严重程度、发生频率和毒性作用机制，提供药品的致畸、致癌、致突变的研究资料。绝对致死量（LD100）是指能造成一群体全部死亡的最低剂量。半数致死量（LD50）是指能够引起一群个体 50% 死亡所需的剂量，也称致死中量。LD50 数值越小，表示外来化合物毒性越强；反之，LD50 数值越大，则毒性越弱。

16. **药代动力学** 简称药动学，从广义上讲，泛指研究药物的体内过程，即机体对药物的吸收、分布、代谢和排泄过程。

17. **贮藏** 药品说明书上一般都会注明药品的保存方式，合理地保存药品能确保药品质量和药效的稳定性。

18. **包装** 一般指药品的每个最小销售单元的包装，必须按照规定印有或贴有标签并附有说明书。辛伐他汀片包装：铝塑包装，7 片 / 盒。

19. **有效期** 药品的有效期是指药品在一定的贮存条件下，能保持质量的最长使用期限，超过这个期限，则不能继续销售、使用，否则按劣药查处。化学药品标签有效期的标注自生产日期起计算，若标注到日，应当为生产日期的前一天；若标注到月，应当为生产月份的前 1 个月。如某化学药品有效期 2 年，2003 年 10 月 15 日生产，有效期可以表达为有效期至 2005 年 9 月或 2005 年 10 月 14 日。有效期至某年某月表示该药品可使用至该月底。

20. **批准文号** 凡取得国家食品药品监督管理局"国药准字"批号的药品都是具有治疗作用的药品。药品说明书中批准文号格式：国药准字 +1 位字母 +8 位数字。化学药品使用字母"H"，中药使用字母"Z",生物制品使用字母"S"。

21. 药品批号　在规定限度内具有同一性质和质量,并在同一生产周期中生产出来的一定数量的药品具有相同的药品批号。

22. 处方药与非处方药　处方药是必须凭执业医师或执业助理医师处方才可调配、购买和使用的药品;非处方药是不需要凭医师处方即可自行判断、购买和使用的药品。非处方药专有标识图案为椭圆形背景下 O、T、C 3 个英文字母。我国公布的非处方药标识分甲类非处方药专有标识和乙类非处方药专有标识。甲类为橙红色椭圆形底,白色英文OTC,乙类为绿色椭圆形底,白色英文 OTC。

（二）合理用药指导

医疗领域专业性非常强。绝大多数患者是不可能掌握较全面的医学知识的,所以合理的用药指导可以产生下列作用:①可最大限度地提高患者的治疗效果,提高用药依从性、有效性和安全性;②减少不良反应发生的概率;③优化治疗方案;④节约医药资源。

1. 药品正确使用方法

（1）部分口服剂型药品的正确服用时间:现代医学研究证实,很多药物的作用、毒性、不良反应与人体的生物节律（生物钟）有极其密切的关系。同一种药物在同等剂量下可因给药时间不同而产生不同的作用和疗效。

1）有利于药物充分吸收:如胃黏膜保护药（氢氧化铝等）、部分抗生素（头孢拉定、阿莫西林、阿奇霉素）,应饭前 30 分钟左右服用。

2）可提高药物疗效：如部分降血糖药格列齐特、格列吡嗪，抑酸药奥美拉唑，一般应于饭后15～30分钟服药。

（2）使药物和食物混合：以避免药物对胃肠道的刺激，如非甾体抗炎药阿司匹林、贝诺酯、吲哚美辛。

1）增加作用时间：提高疗效，利于吸收，如维生素 B_1、维生素 B_2。

2）饭后好于餐前服用：如西咪替丁。

（3）饭时服：指在进餐时服用，或用少量食物拌，与药物共食之。

1）减轻药物对消化道的刺激：避免出现恶心等反应，如降血糖药二甲双胍、阿卡波糖，抗结核药乙胺丁醇。

2）充分发挥作用：避免被破坏，如干酵母。

（4）睡前服：睡前15～30分钟服用。

1）帮助睡眠：避免不良反应，如催眠药艾司唑仑，抗过敏药氯苯那敏、异丙嗪等。

2）提高疗效：如调血脂药辛伐他汀、钙剂（碳酸钙）。

（5）清晨服：指在清晨起床后服药。如糖皮质激素地塞米松、泼尼松，利尿药呋塞米、氢氯噻嗪，抗高血压药硝苯地平缓释片、氨氯地平、依那普利、缬沙坦等。每日仅服1次的长效抗高血压药宜在早7时左右服；若需要每日服2次，宜在下午4时再服1次。因为血压在早晨和下午各出现一次高峰，这样用药降压效果好。

（6）定时服：是指间隔一定时间服药，如间隔 4 小时、6 小时、8 小时、24 小时等，目的是维持药物的有效浓度。主要针对某些抗生素，如 β-内酰胺类抗生素青霉素、阿莫西林、氨苄西林、头孢菌素，大环内酯类抗生素阿奇霉素，复方磺胺甲噁唑。

2. 其他药品剂型的正确使用

（1）舌下片：给药宜迅速，含服时将药片放于舌下。含服时间一般控制在 5 分钟左右，以保证药物充分吸收。不能用舌头在口中移动舌下片（易加速溶解），不要咀嚼或吞咽药物，不要吸烟、嚼口香糖，保持安静，不宜多说话。含后 30 分钟内不宜进食及饮水。

（2）咀嚼片：在口腔内的咀嚼时间宜充分，如胃舒平、氢氧化铝片，嚼碎后进入胃内，很快在胃壁上形成一层保护膜，从而减轻胃内容物对胃壁溃疡的刺激。干酵母因含有黏性物质较多，如不嚼碎，易在胃内形成黏性团块，影响药物作用。

咀嚼后可用少量温开水送服。用于中和胃酸时，宜在餐后 1~2 小时服用。

（3）软膏剂、乳膏剂：涂敷前将皮肤清洗干净。破损、溃烂、渗出的部位一般不要涂敷。如急性湿疹，在渗出期采用湿敷方法可收到显著疗效，若用软膏，反而使炎症加剧、渗出增加。急性无渗出性糜烂，则宜用粉剂或软膏剂。老年人严重的带状疱疹，皮肤破损程度各不相同，则应先消毒，然后根据不同部位的不同破溃情况，选用不同的药物治疗。

如涂布部位有烧灼、瘙痒、发红、肿胀、出

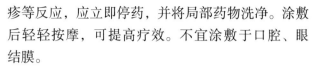

疹等反应，应立即停药，并将局部药物洗净。涂敷后轻轻按摩，可提高疗效。不宜涂敷于口腔、眼结膜。

（4）含漱剂：成分多为消毒防腐药，含漱时不宜咽下或吞下。幼儿、恶心、呕吐者不宜含漱，按说明书的要求稀释浓溶液，含漱后不宜马上饮水和进食，以保持口腔内的药物浓度。

（5）滴眼剂

1）使用步骤：①清洁双手。将头部后仰，眼向上望，用示指轻轻将下眼睑拉开成一袋状。②将药液从眼角侧滴入眼袋内，一次滴 1～2 滴。滴药时，应距眼睑 2～3 cm，勿使滴管口触及眼睑或睫毛，以免污染。③滴后轻轻闭眼 1～2 分钟，用药棉或纸巾擦拭流溢在眼外的药液，用手指轻轻按压眼内眦，以防药液分流降低眼内局部药物浓度及药液经鼻泪管流入口腔而引起不适。

2）注意事项：①若同时使用 2 种药液，宜间隔 10 分钟。②若使用阿托品、毒扁豆碱、毛果芸香碱等有毒性的药液，滴后应用棉球压迫泪囊区 2～3 分钟，以免药液经泪道流入泪囊和鼻腔，经黏膜吸收后引起中毒反应，对儿童用药时尤应注意。③一般先滴右眼，后滴左眼，以免用错药，如左眼病较轻，应先左后右，以免交叉感染。角膜有溃疡或眼部有外伤、眼球手术后，滴药后不可压迫眼球，也不可拉高上眼睑，最好使用一次性滴眼剂。④如眼内分泌物过多，应先清理分泌物，再滴入或涂敷，否则会影响疗效。⑤滴眼剂不宜多次打开使用，连续应用 1 个月不应再用，如药液出现浑浊或变色，切勿再用。⑥白天宜用滴眼剂滴眼，反复多次，临睡前应用眼膏剂涂敷，这样药物附着眼壁时间长，利于保持夜间的局部药物浓度。

（6）眼膏剂

1）使用步骤：①清洁双手，打开眼膏管口。②头部后仰，眼向上望，用示指轻轻将下眼睑拉开成一袋状。③压挤眼膏剂尾部，使眼膏呈线状溢出，将约 1 cm 长的眼膏挤进下眼袋内（如眼膏为盒装，将药膏抹在玻璃棒上涂敷于下眼睑内），轻轻按摩 2 ~ 3 分钟以增加疗效，但注意眼膏管口不要直接接触眼或眼睑。④眨眼数次，尽量使眼膏分布均匀，然后闭眼休息 2 分钟。

2）注意事项：①用脱脂棉擦去眼外多余药膏，盖好管帽，避免污染。②多次开管和连续使用超过 1 个月的眼膏不能再使用。

（7）滴耳剂：耳聋、耳道不通、鼓膜穿孔者不宜使用滴耳剂。

1）使用方法：①将滴耳剂用手捂热，使其接近体温。②头部微向一侧，患耳朝上，抓住耳垂轻轻拉向后上方使耳道变直，一般一次滴入 5 ~ 10 滴，一日 2 次，或参阅药品说明书的剂量。③滴入后稍事休息 5 分钟，更换另一耳。

2）注意事项：①滴耳后用少许药棉塞住耳道。②注意观察滴耳后是否有刺痛或烧灼感。③连续用药 3 天患者仍然疼痛，应停止用药，及时到医院就诊。

（8）栓剂

1）阴道栓：①洗净双手，除去栓剂外封物。

如栓剂过软，则应将其带着外包装放在冰箱的冷冻室或冰水中冷却片刻，使其变硬，然后除去外封物，放在手中捂暖，以消除尖状外缘。②患者仰卧于床上，双膝屈起并分开，可利用置入器或戴手套，将栓剂尖端向阴道口塞入，并用手以向下、向前的方向轻轻推入阴道深处。置入栓剂后，患者应合拢双腿，保持仰卧姿势约20分钟。③在给药后1~2小时内尽量不排尿，以免影响药效。④应于入睡前给药，以便药物充分吸收，并可防止药栓遇热溶解后外流；月经期停用，有过敏史者慎用。

2）直肠栓：①栓剂基质的硬度易受气候的影响而改变。在夏季，炎热的天气会使栓剂变得松软而不易使用，应用前宜将其置入冰水或冰箱中10~20分钟，待其基质变硬。②剥去栓剂外裹的铝箔或聚乙烯膜，在栓剂的顶端蘸少许液状石蜡、凡士林、植物油或润滑油。③塞入时患者取侧卧位，小腿伸直，大腿向前屈曲，贴着腹部；儿童可趴伏在成人的腿上。④放松肛门，把栓剂的尖端插入肛门，并用手指缓缓推进，深度距肛门口幼儿约2 cm，成人约3 cm，合拢双腿并保持侧卧姿势15分钟，以防栓剂被压出。⑤用药前先排便，用药后1~2小时内尽量不解大便（刺激性泻药除外）。因为栓剂在直肠的停留时间越长，吸收越完全。⑥有条件者在肛门外塞一点脱脂棉或纸巾，以防基质熔化漏出而污染衣被。

（9）气雾剂：尽量将痰液咳出，将口腔内的食物咽下。

使用方法：用前将气雾剂摇匀。将双唇紧贴

近喷嘴，头稍微后倾，缓缓呼气，尽量让肺部气体排尽。于深呼吸的同时揿压气雾剂阀门，使舌头向下；准确掌握剂量，明确1次给药揿压几下。屏住呼吸10～15秒，然后用鼻呼气。含激素类制剂用温水漱口。

（10）缓释、控释制剂

1）缓释制剂：指用药后能在长时间内持续释放药物以达到长效作用的制剂。

2）控释制剂：指药物能在预定的时间内自动以预定的速度释放，使血药浓度长时间恒定维持在有效浓度范围之内的制剂。

服药前一定要阅读说明书或请示医师，因为各制药公司的缓释、控释型口服药的特性可能不同。另有一些药用的是商品名，未表明"缓释"或"控释"字样，若在其外文药名中带有"SR"或"ER"，则属于缓释制剂。

除另有规定外，一般应整片或整丸吞服，严禁嚼碎和击碎分次服用。

缓释、控释制剂每日仅用1～2次，服药时间宜固定。

3. 服用药品的特殊提示

（1）宜多饮水的药物

1）平喘药：服用茶碱或茶碱控释片、氨茶碱等，由于其可提高肾血流量，具有利尿作用，使尿量增多而易致脱水，出现口干、多尿或心悸；同时哮喘者又往往伴有血容量较低。因此，宜注意适量补充液体，多饮温开水。

2）利胆药：能促进胆汁分泌和排出，机械地冲洗胆道，有助于排出胆道内的泥沙样结石和胆结石术后少量的残留结石。但利胆药中苯丙醇、羟甲香豆素、去氢胆酸和熊去氧胆酸服后可引起胆汁过度分泌和腹泻，因此服用时应尽量多饮水，以免过度腹泻而导致脱水。

3）抗痛风药：应用排尿酸药苯溴马隆、丙磺舒、别嘌醇的过程中，应多饮水，保持每日尿量在 2000 ml 以上，同时应碱化尿液，使 pH 保持在 6.0 以上，以防止尿酸在排出过程中在泌尿道沉积形成结石。

4）抗尿结石药：服用中成药排石汤、排石冲剂后，宜多饮水，保持每日尿量 2500 ~ 3000 ml，以冲洗尿道，并稀释尿液，降低尿液中浓度，减少尿盐沉淀。

5）电解质：口服补液盐粉、补液盐 2 号粉，每袋加 500 ~ 1000 ml 凉开水，溶解后服下。

6）磺胺类药：主要由肾排泄，在尿液中浓度高，可形成结晶性沉淀，易发生尿路刺激和阻塞现象，出现结晶尿、血尿、尿痛和尿闭。在服用磺胺嘧啶、磺胺甲噁唑后宜大量饮水，以尿液冲走结晶，也可加服碳酸氢钠以碱化尿液，促使结晶的溶解度提高，以减少析晶对尿道的伤害。

7）氨基糖苷类抗生素：链霉素、庆大霉素、卡那霉素、阿米卡星对肾的毒性大，虽在肠道不吸收或吸收甚微，但多数在肾经肾小球滤过，尿液中浓度高。其浓度越高，对肾小管的损害越大，宜多饮水以稀释并加快药物排泄。

8）喹诺酮类药物：主要经肾排泄，用后应多饮水，防止药物造成肾损伤。

（2）限制饮水的药物

1）某些治疗胃病的药物：①苦味健胃药不要加水冲淡，也不要多饮水，服后不要漱口。这些药物通过苦味刺激舌部味觉感受器及末梢神经，促进唾液和胃液分泌而增加食欲。②胃黏膜保护药，如硫糖铝、果胶铋，服药后在胃中形成保护膜，服药后1小时内尽量不要饮水，避免保护层被水冲掉。③需要直接嚼碎吞服的胃药，不要多饮水，防止破坏形成的保护膜。

2）止咳药：如止咳糖浆、甘草合剂，这些黏稠的药物会黏附在发炎的咽喉而发挥作用，应少饮水，尤其不应饮热水，避免将药物冲掉。

3）预防心绞痛发作的药物：如硝酸甘油片、麝香保心丸，应舌下含服，由舌下静脉吸收，不可咽下，不用水送服。

4）抗利尿药：如去氨加压素，服药期间应限制饮水，否则可能会引起水潴留或低钠血症及其并发症。

（3）不宜用热水送服的药物

1）助消化药：含消化酶的药物，70℃以上即失效，因此不宜热水送服。

2）维生素类：维生素类 B_1、维生素 B_2、维生素 C 性质不稳定，受热后易被破坏而失效。

3）活疫苗：小儿麻痹症糖丸等应用凉开水送服，避免引起疫苗失活。

4）含活性菌类药物：如乳酶生、地衣芽孢杆菌活菌胶囊（整肠生），该类药物遇热会引起活性菌被破坏，因此不能用热水送服。

（4）饮食对药品疗效的影响

1）酒：①降低疗效：抗痛风药别嘌醇，抗癫痫药苯妥英钠，抗高血压药利血平。②增加不良反应的发生：双硫仑样反应（乙醛蓄积综合征），如甲硝唑、替硝唑，抗生素头孢曲松、头孢哌酮；可增强药物中枢神经的抑制作用，如苯巴比妥、地西泮；加重药物对胃肠黏膜的刺激，如阿司匹林、吲哚美辛；可降低血糖水平，易出现昏迷、休克、低血糖症状，如格列本脲、格列喹酮；增加化疗药的肝毒性、神经毒性，如氟尿嘧啶、甲氨蝶呤；肝损害，形成肝硬化或脂肪肝，如利福平。

2）茶：①茶所含有的大量鞣酸结合药中的多种金属离子（铁剂、钙剂、铋剂、铝剂）发生沉淀，影响药物吸收。②茶可与蛋白类药物、四环素、大环内酯类抗生素、生物碱结合，影响药物吸收。③所含咖啡因与催眠药作用相拮抗；④服用利福平时不可饮茶，以免妨碍其吸收；⑤所含咖啡因和茶碱能兴奋中枢神经，使心率加快。

3）咖啡：①所含咖啡因易与人体内游离的钙结合，如长期大量饮用，可诱发骨质疏松；②过量饮用可导致过度兴奋；长期饮用者一旦停饮，容易出现大脑高度抑制；③刺激胃液和胃酸的分泌；④可兴奋中枢神经，拮抗中枢镇静药和催眠药的作用；⑤使抗感染药的血浆药物浓度降低。

4）食醋：①与碱性药（如碳酸氢钠、氢氧化铝）同服，可以发生酸碱中和反应，使药物失效。②不宜与磺胺类药、抗痛风药和氨基糖苷类抗生素同服（这三类药物使用时需碱化尿液）。

（三）特殊人群用药指导

1. 儿童用药

（1）儿童机体特点：儿童机体处于发育阶段，基本特点为个体差异较大、恢复能力强、防御能力差。

（2）儿童用药原则

1）用药安全严谨：明确诊断后，选择疗效确切、不良反应较小的药物，慎用或禁用对系统发育有损害的药物，如喹诺酮类、四环素类、氨基糖苷类抗生素等。

2）适宜的给药途径：口服给药安全、方便，幼儿以糖浆剂为宜；注射给药起效速度较口服快，但刺激性大；透皮给药效果及耐受性均好；直肠给药常用于小儿退热。

3）严格掌握用药剂量：儿童用药剂量的计算方法有根据儿童年龄、体重、体表面积折算法、按成人剂量折算表计算等方法。

4）密切监护儿童用药，防止不良反应：儿童体质较敏感，易产生不良反应，应严密监测。

（3）剂量计算方法：由于小儿的体质、体重、身高、体表面积等均随年龄而变化，小儿药物剂量应个体化，较常用的药物剂量计算方法有以下几种。

1）按年龄计算：现应用较少。

2）按体重计算：为最常用的计算方法，多数药物已知每千克体重每日或每次用量，可按下列公式计算：

每日（次）剂量 = 每日（次）需药量/kg× 体重（kg）

需要连续应用的药物计算每日量，分次应用，临时对症治疗药物计算每次量，体重以实测体重为准，年长儿用药最大剂量以成人量为限。

3）按体表面积计算：此法计算更准确、合理，但比较复杂，尚未推广使用。此法首先要计算小儿体表面积，可按下列公式计算：

如体重＜30 kg，小儿体表面积（m²）=0.035×体重（kg）+0.1；

如体重＞30 kg，小儿体表面积（m²）=［体重（kg）－ 30］×0.02+1.05。

得知小儿体表面积后，可以通过以下公式计算小儿剂量：

小儿剂量 = 剂量/m²× 小儿体表面积（m²）

4）按成人剂量折算：根据儿童剂量按成人剂量折算表（表2-1）折算，所得结果的总体趋势是剂量偏小，比较安全。

表 2-1　儿童剂量按成人剂量折算表

年龄	相当于成人剂量的比例
初生~1 个月	1/18 ~ 1/14
1 ~ 6 个月	1/14 ~ 1/7
6 个月~ 1 岁	1/7 ~ 1/5
1 ~ 2 岁	1/5 ~ 1/4
2 ~ 4 岁	1/4 ~ 1/3
4 ~ 6 岁	1/3 ~ 2/5
6 ~ 9 岁	2/5 ~ 1/2

续表

年龄	相当于成人剂量的比例
9～14 岁	1/2～2/3
14～18 岁	2/3～全量

此表仅供参考，用时可根据儿童的体质、病情及药物性质等多方面因素酌情决定。

2. 老年人用药 老年人一般指年龄超过 60 岁的人，其生理、生化功能通常会发生较大变化。应根据老年人的药效学、药动学特点合理选择用药。

（1）老年人的生理特点：老年人的机体组成已发生变化，中枢神经系统，心血管系统，消化系统，肝、肾功能均减退。

（2）老年人用药基本原则

1）优先治疗、用药简单原则：老年人常患有多种慢性疾病，用药时应当明确治疗目标，一般合用药物控制在 3～4 种，避免多重用药带来的用药风险。

2）用药个体化原则：由于老年人病情复杂多变，用药时应具体分析病情变化，根据用药指征合理选择药物，决定适当的用量，寻找最佳给药剂量。老年患者的用药剂量应由小逐渐加大，必要时进行血药浓度监测，以合理地调整剂量。

3. 妊娠期和哺乳期妇女用药

（1）妊娠期妇女用药

1）药物对妊娠的毒性分级：①A 级：在有对照组的早期妊娠妇女中未显示对胎儿有危险（最安全），如各种水溶性维生素、维生素 A、维生素 D、氯化钾；②B 级：动物实验未显示对胎儿有危害，但缺乏人体试验数据（相对安全），如青霉素、阿莫西林、美洛西林、红霉素、阿昔洛韦、阿卡波糖、二甲双胍、对乙酰氨基酚及法莫替丁；③C级：动物实验证明对胎儿有一定的致畸作用，但缺乏人类试验证据，如阿米卡星、氯霉素、咪康唑；④D级：对人类胎儿的危险有肯定的数据，仅在对孕妇肯定有利时方予应用，如妥布霉素、链霉素；⑤X级：药物对孕妇的应用危险明显大于其益处，禁用于已妊娠或即将妊娠的妇女，如辛伐他汀、利巴韦林、炔诺酮、己烯雌酚及非那雄胺。

2）妊娠期用药原则：①有明确的用药指征和适应证，可用可不用的药物尽量不用。②确定孕周，合理用药，及时停药；③能单独用药就应避免联合用药。④禁忌使用已肯定的致畸药物；禁止在妊娠期用实验性药物，包括妊娠试验用药。

（2）哺乳期妇女用药

1）药物的乳汁分泌特点：分子小、脂溶性高、低蛋白结合率、弱碱性药物，易进入乳汁；弱碱性药物（如红霉素）易在乳汁中排泄，而弱酸性药物（如青霉素）较难排泄。

2）哺乳期用药原则：尽量选用短效、单剂药物；服药时间应该在哺乳后30分钟至下一次哺乳前3~4小时；停止用药后恢复哺乳的时间应在5~6个半衰期后；乳母患泌尿道感染时，不用磺胺类药，而用氨苄西林代替。

4. 肝肾功能不全患者用药

（1）肝功能不全患者用药

1）肝功能不全时药动学特点：一般情况下药

物清除速度减慢、半衰期延长，游离型药物浓度增高，药效增强，不良反应增加。若是需代谢后才具有活性的前药，如可待因、依那普利、环磷酰胺，生物转换减弱，药效降低。

2）肝功能不全时药效学特点：药理效应表现为增强或减弱。

3）肝功能不全患者给药原则：明确诊断，合理选药；避免或减少选用对肝毒性大的药物；初始剂量宜小，必要时进行血药浓度监测（TDM），做到给药方案个体化；定期监测肝功能，及时调整治疗方案。

4）肝功能不全患者给药方案调整：由肝清除，对肝无毒的药物须谨慎使用，必要时减量用；避免用经肝或相当药量经肝清除对肝有毒的药物；减量用经肝、肾两条途径清除的的药物；经肾排泄不经肝排泄的药物，一般无须调整剂量。

（2）肾功能不全患者用药

1）肾功能不全时药动学特点：①吸收：维生素D羟化不足，可导致钙吸收减少。②分布：表观分布容积增加，作用减弱；地高辛例外，表观分布容积减少，作用增强。③代谢：药物的氧化反应加速，还原和水解反应减慢，对药物的结合反应影响不大。④排泄：肾小球滤过率减少，地高辛、普鲁卡因胺、氨基糖苷类抗生素主要经过肾小球滤过排出体外，排泄速度减慢；肾小管分泌减少；肾小管重吸收增加；肾血流量减少，在肾功能不全时，抗生素不能及时排出，在血和组织内发生蓄积，更易出现毒性反应。

2）肾功能不全时药效学特点：电解质代谢紊乱和酸碱平衡失调，低血钾，降低心脏传导性，因而增加洋地黄类、奎尼丁、普鲁卡因胺等药物的传导抑制作用。

3）肾功能不全患者用药原则：①明确诊断、合理选药。②避免和减少使用肾毒性大的药物。③注意药物相互作用，特别应避免与有肾毒性的药物合用。④肾功能不全而肝功能正常者可选用双通道（肝、肾）排泄的药物。⑤根据肾功能的情况调整用药剂量和给药间隔时间，必要时进行 TDM，设计个体化给药方案。

4）肾功能不全患者慎用的药物：①急性肾损害：氨基糖苷类、克林霉素、利福平及哌唑嗪。②肾结石：维生素 D、丙磺舒、甲氨蝶呤、磺胺类及非甾体抗炎药。

5. 驾驶员、运动员用药　在使用含以下成分的药品时，需结合工作实际情况慎重使用。

（1）出现嗜睡的药物：包括抗感冒药（主要是指含抗组胺类药物的复方制剂）、镇静催眠药、抗过敏药（氯苯那敏）、质子泵抑制药（奥美拉唑）。

（2）出现眩晕或幻觉的药物：包括镇咳药（右美沙芬、喷托维林）、解热镇痛药（双氯芬酸）、抗病毒药（金刚烷胺）、抗血小板药（双嘧达莫）、降血糖药（磺酰脲类和格列奈类）。

（3）出现视物模糊或辨色困难的药物：包括解热镇痛药（布洛芬）、解除胃肠痉挛药（东莨菪碱）、血管扩张药（二氢麦角碱）、抗心绞痛药（硝酸甘油）、抗癫痫药（卡马西平、苯妥英钠、丙戊酸钠）。

（4）出现定向力障碍的药物：包括镇痛药（哌替啶）、抑酸药（雷尼替丁）、避孕药。

（5）出现多尿或多汗的药物：包括利尿药（阿米洛利）、抗高血压药（复方利血平氨苯蝶啶片）。

（姚永萍　程　绪　周晓莉　谌　茜　朱和森）

第三节　健康与社会照护

健康与社会照护指为个人、家庭和群体提供预防保健、疾病防治、康复护理、社会支持等服务，从而提高被照护者生活质量的活动。现阶段，健康与社会照护的内涵主要由疾病预防和健康促进、医疗诊断和治疗服务、生活照料、心理和精神慰藉、家庭劳务服务等构成。具体来讲，即具备这一技能的特定人员，在专业人员的指导下，按照健康的要求和原则，直接与被照护对象接触，履行其职责，为服务对象提供照护，满足其生理、心理和社会方面的需求，并使服务对象获得健康。例如，在家庭、医院、社区、养老机构等场所，为老年人、孕产妇、婴幼儿、疾病患者和残障人士提供疾病和健康相关的照护活动，满足生活照料、心理疏导、社会支持、健康促进等方面的需要。本章节主要阐述老年人及婴幼儿健康与社会照护的相关内容。

一、常用老年照护技术

（一）口腔清洁技术

为老年人进行口腔清洁，不仅可以清除异味，促进食欲，还可以减少口腔感染的机会，预防疾病。能够自理的老年人及上肢功能良好的半自理老年人，可以通过漱口、刷牙的方法清洁口腔。不能自理的老年人则需要照护人员协助做好口腔清洁，可采用棉棒擦拭法，具体如下。

1. 操作流程

（1）准备：照护人员洗净双手、衣着整洁。环境整洁，温度及湿度适宜。备好水杯（内盛温水）、吸管、毛巾、棉棒、弯盘、纸巾等，必要时备润唇膏。

（2）评估与沟通：告知老年人棉棒擦拭法清洁口腔的操作方法及目的，以取得配合。评估老年人的意识状态、肢体活动能力以及口腔情况，重点观察口腔有无疼痛、肿胀、溃疡，有无血液或脓液渗出，有无氨臭味、烂苹果味等异常气味。

（3）摆放体位：协助老年人取侧卧位或平卧位，头偏向照护人员一侧。将毛巾铺于老年人颌下及胸前，弯盘置于口角边。

（4）擦拭口腔：将棉棒用温水浸湿后进行擦拭，一根棉棒擦拭口腔的一个部位。擦拭方法及顺序：①湿润口唇；②嘱老年人牙齿咬合，擦拭牙齿外面（由内向外纵向擦拭至切牙）；③嘱老年人张口，依次擦拭牙齿内面、咬合面、两侧颊部、上腭、舌面、舌下。擦拭完毕后，嘱老年人张口，检查是否擦拭干净，再用毛巾擦净老年人口角水痕，必要时涂润唇膏。

（5）整理：清洗并整理老年人口腔清洁用品，洗手、记录。

2. 注意事项 ①棉棒蘸水不应过多，以免擦拭牙齿时老年人将水吸入气管引起呛咳；②一个棉棒只可使用一次，不可反复蘸取温水使用；③擦拭上腭及舌面时，位置不能过于靠近咽部，以免引起恶心等不适。

（二）为卧床老年人床上擦浴

1. 操作流程

（1）准备：关闭门窗，拉上窗帘，必要时使用屏风遮挡。冬季调节室温至22～26℃。照护人员清洁双手，着装整洁。备脸盆3个（分别用于清洗身体、臀部、脚）、毛巾2条（分别用于清洗臀部、脚）、方毛巾1条、浴巾2条、浴液1瓶、橡胶单1块、清洁衣裤1套、暖瓶1个、污水桶1个。

（2）沟通评估：评估老年人身体状况、疾病情况，是否适宜床上擦浴；向老年人解释操作目的及注意事项，征得老年人同意。

（3）床上擦浴

1）擦洗脸部：将一条浴巾铺于枕巾上，另一条盖在胸部，方毛巾浸湿后拧干，横向对折再纵向对折，对折后小毛巾四个角分别擦洗老年人双眼的内眼角和外眼角。洗净方毛巾，包裹在手上，涂上浴液，依次擦拭额部、鼻部、两颊、耳后、颈部（额部由中间分别向两侧擦洗，鼻部由上向下擦洗，面颊由鼻唇、下颌向左右面颊擦洗，颈部由中间分别向两侧擦洗），洗净方毛巾，同法擦净脸上的浴液，再用浴巾擦干脸上的水。

2）擦拭手臂和手：暴露老年人近侧手臂，浴巾半铺半盖于手臂上。用方毛巾包手，涂上浴液，打开浴巾由前臂向上臂擦拭，擦拭后用浴巾遮盖，洗净方毛巾，同样手法擦净上臂浴液，再用浴巾包裹，擦干手臂上的水。将浴巾对折置于床边，置脸盆于浴巾上，协助老年人将手浸于脸盆中，洗净并擦干。移至对侧，同法擦拭另一侧手臂。

3）擦拭胸部：将被子向下折叠暴露老年人胸部，用浴巾遮盖胸部。将清洁的方毛巾包裹在手上，涂上浴液，打开浴巾，由上向下擦拭胸部及两侧，注意擦净皮肤皱褶处（如腋窝、女性乳房下垂部位），擦拭后用浴巾遮盖，洗净方毛巾，同法擦净胸部浴液，再用浴巾擦干胸部的水。

4）擦拭腹部：将盖被向下折至老年人大腿根部，用浴巾遮盖胸腹部。将清洁的方毛巾包裹在手上，涂上浴液，打开浴巾下角暴露腹部，由上向下擦拭腹部及两侧，擦拭后用浴巾遮盖，洗净方毛巾，同法擦净腹部浴液，再用浴巾擦干腹部的水。

5）擦拭背臀：协助老年人侧卧，背部朝向照护人员。被子上折暴露背部及臀部。浴巾铺于背、臀下，向上反折遮盖背部及臀部。将清洁的方毛巾包裹在手上，涂上浴液，打开浴巾暴露背部及臀部，由腰骶部分别沿脊柱两侧螺旋形向上擦洗全背。环形擦洗臀部，擦拭后用浴巾遮盖，洗净方毛巾，同法擦净背臀部浴液，再用浴巾擦干背部及臀部的水。

6）擦拭下肢：协助老年人平卧，盖好被子。暴露一侧下肢，浴巾半铺半盖。将清洁的方毛巾包裹在手上，涂上浴液，打开浴巾暴露下肢，一手扶住下肢的踝部成屈膝状，另一手由小腿向大腿方向擦洗，擦拭后用浴巾遮盖，洗净方毛巾，同法擦净下肢浴液，再用浴巾擦干下肢的水。同法擦洗另一侧下肢。

7）脚部清洗：更换水盆（脚盆），盛装脚盆一半的 40～45℃温水。将被子的被尾向一侧打开暴露老年人双脚，取软枕垫在膝下支撑。脚下铺橡胶单和浴巾，水盆放在浴巾上，将老年人一脚浸于水中，涂拭浴液，用专用脚巾擦洗脚部（注意洗净足趾缝），洗后将脚放在浴巾上，同法清洗另外一脚。撤去水盆，拧干脚巾，擦干双脚，再用浴巾进一步擦干脚部的水。

8）擦洗会阴：更换水盆（臀部专用盆）。照护人员将橡胶单和浴巾铺于老年人臀下，将专用毛巾浸湿拧干。女性老年人擦洗顺序：由阴阜向下至尿道口、阴道口、肛门，边擦洗边转动毛巾，清洗毛巾后再分别擦洗左、右侧腹股沟部位。男性老年人擦洗顺序：尿道外口、阴茎、包皮、阴囊、腹股沟和肛门。随时清洗毛巾，直至清洁、无异味。撤去橡胶单和浴巾。协助老年人更换清洁的衣裤。

（4）整理：整理用物，洗手、记录，开窗通风。

2. 注意事项 ①注意调节水温，及时更换温水，床上擦浴适宜水温为 40～45℃；②擦浴过程中，身体暴露部位要及时遮盖，以防着凉；③操作迅速、动作轻柔；④在擦洗过程中，注意观察老年人的反应，如出现寒战、面色苍白等情况，要立即停止擦浴，采取保暖措施，并告知专业的医护人员；⑤清洗会阴部、足部的水盆和毛巾要分开，单独使用。

（三）为卧床老年人更换纸尿裤

1. 操作流程

（1）准备：照护人员洗净双手，着装整洁。环境整洁，温度及湿度适宜，关闭门窗，必要时使用屏风遮挡。备一次性纸尿裤、卫生纸、水盆（盛37～40℃温水）、毛巾、污物桶、一次性薄膜手套。

（2）评估与沟通：评估老年人的意识状态、自理能力、皮肤状况。对于能有效沟通的老年人，应向老年人解释更换纸尿裤的目的，以取得老年人的配合。

（3）更换纸尿裤

1）摆放体位：将老年人盖被折叠至床尾，协助老年人取平卧位。

2）协助老年人脱裤子至膝下，解开纸尿裤两侧粘扣，展开两翼至老年人身体两侧。戴一次性薄膜手套，观察排泄物，将前片从两腿间向内面卷起至臀下。用手纸擦干净二便，观察会阴部皮肤情况，用温湿的毛巾从上至下擦拭会阴部，再用干毛巾擦干水。

3）双手分别扶住老年人的肩部和髋部，协助老年人向对侧翻身侧卧，将污染的纸尿裤向内侧卷起，用手纸擦干净二便。观察臀部皮肤情况，用温湿的毛巾擦拭，再用干毛巾擦干水。

4）将干净的纸尿裤向内卷至中线处，放于老年人臀下。协助老年人平卧，撤出污染的纸尿裤，放入污物桶，并拉平干净纸尿裤。双手从大腿内侧向上拉出纸尿裤上片，粘贴两翼粘扣，整理大腿内、外侧纸尿裤边缘至服帖，并调整松紧度至适宜。

5）协助老年人穿上裤子，整理衣服，盖上盖被，拉好床档。

（4）整理：整理用物，洗手、记录，开窗通风。

2. 注意事项　①更换纸尿裤时，将纸尿裤大腿内、外侧边缘展平，防止侧漏；②纸尿裤的松紧应适宜，以能插入一个手指为宜；③要根据老年人胖瘦情况选择适宜尺寸的纸尿裤；④每次更换纸尿裤时，应使用温热毛巾擦拭会阴部，以减轻异味，保持局部清洁、干燥；⑤在老年人大小便后要及时更换纸尿裤，避免排泄物长时间浸渍造成老年人皮肤炎症、压疮、尿路感染等问题。

（四）鼻饲法

鼻饲法是指为昏迷、不能经口或者不能张口进食的老年人从胃管注入流质食物、水和药物的方法，其目的是为老年人提供人体需要的水分、营养以及药物，以维持生命。

1. 操作流程

（1）准备：照护人员洗净双手，着装整洁。环境整洁，温度及湿度适宜，无异味。老年人平卧于床上，等待进食，进食前无剧烈活动，无不适症状。备灌注器或注射器 1 支、毛巾 1 条，温水 50 ml、皮筋、纱布、鼻饲液（温度以滴在照护人员掌侧腕部感觉温热、不烫手为宜）。

（2）评估与沟通：评估老年人的意识状态、自理能力、身体状况，鼻饲饮食的种类，鼻饲饮食时有无腹泻和便秘。对于能有效沟通的老年人，应向老年人说明鼻饲饮食的种类和量，以取得老年人的配合。

（3）鼻饲饮食

1）摆放体位：对于上半身功能较好的老年人，可协助其取坐位或半坐卧位，颌下垫毛巾。对于平卧的老年人，可将床头抬高或用软枕垫高，使其与床水平线呈30°，协助其头偏向照护人员一侧，颌下垫毛巾。

2）检查胃管：先检查胃管长度是否与标记的长度一致，再取下包裹胃管口的纱布，检查胃管是否在胃内。检查胃管是否在胃内的方法一般有三种：抽取胃液法、听气过水声法、气泡溢出法。抽取胃液法即用灌注器连接胃管末端抽取，若有胃液或胃内容物被抽出，则证明胃管在胃内。听气过水声法即用灌注器注入20 ml空气，同时将听诊器放在患者的上腹部，若听到气过水声，证明胃管在胃内。气泡溢出法即将胃管末端放入盛有纯净水的碗中，进行观察。若无气泡溢出，说明胃管在胃内。建议采取抽取胃液法。

3）进行鼻饲：首先抽取20 ml温开水，注入胃管，起到润滑管道、刺激胃液分泌的作用。接着用灌注器抽取50 ml鼻饲液，连接胃管，将鼻饲液匀速推入，速度为10～13 ml/min。在推注过程中，随时观察老年人的反应。灌注完毕后，立即盖好胃管盖帽，再次抽吸鼻饲饮食，同法至鼻饲液全部推注完毕。鼻饲液灌注完毕后，抽取30～50 ml温开水，缓慢注入，冲洗胃管内部的食物残渣，防止堵塞胃管。注入完毕后，盖好胃管盖帽，将胃管末端反折约 3 cm，用纱布包裹胃管并夹闭，以免灌入空气引起腹胀。妥善固定胃管，并叮嘱老年人保持该体位30 分钟，以防止食物反流后发生误吸。

（4）整理、记录：撤下毛巾，整理用物，将灌注器在流动水下清洗。洗手，记录鼻饲饮食的种类和量、鼻饲饮食的时间，观察老年人鼻饲后有无腹胀、腹痛等症状。

2. 注意事项　①鼻饲饮食总时长控制在 15 ～20 分钟，两次鼻饲间隔时间不少于 2 小时；②灌注器更换频率为每周 1 次；③需要服药者，应将药物研碎后注入（需在医生的指导下进行）；④在鼻饲过程中，老年人一旦有任何不适，应立即停止操作，并联系医护人员；⑤抽取胃液时，若发现胃液颜色呈深棕色，要立即停止操作并联系医护人员。

二、常用母婴照护技术

婴幼儿的发育迅速、敏感，由基因和环境共同塑造。家庭的科学养育十分关键，其内容涵盖婴幼儿生活照护和早期教育。

（一）婴幼儿喂养

1. 母乳喂养　产后应在 30 分钟内开奶，以促进乳汁分泌。纯母乳喂养至婴儿 6 个月，添加辅食后继续母乳喂养至婴幼儿 2 岁以上。母乳喂养的姿势如下。

（1）摇篮式：母亲可采取坐姿，将宝宝抱在怀里，使用手臂和手掌支撑宝宝的身体和头部，将宝宝的头部送至乳房部位。

（2）橄榄球式：母亲可将宝宝抱在身体的一侧，然后将手臂自然弯曲，手掌托住宝宝的头部，让宝宝面朝乳房，自然吸吮。

（3）侧躺式：母亲可以将宝宝平躺在床上，母亲采取侧卧姿势，但要注意适当垫高宝宝的头部，尽量让宝宝的头部与母亲的胸部在同一水平线上。

宝宝在吃奶的过程中，头面部与身体应处于一条直线，尽量多含住母亲的乳晕。如果乳汁分泌量比较多，在哺乳过程中还应注意适当按压乳晕，避免乳汁分泌过多或过急，以免引起宝宝呛咳。每次哺乳应尽量吸空一侧乳房，15～20分钟，再吸吮另一侧乳房。

2. 人工喂养 母乳不足或因其他原因不能母乳喂养时，可选择人工喂养。最常用的人工喂养方法为配方奶喂养，具体方法如下。

（1）冲调前准备：照护人员清洗双手，在干净的消毒锅内加水，将耐热的玻璃奶瓶、镊子等物品冷水下锅煮10分钟；不耐热的奶嘴、奶瓶盖等物品用纱布包裹，水沸后煮5分钟。晾干、备用。

（2）奶粉的冲调：严格按照配方奶说明书进行冲调，先倒入适量40℃温水。用专用量勺量取奶粉，并刮平，以保证比例精确。倒入奶粉后，左右摇匀，切不可上下摇晃，以免产生气泡。

（3）喂养：喂养前，滴出少量奶液于手腕处试温。确定温度适宜后，用奶嘴轻触婴幼儿口周，待其口张至最大时，将奶嘴送入。喂养结束后，轻压婴幼儿下颌，将奶嘴退出。

3. 辅食添加 为保证婴幼儿的营养，应于6月龄开始添加辅食。1岁以前，仍以母乳或配方奶为主；1岁以后，以米、面等谷物为主，搭配营养丰富的蔬菜、水果、肉、蛋等食物。辅食添加的原则和具体做法如下。

（1）辅食添加的原则：由少到多，由稀到稠，由细到粗，由一种到多种。如遇不适，暂缓添加。

（2）辅食的质地：应按照泥糊状—碎末状—碎块状—块状顺序添加。

（3）辅食食物的选择：高铁米粉是最适合婴儿的第一口辅食，之后添加菜泥、果泥，待其适应后逐渐添加蛋黄、肉、全蛋、海鲜等食物。如为过敏体质，建议8月龄前不要添加蛋黄，1岁前不添加鲜牛奶、海鲜等食物，以免发生过敏。

（4）辅食的调味：辅食应保持食物的原味，1岁前不添加盐、糖及刺激性调味品。制作辅食时，可以借助天然的奶味、食物的酸甜味等进行调味。

（二）婴幼儿清洁照护

1. 婴幼儿沐浴　有盆浴、淋浴两种方式，家庭中以盆浴为主，具体做法如下。

（1）沐浴前准备：照护人员穿戴整齐，去除手上饰品，剪短指甲，清洁双手；关闭门窗，调节室温至26～28℃；应选择婴幼儿进食30分钟后情绪良好时进行沐浴。

（2）放水：先放凉水，再放热水，调节水温至38～40℃；水位为盆体的1/2～2/3。

（3）沐浴的顺序：颜面部（由内到外清洗眼、鼻、口、额头、面颊、下颌、耳及耳后）—头发—

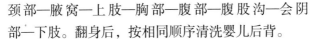

颈部—腋窝—上肢—胸部—腹部—腹股沟—会阴部—下肢。翻身后，按相同顺序清洗婴儿后背。

（4）沐浴后整理：为婴幼儿涂抹润肤油、护臀霜，更换清洁的纸尿裤、衣物。

（5）沐浴注意事项：沐浴前，应检查婴幼儿的纸尿裤，必要时先清洁臀部；沐浴过程中，保证婴幼儿安全，避免溺水、掉落等意外发生；如遇婴幼儿哭闹，应立刻安抚婴幼儿，待其情绪稳定后方可继续操作；沐浴时间不超过 10 ~ 15 分钟，以免婴幼儿着凉。

2. 婴幼儿排泄照护

（1）大小便观察：新生儿出生 24 小时内即会排出胎粪，每日 3 ~ 6 次，持续 2 ~ 3 天，胎粪呈墨绿色；母乳喂养儿粪便呈黄色或金黄色，每日 2 ~ 4 次，量少，较稀；人工喂养儿粪便呈黄色或灰黄色，次数较母乳喂养少，较稠；添加辅食后，粪便逐渐变稠，臭味增加，逐渐接近成人粪便；新生儿尿量少，伴随开奶，尿量逐渐增多，颜色较淡。

（2）大小便后清洁：大便后，需要用清水洗净臀部，按照从前向后的顺序清洗；如为男宝宝，应先洗阴茎，再洗臀部，且避免过度牵拉；清洗后，需用干毛巾或纸巾吸干臀部水分；如已发生臀红，可适当晾晒婴幼儿臀部。小便后不必每次清洗臀部，需用干毛巾或纸巾吸干尿液。

（3）更换纸尿裤：松紧适宜，纸尿裤应留有 1 指宽的距离；需将纸尿裤荷叶边翻出，以减少大小便漏出的可能；如婴幼儿脐带未脱落，纸尿裤上缘勿覆盖婴幼儿脐部。

3. 婴幼儿脐部护理　新生儿脐带脱落前每日进行脐部护理，其方法如下。

（1）操作前准备：照护人员穿戴整齐，去除手上饰品，剪短指甲，清洁双手；关闭门窗，调节室温至 26～28℃。

（2）脐部消毒：以 75%乙醇或聚维酮碘从脐带残端到脐带根部消毒脐带；从脐窝根部由内向外环形消毒；连续消毒 2 遍，让其自然干燥。

（3）脐带残端的观察：消毒过程观察脐部情况，如脐轮有红、肿，脐部有异常分泌物或渗血、有异味等异常状况，应及时处理。

（三）生长发育监测

生长发育监测常用的指标有身高（长）、体重、头围、牙齿生长情况、运动及语言发育情况等。

1. 体重　是反映儿童体格生长与营养状况的敏感指标。我国新生儿平均出生体重为 3 kg；3～4 月龄体重约为出生时体重的 2 倍（约 6 kg）；1 岁时体重约为出生体重的 3 倍（9～10 kg）；2 岁时体重约为出生体重的 4 倍（12～13 kg）；2 岁后到青春期体重稳步增长，平均每年增加约 2 kg。儿童体重增长为非等速的增加，进行评价时，应以个体儿童自己体重的变化为依据。

2. 身高（长）　身高指从头顶至足底的垂直长度，是头、躯干（脊柱）与下肢长度的总和。3 岁以下儿童应采用仰卧位测量，称为身长。我国新生儿出生时平均身长为 50 cm。出生后头三个月，平均每个月增加约 4 cm，3 月龄时为 61～62 cm。4～6 月龄平均每个月增加约 2 cm，后半年平均每个月增加约 1 cm。1 岁时约 75 cm。2 岁时为 85 ~ 87 cm。

值得注意的是，早产儿的体格生长有允许"落后"的年龄范围，进行早产儿生长水平评价时，应矫正胎龄至 40 周胎龄（足月）后再评价。

3. 头围 是指经眉弓上缘、枕骨结节左右对称环绕头一周的长度，是反映脑发育和颅骨生长的重要指标。新生儿出生时头围相对较大，平均为 34 cm。1 岁以内头围增长速度较快，3 个月时约为 40 cm；1 岁时约为 46 cm；1 岁以后头围增长速度明显减慢，2 岁时约为 48 cm。

4. 牙齿 婴儿 4 ~ 10 个月乳牙开始萌出，3 岁前出齐，2 岁以内乳牙的数目约为月龄减 4 ~ 6，13 个月后未萌出者为乳牙萌出延迟。出牙为生理现象，个别小儿出牙时可有低热、流涎、睡眠不安、烦躁等现象。婴幼儿应该注意口腔清洁，出牙之前可给其喝白开水以清洁口腔。在宝宝 4 个月左右时，家长也可每日清洁手指后包绕干净柔软的棉纱，或用棉签蘸温水轻拭宝宝的牙床和腭部，乳牙萌出后，可以用婴幼儿牙刷套在手指上，深入婴幼儿的口腔清洁牙齿。两三岁时可以逐步过渡到宝宝自己刷牙。

5. 运动及语言发育 运动功能分为粗大运动和精细运动两大类。粗大运动是指身体对大动作的控制，包括颈肌、腰肌的平衡能力，以及爬、站、走、跑、跳等动作，发育过程可归纳为"二抬四翻六会坐，七滚八爬周会走"。精细动作是指手和手指的动作，如抓握物品、涂画、叠积木。婴儿 3 ~ 4 个月握持反射消失后，试用手去抓握物品；6～7个月出现换手与捏、敲等探索动作；9～10个月可用拇指、示指拾物，喜撕纸；12～15个月学会用匙，乱涂画；18个月能叠2～3块方积木。2岁时可叠6～7块积木，可一页一页地翻书。新生儿出生时已会哭叫；3～4个月发喉音，如"啊""伊"等单音，后能发出连续音节，如"ba-ba-ba"；7～8个月能发"爸爸""妈妈"等无意识的双音；10个月能有意识地叫"爸爸""妈妈"；1～2岁时可以说出两个词组成的句子，如"妈妈抱"等；2～3岁逐渐能说出由3～5个词组成的句子。

（四）婴幼儿早期教育

1. 新生儿智护训练　新生儿期有效的视听刺激可以促进感知觉的发展，从而促进大脑的发育。

（1）视觉训练

1）条件：新生儿处于安静、觉醒状态下。

2）方法：①操作者一手抱住并托住新生儿头颈部，另一手持红球吸引其注视。②红球距离眼睛20 cm处，从中线开始，待新生儿开始注视后慢慢向两侧移动。③每次训练时间不宜过长，从每次20秒开始，逐渐增加至1～2分钟。

（2）听觉训练

1）条件：给新生儿听轻柔、舒缓的音乐。

2）方法：①操作者一手托起新生儿头颈部，另一手持适合新生儿的沙锤在距离新生儿耳旁20 cm处轻轻摇动，吸引其转头。②也可在新生儿耳旁轻轻呼唤新生儿，吸引其转头。③两侧轮流进行，每次1～2分钟。

（3）视听结合训练

1）方法：①操作者面对新生儿，双手托住其头颈部，距离约 20 cm，一边呼唤新生儿，一边从中线开始，向左右 90° 缓慢移动头部，吸引新生儿追视。②声音亲切、温柔，面部表情丰富，体现出真切的爱。

2）注意事项：注意新生儿的反应，每次训练时间不宜过长。

2. 抚触　可以促进婴幼儿的生长发育。具体方法如下。

（1）面部：双手四指放在宝宝头部两侧，用双手大拇指从印堂分开到太阳穴，下颌中心点到耳根，承浆到耳根。

（2）头部：用四指从宝宝前发际中心点，避开前囟，从前到后经神庭、百会向后到第七颈椎，然后从第七颈椎滑向耳后根；从小发际向后，经后脑到第七颈椎，再从第七颈椎滑向耳后根；用拇指、示指轻捋耳郭，捏耳垂。

（3）胸部：双手四指置于宝宝双侧腋中线，由一侧肋骨推向另一侧肩部（避开乳头）。

（4）腹部：双手顺时针方向在宝宝腹部交替画圆，注意避开脐部。

（5）四肢：依次从上到下捋肢体，麦穗状推手（足）心，从掌（足）根到手（足）尖捋手（足）背，然后是手（足）指。

（6）背部及臀部：以宝宝脊椎为中心，双手平行分开捋向肩、腰的边缘。将双手的大鱼际分别放在宝宝的臀部进行打圈式按摩。

3. **婴幼儿体操**　包括被动操、主被动操、模仿操等。

（1）被动操：动作包括扩胸运动、屈肘运动、肩关节运动、伸展上肢运动、踝关节运动、屈膝运动、髋关节运动及翻身运动。

（2）主被动操：动作包括起坐运动、起立运动、提腿运动、弯腰运动、托腰运动、游泳运动、跳跃运动及扶走运动。

（3）模仿操：2～3岁的幼儿能够独立完成行走、跑和跳等基本动作时，可以让幼儿模仿一些动作，如小鸟飞、开小汽车、小鸭子走。

（曹　璐　李　鑫　田晓宇　刘玉雪　张雪琴）

第三章

基本公共卫生服务

2009 年实施的国家基本公共卫生服务项目是促进基本公共卫生服务逐步均等化的重要内容，已在基层医疗卫生机构普遍开展，是我国公共卫生制度建设的重要组成部分。2022 年，国家基本公共卫生服务项目进行调整后，主要包括以下内容：一是各地要指导基层医疗卫生服务机构结合基本公共卫生服务项目中传染病及突发公共卫生事件报告和处理，切实做好疫情防控相关工作，统筹实施居民健康档案管理，健康教育，预防接种，0 ~ 6 岁儿童、孕产妇、老年人、高血压及 2 型糖尿病等慢性病患者、严重精神障碍患者、肺结核患者健康管理、中医药健康管理、卫生监督协管等工作；二是不限于基层医疗卫生机构实施的地方病防治、职业病防治、人感染高致病性禽流感和严重急性呼吸综合征（SARS）防控、鼠疫防治、国家卫生应急队伍运维保障、农村妇女"两癌"检查、基本避孕服务、脱贫地区儿童营养改善、脱贫地区新生儿疾病筛查、补充叶酸预防神经管缺陷、国家免费孕前优生健康检查、地中海贫血防控、食品安全标准跟踪评价、健康素养促进、老年健康与医养结合服务、卫生健康项目监督等16项服务内容。

第一节　健康管理基本知识

一、居民健康档案管理

（一）服务对象

辖区内常住居民（指居住半年以上的户籍及非户籍居民），以0~6岁儿童、孕产妇、老年人、慢性病患者、严重精神障碍患者和肺结核患者等人群为重点。

（二）服务内容

1. 居民健康档案的内容　包括个人基本信息、健康体检、重点人群健康管理记录和其他医疗卫生服务记录。

（1）个人基本信息：包括姓名、性别等基础信息，既往史、家族史等基本健康信息。

（2）健康体检：包括一般健康检查、生活方式、健康状况及其疾病用药情况、健康评价等。

（3）重点人群健康管理记录：包括国家基本公共卫生服务项目要求的0~6岁儿童、孕产妇、老年人、慢性病、严重精神障碍和肺结核患者等各类重点人群的健康管理记录。

（4）其他医疗卫生服务记录：包括上述记录之外的其他接诊、转诊、会诊记录等。

2. 居民健康档案的建立

（1）辖区居民到乡镇卫生院、村卫生室、社区卫生服务中心（站）接受服务时，由医务人员负责为其建立居民健康档案，根据其主要健康问题和服务提供情况填写相应记录，同时为服务对象填写并发放居民健康档案信息卡。建立电子健康档案的地区，逐步为服务对象制作并发放居民健康卡，替代原纸质居民健康档案信息卡，作为电子健康档案进行身份识别、调阅和更新的凭证。

（2）通过入户服务（调查）、疾病筛查、健康体检等多种方式，由乡镇卫生院、村卫生室、社区卫生服务中心（站）组织医务人员为居民建立健康档案，根据其主要健康问题和服务提供情况填写相应的记录表单。

（3）已建立居民电子健康档案信息系统的地区应由乡镇卫生院、村卫生室、社区卫生服务中心（站）通过上述方式为个人建立居民电子健康档案。按照标准规范上传至区域人口健康卫生信息平台，实现电子健康档案数据的规范上报。

（4）将医疗卫生服务过程中填写的健康档案相关记录表单装入居民健康档案袋统一存放。居民电子健康档案的数据存放在电子健康档案数据中心。

3. 居民健康档案的使用

（1）已建档居民到乡镇卫生院、村卫生室、社区卫生服务中心（站）复诊时，在调取其健康档案后，由接诊医生根据复诊情况，及时更新、补充相应记录内容。

（2）入户开展医疗卫生服务时，应事先查阅服务对象的健康档案并携带相应表单，在服务过程中记录、补充相应内容，已建立电子健康档案信息系统的机构应同时更新电子健康档案。

（3）对于需要转诊、会诊的服务对象，由接诊医生填写转诊、会诊记录。

（4）所有的服务记录由责任医务人员或档案管理人员统一汇总，及时归档。

4. 居民健康档案的终止和保存

（1）居民健康档案的终止缘由包括死亡、迁出、失访等，均需记录日期，对于迁出辖区的，还要记录迁往地点的基本情况、档案交接记录等。

（2）纸质健康档案应逐步过渡到电子健康档案。纸质和电子健康档案由健康档案管理单位，即居民死亡或失访前管理其健康档案的单位，参照现有规定中的病历的保存年限、方式负责保存。

（三）服务要求

（1）乡镇卫生院、村卫生室、社区卫生服务中心（站）负责首次建立居民健康档案、更新信息、保存档案；其他医疗卫生机构负责将相关医疗卫生服务信息及时汇总、更新至健康档案；各级卫生健康行政部门负责健康档案的监督与管理。

（2）健康档案的建立要遵循自愿与引导相结合的原则，在使用过程中，要注意保护服务对象的个人隐私，建立电子健康档案的地区，要注意保护信息系统的数据安全。

（3）乡镇卫生院、村卫生室、社区卫生服务中心（站）应通过多种信息采集方式建立居民健康档案，及时更新健康档案信息。已建立电子健康档案的地区应保证居民接受医疗卫生服务的信息能汇总到电子健康档案中，保持资料的连续性。

（4）统一为居民健康档案进行编码，采用17位编码制，以国家统一的行政区划编码为基础，以村（居）委会为单位，编制居民健康档案唯一编码。同时将建档居民的身份证号作为身份识别码，为在信息平台上实现资源共享奠定基础。

（5）按照国家有关专项服务规范要求记录相关内容，记录内容应齐全、完整、真实、准确，书写规范，基础内容无缺失。各类检查报告单据和转诊、会诊的相关记录应粘贴留存归档，如果服务对象需要，可提供副本。已建立电子版化验和检查报告单据的机构，化验及检查的报告单据交居民留存。

（6）健康档案管理应具有必需的档案保管设施、设备，按照防盗、防晒、防高温、防火、防潮、防尘、防鼠和防虫等要求妥善保管健康档案，指定专（兼）职人员负责健康档案管理工作，保证健康档案完整、安全。电子健康档案应有专（兼）职人员维护。

（7）积极应用中医药方法为居民提供健康服务，记录相关信息，纳入健康档案管理。

（8）电子健康档案在建立完善、信息系统开发、信息传输全过程中，应遵循国家统一的相关数据标准与规范。电子健康档案信息系统应与新农合、城镇基本医疗保险等医疗保障系统相衔接，逐步实现健康管理数据与医疗信息以及各医疗卫生机构间数据互联互通，实现居民跨机构、跨地域就医行为的信息共享。

（9）对于同一个居民患有多种疾病的，其随访服务记录表可以通过电子健康档案实现信息整合，避免重复询问和录入。

（四）工作指标

（1）健康档案建档率 = 建档人数 / 辖区内常住居民数 ×100%。

注：建档指完成健康档案封面和个人基本信息表，其中 0~6 岁儿童不需要填写个人基本信息表，其基本信息填写在"新生儿家庭访视记录表"上。

（2）电子健康档案建档率 = 建立电子健康档案人数 / 辖区内常住居民数 ×100%。

（3）健康档案使用率 = 档案中有动态记录的档案份数 / 档案总份数 ×100%。

注：有动态记录的档案是指 1 年内与患者的医疗记录相关联和（或）有符合对应服务规范要求的相关服务记录的健康档案。

（五）主要附表

参看《国家基本公共卫生服务规范（第三版）》。

二、健康教育

（一）概述

1. 健康的概念　1989 年 WHO 提出：健康不仅是没有疾病，而且包括躯体健康、心理健康、社会适应良好和道德健康。

世界卫生组织发布的健康十大准则如下：

（1）有充沛的精力，能担负日常生活和繁重工作，不感到过分紧张与疲劳。

（2）处事乐观，态度积极，乐于承担责任，事无大小，不挑剔。

（3）善于休息，睡眠好。

（4）应变能力强，能适应外界环境的各种变化。

（5）能够抵抗一般性感冒和传染病。

（6）体重适当，身体匀称，站立时，头、肩、臂位置协调。

（7）眼睛明亮，反应敏捷，眼睑不易发炎。

（8）牙齿清洁，无龋齿，不疼痛；牙龈无出血现象。

（9）头发有光泽。

（10）肌肉丰满，皮肤有弹性。

健康是一个过程，只治不防是越治越忙。很多疾病可以通过健康教育早期给予干预，把健康维护好，把亚健康调整好，不让它发展到疾病的程度。

2. 影响健康的因素　包括生物遗传、环境因素、卫生服务因素、生活方式因素及心理社会因素。

（二）健康教育基本概念与内涵

1. 健康教育　是指通过有计划、有组织、有系统的社会和教育活动，促使人们采纳有益于健康的行为和生活方式，消除或减轻影响健康的危险因素，预防疾病，促进健康和提高生活质量（健康教育的最终目标）。健康教育是一种以健康为中心的全民教育（健康信息传播），通过社会人群的参与，改变其认知态度和价值观念，从而使其自觉采取有益于健康的行为和生活方式（行为干预），帮助人们了解哪些行为是影响健康的，自愿选择有利于健康的行为和生活方式。健康教育提供改变行为所必需的知识、技能和服务。

健康教育的核心问题是积极教育人们树立健康意识，建立良好的行为和生活方式，降低或消除影响健康的危险因素。

2. 健康教育的重要功能

（1）争取领导和社会支持，形成健康促进的氛围。

（2）增进个体和群体对健康的认识。

（3）鼓励采取和维持健康的生活方式。

（4）有效利用卫生保健资源。

（5）改善生活环境和人际关系，增强人们的自我保健意识和自我保健能力。

3. 社区健康教育的基本原则　包括科学性、针对性、启发性、直观性、规律性及灵活性。

4. 健康教育的意义

（1）健康教育是初级卫生保健八大要素之首。

（2）健康教育是卫生保健的战略措施。

（3）健康教育是一项投入少、产出高、效益大的保健措施。

（三）健康信息传播

健康信息传播是健康教育和健康促进的重要手段和策略。它是指以"人人健康"为出发点，运用各种传播媒介和方法，为维护和促进人类健康的目的而制作、传递、分散、分享健康信息的过程。

（四）健康相关行为

1. 概念

（1）健康行为：是指人体在身体、心理、社会各方面都处于良好状态时的行为表现。

（2）健康相关行为：是指人类个体和群体与健康和疾病有关的行为。

2. 促进健康行为

是指那些有利于人的身心和社会健康和发展的行为。促进健康行为分为如下几类。

（1）基本健康行为：如休息与睡眠、平衡膳食、积极锻炼。

（2）预警行为：如交通安全、意外伤害的防护与自救。

（3）合理利用卫生服务行为：如定期体检、患病后及时就诊、配合治疗。

（4）避开环境危险行为：如离开污染环境、避免情绪剧烈波动。

（5）戒除不良嗜好行为：如戒烟、戒酒。

3. 危害健康行为

是指偏离个人、他人乃至社会的健康期望，客观上不利于健康的行为。危害健康行为分为如下几类。

（1）不良生活方式与习惯：如不良饮食习惯、吸烟、酗酒、吸毒、药物依赖、生活工作紧张、超速驾驶及不戴安全帽。

不良生活方式与习惯对健康的影响特点：潜伏期长、特异性差、协同作用强、变异性大、广泛存在。

（2）致病行为模式

A 型行为模式：是与冠心病密切相关的行为模

式。其性格特征较具进取心、侵略性、自信心、成就感，并且容易紧张，总愿意从事高强度的竞争活动，不断驱动自己要在最短的时间内做最多的事情，并对阻碍自己努力的其他人或其他事进行攻击。

C 型行为模式：是与肿瘤发生有关的行为模式。核心行为表现为情绪过分压抑和自我克制。性格特征上倾向于自我克制，压抑情绪，怒向内发，焦虑成性。通常免疫力下降，器官代谢紊乱或障碍，DNA 自然修复能力偏弱，甚至障碍，故易患癌症。

（3）不良疾病行为：疾病行为是指个体从感知到自身有病到完全康复这一过程中所表现出的一系列行为，如多疑、讳疾忌病、不遵从医嘱。

（4）违反社会法律、道德的危害健康行为：吸毒、性乱、药物滥用等。

（5）不良社会环境：生活紧张刺激、影视与媒体的不良宣传、社会交往无限制；同伴的影响、家庭成员之间的影响，如吸烟和酗酒，都有"家庭集聚现象"。

（五）健康教育的特点及其基本形式

乡中心卫生院或村医务室开展健康教育十分重要，可以利用各种媒体，将各种健康知识、观念、行为、资讯等有计划地与居民进行交流和分享。它是以"人人健康"为出发点，目的是维护和促进社区（村）居民健康。主要目的是改变人们的不健康行为，培养和巩固有益于健康的行为和生活方式。为了帮助患者或社区居民建立有益于健

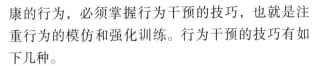

康的行为，必须掌握行为干预的技巧，也就是注重行为的模仿和强化训练。行为干预的技巧有如下几种。

（1）行为指导：是指通过文字、语言、声像等材料和具体的示范指导，帮助教育对象形成健康态度，做出行为决策，学习和掌握新的行为方式。

（2）行为矫正：是现代心理治疗的一种重要技术。国内外实践证明，应用行为矫正技术是快速取得健康教育干预效果的一种有效手段，特别适用于戒烟、减肥等成瘾行为以及儿童的不良行为矫正。

（3）群体行为干预：是利用小群体开展健康教育，是行为干预的一种有效途径。群体可以是社会生活中自然存在的，如家庭、居民小组、学生班集体，也可以是为了某一特定目标把人们组织起来成为小的活动集体，如冠心病、糖尿病患者学习小组。对于依靠个人努力难以实现的行为改变，如改变个人饮食习惯、戒烟、锻炼，在有组织的集体中，在家人、同伴和朋友的帮助和监督下，可以较容易实现。群体行为干预的方法主要有：①注意树立榜样；②制定群体规范；③多应用鼓励手段，对已改变的态度和行为给予支持和强化；④提倡互帮互助，增进群体的凝聚力。

（六）健康教育服务规范

1. 服务对象 辖区内常住居民。

2. 服务内容

（1）健康教育内容

1）宣传和普及《中国公民健康素养——基本

知识与技能（2015 年版）》。配合有关部门开展公民健康素养促进行动。

2）对青少年、妇女、老年人、残疾人、0～6岁儿童家长等人群进行健康教育。

3）开展合理膳食、控制体重、适当运动、心理平衡、改善睡眠、限盐、控烟、限酒、科学就医、合理用药、戒毒等健康生活方式和可干预危险因素的健康教育。

4）开展心脑血管、呼吸系统、内分泌系统、肿瘤、精神疾病等重点慢性非传染性疾病和结核病、肝炎、艾滋病等重点传染性疾病的健康教育。

5）开展食品卫生、职业卫生、放射卫生、环境卫生、饮水卫生、学校卫生和计划生育等公共卫生问题的健康教育。

6）开展突发公共卫生事件应急处置、防灾减灾、家庭急救等健康教育。

7）宣传、普及医疗卫生法律法规及相关政策。

（2）服务形式及要求

1）提供健康教育资料

发放印刷资料：印刷资料包括健康教育折页、健康教育处方和健康手册等，放置在乡镇卫生院、村卫生室、社区卫生服务中心（站）的候诊区、诊室、咨询台等处。每个机构每年提供不少于 12 种内容的印刷资料，并及时更新、补充，保障使用。

播放音像资料：音像资料为视听传播资料，如 VCD、DVD 等各种影音视频资料。机构正常应

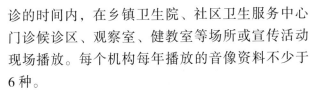

诊的时间内，在乡镇卫生院、社区卫生服务中心门诊候诊区、观察室、健教室等场所或宣传活动现场播放。每个机构每年播放的音像资料不少于6种。

2）设置健康教育宣传栏：乡镇卫生院和社区卫生服务中心宣传栏不少于2个，村卫生室和社区卫生服务站宣传栏不少于1个，每个宣传栏的面积不少于2 m²。宣传栏一般设置在机构的户外、健康教育室、候诊室、输液室或收费大厅的明显位置，宣传栏中心位置距地面高 1.5～1.6 m。每个机构每2个月最少更换1次健康教育宣传栏内容。

3）开展公众健康咨询活动：利用各种健康主题日或针对辖区重点健康问题，开展健康咨询活动并发放宣传资料。每个乡镇卫生院、社区卫生服务中心每年至少开展9次公众健康咨询活动。

4）举办健康知识讲座：定期举办健康知识讲座，引导居民学习、掌握健康知识及必要的健康技能，促进辖区内居民的身心健康。每个乡镇卫生院和社区卫生服务中心每个月至少举办1次健康知识讲座，村卫生室和社区卫生服务站每2个月至少举办1次健康知识讲座。

5）开展个体化健康教育：乡镇卫生院、村卫生室和社区卫生服务中心（站）的医务人员在提供门诊医疗、上门访视等医疗卫生服务时，要开展有针对性的个体化健康知识和健康技能的教育。

3. 服务流程（图 3-1）

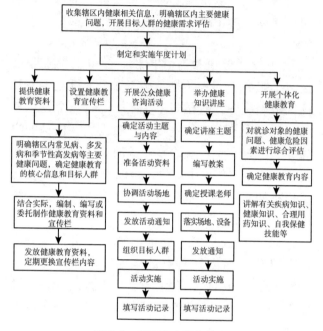

图3-1 健康教育服务流程

4. 服务要求

（1）乡镇卫生院和社区卫生服务中心应配备专（兼）职人员开展健康教育工作，每年接受健康教育专业知识和技能培训不少于8学时。树立全员提供健康教育服务的观念，将健康教育与日常提供的医疗卫生服务结合起来。

（2）具备开展健康教育的场地、设施、设备，并保证设施、设备完好，正常使用。

（3）拟定健康教育年度工作计划，保证其可操作性和可实施性。健康教育内容要通俗易

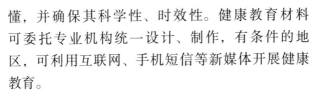

懂，并确保其科学性、时效性。健康教育材料可委托专业机构统一设计、制作，有条件的地区，可利用互联网、手机短信等新媒体开展健康教育。

（4）有完整的健康教育活动记录和资料，包括文字、图片、影音文件等，并存档保存。每年做好年度健康教育工作的总结评价。

（5）加强与乡镇政府、街道办事处、村（居）委会、社会团体等辖区其他单位的沟通和协作，共同做好健康教育工作。

（6）充分发挥健康教育专业机构的作用，接受健康教育专业机构的技术指导和考核评估。

（7）充分利用基层卫生和计划生育工作网络和宣传阵地，开展健康教育工作，普及卫生计生政策和健康知识。

（8）运用中医理论知识，在饮食起居、情志调摄、食疗药膳、运动锻炼等方面，对居民开展养生保健知识宣教等中医健康教育，在健康教育印刷资料和音像资料的种类、数量，宣传栏更新次数以及讲座、咨询活动次数等方面，应有一定比例的中医药内容。

5. 工作指标

（1）发放健康教育印刷资料的种类和数量。

（2）播放健康教育音像资料的种类、次数和时间。

（3）健康教育宣传栏设置和内容更新情况。

（4）举办健康教育讲座和健康教育咨询活动的次数和参加人数。

三、健康促进

（一）健康促进的概念

健康促进是在健康教育的基础上发展起来的。1986 年，世界卫生组织在加拿大渥太华召开了第一届全球健康促进大会，在发表的《渥太华宪章》中首次正式提出了健康促进的概念。健康促进是促使人们提高维护和改善他们自身健康的过程。健康促进是一个综合的社会政治过程，它不仅包含加强个人素质和能力的行动，还包括改变物质、社会环境以及经济条件，从而削弱它们对大众及个人健康的不良影响。健康促进不仅仅是卫生部门的责任，更主要是通过行政或者组织手段，广泛动员和协调社会各成员、部门以及社区、家庭、个人，使其各自履行对健康的责任，共同维护和促进健康的一种社会行为和社会战略。《渥太华宪章》指出，要想提升公众健康水平，应该优先在以下五个领域开展工作。这五大行动领域是：制定健康的公共政策、创造支持性环境、强化社区行动、发展个人技能、调整卫生服务方向。

（二）健康促进的基本策略

实现健康促进的方法和路径多种多样，《渥太华宪章》中提出健康促进三项基本策略。

1. 倡导　是希望通过对公众和全社会的倡导，达成共识，凝聚各方力量，为促进全社会的健康共同奋斗。根据倡导对象不同，倡导可以分为三个层面：一是面向政府各级决策者的倡导，希望政府的各级决策者牢固树立"健康是最大的民生"这一执政理念，推出更多有利于健康的政策；二是对社会各成员部门的倡导，希望社会各成员部门牢固树立"促进公众健康，各社会成员部门有责"这样一个社会责任理念，让各社会成员部门承担起对社会的健康责任，动员各部门的力量，共同把健康问题解决好；三是面向公众的倡导，希望老百姓能够关注健康，关注自身的健康，关注健康的问题，希望他们能够自觉保护环境和资源，自觉维护和促进自身和他人的健康。

2. 赋权 通俗地讲，赋权就是能力建设，包括两层意思：一层是针对社区的能力建设，另一层是针对个人的能力建设。一是希望通过健康知识的传播和健康技能的培训，让广大人民群众掌握更多的健康知识和健康技能，增强他们预防疾病和促进健康的能力。二是要增强老百姓利用健康政策和卫生服务的能力。现在我国已开展国家基本公共卫生服务均等化的项目，基层医疗卫生机构、社区卫生服务中心（站）、乡镇卫生院和村卫生室的医务工作者直接向辖区老百姓提供公共卫生服务，可是还有部分老百姓不知道国家有这项政策，他们无法利用，所以应加大卫生政策宣传，让老百姓有能力利用现有的健康政策和卫生服务资源去维护和促进健康。三是要鼓励个人和社区增强发现健康问题和解决健康问题的能力，希望他们自己动手解决他们面对的健康问题，从而更好地维护和促进他们的自身健康和整个社区的健康环境，形成健康的氛围。

3. 协调 影响健康的因素有很多，归纳起来主要有两大方面：一方面是政治、经济、文化、教育等社会因素，即健康的社会决定因素；另一方面是个体特征和行为因素。健康的社会决定因素需要靠卫生部门将更多社会部门团结在一起，共同努力来解决健康问题。乡村医生提供健康教育和健康促进工作技术支持，帮助教育村民提高健康素养，营造共同关注健康、支持健康，共同为推动全社会健康水平的提高而努力的良好的社会环境和氛围，使大众的健康程度越来越高。

（三）健康促进与健康教育的关系

健康教育是健康促进的重要组成部分，没有健康教育，健康促进就失去了基础；健康促进为健康教育提供了强有力的社会支持。

（赵　钰　姚永萍　陈燕彬　张　军）

四、心理因素与健康

（一）概述

心理健康是人在成长和发展过程中的一种健康或幸福的状态，是认知合理、情绪稳定、行为适当、人际和谐、适应变化的一种完好状态，是健康的重要组成部分。心理因素与健康关系密切，心理因素可以通过中枢神经系统影响自主神经系统、内分泌系统和免疫系统等，继而影响身体器官，从而导致心身疾病。医学临床实践和科学研究证明，消极的心理因素能引起许多疾病，积极的心理状态是保持和增进健康的必要条件。正性情绪，即愉快、积极的情绪有益健康。负性情绪即不愉快、消极的情绪，如焦虑、沮丧、悲伤、恐惧、愤怒，一方面是个体适应环境的一种必然反应，对机体有保护作用；另一方面如果强度过大或持续时间过久，则可能导致机体功能失调，导致失眠、心动过速、血压升高、食欲缺乏、月经失调等病症。

随着社会的发展和科学技术的进步，社会整体运转加速，人类竞争和生存压力普遍增加，由此导致的心理问题或疾病越来越严重地威胁着人类健康。联合国儿童基金会和世界卫生组织联合发布的数据显示，目前全球大约每5个青少年中就有1人正受心理健康问题的困扰。全球12亿10～19岁青少年群体中，约20%存在心理健康问题；10～19岁青少年群体遭受的疾病和伤害中，约16%由心理健康问题引发。《中国居民营养与慢性病状况报告（2020年）》显示，我国2019年抑郁症的患病率达2.1%，焦虑障碍的患病率为4.98%。自2010年以来，抑郁症一直是我国致残因素的第二大原因。《中国国民心理健康发展报告（2019—2020）》显示，我国青少年、老年人等重点人群心理问题较一般人群更为严重。公众对常见精神障碍和心理行为问题的认知率仍比较低，缺乏防治知识和主动就医意识，部分患者及家属仍然有病耻感。加强心理健康促进，有助于促进社会稳定和人际关系和谐，提升公众幸福感。

（二）个人和家庭心理健康促进行动

1. 提高心理健康意识，追求心身共同健康 每个人一生中可能会遇到多种心理健康问题，主动学习和了解心理健康知识，科学认识心理健康与身体健康之间的相互影响，保持积极健康的情绪，避免持续消极情绪对身体健康造成伤害。倡导养德养生理念，保持中和之道，提高心理复原力。在身体疾病的治疗中，要重视心理因素的作用。当自我调适不能缓解时，可选择寻求心理咨询与心理治疗，及时疏导情绪，预防心理行为问题和精神障碍的发生。

2. 使用科学的方法缓解压力 保持乐观、开朗、豁达的生活态度，合理设定自己的目标。正确认识重大生活、工作变故等事件对人的心理造成的影响，学习基本的减压知识，学会科学有益的心理调适方法。学习并运用健康的减压方式，避免使用吸烟、饮酒、沉迷网络或游戏等不健康的减压方式。学会调整自己的状态，找出不良情绪背后的消极想法，根据客观现实进行调整，减少非理性认识。建立良好的人际关系，积极寻求人际支持，适当倾诉与求助。保持健康的生活方式，积极参加社会活动，培养健康的兴趣爱好。

3. 重视睡眠健康 工作、学习、娱乐、休息都要按作息规律进行，注意起居有常。保证每日必要的睡眠时间：小学生 10 小时、初中生 9 小时、高中生 8 小时、成人 7～8 小时。了解睡眠不足和睡眠问题带来的不良心理影响，出现睡眠不足及时设法弥补，出现睡眠问题及时就医。要在专业人员的指导下用科学的方法改善睡眠，服用药物需遵医嘱。

4. 培养科学运动的习惯 选择并培养适合自己的运动爱好，积极发挥运动对情绪的调节作用。在出现轻度情绪问题困扰时，可结合运动促进情绪缓解。

5. 正确认识抑郁、焦虑等常见情绪问题 如出现心情压抑、愉悦感缺乏、兴趣丧失，伴有精力下降、食欲缺乏、睡眠障碍、自我评价下降、对未来感到悲观失望等表现，甚至有自伤、自杀的念头或行为，持续存在 2 周以上，可能患有抑郁障碍；突然或经常莫名其妙地感到紧张、害怕、恐惧，常伴有明显的心悸、出汗、头晕、口干、呼吸急促等躯体症状，严重时有濒死感、失控感，如频繁发生，可能患有焦虑障碍。一过性的或短期的抑郁、焦虑情绪，可通过自我调适或心理咨询予以缓解和消除，不必过分担心。抑郁障碍、焦虑障碍可以通过药物、心理干预或两者相结合的方式治疗。

6. 出现心理行为问题要及时求助 可以向医院的相关科室、专业的心理咨询机构和社会工作服务机构等寻求专业帮助。要认识到求助于专业人员既不等于自己有病，更不等于病情严重，而是负责任、有能力的表现。

7. 精神疾病治疗要遵医嘱 诊断精神疾病，要去精神专科医院或综合医院专科门诊。确诊后，应及时接受正规治疗，听从医生的建议选择住院治疗或门诊治疗，主动执行治疗方案，遵照医嘱全程、不间断、按时按量服药，在病情得到有效控制后，不急于减药、停药。门诊按时复诊，及时、如实地向医生反馈治疗情况，听从医生指导。精神类药物必须在医生的指导下使用，不得自行任意服用。

8. 关怀和理解精神疾病患者，减少歧视 学习精神疾病的基本知识，知道精神疾病是可以预防和治疗的，尊重精神病患者，不歧视患者。要认识到精神疾病在得到有效治疗后，可以缓解和康复，可以承担家庭功能与工作职能。要为精神疾病患者及其家属、照护者提供支持性环境，提高患者的心理行为技能，使其获得自我价值感。

9. 关注家庭成员的心理状况 家庭成员之间要平等沟通和交流，尊重家庭成员的不同心理需求。当与家庭成员发生矛盾时，不采用过激的言语或伤害行为，不冷漠回避，而是要积极沟通加以解决。及时疏导不良情绪，营造相互理解、相互信任、相互支持、相互关爱的家庭氛围和融洽的家庭关系。

乡村医生要学习基本的心理健康知识、技能，关怀乡村精神心理问题，重点是老年人和留守儿童，提供规范的诊疗服务，减轻患者的心理痛苦，促进患者康复。提高抑郁、焦虑、认知障碍、孤独症等心理行为问题和常见精神障碍的筛查、识别、处置能力，应对身体疾病，特别是对癌症、心脑血管疾病、糖尿病、消化系统疾病等患者及其家属适当辅以心理调整。具备诊断能力，及时帮助患者到上级专科医院或专科门诊就诊。在"心理健康日"为村民提供心理健康宣传等服务，传授常见的情绪管理、压力管理等自我心理调适方法和抑郁、焦虑等常见心理行为问题的识别方法，为空巢、丧偶、失能、失智老年人，留守妇女及儿童，残疾人和计划生育特殊家庭成员提供心理辅导、情绪疏解、悲伤抚慰、家庭关系调适等心理健康服务。多渠道开展严重精神障碍患者日常发现、登记、随访、危险性评估、服药指导等服务，动员患者家属参与居家患者管理服务。

（赵　钰　李　昕　邓青川）

第二节　重点人群健康管理

一、孕产妇健康管理

（一）孕产期保健

孕产期保健是指各级各类医疗保健机构为准备妊娠至产后 42 天的妇女及胎婴儿提供的全程系列的医疗保健服务。

在整个妊娠期间至少提供 5 次产前检查：孕早期至少 1 次，孕中期至少 2 次（可分别在孕 16～20 周、孕 21～24 周各检查 1 次），孕晚期至少 2 次（至少 1 次在 36 周进行）。发现异常者应酌情增加检查次数。对高危孕妇进行专案管理，密切观察并及时处理危险因素。

（二）服务对象

辖区内常住的孕产妇。

（三）服务内容

1. **孕早期健康管理**　孕 13 周前为孕妇建立《母子健康手册》，并进行第 1 次产前检查。

（1）进行孕早期健康教育和指导。

（2）孕 13 周前由孕妇居住地的乡镇卫生院、社区卫生服务中心建立《母子健康手册》。

（3）孕妇健康状况评估：询问既往史、家族史、个人史等，观察体态、精神等，并进行一般体格检查、妇科检查和血常规、尿常规、血型、肝功能、肾功能、乙型肝炎检查，有条件的地区建议进行血糖、阴道分泌物、梅毒血清学试验、HIV抗体检测等实验室检查。

（4）开展孕早期生活方式、心理和营养保健指导，特别要强调避免致畸因素和疾病对胚胎的不良影响，同时告知和督促孕妇进行产前筛查和产前诊断。

（5）根据检查结果填写第1次产前检查服务记录表，对具有妊娠危险因素和可能有妊娠禁忌证或严重并发症的孕妇，及时转诊到上级医疗卫生机构并在2周内随访转诊结果。

2. 孕中期健康管理

（1）进行孕中期（孕16～20周、孕21～24周各1次）健康教育和指导。

（2）孕妇健康状况评估：通过询问、观察、一般体格检查、产科检查、实验室检查对孕妇健康和胎儿的生长发育状况进行评估，识别需要做产前诊断和需要转诊的高危重点孕妇。

（3）对未发现异常的孕妇，除了进行妊娠期生活方式、心理、运动和营养指导外，还应告知和督促孕妇进行预防出生缺陷的产前筛查和产前诊断。

（4）对发现有异常的孕妇，要及时转至上级医疗卫生机构。出现危急征象的孕妇，要立即转至上级医疗卫生机构，并在2周内随访转诊结果。

3. 孕晚期健康管理

（1）进行孕晚期（孕28～36周、孕37～40周各1次）健康教育和指导。

（2）开展孕产妇自我监护方法、促进自然分娩、母乳喂养、妊娠期并发症及合并症防治指导。

（3）对随访中发现的高危孕妇，应根据就诊医疗卫生机构的建议督促其酌情增加随访次数。随访中若发现有高危情况，建议其及时转诊。

4. 产后访视　乡镇卫生院、村卫生室和社区卫生服务中心（站）在收到分娩医院转来的产妇分娩信息后，应于产妇出院 1 周内到产妇家中进行产后访视，进行产褥期健康管理，加强母乳喂养和新生儿护理指导，同时进行新生儿访视。

（1）通过观察、询问和检查，了解产妇的一般情况，检查乳房、子宫、恶露、会阴或腹部切口恢复等情况。

（2）对产妇进行产褥期保健指导，对母乳喂养困难、产后便秘、痔、会阴或腹部切开等问题进行处理。

（3）对有产褥感染、产后出血、子宫复旧不佳、妊娠合并症未恢复者以及产后抑郁等问题的产妇，应及时转至上级医疗卫生机构进一步检查、诊断和治疗。

（4）通过观察、询问和检查，了解新生儿的基本情况。

5. 产后 42 天健康检查

（1）乡镇卫生院、社区卫生服务中心（站）为正常产妇做产后健康检查，具有异常情况的产妇到原分娩医疗卫生机构检查。

（2）通过询问、观察、进行一般体格检查和妇科检查，必要时进行辅助检查对产妇恢复情况进行评估。

（3）对产妇进行心理保健、性保健与避孕、预防生殖道感染、纯母乳喂养 6 个月、产妇和婴幼营养等方面的指导。

（四）服务要求

（1）开展孕产妇健康管理的乡镇卫生院和社区卫生服务中心（站）应当具备服务所需的基本设备和条件。

（2）按照国家孕产妇保健有关规范要求，进行孕产妇全程追踪与管理工作，从事孕产妇健康管理服务工作的人员应取得相应的执业资格，并接受过孕产妇保健专业技术培训。

（3）加强与村（居）委会、妇联相关部门的联系，掌握辖区内孕产妇人口信息。

（4）加强宣传，在基层医疗卫生机构公示免费服务内容，使更多的育龄妇女愿意接受服务，提高早孕建册率。

（5）每次服务后及时记录相关信息，纳入孕产妇健康档案。

（6）积极运用中医药方法（如饮食起居、情志调摄、食疗药膳、产后康复），开展妊娠期、产褥期、哺乳期保健服务。

（7）有助产技术服务资质的基层医疗卫生机构在孕中期和孕晚期对孕妇各进行 2 次随访。没有助产技术服务资质的基层医疗卫生机构督促孕妇前往有资质的机构进行相关随访。

（五）工作指标

（1）早孕建册率＝辖区内孕 13 周之前建册并进行第一次产前检查的产妇人数／该地该时间段内

活产数 × 100%。

（2）产后访视率＝辖区内产妇出院后 28 天内接受过产后访视的产妇人数／该地该时间段内活产数 × 100%。

二、0～6 岁儿童健康管理

（一）儿童年龄分期及各期特点

儿童的生长发育是生命连续渐进发展的动态过程，根据解剖、生理和心理的发育特点，一般分为胎儿期、新生儿期、婴儿期、幼儿期、学龄前期、学龄期、青春期 7 个阶段，在每一阶段均表现出与年龄相关的生长发育规律。基本公共卫生服务针对的儿童为 0～6 岁儿童，各期定义、特点及临床意义列于表 3-1。

（二）服务对象

辖区内常住的 0～6 岁儿童。

（三）服务内容

1. **新生儿家庭访视** 新生儿出院后 1 周内，医务人员到新生儿家中进行，同时进行产后访视。了解出生时情况、预防接种情况，在开展新生儿疾病筛查的地区，应了解新生儿疾病筛查情况等。观察家居环境，重点询问和观察喂养、睡眠、大小便、黄疸、脐部、口腔发育等情况。为新生儿测量体温，记录出生时的体重、身长，进行体格检查，同时建立《母子健康手册》。根据新生儿的具体情况，对家长进行喂养、发育、防病、预防伤害和口腔保健指导。如果发现新生儿未接种卡介苗和第 1 剂乙肝疫苗，提醒家长尽快补种。如果发现新生儿未接受新生儿疾病筛

表 3-1 0～6 岁儿童年龄分期及各期特点

分期	定义	特点	临床意义
胎儿期	从受精卵形成到胎儿娩出前，正常妊娠约为 40 周	感染、创伤、毒品、药物滥用、放射性物质、营养不良，严重疾病或心理creating创伤均可影响胚胎及胎儿的正常发育，引起流产、早产、畸形或宫内发育不良等问题	做好婚前、孕前、孕期保健，定期监测胎儿生长发育情况，必要时做产前诊断
新生儿期	自胎儿娩出至出生后 28 天	此期在生长发育和疾病方面具有特殊性，发病率及死亡率较其他阶段高	新生儿死亡率是衡量一个国家和地区卫生水平、评价妇幼卫生工作的一项重要指标
婴儿期	自出生至 1 岁，包含新生儿期	是生长发育极其旺盛的阶段，对营养的需求量相对较高，并因其生长发育的特殊性，对食物的添加具有一定的要求和规律。各系统器官的生长发育持续进行，但不够成熟和完善，消化系统易发生功能紊乱，造成营养问题，发生佝偻病、贫血、腹泻等。此期来自母体的免疫抗体逐渐消失，自身免疫系统尚未完全成熟，易患传染病和感染性疾病	提倡母乳喂养，指导及时、合理地添加辅食，实施预防接种和预防感染，指导适宜心理发育的养育方法。早期各类发育迟缓与残疾筛查和早期干预。良好的生活习惯培养和心理卫生的养成需要从此期开始

续表

分期	定义	特点	临床意义
幼儿期	自 1 岁至满 3 周岁	儿童体格生长发育速度较前期减慢，智能发育速度加快，活动范围增大，接触社会及事物增多，社会性明显发展。消化系统功能较婴儿期明显成熟但还不完善，营养高求量仍然相对较高，食物转换仍然在进行中，适宜的喂养仍养仍然很重要	小儿对危险的识别和自我保护能力有限，应注意预防意外伤害的发生
学龄前期	自 3 岁至 6～7 岁	体格生长速度减慢，智能发育增快，语言表达能力增强，好奇、好问，自我意识快速发展，伙伴关系发展	可塑性强，应重视良好生活习惯的培养，注重社会性良好发展，注意眼和口腔保健、预防传染病、伤害事故等

查，告知家长到具备筛查条件的医疗保健机构补查。对于低体重儿、早产儿、双胎儿、多胎儿或有出生缺陷的新生儿等，根据实际情况增加家庭访视次数。

2. **新生儿满月健康管理**　新生儿出生后28～30天接种乙肝疫苗第二针，在乡镇卫生院、社区卫生服务中心（站）进行随访。重点询问和观察新生儿的喂养、睡眠、大小便、黄疸等情况，对其进行体重、身长、头围测量、体格检查，对家长进行喂养、发育、防病指导。

3. **婴幼儿健康管理**　满月后的随访服务均应在乡镇卫生院、社区卫生服务中心进行，偏远地区可在村卫生室、社区卫生服务站进行，时间分别在3、6、8、12、18、24、30、36月龄时，共8次。有条件的地区，建议结合儿童预防接种时间增加随访次数。服务内容包括询问上次随访到本次随访之间的婴幼儿喂养、患病等情况，进行体格检查，做生长发育和心理行为发育评估，进行科学喂养（合理膳食）、生长发育、疾病预防、预防伤害、口腔保健等健康指导。在婴幼儿6～8、18、30月龄时分别进行1次血常规（或血红蛋白）检测。在6、12、24、36月龄时使用行为测听法分别进行1次听力筛查。在每次进行预防接种前，均要检查有无禁忌证；若无，体检结束后接受预防接种。

4. **学龄前儿童健康管理**　为4～6岁儿童每年提供1次健康管理服务。散居儿童的健康管理服务应在乡镇卫生院、社区卫生服务中心进行，集体居住儿童可在托幼机构进行。每次服务内容包括询问上次随访到本次随访之间的膳食、患病等情况，进行体格检查和心理行为发育评估，血常规（或血红蛋白）检测和视力筛查，进行合理膳食、生长发育、疾病预防、预防伤害、口腔保健等健康指导。在每次进行预防接种前，均要检查有无禁忌证；若无，体检结束后接受疫苗接种。

5. 健康问题处理　对健康管理中发现的有营养不良、贫血、单纯性肥胖等情况的儿童，应当分析其原因，给出指导或转诊建议。对心理行为发育偏异、口腔发育异常（唇腭裂、诞生牙）、龋齿、视力或听力异常儿童等情况，应及时转诊并追踪随访转诊后结果。

（四）服务要求

（1）开展儿童健康管理的乡镇卫生院、村卫生室和社区卫生服务中心（站）应当具备所需的基本设备和条件。

（2）按照国家儿童保健有关规范的要求进行儿童健康管理，从事儿童健康管理工作的人员（含乡村医生）应取得相应的执业资格，并接受过儿童保健专业技术培训。

（3）乡镇卫生院、村卫生室和社区卫生服务中心（站）应通过妇幼卫生网络、预防接种系统以及日常医疗卫生服务等多种途径掌握辖区内适龄儿童数量，并加强与托幼机构的联系，取得配合，做好儿童的健康管理。

（4）加强宣传，向儿童监护人告知服务内容，使更多的家长愿意接受服务。

（5）儿童健康管理服务在时间上应与预防接种相结合。鼓励每次接受免疫规划范围内的预防接种时，对其进行体重、身长（高）测量，并提供健康指导服务。

（6）每次服务后及时记录相关信息，纳入儿童健康档案。

（7）积极应用中医药方法为儿童提供生长发育与疾病预防等健康指导。

（五）工作指标

（1）新生儿访视率 = 年度辖区内按照规范要求接受 1 次及以上访视的新生儿人数 / 年度辖区内活产数 × 100%。

（2）儿童健康管理率 = 年度辖区内接受 1 次及以上随访的 0～6 岁儿童数 / 年度辖区内 0～6 岁儿童数 × 100%。

三、预防接种管理

预防接种是根据疾病预防控制规划，利用疫苗，按照国家规定的免疫程序，由合格的接种技术人员，为适宜的接种对象进行接种。预防接种可提高人群免疫水平，以达到预防和控制疫苗针对传染病发生和流行的目的。

根据国家传染病的防治规划，使用有效疫苗对易感人群进行预防接种所制定的规划、计划和策略，称为免疫规划。

（一）扩大免疫规划

1. 扩大免疫后的疫苗 国家实施扩大免疫规划后，在原有的乙肝疫苗、卡介苗、脊髓灰质炎灭活疫苗、百白破疫苗、麻腮风疫苗、白破疫苗 6 种国家免疫规划疫苗基础上，以无细胞百白破疫苗替代百白破疫苗，将甲肝减毒活疫苗（甲肝灭活疫苗）、流脑 A 群多糖菌苗、乙脑疫苗、麻腮风疫苗纳入国家扩大免疫规划，对适龄儿童进行常规接种；在重点地区对重点人群进行出血热疫苗接种；发生炭疽、钩端螺旋体病疫情或发生洪涝灾害可能导致钩端螺旋体病暴发流行时，对重点人群进行炭疽疫苗和钩端螺旋体疫苗应急接种。

2. 预防的病种 通过接种上述疫苗，可预防乙型肝炎、结核病、脊髓灰质炎、百日咳、白喉、破伤风、麻疹、甲型肝炎、流行性脑脊髓膜炎、流行性乙型脑炎、风疹、流行性腮腺炎、流行性出血热、炭疽和钩端螺旋体病 15 种传染病。

3. 疫苗分类

（1）按国家条例分类：根据《疫苗流通和预防接种管理条例》分为以下两类。

1）第一类疫苗：是指政府免费向公民提供，公民应当依照政府的规定受种的疫苗。第一类疫苗包括国家免疫规划确定的疫苗，省、自治区、直辖市人民政府在执行国家免疫规划时增加的疫苗，以及县级以上人民政府或者卫生行政部门组织的应急接种或群体性预防接种所使用的疫苗。

2）第二类疫苗：是指由公民自费并且自愿接种的其他疫苗。

（2）按疫苗性质分类

1）减毒活疫苗：目前使用的减毒活疫苗有卡介苗、脊髓灰质炎、麻疹、风疹、腮腺炎、甲肝、乙脑等活疫苗。它可以在机体内繁殖、复制，但不致病或仅引起轻微的亚临床感染，具有接种剂量小、针次少、效果好的优点。

2）灭活疫苗：又称"死疫苗"，无致病能力，但具有免疫原性，常需多次接种，有时会引起较重的注射局部和全身反应。

4. 接种单位应具备的条件

（1）具有医疗机构执业许可证。

（2）具有经过预防接种专业培训并考核合格的执业医师、执业助理医师、护士或者乡村医生。

（3）具有符合规范的冷藏设施、设备和冷藏保管制度。

（4）承担常规接种服务的城镇医疗卫生机构应当设立预防接种门诊。

（二）免疫规划程序

我国的计划免疫工作取得了显著成绩，传染病的发病率大幅下降。我国的免疫规划程序列于表3-2。

（三）冷链系统管理及疫苗储存

疫苗作为特殊的生物制品，对储存和运输温度有较高的要求。冷链系统管理及疫苗储存是国家免疫规划实施不可缺少的重要保障。

1. 冷链管理 冷链是指为保障疫苗质量，疫苗从生产企业到接种单位，均在规定的温度条件下储存、运输和使用的全过程。

（1）冷链设备管理：必须建立设备档案，建立健全完善的冷链管理制度，保证冷链设施、设备正常运转。乡级接种门诊配备普通冰箱、低温冰箱、冷藏箱、冷藏包、冰排和温度记录器；最基层接种单位配备普通冰箱和冷藏包、冰排和温度记录器。

表 3-2　我国免疫规划程序表（2021 年版）

可预防疾病	疫苗种类	接种途径	剂量	英文缩写	接种年龄														
					出生时	1月	2月	3月	4月	5月	6月	8月	9月	18月	2岁	3岁	4岁	5岁	6岁
乙型病毒性肝炎	乙肝疫苗	肌内注射	10或20 μg	HepB	1	2					3								
结核病[1]	卡介苗	皮内注射	0.1 ml	BCG	1														
脊髓灰质炎	脊髓灰质炎灭活疫苗	肌内注射	0.5 ml	IPV			1	2											
	脊髓灰质炎减毒活疫苗	口服	1粒或2滴	bOPV					3								4		
百日咳、白喉、破伤风	百白破疫苗	肌内注射	0.5 ml	DTaP				1	2	3				4					
	白破疫苗	肌内注射	0.5 ml	DT															5
麻疹、风疹、流行性腮腺炎	麻腮风疫苗	皮下注射	0.5 ml	MMR								1		2					

续表

可预防疾病	疫苗种类	接种途径	剂量	英文缩写	接种年龄															
					出生时	1月	2月	3月	4月	5月	6月	8月	9月	18月	2岁	3岁	4岁	5岁	6岁
流行性乙型脑炎[2]	乙脑减毒活疫苗	皮下注射	0.5 ml	JE-L								1			2				
	乙脑灭活疫苗	肌内注射	0.5 ml	JE-I								1、2			3				4
流行性脑脊髓膜炎	流脑A群多糖菌苗	皮下注射	0.5 ml	MPSV-A							1		2						
	流脑A、C群多糖菌苗	皮下注射	0.5 ml	MPSV-AC												3			4
甲型病毒性肝炎[3]	甲肝减毒活疫苗	皮下注射	0.5或1.0 ml	HepA-L										1					
	甲肝灭活疫苗	肌内注射	0.5 ml	HepA-I										1	2				

1. 主要指结核性脑膜炎、粟粒性肺结核等。
2. 选择乙脑减毒活疫苗接种时，采用两剂次接种程序。选择乙脑灭活疫苗接种程序，采用四剂次接种程序；乙脑灭活疫苗第1、2剂间隔7～10天。
3. 选择甲肝减毒活疫苗接种时，采用一剂次接种程序。选择甲肝灭活疫苗接种时，采用两剂次接种程序。

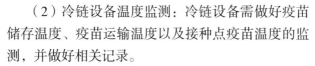

（2）冷链设备温度监测：冷链设备需做好疫苗储存温度、疫苗运输温度以及接种点疫苗温度的监测，并做好相关记录。

2. 疫苗储存

（1）乙肝疫苗、卡介苗、百白破疫苗、白破疫苗、麻腮风疫苗、麻风疫苗、风疹疫苗、乙脑疫苗、流脑A群多糖菌苗、甲肝减毒活疫苗在2~8℃条件下运输和避光储存。

（2）脊髓灰质炎灭活疫苗在–20℃避光储存，运输过程应在冷藏条件下进行。

（3）其他疫苗的储存和运输温度要求按照药典和疫苗使用说明书的规定执行。

（4）运输疫苗应使用冷藏车，并在规定的温度下运输。未配冷藏车的单位在领发疫苗时要将疫苗放在冷藏箱（包）中运输。

（四）预防接种管理

1. 接种管理

（1）及时为辖区内所有居住满3个月的0~6岁儿童建立预防接种证和预防接种卡等儿童预防接种档案。

（2）采取预约、通知单、电话、手机短信、网络、广播通知等适宜方式，通知儿童监护人，告知接种疫苗的种类、时间、地点和相关要求。在交通不便的地区，可采取入户巡回的方式进行预防接种。

（3）每半年对辖区内儿童的预防接种卡进行1次核查和整理。

2. 接种实施

（1）接种前，查验儿童档案，核对受种者信息；询问健康状况以及是否有接种禁忌证等，告知受种者或者其监护人所接种疫苗的品种、作用、禁忌证、不良反应以及注意事项。如实记录、告知和询问情况。

（2）接种时，再次查验受种者相关信息，核对无误后严格按照规定予以接种。

（3）接种后，告知在留观室观察30分钟，及时在档案中做好记录，预约下次接种疫苗事宜。

（五）医务人员在预防接种中的责任

（1）严格执行各项预防接种相关的工作规范、技术标准、管理规章；掌握疫苗接种的相关理论知识和相关技术实操技能。

（2）疫苗接种前，充分告知相关知识和注意事项。

（3）开展疫苗相关知识的健康教育和健康宣传。

（4）详细解答家长对各种疫苗的咨询。

（5）合理安排第一类与第二类疫苗接种。

（六）预防接种的注意事项

1. 一般禁忌证

（1）暂不宜接种，病愈后方可接种的情况：患有皮炎、银屑病、化脓性皮肤病、严重湿疹的小儿；体温超过37.5℃，有腋下或腹股沟淋巴结肿大的小儿。

（2）不宜接种的情况：患有严重心脏病、肝病、肾病和活动型结核病的小儿；有脑炎后遗症、

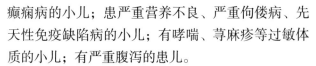

癫痫病的小儿；患严重营养不良、严重佝偻病、先天性免疫缺陷病的小儿；有哮喘、荨麻疹等过敏体质的小儿；有严重腹泻的患儿。

（3）最近注射过多价免疫球蛋白的小儿，3个月内不能接种麻腮风疫苗、乙脑疫苗、脊髓灰质炎灭活疫苗等。

（4）感冒、低热者，视病情可暂缓接种。

2. 安全注射 在预防接种过程中，要严格执行安全注射，包括接种人员持证上岗、接种环境定期消毒、接种器材安全合格、接种疫苗安全有效、接种过程无菌操作，以及"三查七对"制度的落实、接种后医疗废物的合理处置等一系列安全措施。

同时，要掌握口服疫苗、皮下接种、肌内注射的技术要点，保障预防接种安全、有效。

3. 常见特殊健康状态儿童接种

（1）早产儿与低体重儿：早产儿（胎龄小于37周）和（或）低体重儿（出生体重小于 2500 g）如医学评估稳定并且处于持续恢复状态（无须持续治疗的严重感染、代谢性疾病、急性肾病、肝病、心血管疾病、神经系统疾病和呼吸道疾病），按照出生后实际月龄接种疫苗。

（2）过敏：所谓"过敏性体质"，不是疫苗接种的禁忌证。对已知疫苗成分严重过敏或既往因接种疫苗发生喉头水肿、过敏性休克及其他全身性严重过敏反应的，禁忌继续接种同种疫苗。

（3）人类免疫缺陷病毒（HIV）感染母亲所生儿童：对于 HIV 感染母亲所生儿童的 HIV 感染状

况分3种：① HIV 感染儿童；② HIV 感染状况不详儿童；③ HIV 未感染儿童。由医疗机构出具儿童是否 HIV 感染、是否出现症状、是否有免疫抑制的诊断。HIV 感染母亲所生小于18月龄婴儿在接种前不必进行 HIV 抗体筛查，按 HIV 感染状况不详儿童进行接种（表3-3）。

表3-3　HIV 感染母亲所生儿童接种国家免疫规划疫苗建议

疫苗种类	HIV 感染儿童		HIV 感染状况不详儿童		HIV 未感染儿童
	有症状或有免疫抑制	无症状和无免疫抑制	有症状或有免疫抑制	无症状	
乙肝疫苗	√	√	√	√	√
卡介苗	×	×	暂缓接种	暂缓接种	√
脊髓灰质炎灭活疫苗	√	√	√	√	√
脊髓灰质炎减毒活疫苗	×	×	×	×	√
百白破疫苗	√	√	√	√	√
白破疫苗	√	√	√	√	√
麻腮风疫苗	×	×	×	√	√
乙脑灭活疫苗	√	√	√	√	√

续表

疫苗种类	HIV 感染儿童		HIV 感染状况不详儿童		HIV未感染儿童
	有症状或有免疫抑制	无症状和无免疫抑制	有症状或有免疫抑制	无症状	
乙脑减毒活疫苗	×	×	×	×	√
流脑 A 群多糖疫苗	√	√	√	√	√
流脑 A、C 群多糖菌苗	√	√	√	√	√
甲肝减毒活疫苗	×	×	×	×	√
甲肝灭活疫苗	√	√	√	√	√

暂缓接种：当确认儿童 HIV 抗体阴性后再补种，确认 HIV 抗体阳性儿童不予接种；"√"表示"无特殊禁忌证"；"×"表示"禁止接种"。

（4）免疫功能异常：除 HIV 感染者外的其他免疫缺陷或正在接受全身免疫抑制治疗者，可以接种灭活疫苗，原则上不予接种减毒活疫苗（补体缺陷患者除外）。

（5）其他特殊健康状况：下述常见疾病不作为疫苗接种禁忌证：生理性和母乳性黄疸，单纯性热性惊厥史，癫痫控制处于稳定期，病情稳定的脑病、肝病、常见先天性疾病（先天性甲状腺功能减低、苯丙酮尿症、唐氏综合征、先天性心脏病）和先天性感染（梅毒、巨细胞病毒和风疹病毒）。

对于其他特殊健康状况的儿童，如无明确证据表明接种疫苗存在安全风险，原则上可按照免疫程序进行疫苗接种。

（七）常见接种反应及相关信息报告

如发现疑似预防接种异常反应，接种人员应按照《全国疑似预防接种异常反应监测方案》的要求进行处理和报告。

四、老年人健康管理

（一）服务对象

辖区内 65 岁及以上常住居民。

（二）服务内容

每年为老年人提供 1 次健康管理服务，包括生活方式和健康状况评估、体格检查、辅助检查和健康指导。

1. 生活方式和健康状况评估 通过问诊及老年人健康状况自评，了解其基本健康状况、体育锻炼、饮食、吸烟、饮酒、慢性疾病常见症状、既往所患疾病、治疗及目前用药和生活自理能力等情况。

（1）生活方式评估

1）评估意义：对老年人生活方式的评估，可了解老年人是否存在引起疾病的行为危险因子，为生活方式指导提供依据。针对吸烟、饮酒、身体活动不足、膳食不合理等行为危险因子进行干预，对

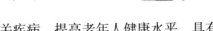

预防和控制相关疾病，提高老年人健康水平，具有重要作用。

2）评估内容：列于表3-4。

表3-4　生活方式评估内容

具体的生活方式	评估内容
饮食行为	膳食热量及其来源比例，食物多样，脂肪、食盐、蔬菜、水果、酒精等摄入量
运动锻炼	运动形式和运动量
体重控制情况	体重指数和体重分类、腰围，是否向心性肥胖、是否控制体重、控制体重采取的方法等
吸烟行为评估	是否吸烟、开始吸烟年龄、目前吸烟量、烟的种类，以及对戒烟的态度、是否曾经戒烟等
饮酒行为评估	是否饮酒、饮酒量、饮酒种类、是否有酒精依赖等
精神方面	精神压力及紧张因素状况
遵医嘱行为评估	老年人中各种慢性病患者遵医嘱服药，是否遵医嘱监测血压、血糖等

3）评估方法：健康体检时，逐项询问健康体检表中生活方式的内容；使用调查问卷，以询问的方式对评估内容逐项询问；在日常诊疗和随访工作中，根据老年人健康状况进行有针对性的询问；开展健康教育工作中的沟通交流，获得相关信息。

（2）生活自理能力评估

1）评估目的和意义：老年人的生活自理能力

对老年人的身体健康和心理健康影响很大，通过生活自理能力评估，可了解老年人的生活自理能力，为针对性健康管理提供相关信息，为老年人生活照料和支持提供依据。有助于进行有针对性的健康管理，提高老年人的健康水平和生活质量。

2）评估内容：列于表 3-5。

3）评估方法：以老年人生活自理能力评估表为工具，由老年人自己完成评估。对于阅读能力、理解能力不能满足要求的老年人，可由了解老年人生活情况和健康状况的家人代为评估；自评完成后，由医务人员判断评分，并计算总评分；将各方面判断评分汇总后，0～3分者为可自理；4～8分者为轻度依赖；9～18分者为中度依赖；≥19分者为不能自理。

（3）健康状况评估：通过问诊、体格检查、辅助检查和老年人生活自理能力评估，了解老年人的健康状况，为有针对性地进行老年人的健康管理提供依据。对于已建立居民健康档案的老年人，还可通过健康档案获得老年人既往的健康状况信息。从卫生资源和信息有效利用的角度看，应首先利用健康档案已有的信息，在此基础上，再通过进行健康检查获得新的健康信息，作为老年人健康管理的依据。

2. 体格检查 包括体温、脉搏、呼吸、血压、身高、体重、腰围、皮肤、浅表淋巴结、肺、心脏、腹部等常规体格检查，并对口腔、视力、听力和运动功能等进行粗测判断。

3. 辅助检查 包括血常规、尿常规、肝功能

表 3-5　老年人生活自理能力评估表

评估事项、内容与评分	程度等级				判断评分
	可自理	轻度依赖	中度依赖	不能自理	
进餐：使用餐具将饭菜送入口、咀嚼、吞咽等活动	独立完成	—	无须协助，如切碎、搅拌食物	完全需要帮助	
评分	0	0	3	5	
梳洗：梳头、洗脸、刷牙、剃须、洗澡等活动	独立完成	能独立地洗头、梳头、洗脸、刷牙、剃须等；洗澡需要协助	在协助下和适当的时间内，能完成部分梳洗活动	完全需要帮助	
评分	0	1	3	7	
穿衣：穿衣裤、袜子、鞋子等活动	独立完成	—	需要协助，在适当的时间内完成部分穿衣	完全需要帮助	
评分	0	0	3	5	

续表

评估事项、内容与评分	可自理	程度等级			判断评分
		轻度依赖	中度依赖	不能自理	
如厕：小便、大便等活动及自控	无须协助，可自控	偶尔失禁，但基本能如厕或使用便具	经常失禁，在很多提示和协助下尚能如厕或使用便具	完全失禁，完全需要帮助	
评分	0	1	5	10	
活动：室内、室外活动，上下楼梯，行走，户外活动	独立完成所有活动	借助较小的外力或辅助装置能完成站立、行走、上下楼梯等	借助较大的外力才能完成站立、行走，不能上下楼梯	卧床不起，活动完全需要帮助	
评分	0	1	5	10	
总得分					

（血清谷草转氨酶、血清谷丙转氨酶和总胆红素）、肾功能（血清肌酐和尿素氮）、空腹血糖、血脂（总胆固醇、甘油三酯、低密度脂蛋白胆固醇、高密度脂蛋白胆固醇）、心电图和腹部 B 超（肝、胆、胰、脾）检查。

4. 健康指导

（1）健康指导原则：告知评价结果并进行相应的健康指导。

对发现已确诊的原发性高血压和 2 型糖尿病等患者，同时开展相应的慢性病患者健康管理；对患有其他疾病者（非高血压或糖尿病），应及时治疗或转诊；对发现有异常的老年人，建议定期复查或向上级医疗机构转诊；进行健康生活方式以及疫苗接种、骨质疏松预防、防跌倒措施、意外伤害预防和自救、认知和情感等健康指导；告知或预约下一次健康管理服务时间。

（2）健康指导方法

1）评估：首先针对评估对象个体的生活方式进行评价，了解其行为改变的状况、知识和态度，确定其最主要的危险因子。

2）建议：根据评估对象个体的行为危险因子水平，提出有针对性的行为改变建议，使评估对象了解生活方式干预对健康的重要性。

3）服务对象的认同：提高老年人的参与程度，与老年人共同制订个体化的、切实可行的目标和健康改善行动计划，为老年人提供感兴趣的活动形式，提高他们的依从性和服务可行性。

4）支持：创造社区支持性环境，并为患者提供保健指导。支持的内容为：了解老年人达到目标面临的最大挑战；了解老年人克服困难曾经采取的措施；为老年人拟定书面的行为干预计划，方便患者对照实施；为老年人实现目标提供咨询、指导和运动场所等社区支持性环境。

5）计划：拟定随访计划，通过家庭访视、电话随访、短信通知和门诊随访等方式进行生活方式调整的随访。计划的内容为：预约下次随访时间；了解老年人在接受指导期间合理膳食、体力活动、控制体重、戒烟限酒等执行情况；了解老年人利用社区资源的情况；随时调整和改进个体干预方案。

（三）服务要求

1. 开展老年人健康管理服务的乡镇卫生院和社区卫生服务中心应当具备服务内容所需的基本设备和条件。

2. 加强与村（居）委会、派出所等相关部门的联系，掌握辖区内老年人口信息变化。加强宣传，告知服务内容，使更多的老年人愿意接受服务。

3. 每次健康检查后，及时将相关信息记入健康档案。具体内容详见《居民健康档案管理服务规范》健康体检表。对于已纳入相应慢性病健康管理的老年人，本次健康管理服务可作为一次随访服务。

4. 积极应用中医药方法为老年人提供养生保健、疾病防治等健康指导。

（四）工作指标

老年人健康管理率 = 年内接受健康管理人数 / 年内辖区内 65 岁及以上常住居民数 ×100%。

注：接受健康管理是指建立了健康档案，接受了健康体检、健康指导，健康体检表填写完整。

五、严重精神障碍患者健康管理

（一）服务对象

辖区内常住居民中诊断明确、在家居住的严重精神障碍患者。严重精神障碍主要包括精神分裂症、分裂情感障碍、妄想性障碍、双相情感障碍、癫痫所致精神障碍、精神发育迟滞伴发精神障碍。

（二）服务内容

1. 患者信息管理 在将严重精神障碍患者纳入管理时，需由家属提供或直接转自原承担治疗任务的专业医疗卫生机构的疾病诊疗相关信息，同时为患者进行一次全面评估，为其建立居民健康档案，并按照要求填写严重精神障碍患者个人信息补充表。

2. 随访评估 对应管理的严重精神障碍患者，每年至少随访 4 次，每次随访应对患者进行危险性评估；检查患者的精神状况，包括感觉、知觉、思维、情感和意志行为、自知力等；询问和评估患者的躯体疾病、社会功能情况、用药情况及各项实验室检查结果等。其中，危险性评估分为以下 6 级。

0级：无符合以下1~5级中的任何行为。

1级：口头威胁，喊叫，但没有打砸行为。

2级：打砸行为，局限在家里，针对财物，能被劝说制止。

3级：明显打砸行为，不分场合，针对财物，不能接受劝说而停止。

4级：持续的打砸行为，不分场合，针对财物或人，不能接受劝说而停止（包括自伤、自杀）。

5级：持械针对人的任何暴力行为，或者纵火、爆炸等行为，无论在家里还是公共场合。

3. 分类干预 根据患者的危险性评估分级、社会功能状况、精神症状评估、自知力判断，以及患者是否存在药物不良反应或躯体疾病情况，对患者进行分类干预。

（1）病情不稳定患者：若危险性为3~5级或精神症状明显、自知力缺乏、有严重药物不良反应或严重躯体疾病，对症处理后，立即转诊到上级医院。必要时报告当地公安部门，2周内了解其治疗情况。对于未能住院或转诊的患者，联系精神专科医师进行相应处置，并在居委会人员、民警的共同协助下，2周内随访。

（2）病情基本稳定患者：若危险性为1~2级，或精神症状、自知力、社会功能状况至少有一方面较差，首先应判断是病情波动或药物疗效不佳，还是伴有药物不良反应或躯体症状恶化，分别采取在规定剂量范围内调整现用药物剂量和查找原因对症治疗的措施，2周时随访，若处理后病情趋于稳定者，可维持目前治疗方案，3个月时随访；未达到

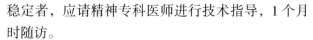

稳定者，应请精神专科医师进行技术指导，1 个月时随访。

（3）病情稳定患者：若危险性为 0 级，且精神症状基本消失，自知力基本恢复，社会功能处于一般或良好，无严重药物不良反应，躯体疾病稳定，无其他异常，继续执行上级医院制定的治疗方案，3 个月时随访。

（4）每次随访根据患者病情的控制情况，对患者及其家属进行有针对性的健康教育和生活技能训练等方面的康复指导，对家属提供心理支持和帮助。

4. 健康体检　在患者病情许可的情况下，征得监护人与（或）患者本人同意后，每年进行 1 次健康检查，可与随访相结合。内容包括一般体格检查、血压、体重、血常规（含白细胞分类）、转氨酶、血糖及心电图。

（三）服务要求

（1）配备接受过严重精神障碍管理培训的专（兼）职人员，开展本规范规定的健康管理工作。

（2）与相关部门加强联系，及时为辖区内新发现的严重精神障碍患者建立健康档案并根据情况及时更新。

（3）随访包括预约患者到门诊就诊、电话追踪和家庭访视等方式。

（4）加强宣传，鼓励和帮助患者进行社会功能康复训练，指导患者参与社会活动，接受职业训练。

（四）工作指标

严重精神障碍患者规范管理率＝年内辖区按照规范要求进行管理的严重精神障碍患者人数／年内辖区内登记在册的确诊严重精神障碍患者人数 ×100%。

六、2 型糖尿病患者健康管理

（一）服务对象

辖区内 35 岁及以上常住居民中 2 型糖尿病患者。

（二）服务内容

1. **筛查**　对工作中发现的 2 型糖尿病高危人群进行有针对性的健康教育，建议其每年至少测量 1 次空腹血糖，并接受医务人员的健康指导。

（1）高危人群：年龄≥40 岁；体重指数（BMI）≥24 kg/m²；腰围：男性≥90 cm，女性≥85 cm；有糖尿病家族史者；既往有空腹血糖 6.1 ~ 6.9 mmol/L 者（空腹血糖受损，IFG）或餐后 2 小时血糖 7.8 ~ 11.0 mmol/L 者（糖耐量减低，IGT）；有高密度脂蛋白胆固醇降低和（或）高甘油三酯血症者；有高血压和（或）心脑血管病变者；严重精神病和抑郁症患者。

（2）健康指导：饮食控制、运动治疗、控制体重、保持良好的心理状态、提供支持性环境。糖尿病患者的治疗要采取包括饮食治疗、运动治疗、血糖监测、健康教育和药物治疗的综合治疗。其中饮食治疗的基本原则是控制总能量，达到和维持合理体重；平衡膳食，合理安排各种营养素的比例；避免高脂肪，适量蛋白质，适宜糖类；增加膳食纤维摄入；清淡饮食，减少钠盐摄入；坚持少量多餐，定时定量；保持饮食摄入和身体活动的平衡。

2. 随访评估　对确诊的 2 型糖尿病患者，每年提供 4 次免费空腹血糖检测，至少进行 4 次面对面随访。

（1）测量空腹血糖和血压，并评估是否存在危急情况。如出现血糖≥16.7 mmol/L 或血糖≤3.9 mmol/L；收缩压≥180 mmHg 和（或）舒张压≥110 mmHg；意识或行为改变、呼气有烂苹果样丙酮味、心悸、出汗、食欲缺乏、恶心、呕吐、多饮、多尿、腹痛、有深大呼吸、皮肤潮红；持续性心动过速（心率超过 100 次／分）；体温超过 39 ℃或有其他的突发异常情况，如视力骤降、妊娠期及哺乳期血糖高于正常值等危险情况之一，或存在不能处理的其他疾病时，须在处理后紧急转诊。对于紧急转诊者，乡镇卫生院、村卫生室、社区卫生服务中心（站）应在 2 周内主动随访转诊情况。

（2）若无须紧急转诊，询问上次随访到此次随访期间的症状。

（3）测量体重，计算体重指数（BMI），检查足背动脉搏动情况。

（4）询问患者疾病情况和生活方式，包括心脑血管疾病、吸烟、饮酒、运动、主食摄入情况等。

（5）了解患者的服药情况。

3. 分类干预

（1）对血糖控制满意（空腹血糖<7.0 mmol/L），无药物不良反应，无新发并发症或原有并发症无加重的患者，预约下一次随访。

（2）对第一次出现空腹血糖控制不满意（空腹血糖≥7.0 mmol/L）或药物不良反应的患者，结合其服药依从情况进行指导，必要时增加现有药物剂量，更换或增加不同类的降血糖药，2周时随访。

（3）对连续2次出现空腹血糖控制不满意或药物不良反应难以控制，以及出现新的并发症或原有并发症加重的患者，建议其转诊到上级医院，2周内主动随访转诊情况。

（4）对所有的患者进行有针对性的健康教育，与患者一起拟定生活方式改进目标，并在下一次随访时评估进展。告诉患者出现哪些异常时应立即就诊。

4. 健康体检　对确诊的2型糖尿病患者，每年进行1次较全面的健康体检，体检可与随访相结合。检查内容包括体温、脉搏、呼吸、血压、空腹血糖、身高、体重、腰围、皮肤、浅表淋巴结、心脏、肺部、腹部等常规体格检查，并对口腔、视力、听力和运动功能等进行判断。具体内容参照《居民健康档案管理服务规范》健康体检表。

（三）服务要求

（1）2型糖尿病患者的健康管理由医生负责，应与门诊服务相结合，对未能按照健康管理要求接受随访的患者，乡镇卫生院、村卫生室、社区卫生服务中心（站）应主动与患者联系，保证管理的连续性。

（2）随访包括预约患者到门诊就诊、电话追踪和家庭访视等方式。

（3）乡镇卫生院、村卫生室、社区卫生服务中心（站）要通过本地区社区卫生诊断和门诊服务等途径筛查和发现 2 型糖尿病患者，掌握辖区内居民 2 型糖尿病的患病情况。

（4）发挥中医药在改善临床症状、提高生活质量、防治并发症中的特色和作用，积极应用中医药方法开展 2 型糖尿病患者健康管理服务。

（5）加强宣传，告知服务内容，使更多的患者愿意接受服务。

（6）每次提供服务后，及时将相关信息记入患者的健康档案。

（四）工作指标

（1）2 型糖尿病患者规范管理率＝按照规范要求进行 2 型糖尿病患者健康管理的人数 / 年内已管理的 2 型糖尿病患者人数 ×100%。

（2）管理人群血糖控制率＝年内最近一次随访空腹血糖达标人数 / 年内已管理的 2 型糖尿病患者人数 ×100%。

注：最近一次随访血糖指的是按照规范要求最近一次随访的血糖。若失访，则判断为未达标，空腹血糖达标是指空腹血糖＜7 mmol/L。

七、高血压患者健康管理

（一）服务对象

辖区内 35 岁及以上常住居民中原发性高血压患者。

（二）服务内容

1. 筛查

（1）对辖区内 35 岁及以上常住居民，每年为其免费测量一次血压（非同日 3 次测量）。

（2）对第一次发现收缩压≥140 mmHg 和（或）舒张压≥90 mmHg 的居民，在去除可能引起血压升高的因素后预约其复查，非同日 3 次测量血压均高于正常，可初步诊断为高血压。建议转诊到有条件的上级医院确诊并取得治疗方案，2 周内随访转诊结果。对已确诊的原发性高血压患者，纳入健康管理。对可疑继发性高血压患者，及时转诊。

（3）如有以下六项指标中的任一项高危因素，建议每半年至少测量 1 次血压，并接受医务人员的生活方式指导：血压高值［收缩压 130～139 mmHg 和（或）舒张压 85～89 mmHg］；高血压家族史（一、二级亲属）；长期高盐膳食；长期过量饮酒（每日饮白酒≥100 ml）；年龄≥55 岁；超重或肥胖和（或）腹型肥胖。

超重：28 kg/m^2＞BMI≥24 kg/m^2；

肥胖：BMI≥28 kg/m^2

腰围：男≥90 cm（2.7 尺），女≥85 cm（2.6 尺）为腹型肥胖。

（4）生活方式指导

1）合理膳食：低盐饮食（每人每日食盐摄入量不应超过 6 g），多摄入新鲜蔬菜和水果。

2）适量运动：保持有规律的中等强度的有氧耐力运动。

3）控制体重：将体重指数控制在正常范围（$18.5 \sim 23.9 \, \text{kg/m}^2$）。

4）戒烟限酒：每日饮白酒少于 100 ml（2 两）。

5）注意心理调整：减少内、外刺激因素，避免血压升高。

6）遵医行为：患者按照医生指导改善生活方式。

2. 随访评估 对原发性高血压患者，每年要提供至少 4 次面对面的随访。

（1）测量血压并评估是否存在危急情况，如出现收缩压≥180 mmHg 和（或）舒张压≥110 mmHg；意识改变、剧烈头痛或头晕、恶心、呕吐、视物模糊、眼痛、心悸、胸闷、喘憋不能平卧及处于妊娠期或哺乳期同时血压高于正常等危急情况之一，或存在不能处理的其他疾病时，须在处理后紧急转诊。对于紧急转诊者，乡镇卫生院、村卫生室、社区卫生服务中心（站）应在 2 周内主动随访转诊情况。

（2）若不需紧急转诊，询问上次随访到此次期间的症状。

（3）测量体重、心率，计算体重指数（BMI）。

（4）询问患者疾病情况和生活方式，包括心脑血管疾病、糖尿病、吸烟、饮酒、运动及摄盐情况等。

（5）了解患者的服药情况。

3. 分类干预

（1）对血压控制满意（一般高血压患者血压降至140/90 mmHg以下；≥65岁老年高血压患者的血压降至150/90 mmHg以下，如果能耐受，可进一步降至140/90 mmHg以下；一般糖尿病或慢性肾病患者的血压目标可以在140/90 mmHg基础上再适当降低）、无药物不良反应、无新发并发症或原有并发症无加重的患者，预约下一次随访时间。

（2）对第一次出现血压控制不满意，或出现药物不良反应的患者，结合其服药依从性，必要时增加现用药物剂量，更换或增加不同种类的抗高血压药，2周内随访。

（3）对连续2次出现血压控制不满意或药物不良反应难以控制以及出现新的并发症或原有并发症加重的患者，建议其转诊到上级医院，2周内主动随访转诊情况。

（4）对所有患者进行有针对性的健康教育，与患者一起拟定生活方式改进目标，并在下一次随访时评估进展。告诉患者出现哪些异常时应立即就诊。

4. 健康体检 对原发性高血压患者每年进行1次较全面的健康检查，可与随访相结合。体检内容包括体温、脉搏、呼吸、血压、身高、体重、腰围、皮肤、浅表淋巴结、心脏、肺部、腹部等常规体格检查，并对口腔、视力、听力和运动功能等进行判断。具体内容参照《居民健康档案管理服务规范》健康体检表。

（三）服务要求

（1）高血压患者的健康管理由医生负责，应与门诊服务相结合，对未能按照管理要求接受随访的患者，乡镇卫生院、村卫生室、社区卫生服务中心（站）医务人员应主动与患者联系，保证管理的连续性。

（2）随访包括预约患者到门诊就诊、电话追踪和家庭访视等方式。

（3）乡镇卫生院、村卫生室、社区卫生服务中心（站）可通过本地区社区卫生诊断和门诊服务等途径筛查和发现高血压患者。有条件的地区，对人员进行规范培训后，可参考《中国高血压防治指南》对高血压患者进行健康管理。

（4）发挥中医药在改善临床症状、提高生活质量、防治并发症中的特色和作用，积极应用中医药方法开展高血压患者健康管理服务。

（5）加强宣传，告知服务内容，使更多的患者和居民愿意接受服务。

（6）每次提供服务后及时将相关信息记入患者的健康档案。

（四）工作指标

（1）高血压患者规范管理率＝按照规范要求进行高血压患者健康管理的人数/年内已管理的高血压患者人数 ×100%。

（2）管理人群血压控制率＝年内最近一次随访血压达标人数/年内已管理的高血压患者人数 ×100%。

注：最近一次随访血压指的是按照规范要求最近一次随访的血压。若失访，则判断为未达标，血压控制是指收缩压<140 mmHg 和舒张压<90 mmHg（65 岁及以上患者收缩压<150 mmHg 和舒张压<90 mmHg），即收缩压和舒张压同时达标。

八、慢性阻塞性肺疾病患者健康管理

（一）疾病概况

慢性阻塞性肺疾病（简称慢阻肺）是最常见的慢性气道疾病，具有高患病率、高致残率、高病死率和高疾病负担的特点，患病周期长、反复急性加重、有多种合并症，严重影响中老年患者的预后和生活质量。慢性阻塞性肺疾病最重要的危险因素是吸烟、室内外空气污染物以及职业性粉尘和化学物质的吸入。通过积极控制相关危险因素，可以有效地预防慢阻肺的发生和发展，显著提高患者的预后和生活质量。

目前，慢性阻塞性肺疾病尚未纳入国家基本公共卫生服务项目。但国家卫健委高度重视以慢阻肺为重点的慢性呼吸系统疾病防治工作，将慢性呼吸系统疾病等慢性病防控纳入国家战略，将降低慢性呼吸系统疾病等四类重大慢性病过早死亡率作为《"健康中国 2030"规划纲要》的重要发展目标之一。

（二）管理目标

1. 减轻患者稳定期症状 包括缓解呼吸系统症状，改善运动耐量和健康状况。

2. 降低未来风险　包括防止疾病进展，防治急性加重及减少病死率。

（三）具体要求

1. 对慢阻肺患者的管理要求

（1）关注疾病早期发现：呼吸困难、慢性咳嗽和（或）咳痰是慢阻肺最常见的症状，40 岁及以上人群，长期吸烟、职业粉尘或化学物质暴露等危险因素接触者，有活动后气短或呼吸困难、慢性咳嗽及咳痰、反复下呼吸道感染等症状者，建议每年进行 1 次肺功能检测，确认是否已患慢阻肺。

（2）注意危险因素防护：减少烟草暴露，吸烟者尽可能戒烟。加强职业防护，避免与有毒、有害气体及化学物质接触，减少生物燃料（木材、动物粪便、农作物残梗、煤炭等）燃烧所致的室内空气污染，避免大量油烟刺激，室外空气污染严重天气减少外出或做好戴口罩等防护措施。提倡家庭中进行湿式清扫。

（3）注意预防感冒：感冒是慢阻肺等慢性呼吸系统疾病急性发作的主要诱因。建议慢性呼吸系统疾病患者和老年人等高危人群主动接种流感疫苗和肺炎球菌多糖疫苗。

2. 对医疗机构的要求

（1）开展健康教育：做好患者的健康教育，倡导健康的生活方式，鼓励患者做好行为管控。不吸烟（吸烟者戒烟）；避免接触二手烟；不饮酒；烧柴草、煤炭、木炭做饭时，注意通风，改善排烟设施；接触烟雾、粉尘及刺激性气体的职业，应注意劳动防护，如戴口罩；雾霾天外出注意戴口罩；注意保暖，防止受凉，注意通风，避免呼吸道感染；合理饮食，少吃多餐，避免吃得过饱，少吃容易导致腹胀的食品；消瘦者注意补充蛋类、瘦肉等优质蛋白；如无禁忌证（心力衰竭、肾衰竭等），尽量保证水分摄入，不要等到口渴再饮水，水分不足会导致痰变黏稠不易咳出；可进行散步、慢跑等活动，但以不引起明显的呼吸困难为基础。

（2）积极治疗与康复：告知患者遵医嘱坚持长期用药，不可随意停药。维持长期治疗有助于改善生活质量，减少慢阻肺急性加重次数，降低死亡风险。嘱患者每半年左右到医院进行肺功能等检查，了解病情进展。肺功能检查对慢阻肺的诊断、严重度评价、疾病进展、预后及治疗均有重要意义。开具运动处方，平时可进行中等量的体力活动，如打太极拳、走路，也可以进行腹式呼吸，做呼吸操等，在专业人员指导下积极参与康复治疗。提供"三伏贴"等中医药特色服务。

（3）急症处置：医疗机构接诊慢阻肺急性加重或有并发症患者时，应进行全面评估，治疗时应遵循最小化本次急性加重的影响，预防再次急性加重的发生的原则。

3. 对社会和政府的要求

（1）将肺功能检查纳入40岁及以上人群常规体检内容。推行高危人群首诊测量肺功能，如发现疑似慢阻肺患者，及时提供转诊服务。推动各地为社区卫生服务中心和乡镇卫生院配备肺功能检查仪等设备，做好基层专业人员培训。

（2）研究将慢阻肺患者健康管理纳入国家基本公共卫生服务项目，落实分级诊疗制度，为慢阻肺高危人群和患者提供筛查干预、诊断、治疗、随访管理、功能康复等全程防治管理服务，提高基层慢阻肺的早诊早治率和规范化管理率。

（3）着力提升基层慢阻肺等慢性呼吸系统疾病防治能力和水平，加强基层医疗机构相关诊治设备（雾化吸入设施、氧疗设备、无创呼吸机等）和长期治疗管理用药的配备。

（4）加强科技攻关和成果转化，运用临床综合评价、鼓励相关企业部门研发等措施，提高新型疫苗、诊断技术、治疗药物的可及性，减轻患者的经济负担。

（赵　钰　姚永萍　张　军　陈大义）

第三节　常见法定传染病防控管理

一、肺结核防治管理

（一）肺结核概述

1. 定义　发生在肺组织、气管、支气管和胸膜的结核病变。

2. 病原学特征　结核分枝杆菌是导致人类结核病的病原菌。结核分枝杆菌的形态为细长直或稍弯曲、两端圆钝的杆菌，长 1～4 μm，宽 0.3～0.6 μm。结核分枝杆菌对酸、碱、自然环境和干燥有抵抗力，但对湿热、乙醇和紫外线敏感，对抗结核药易产生耐药性。结核分枝杆菌细胞壁中含有脂质，故对乙醇敏感。75%乙醇作用5~30分钟死亡，液体中加热至62~63℃30分钟死亡。结核分枝杆菌对紫外线敏感，直接日光照射2~7 h可被杀死。紫外线可用于结核病患者衣服、书籍等的消毒。

3. 传播途径　主要通过吸入肺结核患者咳嗽、打喷嚏时喷出的飞沫传播。

4. 症状　咳嗽、咳痰≥2周，或痰中带血或咯血为肺结核可疑症状。多数起病缓慢，部分患者可无明显症状，仅在胸部影像学检查时被发现。还可出现全身症状，如盗汗、疲乏、间断或持续午后低热、食欲缺乏、体重减轻，女性患者可伴有月经失调或闭经。少数患者起病急骤，有中热、高热，部分伴有不同程度的呼吸困难。

（二）服务对象

辖区内确诊的常住肺结核患者。

（三）服务内容

1. 筛查及推介转诊　对辖区内前来就诊的居民或患者，如发现有慢性咳嗽、咳痰≥2周，咯血、血痰，或发热、盗汗、胸痛或不明原因消瘦等肺结核可疑症状，在鉴别诊断的基础上，填写双向转诊单。推荐其到结核病定点医疗机构进行结核病检查。1周内进行电话随访，了解是否前去就诊，督促其及时就医。

2. 第一次入户随访　乡镇卫生院、村卫生室、社区卫生服务中心（站）接到上级专业机构管理肺结核患者的通知单后，要在72小时内访视患者，具体内容如下。

（1）确定督导人员，督导人员优先为医务人员，也可为患者家属。若选择家属，则必须对家属进行培训。同时与患者确定服药地点和服药时间。按照化疗方案，告知督导人员患者的肺结核患者治疗记录卡或耐多药肺结核患者服药卡的填写方法、取药时间和地点，提醒患者按时取药和复诊。

（2）对患者的居住环境进行评估，告诉患者及家属做好防护工作，防止传染。

（3）对患者及家属进行结核病防治知识宣传教育。

（4）告诉患者出现病情加重、严重不良反应、并发症等异常情况时，要及时就诊。

若72小时内2次访视均未见到患者，则将访视结果向上级专业机构报告。

3. 督导服药和随访管理

（1）督导服药

1）医务人员督导：患者服药日，医务人员对患者进行直接面视下督导服药。

2）家庭成员督导：患者每次服药要在家属的面视下进行。

（2）随访评估：对于由医务人员督导的患者，医务人员至少每个月记录1次对患者的随访评估结果；对于由家庭成员督导的患者，基层医疗卫生机构要在患者的强化期或注射期内每10天随访1次，继续期或非注射期内每个月随访1次。

评估是否存在危急情况，如有，则紧急转诊，2 周内主动随访转诊情况。对无须紧急转诊者，了解患者服药情况（包括服药是否规律，是否有不良反应），询问上次随访至此次随访期间的症状。询问其他疾病状况、用药史和生活方式。

（3）分类干预：对于能够按时服药，无不良反应的患者，则继续督导服药，并预约下一次随访时间。

如患者未按定点医疗机构的医嘱服药，要查明原因。若是不良反应引起的，则转诊；若为其他原因，则要对患者强化健康教育。若患者漏服药 1 周及以上，要及时向上级专业机构报告。对出现药物不良反应、并发症或合并症的患者，要立即转诊，2 周内随访。提醒并督促患者按时到定点医疗机构进行复诊。

4. **结案评估**　当患者停止抗结核治疗后，要对其进行结案评估，包括记录患者停止治疗的时间及原因；对其全程服药管理情况进行评估；收集和上报患者的肺结核患者治疗记录卡或耐多药肺结核患者服药卡。同时将患者转诊至结核病定点医疗机构进行治疗转归评估，2 周内进行电话随访，了解是否前去就诊及确诊结果。

（四）服务要求

（1）在农村地区，主要由村医开展肺结核患者的健康管理服务。

（2）肺结核患者健康管理医务人员需接受上级专业机构的培训和技术指导。

（3）患者服药后，督导人员按上级专业机构的要求，在患者服完药后，在肺结核患者治疗记录卡／耐多药肺结核患者服药卡中记录服药情况。患者完成疗程后，要将肺结核患者治疗记录卡／耐多药肺结核患者服药卡交上级专业机构留存。

（4）提供服务后及时将相关信息记入肺结核患者随访服务记录表，每个月记入 1 次，存入患者的健康档案，并将该信息与上级专业机构共享。

（5）管理期间如发现患者从本辖区居住地迁出，要及时向上级专业机构报告。

（五）工作指标

（1）肺结核患者管理率 = 已管理的肺结核患者人数／辖区同期内经上级定点医疗机构确诊并通知基层医疗卫生机构管理的肺结核患者人数 × 100%。

（2）肺结核患者规则服药率 = 按照要求规则服药的肺结核患者人数／同期辖区内已完成治疗的肺结核患者人数 × 100%。

（3）规则服药：在整个疗程中，患者在规定的服药时间实际服药次数占应服药次数的 90% 以上。

二、艾滋病综合防治管理

（一）概述

1. 定义 获得性免疫缺陷综合征（acquired immunodeficiency syndrome，AIDS）简称艾滋病，是由人类免疫缺陷病毒（human immunodeficiency virus，HIV）感染引起的，以人体 CD4⁺ T 淋巴细胞减少为特征的进行性免疫功能缺陷。疾病后期可继发各种机会性感染、恶性肿瘤和中枢神经系统病变的综合性疾患，属于我国法定传染病中的乙类传染病。

2. 病原学特征　HIV 属于病毒科慢病毒属中的人类慢病毒组，为直径 100 ~ 120 nm 的球形颗粒，由核心和包膜两部分组成；含有 3 个结构基因（*gag*、*pol* 和 *env*）、2 个调节基因 [*tat*（反式激活因子）和 *rev*（毒粒蛋白表达调节因子）] 和 4 个辅助基因 [*nef*（负调控因子）、*vpr*（病毒蛋白 r）、*vpu*（病毒蛋白 u）和 *vif*（病毒感染因子）]。

HIV 是一种变异性很强的病毒，各基因的变异程度不同，*env* 基因变异率最高。HIV 发生变异的主要原因包括反转录酶无校正功能导致的随机变异；病毒在体内高频率复制；宿主的免疫选择压力；病毒 DNA 与宿主 DNA 之间的基因重组；以及药物选择压力。其中不规范的高效抗逆转录病毒治疗（HAART）以及患者依从性差是导致耐药性的重要原因。

HIV 在外界环境中的生存能力较弱，对物理因素和化学因素的抵抗力较低。一般对乙型肝炎病毒（HBV）有效的消毒剂，如碘酊、过氧乙酸、戊二醛、次氯酸钠，对 HIV 也都有良好的灭活作用。因此，对 HBV 有效的消毒和灭活方法均适用于 HIV。除此之外，70% 乙醇也可灭活 HIV，但紫外线或 γ 射线不能灭活 HIV。HIV 对热很敏感，对低温耐受性强于高温。56℃处理 30 分钟可使 HIV 在体外对人的 T 淋巴细胞失去感染性，但不能完全灭活血清中的 HIV；100℃处理 20 分钟可将 HIV 完全灭活。

3. 发病机制 HIV 主要侵犯人体的免疫系统，包括 CD4$^+$T 淋巴细胞、单核巨噬细胞和树突状细胞等，主要表现为 CD4$^+$T 淋巴细胞数量不断减少，最终导致人体细胞免疫功能缺陷，引起各种机会性感染和肿瘤的发生。

HIV 进入人体后，在 24 ~ 48 小时到达局部淋巴结，5 天左右在外周血中可以检测到病毒成分，继而产生病毒血症，导致急性感染，以 CD4$^+$淋巴细胞数量短期内一过性迅速减少为特点。大多数感染者未经特殊治疗，CD4$^+$淋巴细胞数可自行恢复至正常水平或接近正常水平。由于机体免疫系统不能完全清除病毒，形成慢性感染，包括无症状感染期和有症状感染期。无症状感染期持续时间变化较大（数月至数十年不等），平均约 8 年。

临床可表现为典型进展、快速进展和长期缓慢进展 3 种转归。影响 HIV 感染临床转归的主要因素有病毒、宿主免疫和遗传背景等。需要注意的是，我国男男性行为感染 HIV 者病情进展较快，感染后多数在 4 ~ 5 年进展到艾滋病期。

绝大多数患者经 HAART 后，HIV 所引起的免疫异常改变能恢复至正常或接近正常水平，即免疫功能重建，包括 CD4$^+$T 淋巴细胞数量和免疫功能的恢复。

4. 临床表现与分期 从初始感染 HIV 到终末

期是一个较为漫长、复杂的过程,在这一过程的不同阶段,与HIV相关的临床表现也是多种多样的。根据感染后临床表现及症状、体征,HIV感染的全过程可分为急性期、无症状期和艾滋病期。因为影响HIV感染临床转归的主要因素有病毒、宿主免疫和遗传背景等,所以在临床上可表现为典型进展、快速进展和长期缓慢进展3种转归,出现的临床表现也不同。

(1)急性期:通常发生在初次感染HIV后2~4周。部分感染者出现HIV病毒血症和免疫系统急性损伤所产生的临床表现。大多数患者临床症状轻微,持续1~3周后缓解。临床表现以发热最为常见,可伴有咽痛、盗汗、恶心、呕吐、腹泻、皮疹、关节疼痛、淋巴结肿大及神经系统症状。

此期在血液中可检出HIV RNA和p24抗原,而HIV抗体则在感染后2周左右出现。CD4+T淋巴细胞计数一过性减少,CD4+/CD8+T淋巴细胞比值亦可倒置。部分患者可有轻度白细胞和血小板减少或肝功能异常。快速进展者在此期可能出现严重感染或者中枢神经系统症状、体征及疾病。

(2)无症状期:可从急性期进入此期,或无明显的急性期症状而直接进入此期。此期持续时间一般为6~8年。其时间长短与感染病毒的数量和型别、感染途径、机体免疫状况的个体差异、营养条件及生活习惯等因素有关。在无症状期,由于HIV在感染者体内不断复制,免疫系统受损,CD4+T淋

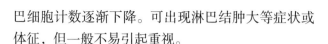

巴细胞计数逐渐下降。可出现淋巴结肿大等症状或体征，但一般不易引起重视。

（3）艾滋病期：为感染 HIV 后的最终阶段。患者 CD4$^+$T 淋巴细胞计数多<200 个 /μl，HIV 血浆病毒载量明显升高。此期主要临床表现为 HIV 相关症状、体征及各种机会性感染和肿瘤。

HIV 感染后相关症状及体征：主要表现为持续 1 个月以上的发热、盗汗、腹泻；体重减轻 10% 以上。部分患者表现为神经精神症状，如记忆力减退、精神淡漠、性格改变、头痛、癫痫及痴呆。另外，还可出现持续性全身淋巴结肿大，其特点为：①除腹股沟以外，有两个或两个以上部位的淋巴结肿大；②淋巴结直径≥1 cm，无压痛，无粘连；③持续 3 个月以上。

5. 传染源　被 HIV 感染的人，包括 HIV 感染者和艾滋病患者。HIV 主要存在于传染源的血液、精液、阴道分泌物、胸腔积液、腹水、脑脊液、羊水和乳汁等体液中。

6. 感染和传播途径　经性接触传播（包括不安全的同性、异性和双性性接触）；经血液及血制品传播（包括共用针具静脉注射毒品、不规范的介入性医疗操作、文身等）；经母婴传播（包括宫内感染、分娩时和哺乳传播）。

7. 高风险人群　主要有男男同性性行为者、静脉注射毒品者、与 AIDS/HIV 感染患者有性接触者、多性伴人群、性传播感染（STI）和结核病群体。

（二）综合防治措施

1. 加强预防艾滋病宣传教育 增强个人健康责任意识。强化社会主义核心价值观宣传，弘扬中华民族传统美德，倡导公序良俗，大力宣传每个人是自己健康第一责任人的理念。根据不同人群特点，开展针对性强的宣传，既突出艾滋病的危害，开展警示性教育，又倡导社会关爱艾滋病感染者，反对歧视。宣传的核心信息如下。

（1）危害性认识：艾滋病离我们的生活并不遥远。艾滋病是一种危害大、死亡率高的严重传染病，目前不可治愈，无疫苗可以预防。人类免疫缺陷病毒感染者在发病前外表与正常人无异，不能从一个人外表是否健康来判断其是否感染艾滋病。艾滋病威胁着每一个人和每一个家庭，预防艾滋病是全社会的责任。

（2）预防知识：人类免疫缺陷病毒通过性接触、血液和母婴三种途径传播。艾滋病不会经马桶圈、电话机、餐饮具、卧具、游泳池或浴池等公共设施传播。咳嗽和打喷嚏不传播艾滋病。被蚊虫叮咬不会感染艾滋病。性病可增加感染人类免疫缺陷病毒的风险，必须及时到正规医疗机构诊治。注射吸毒会增加经血液感染人类免疫缺陷病毒的风险，使用新型毒品、醉酒会增加经性途径感染人类免疫缺陷病毒的风险。感染了人类免疫缺陷病毒的孕产妇应及时采取医学手段阻止人类免疫缺陷病毒传给婴儿。艾滋病目前没有疫苗可以预防，掌握预防知识、拒绝危险行为、做好自身防护才是最有效的预防手段。

1）预防措施：正确使用安全套，采取安全的性行为；不吸毒，不共用针具；推行无偿献血，对献血人群进行 HIV 筛查；加强医院管理，严格执行消毒制度，控制医院交叉感染；预防职业暴露与感染；控制母婴传播；对 AIDS/HIV 感染患者的配偶和性伴者、与 AIDS/HIV 感染患者共用注射器的静脉药物依赖者，以及 AIDS/HIV 感染患者所生的子女，进行医学检查和 HIV 检测，为其提供相应的咨询服务。暴露后 72 小时内尽早使用阻断药可减少人类免疫缺陷病毒感染的风险。

2）正确使用安全套：选择质量合格的安全套，确保使用方法正确。使用前应特别留意安全套的出厂日期和有效期，确保安全套不过期；要将安全套前端的小囊捏瘪，排出空气；每一次性行为都要使用新的安全套，不重复使用。全程都要使用安全套：即在阴茎接触阴道、肛门或口腔之前，就要戴上安全套；良好的润滑对防止安全套破裂是很重要的；只能使用水性的润滑剂，油性润滑剂容易造成安全套破裂；射精后应立即抽出阴茎，注意安全套有无破损。如有破损，应考虑去相关机构进行咨询检测。

3）HIV 暴露后预防（post-exposure prophylaxis，PEP）：是指尚未感染 HIV 的人员，在暴露于高感染风险后，如与 HIV 感染者或状态不明者发生体液交换行为，及早（不超过 72 小时）服用特定的抗病毒药物，降低 HIV 感染风险的方法。暴露后预防用药可以有效地降低感染人类免疫缺陷病毒的风险。服药周期：28 天。服药种类：人类免疫缺陷病毒感染者抗病毒治疗的药物，根据当地药品的可及性及医生评估后开具用药方案。服药效果：服药时间越早，保护效果越好。暴露后 2 小时内服药效果最佳，首次服药时间最长不应超过暴露后72 小时。

（3）检测与治疗：艾滋病检测是及早发现感染者和患者的重要措施。疾控中心、医院等机构均能提供保密的艾滋病检测和咨询服务。感染人类免疫缺陷病毒后及早接受抗病毒治疗可提高生活质量，减少病毒传播。

发生高危行为后，应及时进行艾滋病检测，艾滋病检测有窗口期。窗口期是指从人类免疫缺陷病毒感染人体到感染者血清中的人类免疫缺陷病毒抗体、抗原或核酸等感染标志物能被检测出之前的时期。目前常用的人类免疫缺陷病毒抗体检测的窗口期为 3～12 周，艾滋病检测的适宜时间为发生高危行为 3 周后，应及早进行，如果检测为阴性，在发生高危行为 12 周后再进行一次检测。人类免疫缺陷病毒抗体初筛检测结果呈阳性不能确定是否感染，应尽快进行确诊检测，以便早诊断、早治疗，达到较好的治疗效果。窗口期感染者处于急性感染期，传染性较强。急性感染期常出现的症状有发热、头痛、皮疹、腹泻等流行性感冒样症状。但这些症状是否出现因人而异。

（4）法律法规：人类免疫缺陷病毒感染者也是艾滋病的受害者，应该得到理解和关心。故意传播艾滋病的行为既不道德，也要承担相应的法律责任。

2. 加强社会综合治理 加强预防艾滋病社会综合治理。

3. 加强艾滋病综合干预

（1）加强重点人群干预。

（2）加强安全套推广。

（3）创新干预策略和措施。

4. 做好艾滋病检测发现和治疗

（1）完善检测策略。

（2）促进主动监测。

（3）加强流行病学调查和告知。

（4）提高抗病毒治疗质量。

5. 加强学生教育 加强学生预防艾滋病的教育。

6. 加强预防艾滋病母婴传播

（1）强化孕情早发现机制。

（2）加强感染育龄妇女的管理。

（3）加强感染孕妇病毒载量检测。

（4）落实预防母婴传播流程的干预服务。

（5）提升预防艾滋病母婴传播服务水平。

7. 加强防治 加强艾滋病防治能力。

（三）报告及管理要求

1. 疫情报告 推行艾滋病自愿咨询和检测。对发现的 AIDS/HIV 感染患者，应遵照《中华人民共和国传染病防治法》及时向所在地疾病预防控制中心报告疫情，并采取相应的措施。

2. 医学管理 遵循隐私保密原则，加强对

AIDS/HIV 感染患者的随访，及时给予规范的综合治疗（包括抗病毒治疗和对症支持治疗），提供必要的医学和心理咨询（包括预防 AIDS/HIV 感染患者继续传播 HIV 的健康处方）等全程管理措施。

（赵　钰　赵　红　叶　建　姚永萍）

第四章

基本医疗卫生服务

第一节 病史采集

病史采集是临床诊治过程中必不可缺的环节。医师通过对患者进行有计划、系统地收集相关资料，并对资料进行分析、判断，从而形成初步诊断或处理的思路，与中医的"望、闻、问、切"相似。病史采集的基本方法包括问诊、体格检查、辅助检查等。问诊是病史采集的重要手段。

一、问诊

（一）问诊的定义

问诊是医生通过对患者或了解病情的相关人员系统询问，获取病史资料，经过综合分析而做出临床判断的一种诊法。问诊既是每一位医生需要掌握的基本功，也体现了临床医生的综合技能水平。根据问诊时的临床情景和目的不同，问诊可以分为全面系统的问诊和重点问诊。前者即对住院患者的全面系统的问诊；后者主要用于门诊和急诊。前者的学习和掌握是后者的基础。

（二）问诊的医德要求

1. 诚恳、耐心的态度，端庄的仪表 通过语言和外在形象多层次展示医生的职业性和专业性，传递给患者一种安全感和信任感，耐心、细致的询问态度有助于缩短医患之间的距离。

2. 注意隐私保护 患者提供的任何情况只能作为解决患者疾苦的科学依据，不能将患者本人或其他人的任何隐私传播给任何无关的人，遵守职业道德。

3. 对患者一视同仁 对所有患者，无论地域、种族，应当一视同仁，对弱势群体、老年人、儿童，应给予更多的理解和帮助，不因经济困难而放弃诊治或推诿患者。

（三）问诊的基本方法和技巧

1. 问诊的对象 直接向患者进行询问为首要选择；其次是了解病情的其他人员，如危重病患者或有意识障碍、不能有效陈述病情的患者，可向了解病情的人询问；小儿患者则主要询问其父母或照看人员。

2. 问诊的计划 问诊从患者认为当前最重要的身体改变和感受开始，逐渐深入，有目的、有层次、有顺序地询问。通过问诊，为临床诊断、检查提供线索，对交谈的目的、进程、预期结果，医生应心中有数，不能偏离问诊目的。

3. 时间顺序 应当明确患者首发症状开始的确切时间和疾病演变过程，提供疾病发展的全貌。例如"什么时间出现胸痛？多久以后胸痛又发生哪

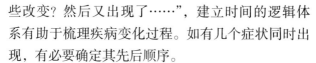

些改变? 然后又出现了……", 建立时间的逻辑体系有助于梳理疾病变化过程。如有几个症状同时出现, 有必要确定其先后顺序。

4. 使用通俗的语言 尽可能使用通俗易懂的词语(包括方言), 如"你拉肚子有几天了? 干的还是稀的?"而不是"你腹泻几天了? 是水样便吗?"同时要注意区分患者对一些医学术语的错误使用, 例如晕厥和休克、血尿和血红蛋白尿、风湿和类风湿、癌和肉瘤、脑栓塞和脑出血。尤其对表述不清可能影响诊断的患者陈述, 可向患者或家属重复确认, 或者通过复习医疗文书核实。

5. 问诊进度控制 问诊的核心是"问"而不是单纯的"听"和"记"。由于问诊的内容范围较广, 在实际的临床工作中很少有患者能够按照医生写病历的顺序和要求有条不紊地进行叙述。例如有的患者由于种种原因不愿多说话, 甚至说假话; 有的患者说话没有条理性, 容易偏离问诊目的; 有的患者反复出现答非所问。医生的提问应当有计划性和指向性, 把握整个问诊过程, 使之有序进行。

6. 总结和补充 为防止遗漏和遗忘病史, 在问诊过程中, 医生可根据患者的陈述做适当的记录, 不仅是边问边记, 而且是边记边想。在问诊基本结束时, 根据问诊结果, 得出可能的诊断和需要排除的鉴别诊断, 再适当补充问诊, 在不断思考和问诊反复进行过程中, 得出疾病的初步诊断。

7. 中立的态度 在询问中, 医生应保持中立的态度, 不作审视性、诱导性提问。先问简单、容易回答的问题, 再由主诉向下进行深入的问诊, 如

"您哪里不舒服？""病了多久了？"不可生硬地打断患者的陈述，代之以医生自己的推断性语言，更忌主观臆断，轻易下"结论"，随便告诉患者患的是什么病。

8. 降低医疗风险　问诊不仅可以全面地了解患者疾病的历史和现状，而且通过交谈，可以掌握患者的思想动态，有利于做好患者的思想工作，消除不良影响，提高诊疗效果。

9. 承认局限性　医生应对自己的知识水平、所处环境的条件是否能够满足患者的就诊需求有清醒的认识。当对患者的提问不清楚时，不能随便应付，也不能随意解释，更不应回答"不知道"，应当向患者提供答案的可能来源或者渠道，必要时提供转诊服务。

10. 危重及特殊患者的问诊　对于危重患者，要简化问诊过程，必要时同时进行体检、抢救。

11. 问诊与医疗纠纷预防　在病史采集的过程中，接诊医师应注意患者症状的多样性、复杂性，全面获取病史资料。在注重医师提高自身诊疗水平的同时，不可忽视在问诊中非技术性原因导致的医疗纠纷，如接诊时对患者冷漠无情、言语生硬、态度蛮横；问诊时医生漫不经心、似听非听；接诊时间过短，一问一答式短暂的问诊；不注重对患者隐私的保护；医疗文书书写错误。在问诊时，通过适当的语言和非语言性沟通技巧，针对不同文化程度、不同性格特性和心理状态的患者进行区别对待，尊重患者和换位思考会有效地提高问诊的有效性，减少医疗纠纷的发生。

（四）重点问诊

重点问诊是指对就诊的"最主要"或"单个"问题（现病史）进行问诊，有别于全面系统的问诊。重点问诊针对门诊和急诊患者，但全面系统的问诊是重点问诊的基础，通常临床医生根据就诊主要症状的类型做出几个基础假定诊断，然后通过问诊来寻找支持或修订这些假定诊断的证据，然后评估该假定诊断，常常需要在假定诊断和评估间反复循环。

重点问诊虽然是以一种较为简洁的形式获取病史资料，但问诊仍必须体现疾病发生、发展的整个过程，不能因为重点问诊而忽略与患者主诉相关的因素，对阳性症状应重点关注，阴性症状也要注意其鉴别诊断的价值。建立假设诊断并不是先入为主，而是在问诊过程中将客观获取的患者资料与医师的主观分析不断进行匹配的过程，并通过这种循环往复的过程在问诊过程中得以验证，绝不仅仅是简单的程序化、有选择性的问诊。

在完成重点问诊后，医生即能根据问诊所获信息选择重点的体格检查内容进行体检。体格检查结果将支持、修改或否定病史采集中建立的诊断假设。熟练而有效地应用重点问诊方法需要不断进行临床实践和总结，才能成为一种行之有效的临床工作方法。

（五）问诊的内容

1. 一般项目　包括姓名、性别、年龄、籍贯、出生地、民族、婚姻状况、职业、通讯地址、电话号码、工作单位、入院日期（时间）、记录日期

（时间）、病史陈述者、病史可靠程度等。年龄应记录真实年龄，不能用"成人"或者"儿童"代替。病史陈述非本人者应该注明其与患者的关系。

2. **主诉** 是患者感受最痛苦或最明显的症状或体征及其持续时间，是本次就诊最主要的原因。主诉有助于明确患者就诊的主要需求，提供疾病的诊断线索。主诉的文字要简练，符合一定的医学文书格式，主诉=（部位）（性质）主要症状+持续时间，例如"发热、咽痛2天""活动后心悸、气短2年""双下肢水肿1周"等。

3. **现病史** 是病史的主体部分，指患者本次疾病的发生、演变、诊疗等方面的详细情况，应按时间顺序书写。现病史是病历的核心部分，内容要求全面、完整和系统。现病史的描述应与主诉一致，书写时要注意逻辑性，描述要确切，用词要恰当，语言要精炼，如实记载，不得加以主观揣测或评论。现病史包括起病情况与患病的时间、主要症状的特点、病因与诱因、病情的发展与演变、伴随病状、诊治经过及病程中的一般情况。

4. **既往史** 包括患者既往的健康状况和过去曾经患过的疾病（包括各种传染病，按系统回顾梳理记录）、外伤手术史、预防注射史、输血史及过敏史等。系统回顾是指系统、完整地回顾患者的资料，特别是与目前所患疾病有密切关系的情况，要求按呼吸系统、循环系统、消化系统、泌尿系统、造血系统、内分泌系统及代谢性疾病、神经系统及精神疾病、肌肉骨骼系统的顺序书写。一般用于住院病历记录，与目前症状有关系的既往所患疾病，例如慢性支气管炎、风湿性心脏病，其呈现持续性演变的过程，应重点询问、记录。

5. 个人史

（1）个人生活经历：出生地、居住地、经历地等，例如血吸虫病与患者疫区的生活经历有关。

（2）个人职业与工作条件：工种、劳动环境等，每天工作时间及工作年限，例如鞋厂粘胶女工白血病的发生与苯的长期接触有关。

（3）生活习惯与嗜好：烟、酒或其他嗜好，例如长期饮酒会导致酒精性肝硬化。性格、精神、情志改变与生长环境和家庭有关。

6. 月经史及婚育史

（1）月经史：女性患者需要掌握月经的初潮年龄、月经周期、行经天数，经血的颜色、量及伴随症状，末次月经日期或绝经年龄。

（2）婚育史：了解患者已婚或未婚、结婚年龄、对方健康状况，是否育有子女等。

7. 家族史　
了解亲属有无遗传性或传染性疾病。如有，需追问三代近亲的健康情况，例如血友病、白化病。

二、体格检查

（一）体格检查基本要求与方法

体格检查是医师运用自己的感官或借助于一些简单的检查工具来客观地了解和评估患者身体状况的一系列最基本的检查方法。体格检查常用工具，见图4-1所示。

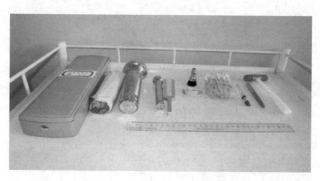

图 4-1 体格检查常用工具

1. 基本要求 医务人员为患者进行体格检查应遵循如下基本要求：

（1）医师仪表端庄、医容整洁、态度和蔼，注意医患沟通和人文关怀，要取得患者的理解和配合。

（2）检查方法规范，手法正确、熟练、轻柔。一般站于患者的右侧。

（3）检查室内应温暖、光线充足，以便患者可以充分地暴露检查部位。

（4）检查时如果需要，应指导患者良好配合，并注意观察患者的言语、表情和动作等反应。

（5）体格检查一般应按照一定的顺序进行，既要重点突出，又要全面，尽量避免遗漏。基本检查方法包括视、触、叩、听等。

2. 全身体格检查顺序及步骤

（1）顺序：总的原则是按照先整体后局部、从上到下、由前向后、自外向内、先左后右的顺序进行。结合病情轻重，避免影响检查结果等因素，可调整检查顺序，从而利于及时抢救和处理患者。检查方法一般按视、触、叩、听的顺序，腹部按视、听、叩、触进行。具体检查部位及顺序如下。

1）卧位患者：一般情况和生命体征→头颈部→前胸部、侧胸部（心脏、肺）→（患者取坐位）后背部（包括肺、脊柱、肾区、骶部）→（卧位）腹部→上肢、下肢→肛门、直肠→外生殖器→神经系统（最后为站立位）。

2）坐位患者：一般情况和生命体征→上肢→头颈部→后背部（包括肺、脊柱、肾区、骶部）→（患者取卧位）前胸部、侧胸部（心脏、肺）→腹部→下肢→肛门、直肠→外生殖器→神经系统（最后为站立位）。

这样可以保证分段而集中的体格检查顺利完成。在此过程中，患者仅有两次或三次体位变动。

（2）步骤：一般检查；头颈部、淋巴结检查；胸部检查；腹部检查；四肢、脊柱、肛门检查；神经系统检查。

（二）体格检查基本方法

1. **视诊** 是以视觉来观察患者全身或局部状态的检查方法。视诊最好在自然光线下进行，夜间在普通灯光下常不易辨别黄疸和发绀、苍白和皮疹。侧面光线对观察搏动或肿物的轮廓很有帮助。

2. **触诊** 是医师通过手与患者身体局部接触后的感觉或患者的反应，发现其身体某部有无异常的检查方法。手以指腹和掌指关节部掌面的皮肤最为敏感，因此多用这两个部位进行触诊。按触诊部位及检查目的不同，触诊方法可分为浅部触诊法和深部触诊法。

（1）浅部触诊法：用一手轻轻放在被检查部位，利用掌指关节和腕关节的协同动作，轻柔地进行旋转或滑动触摸（图4-2）。

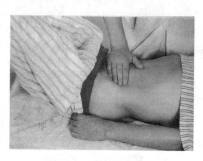

图4-2　浅部触诊法

（2）深部触诊法：主要用于腹部脏器情况和包块的检查。检查时用一手或两手重叠，由浅入深，逐渐加压以达深部，常常在2 cm以上，有时可达4~5 cm。深部触诊法主要用于察觉腹腔病变和脏器情况。

1）深部滑行触诊法：常用于腹腔深部包块和胃肠病变的检查（图4-3）。

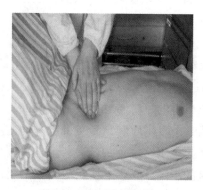

图4-3　深部滑行触诊法

2）双手触诊法：用于肝、脾、肾和腹腔肿物的检查（图4-4）。

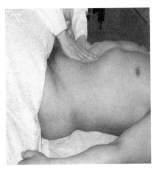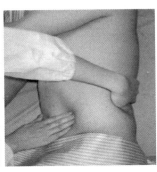

图 4-4　双手触诊法

3）深压触诊法：用1至3个手指几乎垂直腹壁逐渐深压，探测深在病变或压痛点。出现压痛后停留片刻迅速将手抬起，如出现腹痛加剧伴痛苦表情，称反跳痛，适用于检查阑尾、胆囊、输尿管各压痛点和反跳痛（图4-5）。

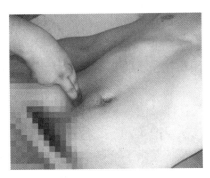

图 4-5　深压触诊法

4）冲击触诊法（浮沉触诊法）：只用于大量腹水时肝、脾难以触及者。检查时，以二、三、四指并拢，取 70°～90°，置于腹壁相应部位，做数次急速而较有力的冲击动作。在冲击时，会出现腹腔内脏器在指端浮沉的感觉（图 4-6）。

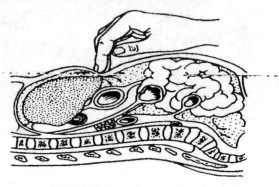

图 4-6　冲击触诊法

3. **叩诊**　是医生用手指叩击患者某部位的表面，使之振动而产生音响，根据振动和声响的特点来判断被检查部位的脏器状态有无异常。

（1）直接叩诊法：是医生用右手中间三指的掌面直接拍击被检查的部位，借拍击的反响和指下的振动感来判断病变情况的方法。此法主要适用于胸部或腹部面积较广泛的病变，如大量胸腔积液或腹水等。

（2）间接叩诊法：又称指指叩诊法，是临床最常用的叩诊法（图 4-7）。以左手中指末梢两指节紧贴于被检部位，其余手指要稍微抬起，勿与体表接触。右手各指自然弯曲，以中指的指端垂直叩击左手中指第二指节背面。叩击时，应以掌指关节及腕关节用力为主，叩击要灵活而富有弹性，不要将右手中指停留在左手中指指背上。对每一叩诊部位，应连续叩击 2～3 下，用力要均匀，使产生的叩诊音响基本一致，同时在相应部位左右对比，以便正确地判断叩诊音的变化。因叩击用力轻重不同，常分为轻、重两种叩诊法。

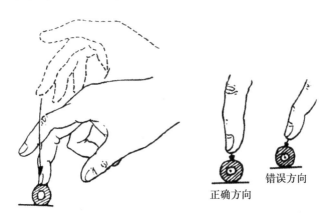

图 4-7　间接叩诊指法示意图

1）轻叩诊法：适用于病变范围小而轻且表浅的病灶，且病变位于含气空腔组织或病变表面有含气组织遮盖时。上述情况如叩诊过于用力，易造成病灶周围组织的振动，而影响叩诊音的性质，不利于判断。

2）重叩诊法：适用于深部或较大面积的病变以及肥胖、肌肉发达者。上述情况只有用较强叩击方能使深部病灶或肥厚体壁下的组织引起振动发出音响，以供诊断。

4. 听诊　是医生用听觉（或借助于听诊器）听取身体各部发出的声音，以此判断健康与否的诊断方法。广义的听诊包括听语音、咳嗽、呼吸、嗳气、肠鸣音、呻吟、啼哭以及患者发出的任何声音。听诊方法：直接听诊法。

5. 嗅诊 是以嗅觉辨别发自患者的异常气味与疾病之间的关系、以提供诊断线索的诊断方法。这些异常气味多来自皮肤、黏膜、呼吸道、胃肠道、呕吐物、排泄物、分泌物、脓液及血液等。

（三）体格检查操作规范

1. 一般检查

（1）检查注意事项：器具齐备。医师站在患者右侧，向患者问候，告知检查的注意事项。

（2）生命体征：可查询相关章节。

（3）其他检查：观察患者的发育、营养、体形、面容表情、体位和皮肤情况等（口述）。

2. 淋巴结检查 体表6个部位检查手法正确，应检查双侧。若触及淋巴结时，应详细表述大小、数量、活动度、有无触痛等。

（1）颌下淋巴结：医师左手扶患者头，使头倾向左前下方，右手四指并拢触摸左颌下淋巴结；对侧反之，右手扶头使其倾向右前下方，左手四指并拢触摸右颌下淋巴结。

（2）颈部淋巴结：检查时患者头稍低，使皮肤松弛，医师双手四指并拢，紧贴检查部位进行滑动触诊，依次检查前后区。

（3）锁骨上淋巴结：患者头稍前屈，医师双手四指并拢，左手检查患者右侧，右手检查患者左侧，由浅入深进行滑动触诊。

（4）腋淋巴结：检查右侧时，医师右手握患者右手，使其前臂稍外展，左手四指并拢稍弯曲，自患者右上臂后方插入右侧腋窝，直达腋窝顶部，自腋窝顶部沿胸壁自上而下进行触摸，依次检查右侧腋窝的顶部、内壁、前壁、后壁和外侧壁。检查左侧时用左手进行。

（5）滑车上淋巴结：检查左侧时，医师以左手托患者左前臂，右手在肱二头肌和肱三头肌间沟触诊。检查右侧时，用左手触诊。

（6）腹股沟淋巴结：嘱患者平卧，下肢伸直。医师四指并拢，分别触摸腹股沟淋巴结上群和下群。

3. 眼、耳、鼻、口部检查

（1）眼部检查

1）眼球运动检查方法：医师置目标物（如棉签或手指尖）于患者眼前 30 ~ 40 cm，嘱患者头部不动，眼球随目标物方向移动，一般按左、左上、左下、右、右上、右下 6 个方向顺序进行。

2）观察眼睑：翻转上眼睑，观察上睑结膜、下睑结膜、穹窿结膜、球结膜，先左后右。

3）对光反射（直接、间接）检查方法：直接对光反射是将光源直接照射患者瞳孔，观察瞳孔变化。间接对光反射是指光线照射一眼时，另一眼瞳孔立即缩小，移开光线，瞳孔扩大。间接对光反射检查时，应以一手挡住光线，以防光线照射到要检查之眼而形成直接对光反射。

4）集合反射检查方法：嘱患者注视 1 m 以外的目标（通常是医师的示指尖），然后将目标逐渐移近眼球（距眼球 5 ~ 10 cm）。正常人可见双眼内聚，瞳孔缩小。

（2）耳部检查：检查有无耳郭畸形、痛风结节、耳郭红肿等。检查外耳道有无红、肿、溢液、牵拉痛。检查乳突有无压痛。粗测听力。

（3）鼻部检查：观察鼻外形、鼻前庭、鼻腔和口唇，检查两侧鼻通气情况。

1）触压双侧额窦：医师双手置于两侧颞部，双手拇指分别置于患者左、右眼眶上方稍内，用力向后按压。不须再从眼眶下方向上按压。

2）触压双侧筛窦：医师双手置于两侧耳郭部，双手拇指分别置于患者鼻根内部与眼角处，向内后方按压。

3）触压双侧上颌窦：医师双手置于患者两侧耳后，双手拇指分别于左、右眼眶下缘向后按压。

（4）口腔检查：用消毒压舌板观察口腔黏膜、牙齿、牙龈、扁桃体、咽后壁等；观察舌体、舌苔、伸舌运动、鼓腮及示齿动作。

4. 颈部（甲状腺、气管、血管）检查

（1）甲状腺检查

1）甲状腺视诊：观察甲状腺的大小和对称性。正常人甲状腺外观不突出，女性在青春发育期甲状腺可略增大。检查时嘱患者做吞咽动作，可见甲状腺随吞咽动作而向上移动，如不易辨认时，嘱患者两手放于枕后，头向后仰，再进行观察即较明显。

甲状腺肿大可分为三度：不能看出肿大但能触及者为Ⅰ度；能看到肿大又能触及，但在胸锁乳突肌以内者为Ⅱ度；超过胸锁乳突肌外缘者为Ⅲ度。

2）甲状腺触诊

甲状腺峡部触诊：医师站于患者前面，用拇指（或站于患者后面用示指）从胸骨上切迹向上触摸，可触到气管前软组织，判断有无增厚，此时请患者

做吞咽动作，可感到此软组织在手指下滑动，判断有无增大和肿块。

甲状腺侧叶触诊：医师一手拇指施压于一叶甲状软骨，将气管推向对侧，另一手示、中指在对侧胸锁乳突肌后缘向前推挤甲状腺侧叶，拇指在胸锁乳突肌前缘触诊，患者配合做吞咽动作，重复检查，可触及被推挤的甲状腺。用同样方法检查另一叶甲状腺。注意在前位检查时，医师拇指应交叉检查对侧，即右拇指检查左侧，左拇指检查右侧。

甲状腺后面触诊：患者取坐位。医师站在患者后面，一手示、中指施压于一叶甲状软骨，将气管推向对侧；另一手拇指在对侧胸锁乳突肌后缘向前推挤甲状腺，示、中指在其前缘触诊甲状腺。再配合吞咽动作，重复检查。用同样方法检查另一侧甲状腺。

3）甲状腺听诊：当触到甲状腺肿大时，用钟型听诊器直接放在肿大的甲状腺上，如听到低调的连续性"嗡鸣"音，对诊断甲状腺功能亢进很有帮助。另外，在弥漫性甲状腺肿伴功能亢进者，还可听到收缩期动脉杂音。

（2）气管检查：检查时，嘱患者取舒适坐位或仰卧位，使颈部处于自然正中位置。医师将示指与环指分别置于两侧胸锁关节上，然后将中指置于气管之上，观察中指是否在示指与环指中间，或以中指置于气管与两侧胸锁乳突肌之间的间隙，据两侧间隙是否等宽来判断气管有无偏移。

（3）颈部血管检查

1）颈静脉检查：平卧时颈静脉充盈水平不超

过锁骨上缘至下颌角之间的上 2/3。45°坐位时若颈静脉明显充盈、怒张，则提示静脉压增高。静脉压增高常见于右心功能不全、心包积液、上腔静脉阻塞综合征等。

2）颈动脉检查：其搏动增强常见于主动脉瓣关闭不全、甲状腺功能亢进及严重贫血等。

5. 胸部检查

（1）胸廓及肺部检查

1）视诊

胸部体表标志

胸骨角：胸骨柄与胸骨体的连接处，其两侧分别与左、右第 2 肋软骨相连接。平气管分叉、心房上缘、上下纵隔交界、第 4 胸椎下缘。

肩胛骨：患者双臂下垂，肩胛下角平第 7 肋水平或第 7 肋间隙，或第 8 胸椎水平。

第 7 颈椎棘突：为最明显的棘突，用于计数椎体。

肋脊角：为第 12 肋与脊柱的成角，其内为肾和输尿管起始部。

主要垂直线：前正中线、后正中线、锁骨中线、腋前线、腋中线、腋后线及肩胛下角线。

主要陷窝：包括腋窝、胸骨上窝、锁骨上窝，其中腋窝和锁骨上窝是触诊浅表淋巴结的重要部位。

胸部视诊内容：观察胸壁、胸廓、呼吸运动、呼吸频率和节律、呼吸时相等。

异常胸廓的判别及常见疾病：桶状胸、佝偻病胸、其他畸形；单侧胸廓形态异常：膨隆与塌陷。

异常呼吸的判别与临床意义：正常呼吸频率为

12～20次/分，与脉搏之比为1:4。呼吸过快：呼吸频率＞24次/分，见于缺氧、代谢旺盛（如高热）；呼吸过缓：呼吸频率＜12次/分，见于呼吸中枢抑制及颅内压增高等。呼吸节律异常：①潮式呼吸见于药物所致呼吸抑制、充血性心力衰竭、大脑损害（脑皮质水平）；②间停呼吸见于颅内高压、药物所致呼吸抑制、大脑损害（延髓水平）；③库斯莫尔呼吸见于代谢性酸中毒；④叹息样呼吸见于焦虑症或抑郁症。

2）触诊

胸部（廓）扩张度触诊方法

前胸廓扩张度的测定：医师两手置于患者胸廓下面的前侧部，左、右拇指分别沿两侧肋缘指向剑突，拇指尖在前正中线两侧对称部位，两手掌和伸展的手指置于前侧胸壁（或作后胸廓扩张度的测定：将两手平置于患者背部约第10肋水平，拇指与中线平行，并将两侧皮肤向中线轻推），嘱患者深呼吸，观察、比较两手感触到的胸廓活动度情况。

语音震颤触诊方法：医师将左、右手掌的尺侧缘轻放于患者两侧胸壁的对称部位，然后嘱患者用同等强度重复轻发"yi"长音。自上至下，从内到外比较两侧相应部位两手感触到语音震颤的异同、增强或减弱。

胸膜摩擦感触诊方法：触诊手法同胸廓扩张度触诊，部位常为胸廓的下前侧部，当患者吸气和呼气时均可触及。

3）叩诊

直接叩诊法：医师用中指掌侧或将手指并拢以

指尖对患者胸壁进行叩击。

间接叩诊法：手指动作、方法、顺序正确。

叩诊指法及动作要领：见本章第一节。

顺序：首先检查前胸，由锁骨上窝开始，自第1肋间隙从上至下逐一肋间隙进行叩诊；其次检查侧胸壁，嘱患者举起上臂置于头部，自腋窝开始向下叩诊至肋缘；最后叩诊背部，嘱患者向前稍低头，双手交叉抱肘，自上至下进行叩诊，叩诊时应左右、上下、内外对比叩诊音的变化。

肺界叩诊

肺上界叩诊：医师站在患者背后，自斜方肌前缘中点开始（此处为清音），逐渐向外，声音由清变浊处作一标记，再由清音区向内叩诊，至浊音处作另一标记，测量此两点间的距离（4~6 cm），即为肺尖宽度。

肺下界叩诊：右侧要求叩三条线，即锁骨中线、腋中线和肩胛下角线。左侧由于心浊音界的影响，可只叩两条线，即腋中线和肩胛下角线。

肺下界（底）移动度的叩诊：先叩出平静呼吸状态时的肩胛下角线肺下界（由清音叩至出现浊音），板指不移动位置，在原位翻转使手指腹侧向外，用笔在该处作一标记。嘱患者深吸气，屏住呼吸片刻，迅速向下由清音区叩至浊音区，在此处作标记。再嘱患者深呼气屏气，重新由上向下叩出已上升的肺下界，作标记。测量深吸气至深呼气两个标记距离，即为肺下界移动度（6~8 cm）。

4）听诊：听诊的顺序一般由肺尖开始，自上而下分别检查前胸部、侧胸部和背部，而且要在上下、左右对称部位进行对比。肺部听诊主要内容有正常呼吸音、异常呼吸音、啰音、胸膜摩擦音。

正常呼吸音分布：肺泡呼吸音在大部分胸部听诊区；支气管肺泡呼吸音在胸骨两侧第1、2肋间隙，肺尖，肩胛间区T3、T4水平；支气管呼吸音在喉部、胸骨上窝，背部T1、T2水平。

异常呼吸音：病理性呼吸音和呼吸音减弱。

啰音：干啰音（高调性、低调性、喘鸣）及湿啰音。

胸膜摩擦音：见于累及胸膜的肺炎或肺栓塞等。

（2）心脏检查

1）视诊

方法：患者取仰卧位或坐位。必要时医师的视线与患者的胸廓同高。

内容：

心前区外形：正常左右两侧对称，无畸形。心前区外形异常见于：①心前区隆起；②鸡胸、漏斗胸；③凹陷胸：胸骨向后移位，可见于马方综合征和部分二尖瓣脱垂。

心尖冲动：为心脏收缩时心尖撞击胸壁所产生。正常情况下心尖冲动位于左侧第5肋间隙锁骨中线内0.5~1.0 cm（坐位），搏动范围2.0~2.5 cm。

心前区其他搏动。

2）触诊

方法：手掌尺侧（小鱼际）或示指、中指指腹并拢同时触诊心尖冲动，触震颤和心包摩擦感用手掌尺侧（图4-8）。

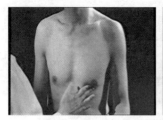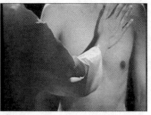

图 4-8　心脏触诊

内容：

心尖冲动：标志着心室收缩的开始（位置、强度、范围）。

震颤：又称猫喘，为器质性心脏血管病的特征性体征（图 4-9）。

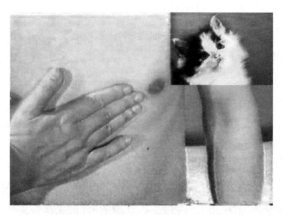

图 4-9　震颤

心包摩擦感。

3）叩诊

方法：间接叩诊法，力度适中（图 4-10）。

坐位：板指与心外缘平行（图 4-11）。

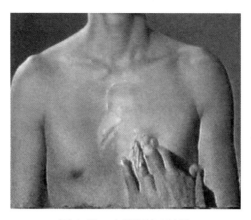

图 4-10　心脏间接叩诊法

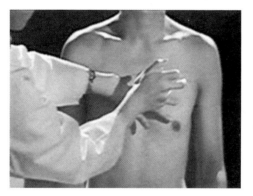

图 4-11　心脏间接叩诊法（坐位）

卧位：板指与肋间平行（图 4-12）。

叩诊顺序：先叩左界，后叩右界。

左界：由下而上，由外向内。自心尖冲动外 2～3 cm 处开始，逐个肋间隙向上，直至第 2 肋间隙。

右界：先沿右锁骨中线，自上而下，叩至肝上界，于其上一肋间隙由外向内叩出浊音界，然后逐一肋间隙向上叩诊，直至第 2 肋间隙。

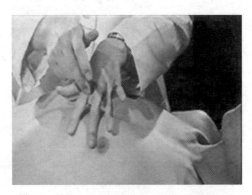

图4-12　心脏间接叩诊法（卧位）

4）听诊：心脏瓣膜听诊区（图4-13）。

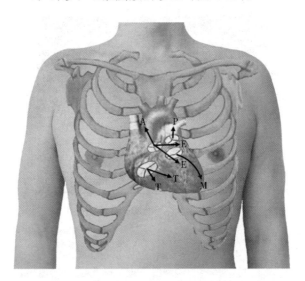

图4-13　心脏听诊区域

M. 二尖瓣听诊区；P. 肺动脉瓣听诊区；A. 主动脉瓣听诊
区；E. 主动脉瓣第二听诊区；T. 三尖瓣听诊区

二尖瓣听诊区：正常在心尖部。

肺动脉瓣听诊区：胸骨左缘第2肋间隙。

主动脉瓣听诊区：胸骨右缘第 2 肋间隙。

主动脉瓣第二听诊区：胸骨左缘第 3 肋间隙。

三尖瓣听诊区：胸骨左缘第 4、5 肋间隙。

听诊顺序：逆时针方向依次听诊。心尖区→肺动脉瓣区→主动脉瓣区→主动脉瓣第二听诊区→三尖瓣听诊区。

<u>听诊内容</u>

心率：正常成人 60 ~ 100 次 / 分，＞100 次 / 分为窦性心动过速，＜60 次 / 分为窦性心动过缓。

心律：正常人心律规整。

心音：

第一心音（S1）：S1 的出现标志着心室收缩期开始，借此判断收缩期杂音。心尖部最响，它的音调较第二心音为低，持续时间（约 0.1 秒）较第二心音长。

第二心音（S2）：S2 的出现标志着心室舒张期的开始，借此判断舒张期杂音。音调较高，强度较弱，持续时间较短，在心前区均可听到，但心底部最清楚。

第三心音（S3）：在部分正常儿童和青少年可听到第三心音（S3），系心室舒张早期血液快速充盈心室使心室壁振动所致。

第四心音（S4）：系心室舒张晚期心房收缩的振动所致。正常人第四心音很弱，仅能从心音图上识别，人耳听不到。

心脏杂音：如听到心脏杂音，应辨别其最响的部位、时期、性质、强度、传导，及与体位、呼吸、运动的关系。

心包摩擦音：在心前区均可听到，但常在胸骨左缘第 3、4 肋间隙最清楚。

6. 腹部检查

（1）视诊

1）腹部体表标志及分区

体表标志：肋弓下缘、腹上角、腹中线、腹直肌外缘、髂前上棘、腹股沟、脐。

4 区分区法：左上腹部、左下腹部、右下腹部、右上腹部。

9 区分区法：左季肋部、左腰部、左髂部、上腹部、中腹部、下腹部、右季肋部、右腰部、右髂部。

2）视诊主要内容：腹部外形、膨隆、凹陷、腹壁静脉；腹围；呼吸运动、胃肠型和蠕动波。

（2）触诊

1）触诊方法：医师站于患者右侧，前臂应与患者腹部表面同一水平。先以全手掌放于腹壁上，使患者适应片刻，并感受腹壁紧张程度，然后以轻柔动作开始触诊。从左下腹开始，逆时针方向进行触诊，触诊时手指必须并拢，应避免用指尖猛戳腹壁。检查每个区域后，医师的手应提起并离开腹壁，不能停留在整个腹壁上移动。

2）肝、脾触诊及测量方法

单手触诊：医师将右手四指并拢，掌指关节伸直，与肋缘大致平行地放在患者右上腹部或脐右侧，估计肝下缘的下方。随患者呼气时，手指压向腹深部，再次吸气时，手指向前上迎触下移的肝缘。如此反复进行，手指不能离开腹壁并逐渐向肝缘滑动，直到触及肝缘或肋缘。

双手触诊：医师右手位置同单手触诊法，左手托住患者右腰部，拇指张开置于肋部，触诊时左手向上托推。

腹部异常包块触诊时要注意位置、大小、形态、质地、压痛及移动度。

（3）叩诊内容

1）移动性浊音叩诊方法：嘱患者仰卧。自腹中部开始，向两侧腹部叩诊，出现浊音时，板指不离开腹壁，令患者右侧卧，使板指在腹的最高点，再叩诊呈鼓音，当叩诊向腹下侧时，叩诊音又变为浊音，再令患者左侧卧，用同样方法叩击，这种因体位不同而出现的浊音区变动现象称为移动性浊音。

2）膀胱叩诊方法：叩诊在耻骨联合上方进行。当膀胱充盈时，自脐向下叩，当鼓音变为浊音时，即为膀胱浊音界。排尿后可转为鼓音。

3）肋脊角叩击痛检查方法：检查时，嘱患者取坐位或侧卧位。医师将左手掌平放在患者肋脊角处，右手握拳用轻到中等的力量叩击左手背。

4）肝浊音界叩诊方法：沿右锁骨中线，由肺区向下叩至腹部。当由清音转为浊音时，即为肝上界。

5）胆囊区叩击法：嘱患者平卧。医师站立于患者右侧，左手掌平放于患者胆囊区，紧贴皮肤，右手握空心拳，以其尺侧叩击左手背部，力量适中，询问患者有无疼痛感。

（4）听诊

1）听诊方法：将听诊器胸件置于腹壁上，全面地听诊各区。

顺序正确：从左至右，从下至上。注意在上腹部、脐部、右下腹部、肝区及脾区听诊。

2）肠鸣音

正常肠鸣音：每分钟 4 ~ 5 次。

肠鸣音亢进：每分钟 10 次以上且肠鸣音响亮、高亢。

肠鸣音消失：3 ~ 5 分钟听不到肠鸣音。

3）腹部血管杂音（动脉性和静脉性）

动脉性杂音听诊部位：常在腹中部或腹部一侧。

静脉性杂音听诊部位：常在脐周或上腹部。

7. 神经系统检查

（1）脑膜刺激征

1）颈强直：患者取仰卧位，颈部放松。医师左手托患者枕部，右手置于患者前胸上部，以左手力量托起枕部做屈颈动作。如有抵抗感或阻力，则提示颈强直。

2）克尼格征：患者仰卧。医师抬起患者一侧下肢，使髋关节屈成直角后，当膝关节也在近乎直角状态时，医师左手按住其膝关节，右手将患者小腿抬高至伸膝。正常人膝关节可伸达 135° 以上，若伸膝受阻，屈肌痉挛或疼痛为阳性。

3）布鲁津斯基征：患者仰卧，双下肢伸直。医师在患者右侧，右手按于患者胸前，左手托起其枕部，做头部前屈动作时，观察双膝关节是否呈屈曲状。如有，则为阳性。

（2）锥体束病理反射

1）巴宾斯基征：用竹签沿患者足底外侧缘，由后向前至小趾根部并转向内侧，阳性反应为踇趾背伸，余趾呈扇形展开。

2）奥本海姆征：医师用拇指及示指沿患者胫骨前缘用力由上向下滑压，阳性表现同巴宾斯基征。

3）戈登征：检查时，医师用手以一定力量捏压患者腓肠肌中部，阳性表现同巴宾斯基征。

4）查多克征：医师用锐器竹签在患者外踝下方足背外缘由后向前划至趾跖关节处，阳性表现同巴宾斯基征。

（辜晓惠　杨晓瑜　杨　梅　廖　玲）

第二节　门诊常用医疗文书书写规范

一、医疗文书的重要性

医疗文书是医务人员在医疗活动中根据患者的客观情况所形成的以文字、符号、图表、影像、切片、数据等能够反映医务人员诊断和治疗行为的总和。医疗文书是可以用来证明某种医疗行为事实的依据，属于书证的一种。病历的价值不仅仅是一份记载病情的医疗文书，更承载着体现诊疗质量、技术水平、管理水平、教学科研的功能，也是医疗纠纷处理中的核心证据。

二、门（急）诊病历书写基本格式要求

1. 门（急）诊病历内容　门（急）诊病历首页（门诊手册封面）包括患者姓名、性别、出生日期、民族、婚姻状况、职业、工作单位、住址、药物过敏史等项目；续页包括病历记录、化验单（检验报告）、医学影像检查资料等，是反映门（急）诊患者病情及医务人员诊疗活动的重要资料。

2. 门（急）诊病历分类　分为初诊病历和复诊病历。

3. 门（急）诊病历书写要求　应当由接诊医师在患者就诊时及时完成。急诊病历时间记录应具体到分钟。书写时，应当使用蓝黑墨水、碳素墨水，需复写的病历资料可使用蓝色或黑色圆珠笔，清楚地标注页码；门（急）诊病历计算机打印的病历应当符合病历保存的要求。

（1）初诊病历记录：书写内容应包括就诊时间、科别、主诉、现病史、既往史、阳性体征、必要的阴性体征、辅助检查结果、诊断及治疗意见和医师签名等。

1）时间：按 24 小时制，急重症患者记录到分钟。

2）主诉：扼要记录患者就诊的主要症状或体征及持续时间。

3）病史：确切记录患者此次就诊的主要病史，要重点突出（包括本次患病的起病日期、主要症状、伴随症状、病情变化、鉴别诊断内容、他院诊治情况及疗效等）。简要叙述与本次疾病有关的既

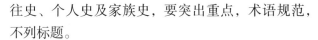

往史、个人史及家族史，要突出重点，术语规范，不列标题。

4）体格检查：包括一般情况，重点记录阳性体征及有助于鉴别诊断的阴性体征。

5）检查结果：包括实验室检查及其他辅助检查或会诊记录。

6）诊断或初步诊断：分行列出，按主要的、急性的、本科疾病在先，次要的、慢性的、他科疾病在后依次排列，不可以症状代替诊断，尽量避免使用"××待诊"，如暂不能明确，可在疾病名称后标注"？"。

7）处理意见：写在病历的左半部分，按化验、特殊检查、会诊、处方、注意事项等顺序书写，包括进一步处理措施或建议。若患者需做手术、特殊检查（治疗），应请患者及家属知情同意后在病历上注明意见（或填写有关知情同意书）并签名，如"同意手术治疗"或"选择保守治疗，拒绝手术治疗"等。治疗记录应分行列出，药品应记录药名、剂量、用法，需要做过敏试验者应注明。

8）诊治医师签名：应于右下方签全名，字迹工整，易辨认。需上级医师签名时，应在署名医师左侧画斜线相隔。

（2）复诊病历记录

1）主诉及简要病史：主要记录上次诊治后的病情变化和治疗反应，包括药物使用与其他治疗效果，有无药物反应，有无新的症状出现等。应特别注意新出现的症状及其可能原因，避免使用"病情同前"的记录字样。

2）体格检查：重点检查上次所发现的阳性体征及变化情况，并记录新出现的阳性体征和有鉴别诊断意义的阴性体征。

3）辅助检查结果：对辅助检查报告结果加以记录。

4）诊断：无变化者，可写"同上"或不再填写；有改变者，应写补充或修正诊断。

5）处理措施：书写、签名与初诊病历相同，包括提出下一步的治疗方案。

（3）急诊病历记录

1）基本格式同门诊病历记录。

2）就诊时间应具体到年、月、日、时、分。

3）对于抢救患者，另写抢救记录，在不延误诊治的情况下，要求重点记录重要症状及体征，力求全面，不遗漏，并在抢救完成后作补充记录。

（4）门（急）诊病历的其他要求

1）患者每次就诊均应书写门诊记录。第一次在某科就诊按初诊病历记录要求；随诊、复诊、取药的门诊记录按复诊病历记录要求。

2）门（急）诊患者的化验单（检验报告）、医学影像检查资料等在检查结果出具后 24 小时内归入门（急）诊病历。

3）法定传染病，应注明疫情报告情况。

4）门诊患者如三次不能确诊者，经治医师应提出门诊会诊或收入院诊治，尽快解决诊断与治疗的问题。凡请示上级医师的事项、上级医师的诊查过程或指示，均应记录在门诊病历中。

5）儿童患者、意识障碍者、精神病患者就诊，应写明陪伴人员姓名及与患者的关系和联系方式。

6）急诊患者应注明患者的生命体征、意识状态。对急诊抢救患者，要记录参与抢救人员的姓名、职称和职务，并按住院病历的抢救记录书写内容及格式执行。

三、处方的书写

处方是由注册的执业医师和执业助理医师（以下简称"医师"）在诊疗活动中为患者开具的由药学专业技术人员审核、调配、核对，并作为发药凭证的医疗用药的医疗文书。处方药必须凭医师处方销售、调剂和使用。医师处方和药学专业技术人员调剂处方应当遵循安全、有效、经济的原则，并注意保护患者的隐私。

1. **处方的分类**

（1）法定处方：主要是指《中华人民共和国药典》、国家食品药品监督管理局颁布标准收载的处方，具有法律约束力。

（2）医师处方：是医师为患者诊断、治疗和预防用药所开具的处方。

（3）协定处方：是医院药剂科与临床医师根据医院日常医疗用药的需要，共同协商制定的处方。它主要解决配方数量多的处方，做到预先配制与贮备，每所医院的协定处方仅限于在本单位使用。

2. **处方的格式** 处方由三部分组成。

（1）前记：包括医疗、预防、保健机构名称，费别（支付与报销类别），患者姓名、性别、年龄，门诊或住院病历号、科别或病区和床位号、临床诊断、开具日期等，并可添列特殊要求的项目。麻醉药品和第一类精神药品处方还应当包括患者身份证号、代办人姓名及身份证号。

（2）正文：以 Rp 或 R 标示，包括药品名称、剂型、规格、数量、用法及用量。

（3）后记：医师签名或加盖专用签章，药品金额以及审核、调配、核对，发药的药学专业技术人员签名或加盖专用签章。

3. 处方的颜色 处方由各医疗机构按规定的格式统一印刷，按照处方种类选择相应的颜色。

（1）普通处方的印刷用纸为白色。

（2）急诊处方印刷用纸为淡黄色，右上角标注"急诊"。

（3）儿科处方印刷用纸为淡绿色，右上角标注"儿科"。

（4）麻醉药品和第一类精神药品处方印刷用纸为淡红色，右上角标注"麻""精一"。

（5）第二类精神药品处方印刷用纸为白色，右上角标注"精二"。

4. 处方书写要求

（1）处方记载的患者一般情况和临床诊断应清晰、完整，并与病历记载相一致。处方应由具有处方资格的医师书写（注册的执业医师、执业助理医师，未注册医师开具处方需由在本院注册的执业医师签字）。麻醉处方由具有麻醉处方资格的医师书写。

（2）每张处方只限于一名患者的用药。

（3）处方字迹应当清楚，不得涂改。处方中如有修改、增加、减少之处，均需医师签名及注明修改日期。

（4）药品名称应当使用规范的中文或英文名称书写（不得用两种文字、分子式、自编缩写或用代号、错别字）。书写药品名称、剂量、规格、用法、用量要准确及规范，药品用法、用量不得使用"遵医嘱""自用"等含糊不清的字句等。

（5）年龄必须为实足年龄，新生儿、婴幼儿写日龄及月龄，必要时注明体重。西药、中成药、中药饮片要分别开具处方。

（6）化学药、中成药处方，每一种药品须另起一行。每张处方不得超过5种药品，开具处方后的空白处应画一斜线，以示处方完毕。

（7）中药饮片处方的书写，可按君、臣、佐、使的顺序排列；药物调剂、煎煮的特殊要求注明在药品的后上方，并加括号，如布包、先煎、后下；对药物产地、炮制有特殊要求者，应在药名之前写出；剂量写在右下方；分别注明数量及煎服法。

（8）一般应按照药品说明书中的常用剂量使用，特殊情况下需超剂量使用时，应注明原因并再次签名。

（9）药品剂量与数量一律用阿拉伯数字书写。剂量应当使用公制单位：重量以克（g）、毫克（mg）、微克（μg）、纳克（ng）为单位；容量以升（L）、毫升（ml）为单位；国际单位（IU）、单位（U）计算。片剂、丸剂、胶囊剂、冲剂分别以片、丸、粒、袋为单位；溶液剂以支、瓶为单位；软膏及霜剂以支、盒为单位；注射剂以支、瓶为单位，应注明含量；饮片以剂或付为单位。

（10）处方一般不得超过7日用量；急诊处方一般不得超过3日用量；某些慢性病、老年病和特殊情况，处方用量可适当增加，但医生必须注明理由。麻醉、精神药品的处方用量应当严格执行国家有关规定。开具麻醉处方时，应有病历记录。

（11）过敏性药物根据药品说明书的规定，需做皮试的一定要在处方上注明"皮试"或"续用"。

（12）为便于药学专业技术人员审核处方，医师开具处方时，除特殊情况外，必须注明临床诊断。

（13）处方医师的签名式样和签章必须与在药学部门留样备查的式样一致，不得任意改动。

（14）药品排列以先主药后佐药，或者先口服后外用为顺序。如有多个诊断，药品应与诊断先后顺序一致。

5. 常见处方格式示例

示例：

Rp：药品名（剂型）单位剂量 × 规格 × 数量

Sig：（或用法：）每次用量 每日次数 给药途径

Rp：1. 阿莫西林胶囊 0.25 g×24 粒 ×2 盒

Sig：0.5 g t.i.d. PO（或者用法：每次 2 粒，每日 3 次，口服）

处方常用拉丁文缩写列于表4-1。

表 4-1　处方常用拉丁文缩写

缩写	中文
aa.	各，各个
a.c.	饭前
a.d.	睡前
a.h.	每 2 小时，隔 1 小时
a.j.	早饭前
a.m.	上午，午前
a.p.	午饭前
a.u.agit	用前摇匀
Abs.febr.	不发热时
Ad.，add.	加，加至
u.ext	外用
us.int	内服
Alt.die.（a.d.）	隔日
amp.	安瓿（瓶）
a.coen.	晚饭前
aq.	水
aq.bull	开水，沸水
b.i.d.	每日 2 次
cap.	胶囊
Collum.	洗鼻剂
Collut.	漱口剂
Collyr.	洗眼剂
Co.	复方的
Ccen.	晚饭
c.t.	皮试

缩写	中文
d.	给予，须给予
d.d	每日
d.i.d	每日，日日
Deg.	吞服
Dieb.alt	间日，每隔一日
dil.	稀释的，淡的
dim.	一半
div.	分开，分成
Em.（emuls）	乳剂
ext	外部的
feb.urg	发热时
g., gm.	克
h.	小时
h.d.	睡觉时，就寝时
h..s.	睡觉时
h.s.s	睡觉时服用
Hod.	今日
In.d	每日
Inj.	注射剂
SC, s.c.	皮下注射
IM, i.m.	肌内注射
IV, i.v.	静脉注射
Liq.	溶液，液体的
Lit.	升
Mist.	合剂

续表

缩写	中文
Ml.	毫升
Mg.	毫克
N	夜晚
n.et.m	在早晚
Neb.	喷雾剂
o.d.	每日
O.D.	右眼
O.L.	左眼
O.S.	左眼
O.U.	双眼
Om.bid.	每两日
Om.d.（o.d.）	每日
Om.hor.（o.h.）	每小时
Om.man.	每日早晨
Om.moc.（o.n.）	每日晚上
p.c.	饭后
p.o.	口服
p.j.	早饭后
p.m.	下午，午后
p.prand.	午饭后
Pcoen.	晚饭后
Pro us.ext	外用
Pro.us.int.	内用，内服
p.r.n.	必要时，需要时
q.d.	每日 1 次

续表

缩写	中文
q.i.D.	每日 4 次
q.h.	每小时 1 次
q4h.	每 4 小时 1 次
q.n.	每日晚上
q.s.	适量，足量
q.semih.	每半小时
Rp.	取
s.（sig.）	标记，指示
s.i.d	每日一次
SOS，s.o.s.	必要时
Ser.（syr.）	糖浆
Solyt.	溶液
Semih.	半小时
St.，stat.	立即
Supp.	栓剂
t.i.d.	每日 3 次
t.（tr.）	酊剂
tab.	片剂
Ug.（ung.）	软膏
Us.int.	内服
Ut dict	依照嘱咐
Vesp.	晚上

（夏　川　尹　岭　廖　玲）

第三节　常见症状诊疗

一、发热

正常人体温在相对恒定的范围内。当机体在致热原或各种原因作用下引起体温调节中枢功能紊乱，产热增加，散热减少，体温升高超出正常范围，称为发热。

【正常体温与生理变异】

正常人体温一般为 36～37℃，受个体差异及体内外因素的影响而稍有波动。24 小时内下午体温较早晨稍高，剧烈运动、劳动或进餐后体温也可略升高，但一般波动范围不超过 1℃。体温可随年龄和性别有生理性变异：老年人因代谢率较低，其体温低于青壮年。幼儿的高级神经系统尚未发育完善，体温调节能力较差，体温波动度较成人为大，易引起发热。妇女在月经前及妊娠期体温稍高于正常。另外，在高温环境下体温也可稍升高。

【病因】

引起发热的病因甚多，临床上可分为感染性与非感染性两大类，以前者多见。

1. **感染性发热**　各种病原体，如病毒、细菌、支原体、立克次体、螺旋体、真菌、寄生虫引起感染，均可出现发热。

2. **非感染性发热**　主要有下列几类原因。

（1）无菌性坏死物质吸收：①机械性、物理或化学性损害：如大手术后组织损伤、内出血、大血肿、大面积烧伤；②因血管栓塞或血栓形成而引起的心肌、肺、脾等内脏梗死或肢体坏死；③组织坏死与细胞破坏：如癌、白血病、淋巴瘤、溶血反应。

（2）抗原-抗体反应：如风湿热、血清病、药物热、结缔组织病。

（3）内分泌与代谢疾病：如甲状腺功能亢进、重度脱水。

（4）皮肤散热减少：如广泛性皮炎、慢性心力衰竭等引起的发热，一般为低热。

（5）体温调节中枢功能失常：①物理性，如中暑、日射病；②化学性：如重度催眠药中毒；③机械性：如脑出血、脑震荡、颅骨骨折。上述各种原因可直接损害体温调节中枢，致其功能失常而引起发热，高热无汗是这类发热的特点。

（6）自主神经功能紊乱：由于自主神经功能紊乱，影响正常的体温调节过程，使产热大于散热，体温升高，多为低热，常伴有自主神经功能紊乱的其他表现。常见的功能性低热有原发性低热、感染后低热、夏季低热及生理性低热等。

【临床表现】

1. **发热的分度**　按发热的高低（以口腔测量为准）可分为：

（1）低热：37.3～38.0℃。

（2）中热：38.1～39.0℃。

（3）高热：39.1～41.0℃。

（4）超高热：41.0℃以上。

2. **发热的临床过程及特点**　急性发热的临床经

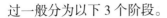

过一般分为以下 3 个阶段。

（1）体温上升期：常有疲乏无力、肌肉酸痛、皮肤苍白、畏寒或寒战等现象。该期产热大于散热，使体温上升。体温上升有以下两种方式。

1）骤升：体温在几小时内达 39～40℃或以上，常伴有寒战。小儿易发生惊厥。骤升见于疟疾、大叶性肺炎、败血症、流行性感冒、急性肾盂肾炎、输液或某些药物反应等。

2）缓升：体温逐渐上升，在数日内达高峰，多不伴寒战，如伤寒、结核病、布鲁氏菌病所致的发热。

（2）高热期：是指体温上升达高峰之后保持一定时间，持续时间的长短可因病因不同而有差异，如疟疾可持续数小时，大叶性肺炎、流行性感冒可持续数日，伤寒则可为数周。此期体温已达到或略高于上移的体温调定点水平，体温调节中枢不再发出寒战冲动，故寒战消失；皮肤血管由收缩转为舒张，使皮肤发红并有灼热感，呼吸加快、变深，开始出汗，并逐渐增多，使产热与散热过程在较高水平上保持相对平衡。

（3）体温下降期：由于病因的消除，致热原的作用逐渐减弱或消失，体温中枢的体温调定点逐渐降至正常水平，产热相对减少，散热大于产热，使体温降至正常水平。此期表现为出汗多，皮肤潮湿。体温下降有以下两种方式。

1）骤降：是指体温于数小时内迅速下降至正常，有时可略低于正常，常伴有大汗淋漓，常见于疟疾、急性肾盂肾炎、大叶性肺炎及输液反应等。

2）渐降：指体温在数日内逐渐降至正常，如伤寒、风湿热。

【热型及临床意义】

患者将在一定间隔时间进行的体温检测结果记录在体温单上，将各次体温数值点连接成线即为体温曲线。发热时的体温曲线称为热型。不同的病因所致发热的热型也常不同。临床上常见的热型如下。

1. **稽留热** 体温恒定维持在 39～40℃或以上的高水平，达数日或数周。24 小时内体温波动范围不超过 1℃。稽留热常见于大叶性肺炎、斑疹伤寒及伤寒高热期（图 4-14）。

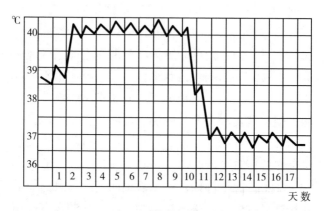

图 4-14　稽留热

2. **弛张热** 又称败血症热型。体温常在 39℃以上，波动幅度大，24 小时内波动范围超过 2℃，但都在正常水平以上。弛张热常见于败血症、风湿热、重症肺结核及化脓性炎症等（图 4-15）。

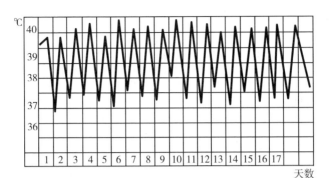

图 4-15 弛张热

3. 间歇热 体温骤升达高峰后持续数小时，又迅速降至正常水平，无热期（间歇期）可持续 1 日至数日，如此高热期与无热期反复交替出现。间歇热见于疟疾、急性肾盂肾炎等（图 4-16）。

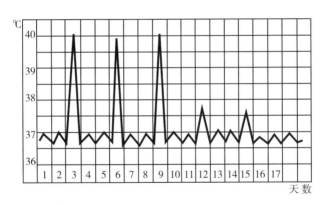

图 4-16 间歇热

4. 波状热 体温逐渐上升达 39℃ 或以上，数日后又逐渐下降至正常水平，持续数日后又逐渐升高，如此反复，常见于布鲁氏菌病（图 4-17）。

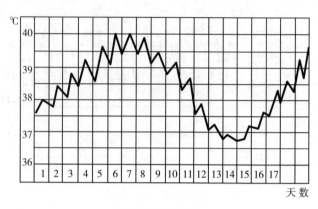

图 4-17 波状热

5. **回归热** 体温急骤上升至 39℃或以上，持续数日后又骤然下降至正常水平。高热期与无热期各持续若干天后规律性交替一次。回归热可见于回归热、霍奇金病等（图 4-18）。

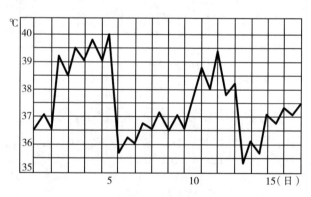

图 4-18 回归热

6. **不规则热** 发热的体温曲线无一定规律，可见于结核病、风湿热、支气管肺炎、渗出性胸膜炎等（图 4-19）。

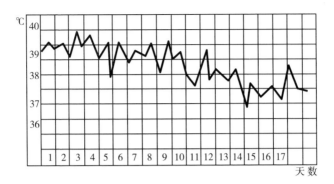

图 4-19 不规则热

【伴随症状】

1. 伴寒战 见于大叶性肺炎、败血症、急性胆囊炎、急性肾盂肾炎、流行性脑脊髓膜炎、疟疾、钩端螺旋体病、药物热、急性溶血或输血反应等。

2. 伴结膜充血 见于麻疹、流行性出血热、斑疹伤寒及钩端螺旋体病等。

3. 伴单纯疱疹 口唇单纯疱疹多出现于急性发热性疾病，常见于大叶性肺炎、流行性脑脊髓膜炎、间日疟及流行性感冒等。

4. 伴淋巴结肿大 见于传染性单核细胞增多症、风疹、淋巴结结核、局灶性化脓性感染、白血病、淋巴瘤及转移癌等。

5. 伴肝大及脾大 见于传染性单核细胞增多症、病毒性肝炎、肝及胆道感染、布鲁氏菌病、疟疾、结缔组织病、白血病、淋巴瘤及急性血吸虫病等。

6. 伴出血 发热伴皮肤黏膜出血可见于重症感染及某些急性传染病，如流行性出血热、病毒性肝炎、斑疹伤寒、败血症；也可见于某些血液病，如急性白血病、重型再生障碍性贫血、恶性组织细胞病。

7. 伴关节肿痛　见于败血症、猩红热、布鲁氏菌病、风湿热、结缔组织病及痛风等。

8. 伴皮疹　见于麻疹、猩红热、风疹、水痘、斑疹伤寒、风湿热、结缔组织病及药物热等。

9. 伴昏迷　先发热后昏迷常见于流行性乙型脑炎、斑疹伤寒、流行性脑脊髓膜炎、中毒性菌痢及中暑等；先昏迷后发热见于脑出血、巴比妥类中毒等。

【问诊要点】

（1）起病时间、季节、起病缓急、病程、热度、频度（间歇性或持续性）及诱因。

（2）有无畏寒、寒战、大汗或盗汗。

（3）应包括多系统症状询问，是否伴有咳嗽、咳痰、咯血、胸痛；腹痛、呕吐、腹泻；尿频、尿急、尿痛；皮疹、出血、头痛、肌肉及关节痛等。

（4）患病以来的一般情况，如精神状态、食欲、体重改变、睡眠及大小便情况。

（5）诊治经过（药物、剂量、疗效），特别是应合理评估抗生素、退热药、糖皮质激素、强心药、抗结核药等的药效。

（6）传染病接触史、疫水接触史、手术史、流产或分娩史、服药史、职业特点等可对相关疾病的诊断提供重要线索。

【常用药物】

针对发热症状的治疗，在患者情况允许的前提下，最好是在明确诊断后针对病因治疗，常用的解热镇痛药有布洛芬、对乙酰氨基酚、双氯芬酸等。高原地区寒冷、干燥、气候多变等，易患慢性胃炎、胃及十二指肠溃疡、胆囊炎、肺结核、肝棘球蚴病（肝包虫病）、关节炎等，长期使用非甾体抗炎药易致消化性溃疡、胃出血等。鉴于发热病因复杂，涉及全身多个器官，如采用综合治疗疗效不显著或无效，应转诊至大、中型综合医院救治。

参考文献

《中华传染病杂志》编辑委员会.发热待查诊治专家共识.中华传染病杂志，2017，35（11）：641-655.

（徐爱秋　姚永萍　杨在华）

二、头痛

头痛通常指额、顶、颞及枕部的疼痛，可见于多种疾病，如全身感染。发热性疾病往往伴有头痛，精神紧张、过度疲劳等也可有头痛。头痛发病机制十分复杂，可分为原发性头痛和继发性头痛，反复发作或持续的头痛可能是某些器质性疾病的信号，应认真检查，明确诊断，及时治疗。

【病因】

1. 颅脑病变

（1）感染：各种脑膜炎、脑膜脑炎、脑炎、脑脓肿、脑结核病、脑寄生虫病及中毒性脑病等。

（2）血管病变：蛛网膜下腔出血、脑出血、脑血栓形成、脑栓塞、高血压脑病、脑供血不足、颅内动脉瘤、脑血管畸形、颅内静脉窦血栓形成、风湿性脑脉管炎和血栓闭塞性脑脉管炎等。

（3）占位性病变：脑肿瘤、颅内转移瘤、脑结核瘤、颅内白血病浸润、颅内囊虫病或棘球蚴病（包虫病）等。

（4）颅脑外伤：脑震荡、脑挫伤、硬脑膜下血肿、颅内血肿及脑外伤后遗症。

（5）其他：偏头痛、丛集性头痛、头痛型癫痫、腰椎穿刺后及腰椎麻醉后头痛等。

2. 颅外病变

（1）颅骨疾病：颅底凹入症、颅骨肿瘤。

（2）颈部疾病：颈椎病及其他颈部疾病。

（3）神经痛：三叉神经、舌咽神经及枕神经痛。

（4）其他：眼、耳、鼻和牙齿疾病所致的头痛。

（5）紧张性头痛（又称肌收缩性头痛）。

3. 全身性疾病

（1）急性感染：如流行性感冒（流感）、伤寒、肺炎等发热性疾病。

（2）心血管疾病：如高血压、心力衰竭。

（3）中毒：如铅、酒精、一氧化碳、有机磷、药物（如颠茄、水杨酸类）等中毒。

（4）其他：尿毒症、低血糖、贫血、肺性脑病、系统性红斑狼疮、月经期及绝经期头痛、中暑等。

4. 神经精神性 神经症、神经衰弱及癔症性头痛。

【临床表现】

头痛的临床表现根据病因不同而有其特点。

1. 发病情况 急性起病并有发热者常为感染性疾病所致。急剧的头痛，持续不减，并有不同程度的意识障碍而无发热者，提示颅内血管性疾病（如蛛网膜下腔出血）；长期的反复发作性头痛或搏动性头痛，多为血管性头痛（如偏头痛）或神经症；慢性进行性头痛并有颅内压增高的症状（如呕吐、缓脉、视盘水肿）应注意颅内占位性病变；青壮年慢性头痛，但无颅内压增高，常因焦急、情绪紧张而发生，多为紧张性头痛。

2. 头痛部位 了解头痛部位是单侧、双侧、前额或枕部、局部或弥散、颅内或颅外，对病因的诊断具有重要价值，如偏头痛及丛集性头痛多在一侧。颅内病变的头痛常为深在性且较弥散，颅内深部病变的头痛部位不一定与病变部位相一致，但疼痛多向病灶同侧放射。高血压引起的头痛多在额部或整个头部。全身性或颅内感染性疾病所致头痛多为全头部痛。蛛网膜下腔出血或脑脊髓膜炎除头痛外尚有颈痛。眼源性头痛为浅在性且局限于眼眶、前额或颞部。鼻源性或齿源性头痛多为浅表性疼痛。

3. 头痛的程度 一般分轻、中、重三度，但与病情的轻重并无平行关系。耐受性强、精神饱满者对头痛描述常不强烈，神经质者的描述常超过其真实的疼痛。剧烈头痛多见于脑膜炎、偏头痛、颅内压增高、青光眼、高血压危象及各种神经痛等。脑肿瘤引起的头痛多为中度或轻度疼痛。

4. **头痛的性质** 高血压性、血管性及发热性疾病所致头痛往往为搏动性；神经痛多呈电击样痛或刺痛；肌肉收缩性头痛多为重压感、紧箍感或呈钳夹样痛。

5. **头痛出现的时间与持续时间** 某些头痛可发生在特定时间。如颅内占位性病变往往清晨加剧；鼻窦炎的头痛也常发生于清晨或上午；丛集性头痛常在晚间发生；女性偏头痛常与月经期有关；脑肿瘤的头痛多为持续性，可有长短不等的缓解期。

6. **加重、减轻或诱发头痛的因素** 咳嗽、打喷嚏、摇头、俯身可使颅内高压性头痛、血管性头痛、颅内感染性头痛及脑肿瘤性头痛加剧；丛集性头痛在直立时可缓解；低头可使鼻窦炎所致头痛加重；颈肌急性炎症所致的头痛可因颈部运动而加剧；慢性或职业性的颈肌痉挛所致的头痛，可因活动、按摩颈肌而逐渐缓解；偏头痛在应用麦角胺后可缓解。

【伴随症状】

1. **头痛伴剧烈呕吐者** 提示颅内压增高，头痛在呕吐后减轻者见于偏头痛。

2. **头痛伴眩晕者** 见于小脑肿瘤、椎 - 基底动脉供血不足。

3. **头痛伴发热者** 常见于感染性疾病，包括颅内或全身性感染。

4. **慢性进行性头痛伴精神症状者** 应注意颅内肿瘤。

5. **慢性头痛突然加剧并伴有意识障碍者** 提示可能发生脑疝。

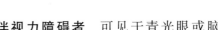

6. 头痛伴视力障碍者　可见于青光眼或脑肿瘤。

7. 头痛伴脑膜刺激征者　提示有脑膜炎或蛛网膜下腔出血。

8. 头痛伴癫痫发作者　可见于脑血管畸形、脑内寄生虫病或脑肿瘤。

9. 头痛伴神经功能紊乱症状者　可能是神经功能性头痛。

【问诊要点】

（1）起病时间、急缓、病程、部位与范围、性质、程度、频度（间歇性/持续性）、诱发或缓解因素。

（2）是否伴失眠、焦虑、剧烈呕吐（是否呈喷射性）、头晕、眩晕、晕厥、出汗、抽搐、视力障碍、感觉或运动异常、精神异常、嗜睡及意识障碍等症状。

（3）有无感染、高血压、动脉硬化、颅脑外伤、肿瘤、精神病、癫痫病、神经症及眼、耳、鼻、齿等部位疾病史。

（4）职业特点、毒物接触史。

（5）治疗经过及效果等。

【常用药物】

1. 解热镇痛药　布洛芬等。

2. 抗癫痫药　加巴喷丁、普瑞巴林等。

3. 中枢镇痛药　曲马多等。

4. 麻醉镇痛药　吗啡、芬太尼等。

5. 抗抑郁药　阿米替林、文拉法辛等。

由于不同疾病引起的头痛治疗方案相差较大，

明确诊断和鉴别诊断是治疗的关键。如经上述治疗症状无好转或加重者，应转至大、中型医院救治，尤其是颅脑外伤或脑卒中急性期病情进展迅速者、脑梗死时间窗内急需溶栓治疗者等。

参考文献

临床系统改进协会．头痛的诊断和治疗指南［EB/OL］.［2011-01-01］https://www.medsci.cn/guideline/show_article.do？id=d10c81c000811.

（田　奕　黄　鑫）

三、咳嗽与咳痰

咳嗽是人体的一种防御性反射动作，通过咳嗽，可以清除呼吸道分泌物和气道异物，但长期、频繁、剧烈的咳嗽也可影响工作和休息，甚至引起喉痛、声音嘶哑和呼吸肌疼痛等，属于病理现象。咳痰是借助咳嗽将气管、支气管的分泌物或肺泡内的渗出液排出口腔外的现象。

【病因】

引起咳嗽和咳痰的病因较多，主要为肺、胸膜疾病。

1. **呼吸道疾病**　从鼻咽部到小支气管整个呼吸道黏膜受刺激时，均可引起咳嗽。一般认为肺泡病变所致咳嗽是由于肺泡内分泌物进入小支气管刺激气道黏膜所引起的。刺激性气体（如冷空气、热空气、氯、溴、氨）、烟雾、粉尘、异物、炎症、出血与肿瘤等的刺激，均可引发咳嗽。

2. **胸膜疾病** 胸膜炎、胸膜间皮瘤或胸膜受到刺激（如自发性或外伤性气胸、血胸、胸膜腔穿刺）等均可引起咳嗽。

3. **心血管疾病** 当二尖瓣狭窄或左心衰竭引起肺动脉高压、肺淤血、肺水肿，或因右心及体循环静脉栓子脱落，或羊水、气栓、瘤栓引起肺栓塞时，肺泡与支气管内漏出物或渗出物刺激肺泡壁及支气管黏膜而导致咳嗽。

4. **胃食管反流病** 是由于抗反流机制减弱，反流物的刺激和损伤所致。少数患者以咳嗽和哮喘为首发或主要症状，个别患者因反流物吸入气道，可引起吸入性肺炎，甚至肺间质纤维化。

5. **中枢神经因素** 从大脑皮质发出冲动传至延髓咳嗽中枢，人可随意引发咳嗽或抑制咳嗽反射，脑炎、脑膜炎也可导致咳嗽。

【临床表现】

1. **咳嗽的性质** 咳嗽无痰或痰量甚少，称干性咳嗽，见于急性咽喉炎、急性支气管炎初期、胸膜炎、喉及肺结核、二尖瓣狭窄、原发性肺动脉高压及间质性肺炎等。咳嗽伴有痰液称湿性咳嗽，见于慢性阻塞性肺疾病（COPD）、肺炎、肺脓肿、支气管扩张症、空洞型肺结核及支气管胸膜瘘等。

2. **咳嗽的时间与节律** 突然出现的发作性咳嗽，常见于吸入刺激性气体所致急性咽喉炎、气管 - 气管炎、气管与支气管异物、百日咳、气管或支气管分叉部受压迫刺激等；长期慢性咳嗽多见于慢性呼吸系统疾病，如 COPD、纤维素性支气管炎、支气管扩张症、肺脓肿、肺结核及肺尘埃沉着病等。此外，COPD、支气管扩张症和肺脓肿等咳嗽往往于清晨或夜间变动体位时加剧，并伴咳痰；左心衰竭、肺结核夜间咳嗽明显，可能与夜间肺淤血加重及迷走神经兴奋性增高有关。

3. 咳嗽的音色　指咳嗽声音的色彩和特点。如咳嗽声音嘶哑常见于喉炎、喉结核、喉癌和喉返神经麻痹等；金属音调咳嗽常见于纵隔肿瘤、主动脉瘤或支气管癌、淋巴瘤等压迫气管；阵发性连续剧烈咳嗽伴有高调吸气回声（鸡鸣样咳嗽）常见于百日咳、会厌及喉部疾病和气管受压；咳嗽声音低微或无声常见于严重肺气肿、极度衰弱或声带麻痹患者。

4. 痰的性状和量　痰的性质可分为黏液性、浆液性、黏液脓性、脓性、血性等。急性呼吸道炎症时痰量较少，多呈黏液性或黏液脓性；COPD 的痰液多为黏液泡沫样，当痰量增多，且转为脓性时，常提示急性加重；支气管扩张症、肺脓肿、支气管胸膜瘘时痰量较多，清晨与夜晚睡前增多，且排痰与体位有关，痰量多时静置后出现分层现象（上层为泡沫、中层为浆液或浆液脓性、底层为坏死组织碎屑）；脓性痰有恶臭气味者，提示有厌氧菌感染；黄绿色或翠绿色痰，提示铜绿假单胞菌感染；痰白黏稠、牵拉成丝难以咳出，提示有白念珠菌感染；粉红色泡沫样痰提示急性肺水肿。

【伴随症状】

1. 伴发热　可见于呼吸系统感染、胸膜炎、肺结核等。

2. 伴胸痛　可见于各种肺炎、胸膜炎、支气管

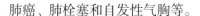

肺癌、肺栓塞和自发性气胸等。

3. 伴呼吸困难 可见于喉炎、喉水肿、喉肿瘤、支气管哮喘、重度 COPD、重症肺炎、肺结核、大量胸腔积液、气胸及肺淤血、肺水肿、气管与支气管异物等。

4. 伴大量脓性痰 可见于支气管扩张症、肺脓肿、肺囊肿合并感染及支气管胸膜瘘等。

5. 伴咯血 可见于肺结核、支气管扩张症、肺脓肿、支气管肺癌及二尖瓣狭窄等。

6. 伴杵状指（趾） 可见于支气管扩张症、肺脓肿、支气管肺癌和脓胸等。

7. 伴哮鸣音 可见于支气管哮喘、慢性支气管炎喘息型、弥漫性泛细支气管炎、心源性哮喘、气管与支气管异物等。

【问诊要点】

1. 发病年龄、咳嗽时间长短和节律 是急性还是慢性，是突发还是渐进的，昼夜咳嗽有无差异。如果是长期慢性咳嗽，与季节、气候有何关系。

2. 咳嗽的程度、音色与影响因素 咳嗽程度是重是轻，是间断性还是连续性、发作性咳嗽，咳嗽的音调高低及其音色，受到不同异味刺激时咳嗽是否加重，是否伴有气喘、胸痛和发热。

3. 咳嗽是否伴有咳痰 痰的颜色、性状、量，有何特殊气味，痰中是否带血。痰量多时，不同体位对咳痰有何影响，将痰收集静置后是否有分层现象等。

4. 有无服药史 服用血管紧张素转换酶抑制药（如卡托普利）可引起咳嗽。

【常用药物】

1. 镇咳药

（1）中枢性镇咳药：可待因、右美沙芬等。

（2）外周性镇咳药：苯丙哌林等。

2. 祛痰药

氨溴索、乙酰半胱氨酸、桃金娘油、愈创甘油醚等。

3. 抗菌药物

头孢类、青霉素类。

4. 平喘药

布地奈德、沙美特罗等。

5. 抗炎药

糖皮质激素。

6. 抗过敏药

氯雷他定。

咳嗽、咳脓性痰或流脓涕者可用抗生素治疗。多数慢性咳嗽与感染的关联度不大，没有必要使用抗生素治疗。为了避免产生耐药性，应严格按照抗生素合理用药要求使用。对原因不明的咳嗽，慎用口服或静脉滴注糖皮质激素。但是，如果长期使用镇咳药效果不佳且病情加重，应考虑结核病、肿瘤性疾病等严重疾病，宜及时转诊至大、中型综合医院治疗。

参考文献

［1］中华医学会呼吸病学分会哮喘学组.咳嗽的诊断与治疗指南（2021）［J］.中华结核和呼吸杂志，2022，45（1）：13-46.

［2］中华医学会，中华医学会临床药学分会，中华医学会杂志社，等.咳嗽基层合理用药指南（2020）［J］.中华全科医师杂志，2020，19（7）：582-892.

［3］中华医学会，中华医学会杂志社，中华医学会全科医学分会，等.中国咳嗽基层诊疗与管理指南（2024年）［J］.中华全科医师杂志，2023（08）：793-812.

（徐爱秋　黄　鑫）

四、咯血

咯血是指气管、支气管或肺组织出血，血液随咳嗽从口腔排出或痰中带血。咯血量与疾病的严重程度不完全一致，小量咯血有时仅表现为痰中带血，大量咯血时血液可从口鼻涌出，阻塞呼吸道，甚至造成窒息。

经口排出的血还可来自口腔、鼻腔出血，因此，明确咯血前，应首先检查口腔与鼻咽部，观察局部有无出血灶。另外，咯血需与上消化道出血引起的呕血相鉴别（表4-2）。

表4-2 咯血与呕血的鉴别

鉴别点	咯血	呕血
病因	肺结核、支气管扩张症、肺癌、肺炎、肺脓肿和心脏病等	消化性溃疡、肝硬化、急性胃黏膜病变、胃癌、胆道病变
出血前症状	喉部痒感、胸闷、咳嗽等	上腹部不适、恶心、呕吐等
出血方式	咯出	呕出
出血的血色	鲜红色	暗红色、棕色，有时为鲜红色
血中混有物	痰液、泡沫	食物残渣
酸碱反应	碱性	酸性
黑便	无（吞咽较多血液时可有）	有，可为柏油样，呕血停止后仍可持续数日
出血后痰的性状	血痰持续数日	一般无痰

【病因】

引起咯血的原因很多,以呼吸系统和心血管疾病为常见。

1. 支气管疾病 常见于支气管扩张症、支气管肺癌、支气管结核和 COPD 等;较少见的有支气管结石、良性支气管瘤、支气管黏膜非特异性溃疡等。其出血机制主要是炎症、肿瘤或结石损伤支气管黏膜,或病灶处毛细血管通透性增高或黏膜下血管破裂。

2. 肺部疾病 常见的有肺结核、肺炎、肺脓肿等,较少见的有肺淤血、肺栓塞、肺真菌病、肺吸虫病、肺囊肿、肺泡炎、肺含铁血黄素沉着症等。在我国,引起咯血的首要原因仍为肺结核。肺部病变使毛细血管通透性增高,血液渗出,或病变侵蚀小血管使其破裂出血。

3. 心血管疾病 常见的是风湿性心脏病二尖瓣狭窄。其机制为肺淤血导致肺泡壁或支气管内膜毛细血管破裂,或支气管黏膜下层支气管静脉曲张破裂。

4. 其他 血液病(如特发性血小板减少性紫癜、白血病、血友病、再生障碍性贫血)、急性传染病(如流行性出血热、肺出血型钩端螺旋体病)、风湿性疾病〔如结节性多动脉炎、白塞病、系统性红斑狼疮(SLE)〕、支气管子宫内膜异位症等。其机制为凝血功能障碍,气管、支气管子宫内膜异位症的内膜周期性剥落等而导致出血。

【临床表现】

1. 年龄 青壮年咯血常见于肺结核、支气管扩张症、二尖瓣狭窄等，40 岁以上有长期大量吸烟史者应考虑支气管肺癌。

2. **咯血量**　小量咯血（小于 100 ml/d）多无症状；中等量以上咯血（100~500 ml/d），咯血前患者可有胸闷、喉痒、咳嗽等先兆症状；大量咯血（大于 500 ml/d 或一次咯血 100~500 ml）时常表现为咯出满口血液或短时间内咯血不止，常伴呛咳、脉搏增快、出冷汗、呼吸急促、面色苍白、紧张不安或恐惧感。

3. **咯血的颜色和性状**　鲜红色见于肺结核、支气管扩张症、肺脓肿、出血性疾病、支气管内膜结核等；铁锈色可见于肺炎球菌性肺炎；砖红色胶冻样见于肺炎克雷伯菌肺炎；二尖瓣狭窄肺淤血所致咯血多为暗红色；浆液性粉红色泡沫样血痰见于左心衰竭肺水肿；肺梗死引起的咯血为黏稠的暗红色。

【伴随症状】

1. **伴发热**　见于肺结核、肺炎、肺脓肿及流行性出血热等。

2. **伴胸痛**　见于大叶性肺炎、肺结核、肺栓塞及支气管肺癌等。

3. **伴脓性痰**　见于支气管扩张症、肺脓肿、肺结核空洞及肺囊肿并发感染等。

4. **伴皮肤及黏膜出血**　见于血液病、流行性出血热、肺出血型钩端螺旋体病及风湿性疾病等。

5. **伴杵状指（趾）**　见于支气管扩张症、肺脓肿、支气管肺癌和脓胸等。

6. **伴黄疸**　见于钩端螺旋体病、大叶性肺炎、肺梗死等。

【问诊要点】

1. 确定是否咯血 出血是来自呼吸道、消化道，还是鼻、口咽部。

2. 颜色和性状 咯出的血的颜色和性状。

3. 咯血的伴随症状 是否伴咳痰，咳痰量、性状与气味；有无发热、胸痛、呼吸困难等，伴随症状与咯血的关系。

4. 个人生活史 有无结核病接触史、吸烟史、职业性粉尘接触史、生食海鲜史，注意月经史。

5. 用药史 是否应用了引起出血的药物，尤其是抗凝血药等。

【常用药物】

1. 止血药 垂体后叶素、酚妥拉明、氨甲苯酸、酚磺乙胺等。

2. 抗菌药物 头孢类等。

小量咯血休息、止咳、镇静，但禁用强镇静药。中等量或大量咯血应严格卧床休息，使用止血药治疗，血压偏低者选用垂体后叶素，酚妥拉明滴注主要用于高血压者。在使用这些药物后效果仍然较差者，如病因诊断不清、怀疑结核分枝杆菌感染、急性肺水肿时，应及时将患者转诊至大、中型综合医院。

参考文献

北京医师协会呼吸内科专科医师分会，咯血诊治专家共识编写组.咯血诊治专家共识［J］.中国呼吸与危重监护杂志，2020，19（1）：1-11.

（徐爱秋 黄 鑫）

五、眩晕、耳鸣

眩晕是患者感到自身或周围环境物体旋转或摇动的一种主观感觉障碍，常伴有客观的平衡障碍，一般无意识障碍。眩晕主要由迷路、前庭神经、脑干及小脑病变引起，亦可由其他系统或全身性疾病引起。

耳鸣是患者在缺乏外部声源的情况下，耳内或颅内产生嗡嗡、嘶鸣等不成形的异常声幻觉。这种声音感觉可以是一种或一种以上，并且持续一定的时间。人可以出现生理性耳鸣，当耳鸣超过了生理限度，就成为症状性耳鸣。听力下降患者常伴发耳鸣。耳鸣往往是听力系统出现障碍或者紊乱的一种症状表现。

【病因】

1. 眩晕

（1）周围性眩晕（耳性眩晕）：指内耳前庭至前庭神经颅外段之间的病变所引起的眩晕，常见于梅尼埃病、迷路炎、前庭神经元炎、药物中毒、位置性眩晕及晕动病等。

（2）中枢性眩晕（脑性眩晕）：指前庭神经颅内段、前庭神经核及其纤维联系、小脑、大脑等病变所引起的眩晕，常见于颅内血管性疾病、颅内占位性病变、颅内感染性疾病、颅内脱髓鞘疾病及神经系统变性疾病、癫痫等。

（3）全身疾病性眩晕：常见于心血管疾病，如高血压、低血压、心律失常、心脏瓣膜病及心肌缺血等；血液病，如各种原因所致贫血、出血；中毒性疾病，如急性发热性感染、尿毒症、重症肝炎及重症糖尿病。

（4）眼源性眩晕：常见于眼病，如先天性视力减退、屈光不正、眼肌麻痹、青光眼、视网膜色素变性等；屏幕性眩晕，如看电影、看电视、用电脑时间过长和（或）距屏幕距离过近均可引起眩晕。

（5）神经精神性眩晕：见于神经官能症、更年期综合征、抑郁症等。

2. 耳鸣

（1）血管性疾病：最常引起搏动性耳鸣。如耳颞部附近的动脉血管，可能传递血液湍流的声音，颈动脉系统也是常见的声音来源。良性颅内压升高、乙状窦憩室或者明显颈静脉球的患者，可能听到静脉嗡鸣声。

（2）听力损失引发的耳鸣：与年龄衰老有关的听力损失即老年性耳聋，通常从60岁左右开始。长期暴露在高分贝噪声中，或者长期处于噪声环境（如大型娱乐活动现场），也会损害人的听觉系统，并导致听力损失。

（3）中耳堵塞或咽鼓管功能障碍：耳道堵塞，可以导致内耳压力增大，影响鼓膜的功能，如耵聍过多、中耳积液。咽鼓管异常开放，可以引起类似海洋咆哮声的耳鸣，并且频率与呼吸同步。

（4）头颈部外伤：头部或颈部的严重外伤，可以损伤神经、血流和肌肉，从而引起耳鸣。这种耳鸣症状往往比较严重。

（5）颞下颌关节紊乱：这种耳鸣患者还会感到下颌疼痛，或者下颌移动能力受限制；咀嚼或讲话时有关节摩擦音。

（6）鼻窦压力和气压伤：重感冒、流感或鼻窦感染引起的鼻塞，可以在中耳产生异常压力，引起耳鸣。在潜水、跳水等情况下，由于水压的剧烈和快速变化，引起急性气压伤，也可能损害中耳、内耳，引起耳鸣。

（7）耳毒性药物导致的耳鸣：一些处方药的副作用也包括耳鸣。

（8）其他系统疾病：常见的引起耳鸣的疾病有甲状腺功能亢进、甲状腺功能减退、糖尿病、高血压、动脉粥样硬化、抑郁症、焦虑症、畸张症及听神经瘤等。

【临床表现】

1. 眩晕

（1）周围性眩晕

1）梅尼埃病：以发作性眩晕伴耳鸣、听力减退及眼球震颤为主要特点，严重时可伴有恶心、呕吐、面色苍白和出汗，发作多短暂，很少超过2周。具有复发性特点。

2）迷路炎：多由于中耳炎并发，症状同上，检查发现鼓膜穿孔，有助于诊断。

3）内耳药物中毒：常由链霉素、庆大霉素及其同类药物中毒性损害所致。多为渐进性眩晕伴耳鸣、听力减退，常先有口周及四肢发麻等。水杨酸制剂、奎宁、某些镇静催眠药（氯丙嗪、哌替啶等）亦可引起眩晕。

4）前庭神经元炎：多在发热或上呼吸道感染后突然出现眩晕，伴恶心、呕吐，一般无耳鸣及听力减退。持续时间较长，可达 6 周，痊愈后很少复发。

5）位置性眩晕：患者头部处在一定位置时出现眩晕和眼球震颤，多数不伴耳鸣及听力减退，可见于迷路和中枢病变。

6）晕动病：见于晕船、晕车等，常伴恶心、呕吐、面色苍白、出冷汗等症状。

（2）中枢性眩晕

1）颅内血管性疾病：多有眩晕、头痛、耳鸣等症状，高血压脑病可有恶心、呕吐，重者抽搐或昏迷。小脑或脑干出血常以眩晕、头痛、呕吐起病，重者很快昏迷。

2）颅内占位性病变：听神经瘤、小脑肿瘤除有眩晕外，常有进行性耳鸣和听力下降，还有头痛、复视、构音障碍等。其他肿瘤因部位不同，表现也各不相同。

3）颅内感染性疾病：除神经系统临床表现外，尚有感染症状。

4）颅内脱髓鞘疾病及变性疾病：多发性硬化是以中枢神经系统多发病变为特点的脱髓鞘疾病，常以肢体疼痛、感觉异常及无力为首发症状，可有眩晕、视力障碍及相关的神经系统症状和体征。延髓空洞症是进行性变性疾病，可出现软腭瘫痪、吞咽困难、发声障碍等表现，部分患者伴有眩晕。

（3）全身疾病性眩晕

1）心血管疾病：出现血压、心率、心律变化的同时伴有眩晕，不同疾病有其相应的临床表现。

2）血液病：眩晕是其中一个症状，还有贫血、出血等其他表现。

3）中毒性疾病：每种疾病均有其特征性的临床表现，眩晕只是一个伴随症状。

4）眼源性眩晕：表现为视力减退、屈光不正、眼肌麻痹等，眩晕是其症状之一。

（4）神经精神性眩晕：可出现头晕、头痛、失眠、多梦、胸闷、心悸、气短、食欲缺乏、乏力、情绪低落、自卑、无自信心及思维缓慢等临床表现。

2. 耳鸣 症状表现多种多样，可以是急性的或慢性的，也可以是持续的或不规则的。耳鸣患者听到的声音也各种各样，如蝉鸣声、嗡嗡声、沉闷声。耳鸣带来的影响和患者的心理体验也各不相同，一些患者认为耳鸣只是一种轻微的干扰，还有一些患者认为耳鸣严重影响了生活质量。

【伴随症状】

1. 眩晕

（1）伴耳鸣、听力下降：见于前庭器官疾病、听神经损害及肿瘤等。

（2）伴恶心、呕吐：见于梅尼埃病、晕动病等。

（3）伴共济失调：见于小脑、颅后凹或脑干病变等。

（4）伴眼球震颤：见于脑干病变、梅尼埃病等。

（5）伴听力下降：见于药物中毒。

2. 耳鸣

（1）伴听力减退：耳鸣患者中2/3伴有听力减退。

（2）伴耳胀闷：患者常常感觉到耳胀、耳闷、耳堵、耳部不舒服。可以在耳鸣的同侧出现，也可以出现在对侧。

（3）伴眩晕：多为自觉天旋地转的眩晕，或者恶心、呕吐，具有反复发作的特点。一般眩晕发作前耳鸣会明显加重，眩晕过后耳鸣则减轻。

（4）伴抑郁等精神症状：耳鸣患者容易产生抑郁、焦虑、心烦和失眠等情况。不同心理素质的患者，耳鸣的影响程度不同。

【问诊要点】

1. 眩晕

（1）发作时间、诱因、病程，有无复发性特点。

（2）有无发热、耳鸣、听力减退、恶心、呕吐、出汗、口周及四肢麻木、视力改变及平衡失调等相关症状。

（3）有无急性感染、中耳炎、颅脑疾病及外伤、心血管疾病、严重肝肾疾病及糖尿病等病史。

（4）有无晕车、晕船及服药史。

2. 耳鸣

（1）患者是否有耳鸣，耳鸣声响的特点，声响出现的部位。

（2）耳鸣给患者造成了什么困扰，是否影响睡眠、情绪、工作或生活。

（3）除耳鸣外，还有哪些伴随症状。

（五）常用药物

（1）前庭抑制药：异丙嗪、苯海拉明、地芬尼多等。

（2）改善内耳循环药：倍他司汀等。

（3）止吐药。

（4）糖皮质激素。

（5）抗焦虑药：阿普唑仑、劳拉西泮等。

不同的疾病有不同程度的眩晕，但常无真正的旋转感，一般无听力减退，少有耳鸣。治疗上选择以治疗原发病为主，症状治疗为辅助治疗，如果诊断基本明确或经治疗症状没有好转或加重者，应及时转诊至大、中型综合医院。

参考文献

［1］中华医学会神经病学分会，中华神经科杂志编辑委员会.眩晕诊治多学科专家共识［J］.中华神经科杂志，2017，50（11）：805-812.

［2］中华医学会.头晕/眩晕基层诊疗指南（2019年）［J］.中华全科医师杂志，2020，19（03）：201-216.

（乔　敏　苏　岚）

六、晕厥

晕厥亦称昏厥，是由于一时性广泛性脑供血不足所致的短暂意识丧失状态，发作时患者因肌张力消失不能保持正常姿势而倒地。晕厥一般为突然发作，迅速恢复，很少有后遗症。

【病因】

1. 血管迷走性晕厥　亦称反射性晕厥，也可表现为排尿性晕厥、颈动脉窦综合征、咳嗽性晕厥等。

2. 直立性低血压　又称体位性低血压，是因血压调节反射异常导致的直立后血压异常下降的现象。

3. 心源性晕厥 常见于严重心律失常、心脏排血受阻及心肌缺血性疾病等，如阵发性心动过速、阵发性心房颤动、病态窦房结综合征、高度房室传导阻滞、主动脉瓣严重狭窄、某些类型先天性心脏病、心绞痛与急性心肌梗死、原发性肥厚型心肌病，最严重的为阿-斯（Adams-Stokes）综合征。

【临床表现】

1. 血管迷走性晕厥 多见于年轻体弱女性，发作常有明显诱因，如疼痛、情绪紧张、恐惧、轻微出血、各种穿刺及小手术，在天气闷热、空气污浊、疲劳、空腹、失眠及妊娠等情况下更易发生。晕厥前期有头晕、眩晕、恶心、上腹不适、面色苍白、肢体发软、坐立不安和焦虑等。晕厥持续数分钟，继而突然意识丧失，常伴有血压下降、脉搏微弱，持续数秒或数分钟后可自然苏醒，无后遗症。

2. 排尿性晕厥 多见于青年男性，在排尿中或排尿结束时发作，持续 1~2 分钟患者自行苏醒，无后遗症。

3. 颈动脉窦综合征 表现为发作性晕厥或伴有抽搐，常见的诱因有用手压迫颈动脉窦、突然转头、衣领过紧等。

4. 咳嗽性晕厥 见于患慢性肺部疾病者，剧烈咳嗽后发生。

5. 直立性低血压 表现为在体位骤变（主要由卧位或蹲位突然站起）时发生昏厥。

6. 心源性晕厥 主要表现为心搏停止 5~10 秒出现晕厥，心搏停止 15 秒以上可出现抽搐，偶有大小便失禁。

【伴随症状】

1. **伴有明显的自主神经功能障碍如面色苍白、出冷汗、恶心、乏力**　见于血管迷走性晕厥。

2. **伴有面色苍白、发绀、呼吸困难**　见于急性左心衰竭。

3. **伴有心率和心律明显改变**　见于心源性晕厥。

4. **伴有抽搐**　见于中枢神经系统疾病和心源性晕厥。

5. **伴有头痛、呕吐、视听障碍**　提示中枢神经系统疾病。

6. **伴有发热、水肿、杵状指**　提示心肺疾病。

【问诊要点】

（1）晕厥发生的年龄、性别。

（2）晕厥发作的诱因、发作与体位的关系、与咳嗽及排尿的关系、与用药的关系。

（3）晕厥发生的速度、发作持续时间，发作时面色、血压及脉搏情况。

（4）晕厥伴随的症状。

（5）有无心脏及脑血管病史。

（6）既往有无相同发作史及家族史。

【常用药物】

（1）盐酸米多君。

（2）β受体阻断药。

（3）抗高血压药：钙通道阻滞药、血管紧张素转化酶抑制药（ACEI）、血管紧张素受体阻滞药（ARB）。

（4）抗心律失常药：诱发晕厥的原因较多，需要医务人员结合病史、伴随症状及辅助检查明确诊断，选择相应的治疗方案。经治疗症状无好转或加重者，应怀疑颅内肿瘤或血肿、梗塞等病情进展迅速或是心脏疾病。

参考文献

中华心血管病杂志编辑委员会，中国生物医学工程学会心律学分会，中国老年学和老年医学学会，等.晕厥诊断与治疗中国专家共识（2018）[J].中华心血管病杂志，2019，47（2）：96-107.

（乔　敏　徐　剑）

七、发绀

发绀是指血液中还原血红蛋白增多使皮肤和黏膜呈青紫色改变的一种表现，又称紫绀。这种改变常发生在皮肤较薄、色素较少和毛细血管较丰富的部位，如口唇、指（趾）、甲床。

【病因】

根据引起发绀的原因，可将其进行如下分类。

1. 血液中还原血红蛋白增多（真性发绀）

（1）中心性发绀：此类发绀的特点为全身性，除四肢及颜面外，也累及躯干和黏膜的皮肤，但受累部位的皮肤是温暖的。发绀的原因多为心脏、肺疾病引起呼吸功能衰竭、通气与换气功能障碍、肺氧合作用不足，导致血氧饱和度降低。

（2）周围性发绀：此类发绀常由于周围循环血流障碍所致。其特点为发绀常出现于肢体的末端与下垂部位。这些部位的皮肤是冷的，但若给予按摩或加温，使皮肤转暖，发绀可消退，此特点亦可作为与中心性发绀的鉴别点。

（3）混合性发绀：中心性发绀与周围性发绀同时存在，可见于心力衰竭等。

2. 血液中存在异常血红蛋白衍生物

（1）高铁血红蛋白血症：当血中高铁血红蛋白量达到 30 g/L 时可出现发绀。常见于苯胺、硝基苯、伯氨喹、亚硝酸盐、磺胺类等中毒所致发绀。其特点是发绀出现急剧，抽出的静脉血呈深棕色，虽给予氧疗，但发绀不能改善，只有给予静脉注射亚甲蓝或大量维生素 C，发绀方可消退，用分光镜检查可证实血中高铁血蛋白存在。

（2）先天性高铁血红蛋白血症：自幼即有发绀，而无心脏、肺疾病及引起异常血红蛋白的其他原因，有家族史，身体一般状况较好。

（3）硫化血红蛋白血症：为后天获得性。服用某些含硫药物或化学品后，使血液中硫化血红蛋白达到 5 g/L 即可发生发绀。

【临床表现】

皮肤和黏膜呈青紫色改变。

【伴随症状】

1. 伴呼吸困难 常见于重症心脏、肺疾病及急性呼吸道梗阻、大量气胸等，而高铁血红蛋白血症虽有明显发绀，但一般无呼吸困难。

2. 伴杵状指（趾） 提示病程较长，主要见于发绀型先天性心脏病及某些慢性肺部疾病。

3. 伴意识障碍及衰竭 主要见于某些药物或化

学物质中毒、休克、急性肺部感染或急性心功能衰竭等。

【问诊要点】

1. **发病的年龄与性别** 自出生或幼年即出现发绀者，常见于发绀型先天性心脏病，或先天性高铁血红蛋白血症。特发性阵发性高铁血红蛋白血症可见于育龄妇女，且发绀多与月经周期有关。

2. **发绀的部位及特点** 用于判断发绀的类型，如为周围性，则须询问有无心脏和肺部疾病症状，如心悸、晕厥、胸痛、气促、咳嗽。

3. **发病的诱因及病程** 急性起病又无心脏及肺疾病表现的发绀，须询问有无摄入相关药物、化学物品、变质蔬菜以及在有便秘的情况下服用含硫化物病史。

（乔 敏 苏 岚）

八、呼吸困难

呼吸困难是指患者主观感到空气不足、呼吸费力，客观上表现为呼吸运动用力，严重时可出现张口呼吸、鼻翼扇动、端坐呼吸，甚至发绀、呼吸辅助肌参与呼吸运动，并且可有呼吸频率、深度、节律的改变。

【病因】

引起呼吸困难的原因较多，主要为呼吸系统和循环系统疾病。

1. 呼吸系统疾病

（1）气道阻塞：如喉、气管、支气管的炎症、水肿、肿瘤或异物所致的狭窄或阻塞及支气管哮喘、慢性阻塞性肺疾病。

（2）肺部疾病：如肺炎、肺脓肿、肺结核、肺不张、肺淤血、肺水肿、弥漫性肺间质疾病及细支气管肺泡癌。

（3）胸壁、胸廓、胸膜腔疾病：如胸壁炎症、严重胸廓畸形、胸腔积液、气胸、广泛胸膜粘连、结核及外伤。

（4）神经肌肉疾病：如脊髓灰质炎病变累及颈髓、急性多发性神经根神经炎和重症肌无力累及呼吸肌、药物导致呼吸肌麻痹。

（5）膈肌运动障碍：如膈肌麻痹、大量腹水、腹腔巨大肿瘤、胃扩张和妊娠末期等。

2. 循环系统疾病

常见于各种原因所致的左心和（或）右心衰竭、心脏压塞、肺栓塞和原发性肺动脉高压等。

3. 中毒

如糖尿病酮症酸中毒、吗啡药物中毒、有机磷农药中毒、氰化物中毒、亚硝酸盐中毒和急性一氧化碳中毒。

4. 神经精神性疾病

如脑出血、脑外伤、脑肿瘤、脑炎、脑膜炎、脑脓肿等颅脑疾病引起呼吸中枢功能障碍和精神因素所致的呼吸困难，如焦虑症、癔症。

5. 血液病

常见于重度贫血、高铁血红蛋白血症、硫化血红蛋白血症等。

【临床表现】

根据发生机制及临床表现，将呼吸困难归纳为以下 5 种类型。

1. 肺源性呼吸困难 主要是呼吸系统疾病引起的通气、换气功能障碍，导致缺氧和（或）二氧化碳潴留。临床上常分为以下 3 种类型。

（1）吸气性呼吸困难：表现为吸气显著费力，严重者吸气时可见"三凹征"，表现为胸骨上窝、锁骨上窝和肋间隙明显凹陷，此时亦可伴有干咳及高调吸气性喉鸣。

（2）呼气性呼吸困难：表现为呼气费力、呼气缓慢、呼吸时间明显延长，常伴有呼气期哮鸣音。

（3）混合性呼吸困难：表现为吸气期及呼气期均感呼吸费力、呼吸频率增快、深度变浅，可伴有呼吸音异常或病理性呼吸音。

2. 心源性呼吸困难 主要由左心和（或）右心衰竭引起，尤其是左心衰竭时，呼吸困难更严重。左心衰竭引起的呼吸困难特点为：有引起左心衰竭的基础病因；呈混合性呼吸困难，活动时呼吸困难出现或加重，休息时减轻或消失，卧位明显，坐位或立位时减轻，故当患者病情较重时，往往被迫采取半坐位或端坐呼吸；两肺底部或全肺出现湿啰音；应用强心药、利尿药和血管扩张药改善心功能后，呼吸困难症状随之好转。急性左心衰竭时，常可出现夜间阵发性呼吸困难，表现为夜间睡眠中突感胸闷、气短，被迫坐起，惊恐不安。轻者数分钟至数十分钟后症状逐渐减轻、消失；重者见端坐呼吸、面色发绀、大汗、咳浆液性粉红色泡沫样痰，

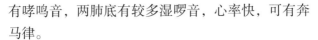

有哮鸣音，两肺底有较多湿啰音，心率快，可有奔马律。

右心衰竭严重时也可引起呼吸困难，但程度较左心衰竭轻，其主要原因为体循环淤血。

3. 中毒性呼吸困难 主要由代谢性酸中毒、药物、化学毒物中毒等引起。代谢性酸中毒所致呼吸困难的特点为：有引起代谢性酸中毒的基础病因，如尿毒症、糖尿病酮症酸中毒；出现深长而规则的呼吸，可伴有鼾音，称为酸中毒大呼吸［库斯莫尔（Kussmaul）呼吸］。药物中毒所致呼吸困难的特点为：有药物中毒史；呼吸缓慢、变浅，伴有呼吸节律异常，如潮式呼吸或间停呼吸。

4. 神经精神性呼吸困难 主要由神经系统疾病和精神因素引起。神经性呼吸困难主要是由于呼吸中枢受增高的颅内压和供血减少的刺激，使呼吸变为慢而深，并常伴有呼吸节律改变，如双吸气（抽泣样呼吸）、呼吸遏制（吸气突然停止）等。精神性呼吸困难主要表现为呼吸快而浅，伴有叹息样呼吸或出现手足搐搦。

5. 血源性呼吸困难 表现为呼吸浅，心率快。

【伴随症状】

1. 伴哮鸣音 多见于支气管哮喘、心源性哮喘；突发性重度呼吸困难见于急性喉水肿、气管异物、大面积肺栓塞及自发性气胸等。

2. 伴发热 多见于肺炎、肺脓肿、肺结核、胸膜炎及急性心包炎等。

3. 伴一侧胸痛 见于大叶性肺炎、急性渗出性胸膜炎、肺栓塞、自发性气胸、急性心肌梗死及支气管肺癌等。

4. 伴咳嗽、咳痰 见于慢性阻塞性肺疾病、肺炎、支气管扩张、肺脓肿等；伴大量泡沫样痰可见于有机磷农药中毒；伴粉红色泡沫样痰见于急性左心衰竭。

5. 伴意识障碍 见于脑出血、脑膜炎、糖尿病酮症酸中毒、尿毒症、肺性脑病、急性中毒及休克型肺炎等。

【问诊要点】

1. 呼吸困难发生的诱因 包括有无引起呼吸困难的基础病因和直接诱因，如心脏病、肺病、肾病、代谢性疾病病史，有无药物、毒物摄入史，有无头痛、意识障碍、颅脑外伤史。

2. 呼吸困难发生的快与慢 询问起病是突然发生、缓慢发生、还是渐进发生或者有明显的时间性。

3. 呼吸困难与活动、体位的关系 如左心衰竭引起的呼吸困难。

4. 伴随症状 如发热、咳嗽、咳痰、咯血及胸痛。

【常用药物】

1. **平喘药** 沙丁胺醇。

2. **止咳药** 右美沙芬、氨溴索。

3. **抗炎药** 糖皮质激素。

4. **抗菌药物** 头孢类等。

呼吸困难是内科急症，发病快而急，如初步诊断为急性左心衰、反复发生的气胸或气胸反复难愈、重度贫血等疾病，可能危及生命。医生首先要

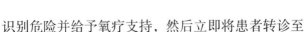

识别危险并给予氧疗支持，然后立即将患者转诊至上级大、中型综合医院治疗。

参考文献

呼吸困难诊断、评估与处理的专家共识组，刘国梁，何权瀛.呼吸困难诊断、评估与处理的专家共识〔J〕.中华内科杂志，2014，53（4）：337-341.

（尹　敏　黄　鑫）

九、胸痛

胸痛是临床上常见的症状，主要由胸部疾病所致。胸痛的程度因个体痛阈的差异而不同，与病情轻重程度也不完全一致。

【病因】

引起胸痛的病因较多，主要为胸部疾病，10%~20%的胸痛是由于心脏以外的原因所致。

1. **胸壁疾病**　急性皮炎、皮下蜂窝织炎、带状疱疹、非特异性肋软骨炎、肋间神经炎、肋骨骨折、急性白血病及多发性骨髓瘤等。

2. **心血管疾病**　心绞痛、心肌梗死、心肌炎、急性心包炎、二尖瓣或主动脉瓣病变、主动脉瘤、主动脉夹层动脉瘤、肺栓塞、肺动脉高压和心血管神经症等。

3. **呼吸系统疾病**　胸膜炎、胸膜肿瘤、自发性气胸、血胸、肺炎、急性气管支气管炎及肺癌等。

4. **纵隔疾病**　纵隔炎、纵隔气肿、纵隔肿瘤、反流性食管炎、食管裂孔疝及食管癌等。

5. **其他** 膈下脓肿、肝脓肿、脾梗死及肝癌等。

【临床表现】

1. **发病年龄** 青壮年胸痛,应注意结核性胸膜炎、自发性气胸、心肌炎、心肌病及风湿性心脏病。40岁以上胸痛,应注意心绞痛、心肌梗死与肺癌。

2. **胸痛部位** 包括疼痛部位及其放射部位。胸壁疾病疼痛的部位局限,局部有压痛;炎症性疾病可伴有局部红、肿、热表现;带状疱疹是成簇水疱沿一侧肋间神经分布,伴剧痛,疱疹不越过体表中线;非特异性肋软骨炎多侵犯第1、2肋软骨,为对称或非对称性,呈单个或多个肿胀隆起,局部皮肤颜色正常,有压痛,咳嗽、深呼吸或患侧上肢大幅度活动时疼痛加重;食管及纵隔病变的胸痛多位于胸骨后,于进食或吞咽时加重;心绞痛和心肌梗死的疼痛多在心前区与胸骨后或剑突下,疼痛常放射至左肩、左臂内侧,达环指与小指,也可放射至左颈、咽与面颊部(有时误认为牙痛);主动脉夹层疼痛位于胸背部,向下放射至下腹、腰部与两侧腹股沟和下肢;自发性气胸、胸膜炎和肺栓塞的胸痛多位于患侧腋前线与腋中线附近;肺上沟癌以肩部、腋下痛为主,向上肢内侧放射。

3. **胸痛性质** 带状疱疹呈刀割样痛或灼痛,剧烈难忍;食管炎则为烧灼痛;心绞痛呈绞窄性并伴重压窒息感;心肌梗死的疼痛更为剧烈并伴恐惧、濒死感;干性(纤维素性)胸膜炎常呈尖锐刺痛、钝痛或撕裂痛;肺癌常为胸部闷痛,而肺上沟癌的疼痛则呈烧灼样，夜间尤甚；夹层动脉瘤为突然发生胸背部难忍的撕裂样剧痛；肺梗死亦为突然剧烈刺痛或绞痛，常伴呼吸困难与发绀。

4. 持续时间　平滑肌痉挛致血管狭窄缺血所引起的疼痛为阵发性；炎症、肿瘤、栓塞或梗死所致疼痛呈持续性。如心绞痛发作时间短暂（1～5分钟），而心肌梗死疼痛持续时间很长（30分钟以上或数小时）且不易缓解。

5. 影响疼痛的因素　主要为疼痛发生的诱因、加重与缓解的因素。心绞痛可在劳累或精神紧张时诱发，休息后或含服硝酸甘油后于1～2分钟内缓解，而硝酸甘油对心肌梗死所致疼痛则无效；食管疾病多在进食时发作或加剧，服用抗酸药和促动力药物可减轻或消失；胸膜炎及心包炎的胸痛可因咳嗽或用力呼吸而加剧。

【伴随症状】

1. 伴咳嗽、咳痰和（或）发热　见于气管、支气管和肺部疾病。

2. 伴呼吸困难　提示病变累及范围较大，如大叶性肺炎、自发性气胸、渗出性胸膜炎和肺栓塞。

3. 伴咯血　主要见于肺栓塞、支气管肺癌。

4. 伴面色苍白、大汗、血压下降或休克　见于心肌梗死、夹层动脉瘤、主动脉窦瘤破裂和大块肺栓塞等。

5. 伴吞咽困难　见于食管疾病，如反流性食管炎。

【问诊要点】

（1）发病年龄、诱因、起病缓急，胸痛的部位、范围及其放射部位，胸痛性质、程度及持续时间，发生的诱因、加重与缓解方式，胸痛对患者的影响。

（2）是否伴有吞咽困难、吞咽时疼痛加重与反酸等，有无发热、咳嗽、咳痰、咯血、心悸、发绀、呼吸困难及其程度。

（3）其他：职业和嗜好，过去有无类似发作及其诱因、缓解方式等。

【常用药物】

1. **抗血小板药**　阿司匹林。

2. **抗凝血药**　华法林、肝素。

3. **镇痛药**　吗啡、哌替啶。

4. **硝酸酯类药物**　硝酸甘油。

5. **抗高血压药**　β 受体阻断药。

胸痛病因繁杂，多数由胸部疾病所致，少数由其他疾病引起。医生首先要识别危及生命的高危险胸痛，如张力性气胸、主动脉夹层、心肌梗死、肺栓塞，应迅速识别，迅速进入急诊快速救治通道。

参考文献

［1］中华医学会，中华医学会临床药学分会，中华医学会杂志社，等.胸痛基层合理用药指南［J］.中华全科医师杂志，2021，20（3）：290-301.

［2］中华医学会，中华医学会杂志社，中华医学会全科医学分会，等.胸痛基层诊疗指南（2019 年）［J］.中华全科医师杂志，2019，18（10）：919.

（徐爱秋　苏　夏　苏　岚）

十、心悸

心悸是一种自觉心脏搏动的不适感或心悸感。当心率加快时，感到心脏搏动不适；心率缓慢时，则感到搏动有力。心悸时，心率可快、可慢，也可有心律失常，心率和心律正常者亦可有心悸。

【病因及临床表现】

1. 心脏搏动增强　心脏收缩力增强引起的心悸，可为生理性或病理性。生理性者见于健康人在剧烈运动或精神过度紧张时；饮酒、饮浓茶或咖啡后；应用某些药物，如肾上腺素、麻黄碱、咖啡因、阿托品及甲状腺片。

病理性者见于下列情况：

（1）心室肥大：高血压心脏病、主动脉瓣关闭不全、二尖瓣关闭不全等引起的左心室肥大，心脏收缩力增强。动脉导管未闭、室间隔缺损回流量增大，增加心脏的负荷量，导致心室肥大，也可引起心悸。此外，脚气病心脏病患者因维生素缺乏，周围小动脉扩张，阻力降低，回心血量增多，心脏工作量增加，也可出现心悸。

（2）其他引起心脏搏动增强的疾病：①甲状腺功能亢进系由于基础代谢与交感神经兴奋性增高，导致心率加快。②贫血，以急性失血时心悸为明显。贫血时，血液携氧量减少，器官及组织缺氧，机体为保证氧的供应，通过增加心率，提高心排血量来代偿，心率加快导致心悸。③发热，此时基础代谢率增高、心率加快、心排血量增加，也可引起心悸。④低血糖症、嗜铬细胞瘤等引起的肾上腺素释放增多，心率加快，也可发生心悸。

2. 心律失常

（1）心动过速：各种原因引起的心动过速、阵发性室上性或室性心动过速等，均可发生心悸。

（2）心动过缓：高度房室传导阻滞（二、三度房室传导阻滞）、窦性心动过缓或病态窦房结综合征，由于心率缓慢，舒张期延长，心室充盈度增加，心搏强而有力，引起心悸。

（3）其他心律失常：期前收缩、心房扑动或颤动等，由于心脏搏动不规则或有一段间歇，使患者感到心悸，甚至有心脏停搏的感觉。

3. 心脏神经症　由自主神经功能紊乱引起，心脏本身并无器质性病变。心脏神经症多见于青年女性。临床表现除心悸外，尚有心率加快、心前区或心尖部隐痛，以及疲乏、失眠、头晕、头痛、耳鸣、记忆力减退等神经衰弱表现，且在焦虑、情绪激动等情况下更易发生。

【伴随症状】

1. 伴心前区痛　见于冠状动脉粥样硬化性心脏病（如心绞痛、心肌梗死）、心肌炎、心包炎，亦可见于心脏神经症等。

2. 伴发热　见于急性传染病、风湿热、心肌炎、心包炎及感染性心内膜炎等。

3. 伴晕厥或抽搐　见于高度房室传导阻滞、心室颤动或阵发性室性心动过速、病态窦房结综合征等。

4. 伴贫血　见于各种原因引起的急性失血，此时常有出虚汗、脉搏微弱、血压下降或休克。慢性贫血，心悸多在劳累后较明显。

5. 伴呼吸困难 见于急性心肌梗死、心肌炎、心包炎、心力衰竭及重症贫血等。

6. 伴消瘦及出汗 见于甲状腺功能亢进。

【问诊要点】

（1）发作诱因、时间、频率、病程。

（2）有无心前区疼痛、发热、头晕、头痛、晕厥、抽搐、呼吸困难、消瘦及多汗、失眠及焦虑等相关症状。

（3）有无心脏病、内分泌疾病、贫血性疾病及神经症等病史。

（4）有无嗜好浓茶、咖啡、烟酒等情况，有无精神刺激史。

【常用药物】

1. 抗心律失常药 胺碘酮、维拉帕米、普萘洛尔等。

2. 抗焦虑药 阿普唑仑等。

心悸治疗方案根据病情而确定，如为低血糖，病因治疗应以补糖为主。缺铁性贫血应补铁治疗，但如出现心律绝对不齐，心律大于 200 次 / 分的情况，则应立即给予紧急处理并转诊。

参考文献

［1］郑黎晖，姚焰，张澍. 欧洲心律协会2011年心悸诊疗专家共识解读［J］. 心血管病学进展，2012，33（2）：161-163.

对应指南：2011 EHRA 欧洲心律协会心悸诊疗共识欧洲心律学会（European Heart Rhythm Association，EHRA）

［2］中华医学会心电生理和起搏分会，中国医师协会心

律学专业委员会.室性心律失常中国专家共识基层版〔J〕.实用心电学杂志，2022，31（2）：77-98.

（乔　敏　马兴博）

十一、抽搐与惊厥

抽搐与惊厥均属于不随意运动。抽搐是指全身或局部成群骨骼肌非自主的抽动或强烈收缩，常可引起关节运动和强直。当肌群收缩表现为强直性和阵挛性时，称为惊厥。惊厥表现的抽搐一般为全身性、对称性，伴有或不伴有意识丧失。惊厥的概念与癫痫有相同点，也有不同点。癫痫大发作与惊厥的概念相同，而癫痫小发作则不应称为惊厥。

【病因】

抽搐与惊厥的病因可分为特发性与症状性。特发性常由于先天性脑部不稳定状态所致。症状性病因如下。

1. 脑部疾病

（1）感染：如脑炎、脑膜炎、脑脓肿、脑结核瘤及脑灰质炎。

（2）外伤：如产伤、颅脑外伤。

（3）肿瘤：包括原发性肿瘤、脑转移瘤。

（4）血管疾病：如脑出血、蛛网膜下腔出血、高血压脑病、脑栓塞、脑血栓形成及脑缺氧。

（5）寄生虫病：如脑型疟疾、脑型血吸虫病、脑棘球蚴病及脑囊虫病。

（6）其他：先天性脑发育障碍；原因未明的

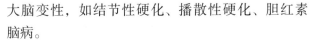

大脑变性，如结节性硬化、播散性硬化、胆红素脑病。

2. 全身性疾病

（1）感染：如急性胃肠炎、中毒性菌痢、链球菌败血症、中耳炎、百日咳、狂犬病及破伤风。小儿高热惊厥主要由急性感染所致。

（2）中毒：①内源性，如尿毒症、肝性脑病；②外源性，如酒精、苯、铅、砷、汞、氯喹、阿托品、樟脑、白果及有机磷等中毒。

（3）心血管疾病：高血压脑病或阿-斯综合征等。

（4）代谢障碍：如低血糖、低钙血症及低镁血症、急性间歇性卟啉病、子痫、维生素 B_6 缺乏，其中低血钙可表现为典型的手足搐搦。

（5）风湿病：如系统性红斑狼疮、脑血管炎。

（6）其他：如突然撤停催眠药、抗癫痫药，还可见于热射病、溺水、窒息、触电等。

3. 神经症 如癔症性抽搐和惊厥。

此外，尚有一重要类型，即小儿惊厥（部分为特发性，部分由于脑损害引起），高热惊厥多见于小儿。

【临床表现】

由于病因不同，抽搐和惊厥的临床表现也不一样，通常可分为全身性和局限性两种。

1. 全身性抽搐 以全身骨骼肌痉挛为主要表现，典型者为癫痫大发作（惊厥），表现为患者突然意识模糊或丧失，全身强直、呼吸暂停，继而四肢发生阵挛性抽搐，呼吸不规则、尿便失控、发绀，发作约半分钟自行停止，也可反复发作或呈持续状态。发作时可有瞳孔散大，对光反射消失或迟钝、病理反射阳性等。发作停止后不久意识恢复。如为肌阵挛性，一般只是意识障碍。由破伤风引起者为持续性强直性阵挛，伴肌肉剧烈疼痛。

2. 局限性抽搐 以身体某一局部连续性肌肉收缩为主要表现，大多见于口角、眼睑、手足等。而手足搐搦则表现为间歇性双侧强直性肌痉挛，以上肢手部最典型，呈"助产士手"表现。

【伴随症状】

1. 伴发热 多见于小儿急性感染，也可见于胃肠功能紊乱、生牙、重度失水等。但须注意，惊厥也可引起发热。

2. 伴血压增高 见于原发性高血压、肾炎、子痫及铅中毒等。

3. 伴脑膜刺激征 见于脑膜炎、脑膜脑炎、虚性脑膜炎及蛛网膜下腔出血等。

4. 伴瞳孔扩大与舌咬伤 见于癫脑大发作。

5. 惊厥发作前有剧烈头痛 见于高血压、急性感染、蛛网膜下腔出血、颅脑外伤及颅内占位性病变等。

6. 伴意识丧失 见于癫痫大发作、重症颅脑疾病等。

【问诊要点】

（1）抽搐与惊厥发生的年龄、病程。发作的诱因、持续时间、是否孕妇。部位是全身性还是局限性，性质呈持续强直性还是间歇阵挛性。

（2）发作时的意识状态，有无大小便失禁、舌咬伤、肌痛等。

（3）有无脑部疾病、全身性疾病、癔症、毒物接触、外伤等病史及相关症状。

（4）如为病儿，应询问分娩史、生长发育异常史。

【常用药物】

1. 抗惊厥药　地西泮、咪达唑仑、水合氯醛等。

2. 抗癫痫药　卡马西平、丙戊酸钠、左乙拉西坦等。

明确诊断后，如常规药物治疗无效，应尽快转诊至上级医院。

参考文献

［1］中华医学会儿科学分会神经学组.热性惊厥诊断治疗与管理专家共识2017实用版［J］.中华实用儿科临床杂志，2017，32（18）：1379-1382.

［2］中国医师协会神经内科分会癫痫专委会.成人全面性惊厥性癫痫持续状态治疗中国专家共识［J］.国际神经病学神经外科学杂志，2018，45（1）：1-4.

（乔　敏　黄　鑫）

十二、失眠、心境障碍

失眠是指睡眠的始发和维持发生障碍，致使睡眠的质和量不能满足个体正常需要的一种状况。失眠的表现有多种形式，包括难以入睡、睡眠不深、易醒、多梦早醒、醒后不易再睡、醒后不适感、疲乏或白天困倦。失眠可引起患者焦虑、抑郁或恐怖心理，并导致精神活动效率下降，妨碍社会功能。

意识障碍是指人对周围环境及自身状态的识别和觉察能力出现障碍，多由高级神经中枢功能活动（意识、感觉和运动）受损引起，可表现为嗜睡、意识模糊和昏睡。严重的意识障碍为昏迷。

【病因】

1. 失眠

（1）急性应激：常见一过性过度兴奋、焦虑、精神紧张、躯体不适、睡眠环境改变、跨越时区的时差反应等，均可引起一过性或短期失眠。

（2）药物因素：常见的有咖啡因、茶碱、甲状腺素、可卡因、皮质激素和抗帕金森病药。

（3）心理性因素：患者常过分关注自己的入睡困难，担心失眠，担心因失眠而影响次日的工作。结果越想尽快入睡，就越兴奋，担心和焦虑使他们更清醒，以致难以入睡。此类失眠约占失眠总数的30%。

（4）精神疾病：如躁狂症因昼夜兴奋不安而少眠或不眠，以及抑郁症导致的早醒。

（5）躯体因素：各种躯体疾病引起的疼痛、痒、鼻塞、呼吸困难、气喘、咳嗽、尿频、恶心、呕吐、腹胀、腹泻及心悸等，均可引起入睡困难和睡眠不深。

（6）大脑弥漫性病变：慢性中毒、内分泌疾病、营养代谢障碍、脑动脉硬化等各种因素引起的大脑弥漫性病变，失眠常为早期症状。表现为睡眠时间减少、间断易醒、深睡期消失，病情加重时可出现嗜睡及意识障碍。

2. 意识障碍

（1）重症急性感染：如败血症、肺炎、中毒性菌痢、伤寒、斑疹伤寒、颅脑感染（脑炎、脑膜脑炎、脑型疟疾）。

（2）颅脑非感染性疾病：①脑血管疾病，脑缺血、脑出血、蛛网膜下腔出血、脑栓塞、脑血栓形成及高血压脑病等；②脑占位性疾病，脑肿瘤、脑脓肿；③颅脑损伤，脑震荡、外伤性颅内血肿、颅骨骨折及癫痫等。

（3）内分泌疾病与代谢障碍：如尿毒症、肝性脑病、肺性脑病、甲状腺危象及低血糖。

（4）心血管疾病：如重度休克、心律失常引起阿 - 斯综合征。

（5）水、电解质代谢紊乱：如低钠血症、低氯性碱中毒、高氯性酸中毒。

（6）外源性中毒：如催眠药、有机磷农药、氰化物、一氧化碳、酒精和吗啡中毒。

（7）物理性及缺氧性损害：如高温中暑、热射病、触电及高山病。

【临床表现】

1. 失眠

（1）睡眠过程障碍：入睡困难、睡眠质量下降和睡眠时间减少。

（2）日间认知功能障碍：记忆力、注意力、计划功能下降，从而导致白天困倦，工作能力下降。在停止工作时，容易出现日间嗜睡现象。

（3）大脑边缘系统及其周围的自主神经功能紊

乱：心血管系统表现为胸闷、心悸、血压不稳定、周围血管收缩及扩张障碍；消化系统表现为便秘或腹泻、胃部闷胀；运动系统表现为颈肩部肌肉紧张、头痛和腰痛。情绪控制能力减低，容易生气或者不开心。男性容易出现阳痿，女性常出现性功能减低等表现。

（4）其他系统症状：容易出现短期内体重减低，免疫功能减低和内分泌功能紊乱。

2. 意识障碍

（1）嗜睡：是最轻的意识障碍，是一种病理性倦睡，患者陷入持续的睡眠状态，可被唤醒，并能正确回答和做出各种反应，但当刺激去除后，很快又再入睡。

（2）意识模糊：是意识水平轻度下降，较嗜睡为深的一种意识障碍。患者能保持简单的精神活动，但对时间、地点、人物的定向能力发生障碍。

（3）昏睡：是接近于人事不省的意识状态。患者处于熟睡状态，不易唤醒，虽在强烈的刺激下（如压迫眶上神经，摇动患者身体）可被唤醒，但很快又再入睡，醒时答话含糊或答非所问。

（4）昏迷：是严重的意识障碍，表现为意识持续中断或完全丧失。按其程度可分为三阶段。①轻度昏迷：意识大部分丧失，无自主运动，对声、光刺激无反应，对疼痛刺激尚可出现痛苦的表情或肢体退缩等防御反应。角膜反射、瞳孔对光反射、眼球运动、吞咽反射等可存在。②中度昏迷：对周围事物及各种刺激均无反应，对于强烈刺激，可出现防御反射。角膜反射减弱，瞳孔对光反射迟钝，眼球无转动。③深度昏迷：全身肌肉松弛，对各种刺激全无反应。深、浅反射均消失。

【伴随症状】

（1）伴发热：先发热然后有意识障碍，可见于重症感染性疾病；先有意识障碍然后有发热，见于脑出血、蛛网膜下腔出血、巴比妥类药物中毒等。

（2）伴呼吸缓慢：是呼吸中枢受抑制的表现，可见于吗啡、巴比妥类、有机磷农药等中毒，银环蛇咬伤等。

（3）伴瞳孔散大：可见于颠茄类、酒精、氰化物等中毒，以及癫痫、低血糖状态等。

（4）伴瞳孔缩小：可见于吗啡、巴比妥类、有机磷农药等中毒。

（5）伴心动过缓：可见于颅内高压症、房室传导阻滞，以及吗啡、毒蕈等中毒。

（6）伴高血压：可见于高血压脑病、脑血管意外、肾炎、尿毒症等。

（7）伴低血压：可见于各种原因所致休克。

（8）伴皮肤及黏膜改变：出血点、瘀斑和紫癜等可见于严重感染和出血性疾病；口唇呈樱红色提示一氧化碳中毒。

（9）伴脑膜刺激征：见于脑膜炎、蛛网膜下腔出血等。

【问诊要点】

1. 失眠

（1）注意询问诱因，生活起居情况，有无相关慢性疾病。

（2）是否有睡眠障碍，继发失眠，包括难以入睡、睡眠不深、易醒、多梦、早醒、醒后不易再睡、醒后感不适、疲乏或白天困倦。

（3）询问发病持续时间，上述睡眠障碍是否每周至少发生 3 次，并持续 1 个月以上。

（4）有无失眠引起显著的苦恼，或精神活动效率下降，或妨碍社会功能。

2. 意识障碍

（1）起病时间、发病情况、诱因、病程及程度。

（2）有无发热、头痛、呕吐、腹泻、皮肤及黏膜出血、感觉与运动障碍等相关伴随症状。

（3）有无急性感染性休克、高血压、动脉硬化、糖尿病、肝病、肾病、肺源性心脏病、癫痫、颅脑外伤及肿瘤等病史。

（4）有无服毒及毒物接触史。

【常用药物】

1. 短、中效苯二氮䓬受体激动药　阿普唑仑等。

2. 抗抑郁药　曲唑酮、米氮平、多塞平等。

参考文献

［1］中国睡眠研究会.中国失眠症诊断和治疗指南［J］.中华医学杂志，2017，97（24）：1844-1856.

［2］中国睡眠研究会.基层医疗机构失眠症诊断和治疗中国专家共识［J］.中华医学杂志，2024，104（25）：2296-2307.

（乔　敏　马兴博）

十三、贫血

贫血是指人体外周血红细胞容量减少，低于正常范围下限的一种常见的临床症状。由于红细胞容量测定较复杂，所以临床上常以血红蛋白（Hb）浓度来代替。在我国海平面地区，成年男性低于120 g/L；成年女性（非妊娠）低于110 g/L，孕妇低于100 g/L 一般可判定为贫血。

贫血是临床最常见的表现之一，然而它不是一种独立的疾病，而是一种基础的或有时是较复杂疾病的重要临床表现。一旦发现贫血，必须查明其发生原因。

【病因】

1. 红细胞生成减少性贫血　如再生障碍性贫血、骨髓增生异常综合征贫血、慢性肾衰竭伴发的贫血、巨幼细胞贫血及缺铁性贫血。

2. 红细胞破坏过多性贫血　如各种原因引起的溶血性贫血、脾功能亢进。

3. 失血性贫血　血友病、特发性血小板减少性紫癜、外伤、消化性溃疡、肿瘤等引起的贫血。

【临床表现】

贫血的临床表现取决于贫血的病因、血液携氧能力下降的程度、血容量下降的速度和贫血发生的速度、心血管系统的代偿和耐受能力等。

1. 神经系统　头晕、头痛、耳鸣、视物模糊、注意力不集中、失眠、多梦、记忆力减退等均为常见症状，严重者可引起晕厥。

2. 皮肤及黏膜　苍白是贫血时皮肤及黏膜的主

要表现。粗糙、缺少光泽，甚至形成溃疡是贫血时皮肤及黏膜的另一类表现。

3. 呼吸系统　活动后可出现呼吸加快、加深。

4. 心血管系统　心悸、气短为最突出的症状之一。严重贫血者可引起心绞痛、心脏扩大、心力衰竭等。

5. 消化系统　食欲缺乏、腹部胀满、排便规律和性状改变等为最多见的症状。

6. 生殖内分泌系统　女性患者常有月经失调，如闭经或月经过多。性欲减退多见。

【问诊要点】

1. 详细询问病史　详细询问有无出血史、黑便、深色尿，有无慢性病史以及家族遗传病史等。

2. 月经史及生育史　妇女有无月经过多及妊娠、生育和哺乳情况。

3. 饮食方面　有无营养缺乏或偏食。

4. 药物及毒物　有无服药及化学毒物或放射性物质接触史。

【常用药物】

治疗贫血常用药物列于表4-3。

表4-3　治疗贫血常用药物

名称	剂型、规格
硫酸亚铁	片剂：0.3 g
	缓释片：0.45 g
右旋糖酐铁	口服溶液：5 ml：25 mg（Fe）、10 ml：50 mg（Fe）
	注射液：2 ml：50 mg、2 ml：100 mg

续表

名称	剂型、规格
琥珀酸亚铁	片剂：0.1 g
维生素 B_{12}	注射液：1 ml：0.25 mg、1 ml：0.5 mg
叶酸	片剂：0.4 mg、5 mg
腺苷钴胺	片剂：0.25 mg
甲钴胺	胶囊：0.5 mg
重组人促红素（CHO 细胞）	注射液：2000 IU、3000 IU、10 000 IU

针对重度贫血，无明确出血史，伴有白细胞异常的患者，均须转入上级大、中型综合医院治疗。

（乔　敏　钟云龙）

十四、腹痛、腹泻

腹痛是临床极其常见的症状，多数由腹部脏器疾病引起，但腹腔外疾病及全身性疾病也可引起腹痛。腹痛的性质和程度既受病变性质和刺激程度的影响，也受神经和心理因素影响。由于原因较多，病理机制复杂，因此必须认真了解病史，进行全面的体格检查和必要的辅助检查，并联系病理生理改变，进行综合分析，才能做出正确诊断。临床上一般将腹痛按起病缓急、病程长短分为急性腹痛和慢性腹痛。

腹泻指排便次数增多，粪质稀薄，或带有黏液、脓血、未消化的食物。腹泻可分为急性腹泻与慢性腹泻两种，前者症状多在 2 周内自限性好转，超过 1 个月者多属慢性腹泻。

【病因】

1. 急性腹痛

（1）腹腔器官急性炎症：如急性胃炎、急性肠炎、急性胰腺炎、急性出血性坏死性肠炎、急性胆囊炎及急性阑尾炎。

（2）空腔脏器阻塞或扩张：如肠梗阻、肠套叠、胆道结石、胆道蛔虫病及泌尿系统结石梗阻。

（3）脏器扭转或破裂：如肠扭转、肠绞窄、胃肠穿孔、肠系膜或大网膜扭转、卵巢扭转、肝破裂、脾破裂及异位妊娠破裂等。

（4）腹膜炎症：多由胃肠穿孔引起，少部分为自发性腹膜炎。

（5）腹腔内血管阻塞：如缺血性肠病、夹层腹主动脉瘤和门静脉血栓形成。

（6）腹壁疾病：如腹壁挫伤、脓肿及腹壁皮肤带状疱疹。

（7）胸腔疾病所致的腹部牵涉性痛：如肺炎、肺梗死、心绞痛、心肌梗死、急性心肌炎、胸膜炎、食管裂孔疝及胸椎结核。

（8）全身性疾病所致的腹痛：如腹型过敏性紫癜、糖尿病酮症酸中毒、尿毒症、铅中毒及卟啉病等。

2. 慢性腹痛

（1）腹腔脏器慢性炎症：如慢性胃炎、十二指肠炎、慢性胆囊炎及胆道感染、慢性胰腺炎、结核性腹膜炎及溃疡性结肠炎。

（2）消化道运动障碍：如功能性消化不良、肠易激综合征及胆道运动功能障碍。

（3）胃、十二指肠溃疡。

（4）腹腔脏器扭转或梗阻：如慢性胃扭转、肠扭转，十二指肠阻滞，慢性肠梗阻。

（5）脏器包膜的牵张：实质性器官因病变肿胀，导致包膜张力增加而发生腹痛，如肝淤血、肝炎、肝脓肿、肝癌。

（6）中毒与代谢障碍：如铅中毒、尿毒症。

（7）肿瘤压迫及浸润：以恶性肿瘤居多，与肿瘤不断生长、压迫和侵犯感觉神经有关。

3. 急性腹泻

（1）肠道疾病：包括由病毒、细菌、真菌、原虫、蠕虫等感染所引起的肠炎及急性出血性坏死性肠炎、克罗恩病或溃疡性结肠炎急性发作、急性肠道缺血等。

（2）急性中毒：服食毒蕈、河豚、鱼胆及化学药物（如砷、磷、铅、汞）引起腹泻。

（3）全身性感染：如败血症、伤寒或副伤寒、钩端螺旋体病。

（4）其他：变态反应性肠炎、过敏性紫癜，服用某些药物，如氟尿嘧啶、利血平及新斯的明引起腹泻。

4. 慢性腹泻

（1）消化系统疾病

1）胃部疾病：如慢性萎缩性胃炎、胃萎缩及胃大部切除后胃酸缺乏。

2）肠道疾病：感染性疾病，如肠结核、慢

性细菌性痢疾、慢性阿米巴痢疾、血吸虫病、钩虫病及绦虫病；非感染性疾病，如克罗恩病、溃疡性结肠炎、结肠多发性息肉及吸收不良综合征；肠道肿瘤，如结肠绒毛状腺瘤及小肠、结肠恶性肿瘤等。

3）肝、胆、胰腺疾病：慢性胰腺炎、胰腺癌、肝硬化、慢性胆囊炎与胆石症等。

（2）全身性疾病

1）内分泌及代谢障碍疾病：如甲状腺功能亢进、肾上腺皮质功能减退、胃泌素瘤、类癌综合征及糖尿病性肠神经病变。

2）其他系统疾病：系统性红斑狼疮、硬皮病、尿毒症及放射性肠炎等。

（3）药物副作用：如利血平、甲状腺素、双胍类降血糖药、洋地黄类药物、某些抗肿瘤药和抗生素。

（4）神经功能紊乱：如肠易激综合征、功能性腹泻。

【临床表现】

1. 腹痛

（1）腹痛部位：一般腹痛部位多为病变所在部位。如胃、十二指肠和胰腺疾病，疼痛多在中、上腹部；胆囊炎、胆石症、肝脓肿等疼痛多在右上腹部；急性阑尾炎疼痛在右下腹；小肠疾病疼痛多在脐部或脐周；结肠疾病疼痛多在下腹或左下腹部；膀胱炎、盆腔炎及异位妊娠破裂疼痛亦在下腹部。弥漫性或部位不定的疼痛见于急性弥漫性腹膜炎、机械性肠梗阻、急性出血性坏死性肠炎、卟啉病、铅中毒及腹型过敏性紫癜等。

（2）腹痛性质和程度：突发的中上腹剧烈刀割样痛、烧灼样痛，多为胃、十二指肠溃疡穿孔；中、上腹持续性隐痛多考虑慢性胃炎及胃、十二指肠溃疡；上腹部持续性钝痛或刀割样疼痛呈阵发性加剧多为急性胰腺炎；胆石症或泌尿系统结石常为阵发性绞痛，疼痛程度相当剧烈，患者辗转不安；阵发性剑突下钻顶样疼痛是胆道蛔虫病的典型表现；持续性、广泛性剧烈腹痛伴腹壁肌紧张或板样强直，提示为急性弥漫性腹膜炎。其中隐痛或钝痛多为内脏性疼痛，多由胃肠张力变化或轻度炎症引起，胀痛可能为实质脏器包膜牵张所致。

（3）诱发因素：胆囊炎或胆石症发作前常有进油腻食物史；急性胰腺炎发作前则常有酗酒、暴饮暴食史；部分机械性肠梗阻多与腹部手术有关；腹部受暴力作用引起的剧痛并有休克者，可能是肝、脾破裂所致。

（4）发作时间：餐后痛可能由胆胰疾病、胃部肿瘤或消化不良所致；周期性、节律性上腹痛见于胃、十二指肠溃疡；子宫内膜异位症腹痛与月经来潮相关；卵泡破裂者腹痛发作在月经间期。

（5）与体位的关系：某些体位可使腹痛加剧或减轻，有可能成为诊断的线索。如胃黏膜脱垂患者左侧卧位可使疼痛减轻；十二指肠壅滞症患者膝胸位或俯卧位可使腹痛及呕吐等症状缓解；胰体癌患者仰卧位时疼痛明显，而前倾位或俯卧位时疼痛减轻；反流性食管炎患者烧灼痛在躯体前屈时明显，直立位时减轻。

2. 腹泻

（1）起病与病程：急性腹泻起病急骤，病程较短，多为感染或食物中毒所致。慢性腹泻起病缓慢，病程较长，多见于慢性感染、非特异性炎症、吸收不良、肠道肿瘤或神经功能紊乱等。

（2）腹泻次数及粪便性质：急性感染性腹泻，患者每日排便次数可多达10次或以上，如为细菌感染，常有黏液血便或脓血便；阿米巴痢疾的粪便呈暗红色（或果酱样）。慢性腹泻患者常每日排便数次，粪便可为稀便，亦可带黏液、脓血，见于慢性痢疾、炎症性肠病、结肠癌及直肠癌等。粪便奇臭而黏附，提示多有消化吸收不良或严重感染性肠病。粪便中带黏液而无病理成分者，常见于肠易激综合征。

（3）腹泻与腹痛的关系：急性腹泻常有腹痛，尤以感染性腹泻为明显。小肠疾病所致腹泻疼痛常在脐周，便后腹痛缓解不明显，而结肠疾病所致疼痛则多在下腹部，且便后疼痛常可缓解。

【伴随症状】

1. 腹痛

（1）伴发热、寒战：提示有炎症存在，见于急性胆道感染、胆囊炎、肝脓肿、腹腔脓肿，也可见于腹腔外感染性疾病。

（2）伴黄疸：可能与肝、胆、胰腺疾病有关。急性溶血性贫血也可出现腹痛与黄疸。

（3）伴休克：同时有贫血者，可能是腹腔脏器破裂（如肝、脾或异位妊娠破裂）；无贫血者，见于胃肠穿孔、绞窄性肠梗阻、肠扭转、急性出血坏

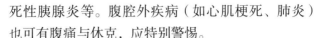

死性胰腺炎等。腹腔外疾病（如心肌梗死、肺炎）也可有腹痛与休克，应特别警惕。

（4）伴呕吐、反酸、腹泻：提示食管、胃肠病变。呕吐量大，提示胃肠道梗阻；伴反酸、嗳气，提示胃、十二指肠溃疡或胃炎；伴腹泻，提示消化吸收障碍或肠道炎症、溃疡或肿瘤。

（5）伴血尿：可能为泌尿系统疾病（如尿路结石）所致。

2. 腹泻

（1）伴发热：可见于急性细菌性痢疾、伤寒或副伤寒、肠结核、肠道恶性淋巴瘤及克罗恩病等。

（2）伴里急后重：多见于结肠直肠病变为主者，如急性痢疾、直肠炎症或肿瘤。

（3）伴明显消瘦：多见于小肠病变为主者，如胃肠道恶性肿瘤及吸收不良综合征。

（4）伴腹部肿块：见于胃肠道恶性肿瘤、肠结核、克罗恩病及血吸虫性肉芽肿等。

（5）伴关节痛或肿胀：见于克罗恩病、溃疡性结肠炎、系统性红斑狼疮及肠结核等。

【问诊要点】

1. 腹痛

（1）与年龄、性别、职业的关系：幼儿常见原因有先天畸形、肠套叠、蛔虫病等。青壮年以急性阑尾炎、胰腺炎、消化性溃疡等多见；中老年以胆囊炎、胆石症、恶性肿瘤、心血管疾病多见；育龄妇女要考虑卵巢囊肿蒂扭转、异位妊娠等，有长期铅接触史者要考虑铅中毒。

（2）起病情况：有无饮食、外科手术等诱因，急性起病者要特别注意各种急腹症的鉴别，因其涉及内、外科处理的方向，应仔细询问，寻找诊断线索。缓慢起病者涉及功能性与器质性及良性与恶性疾病的区别，除注意病因、诱因外，还应特别注意缓解因素。

（3）部位：腹痛的部位多代表疾病部位，对牵涉痛的理解更有助于判断疾病的部位和性质。

（4）性质和严重度：腹痛的性质与病变性质密切相关。烧灼样痛多与化学性刺激有关，如胃酸的刺激；绞痛多由空腔脏器痉挛、扩张或梗阻引起，临床常见肠绞痛、胆绞痛、肾绞痛。

（5）腹痛的时间：特别是与进食、活动、体位的关系。

（6）既往病史：询问相关病史对于腹痛的诊断颇有帮助，如育龄妇女有停经史要考虑异位妊娠，有酗酒史要考虑急性胰腺炎和急性胃炎等。

2. 腹泻

（1）起病情况：有无不洁饮食、旅行、聚餐或同食者群体发病史，有无受凉、劳累、紧张、焦虑等诱因。

（2）腹泻的次数、量、性状、气味，腹泻加重、缓解的因素。

（3）腹泻的伴随症状：有无发热、腹痛、里急后重、贫血、水肿及营养不良等。

（4）病后一般情况：有无失水、消瘦、乏力、四肢抽搐等症状。

（5）注意地区和家族中的发病情况，以便对流行病、地方病、遗传病及时做出判断。

急性腹痛病情复杂，乡村医师应多总结经验或通过及时请教上级对口支援单位专家等途径，寻求准确的治疗方案后实施治疗，避免盲目使用镇痛药而掩盖病情，延误治疗。如明确为急腹症、异位妊娠、消化性溃疡穿孔，应及时转诊至大、中型综合医院。

（乔　敏　徐爱秋）

十五、恶心、呕吐

恶心为上腹部不适、紧迫欲吐的感觉，并常伴有迷走神经兴奋的症状，如皮肤苍白、出汗、流涎、血压降低及心动过缓。呕吐是胃或部分小肠的内容物经食管、口腔而排出体外的现象。恶心常为呕吐的前奏，但也可仅有恶心而无呕吐，或仅有呕吐而无恶心。

【病因】

引起恶心与呕吐的病因很多，按发病机制可归纳为下列几类。

1. **反射性呕吐**

（1）咽部受到刺激：如吸烟、剧烈咳嗽、鼻咽喉部炎症或溢脓。

（2）胃肠道疾病：如食物或酒精中毒、急性和慢性胃肠炎、消化性溃疡、急性胃扩张或幽门梗阻、急性阑尾炎、肠梗阻及急性出血性坏死性肠炎。

（3）肝、胆、胰疾病：如急性肝炎、肝硬化、肝淤血、急性和慢性胆囊炎或胰腺炎。

（4）腹膜及肠系膜疾病：如急性腹膜炎。

（5）全身性疾病：如肾结石、输尿管结石、急性肾盂肾炎、急性盆腔炎、异位妊娠破裂。心肌梗死、心力衰竭、内耳迷路病变、青光眼、屈光不正等亦可出现恶心及呕吐。

2. 中枢性呕吐

（1）颅内感染或颅脑损伤：如各种脑炎、脑膜炎、脑挫裂伤或颅内血肿。

（2）脑血管疾病：如脑出血、脑栓塞、脑血栓形成、高血压脑病及偏头痛。

（3）癫痫：特别是癫痫持续状态。

（4）内耳前庭功能障碍：如迷路炎、晕动病。

（5）全身疾病：如尿毒症、肝性脑病、糖尿病酮症酸中毒或低血糖引起脑水肿、颅内压升高等而致呕吐。

（6）药物与中毒：某些药物（如抗生素、抗癌药、洋地黄、吗啡）可因兴奋呕吐中枢而致呕吐；重金属、一氧化碳、有机磷农药中毒等也可致呕吐。

3. 神经性呕吐　如胃肠神经症、神经性厌食。

【临床表现】

1. 呕吐的时间　晨起呕吐见于早期妊娠、尿毒症、慢性酒精中毒或功能性消化不良等；晚上或夜间呕吐多见于幽门梗阻。

2. 呕吐与进食的关系　进餐时或餐后即刻呕吐，可能为神经性呕吐；餐后1小时以上呕吐称延迟性呕吐，提示胃张力下降；餐后较久或数餐后呕

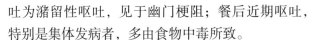

吐为潴留性呕吐，见于幽门梗阻；餐后近期呕吐，特别是集体发病者，多由食物中毒所致。

3. 呕吐的特点　神经性或颅内高压性呕吐，恶心很轻或缺如，喷射性呕吐为颅内高压性呕吐的特点，而反射性呕吐常伴有恶心，呕吐为非喷射性。

4. 呕吐物的性质　呕吐物为发酵、腐败气味的隔夜宿食，提示胃潴留，见于幽门梗阻；呕吐物带粪臭味，提示低位肠梗阻；呕吐物呈咖啡渣样，见于上消化道出血。

【伴随症状】

1. 伴腹痛、腹泻　多见于急性胃肠炎或细菌性食物中毒、霍乱等。

2. 伴右上腹痛及发热、寒战或有黄疸　应考虑胆囊炎或胆石症。

3. 伴头痛及喷射性呕吐　常见于颅内高压症或青光眼。

4. 伴眩晕、眼球震颤　见于前庭器官疾病。

5. 已婚育龄妇女停经伴晨起呕吐　提示早孕。

【问诊要点】

1. 起病情况与相关病史　急性起病或缓慢起病，有无与恶心、呕吐有关的疾病病史，过去腹部手术史，女性患者的月经史等。

2. 临床特点　呕吐的时间、频率，与饮食、体位的关系，呕吐物的性状、量及气味。

3. 影响因素　发作的诱因、加重及缓解因素。

4. 伴随症状　如前述。

5. 诊治情况　是否作 X 线钡餐、胃镜、腹部

B 型超声、血糖、尿素氮等检查；是否使用止吐药，药物的种类、剂量、疗效等。

（徐爱秋）

十六、呕血

呕血是上消化道疾病（指十二指肠悬韧带以上的消化道，包括食管、胃、十二指肠、肝、胆、胰疾病）或全身性疾病所致的上消化道出血，血液经口腔呕出。呕血常伴有黑便，严重时可有急性周围循环衰竭的表现。

【病因】

1. 消化系统疾病

（1）食管疾病：反流性食管炎、食管憩室炎、食管癌、食管异物、食管损伤等。大量呕血常由门脉高压所致的食管静脉曲张破裂所致，食管异物戳穿主动脉可造成大量呕血，并危及生命。

（2）胃及十二指肠疾病：最常见的为消化性溃疡，急性糜烂出血性胃炎、胃癌等亦可引起呕血。

（3）门脉高压引起的食管 - 胃底静脉曲张破裂或门脉高压性胃病出血。

2. 上消化道邻近器官或组织疾病

如胆道结石、胆道蛔虫、胆囊癌、胆管癌及壶腹癌出血均可引起大量血液流入十二指肠导致呕血。此外，还有急性和慢性胰腺炎、胰腺癌合并脓肿破溃等。

3. 全身性疾病

（1）血液病：血小板减少性紫癜、过敏性紫癜、白血病、血友病及霍奇金病等。

（2）感染性疾病：流行性出血热、急性重型肝炎、败血症等。

（3）结缔组织病：系统性红斑狼疮、皮肌炎、结节性多动脉炎累及上消化道。

（4）其他：尿毒症、肺源性心脏病、呼吸功能衰竭等。

如上所述，呕血的原因甚多，但以消化性溃疡引起最为常见；其次为食管-胃底静脉曲张破裂；最后为急性糜烂性出血性胃炎和胃癌。因此考虑呕血的病因时，应首先考虑上述四种疾病。当病因未明时，也应考虑一些少见疾病，如平滑肌瘤、血管畸形。

【临床表现】

1. 呕血与黑便　呕血前常有上腹不适和恶心，随后呕吐血性胃内容物。其颜色视出血量及血在胃内停留的时间以及出血的部位不同而不同。出血量多、血在胃内停留时间短、出血部位为食管，则血色鲜红或混有凝血块，或为暗红色；出血量较少或在胃内停留时间长，则因血红蛋白与胃酸作用形成酸化正铁血红蛋白，呕吐物可呈咖啡渣样，为棕褐色。呕血的同时因部分血液经肠道排出体外，可形成黑便。

2. 失血性周围循环衰竭　出血量占循环血容量的10%以下时，患者一般无明显临床表现；出血量占循环血容量的10%~20%时，可有头晕、无力等症状，多无血压、脉搏等变化；出血量达循环血容量的20%以上时，则有出冷汗、四肢厥冷、心悸、脉搏增快等急性失血症状；若出血量在循环血容量的30%以上，则有神志不清、面色苍白、心率加快、脉搏细弱、血压下降、呼吸急促等急性周围循环衰竭的表现。

3. 血液学改变 出血早期可无明显的血液学改变，出血 3～4 小时以后由于组织液的渗出及输液等情况，血液被稀释，血红蛋白及血细胞比容逐渐降低。

4. 其他 大量呕血可出现氮质血症、发热等表现。

【伴随症状】

1. 上腹痛 中青年人，慢性反复发作的上腹痛，具有一定周期性与节律性，多为消化性溃疡；中老年人，慢性上腹痛，疼痛无明显规律，并伴有厌食、消瘦或贫血，应警惕胃癌。

2. 肝大与脾大 脾大，皮肤有蜘蛛痣、肝掌、腹壁静脉曲张或有腹水，实验室检查肝功能障碍，提示肝硬化门脉高压；肝区疼痛、肝大、质地坚硬、表面凹凸不平或有结节，血清甲胎蛋白阳性者多为肝癌。

3. 黄疸 黄疸、寒战、发热伴右上腹绞痛而呕血，可能由胆道疾病所引起；黄疸、发热、全身皮肤及黏膜有出血倾向，见于某些感染性疾病，如败血症及钩端螺旋体病。

4. 皮肤及黏膜出血 常与血液病及凝血功能障碍性疾病有关。

5. 其他 近期有服用非甾体抗炎药史、酗酒史、大面积烧伤、颅脑手术、脑血管疾病和严重外伤伴呕血，应考虑急性胃黏膜病变。在剧烈呕吐后继而呕血，应注意食管贲门黏膜撕裂。

6. 头晕、黑矇、口渴、出冷汗　提示血容量不足，上述症状于出血早期可随体位变动（如由卧位变坐位、立位时）而发生。伴有肠鸣音、黑便，提示有活动性出血。

【问诊要点】

1. 确定是否呕血　应注意排除口腔、鼻咽部出血和咯血。

2. 呕血的诱因　有否饮食不节，有无大量饮酒、毒物或特殊药物摄入史。

3. 呕血的颜色　可帮助判断出血的部位和速度，如食管病变出血或出血量大，出血速度快，多为鲜红或暗红色；胃内病变或出血量小、出血速度慢，多呈咖啡色。

4. 呕血量　可作为估计出血量的参考，但由于部分血液可较长时间滞留在胃肠道，故应结合全身表现估计出血量。

5. 患者的一般情况　有无口渴、头晕、黑矇、心悸、出汗等症状，以及卧位变坐位、立位时有无心悸、心率变化，有无晕厥或昏倒等。

6. 既往情况　过去是否有慢性上腹部疼痛、反酸、胃灼热、嗳气等消化不良病史，是否有肝病和长期药物摄入史，并注意药名、剂量及反应等。

呕血应严密监测患者的生命体征，快速建立静脉通道，补充血容量，选择各种止血药及抑酸药治疗。大量呕血者病情急、变化快，应尽早准确评估。有生命危险者应尽快转诊。

（乔　　敏）

十七、吞咽困难

吞咽困难是指食物从口腔至胃贲门运送过程中受阻而产生咽部、胸骨后或剑突部位的梗阻停滞感觉,可伴有胸骨后疼痛。吞咽困难可由中枢神经系统疾病、食管疾病、口咽部疾病引起,亦可由吞咽肌肉的运动障碍所致。假性吞咽困难并无食管梗阻的基础,而仅为一种咽喉部阻塞感、不适感,不影响进食。

【病因】

1. 机械性吞咽困难

(1)腔内因素:食团过大或食管异物。

(2)管腔狭窄:①口咽部炎症:咽炎、扁桃体炎,口咽损伤(机械性、化学性)、咽白喉、咽喉结核、咽肿瘤、咽后壁脓肿等;②食管良性狭窄:良性肿瘤如平滑肌瘤、脂肪瘤、血管瘤、息肉;③食管炎症:反流性食管炎、放射性食管炎、腐蚀性食管炎、食管结核及真菌感染等;④恶性肿瘤:舌癌、咽部肿瘤、食管癌等。

(3)外压性狭窄:咽后壁肿块或脓肿;甲状腺极度肿大;纵隔占位病变,如纵隔肿瘤及脓肿、左心房肥大、主动脉瘤。

2. 动力性吞咽困难

(1)吞咽启动困难:口咽肌麻痹;咽部炎症、脓肿;唾液缺乏,如干燥综合征。

(2)咽、食管横纹肌功能障碍:延髓麻痹、运动神经元疾病、重症肌无力、肉毒梭菌食物中毒、有机磷农药中毒、多发性肌炎、皮肌炎及甲状腺功能亢进性肌病等。

（3）食管平滑肌功能障碍：系统性硬化症、糖尿病或酒精中毒性肌病、食管痉挛等。

（4）其他：狂犬病、破伤风、缺铁性吞咽困难等。某些精神心理疾病，如癔症、抑郁症、焦虑症，都可有吞咽困难的表现。

【伴随症状】

1. **伴声嘶**　多见于食管癌纵隔浸润、主动脉瘤、淋巴结肿大及肿瘤压迫喉返神经。

2. **伴呛咳**　见于脑神经疾病、食管憩室和贲门失弛缓症致潴留食物反流。此外，也可因食管癌致食管 - 气管瘘及重症肌无力致咀嚼肌、咽喉肌和舌肌无力，继而出现咀嚼及吞咽困难及饮水呛咳。

3. **伴呃逆**　病变多位于食管下端，见于贲门失弛缓症、膈疝等。

4. **伴吞咽疼痛**　见于口咽炎或溃疡，如急性扁桃体炎、咽后壁脓肿、急性咽炎，白喉及口腔溃疡等。

5. **伴胸骨后疼痛**　见于食管炎、食管溃疡、食管异物、晚期食管癌、纵隔炎等。如进食过冷、过热食物诱发疼痛，则常为弥漫性食管痉挛。

6. **伴反酸、胃灼热**　提示胃食管反流病。

7. **伴哮喘和呼吸困难**　见于纵隔肿物、大量心包积液压迫食管及大气管。

【问诊要点】

1. **起病情况与相关病史**　急性起病或缓慢起病，患病时间及相关病史。

2. **病因与诱因**　有无进食特殊块状食物或其

他异物，有无受凉以及以往同样的发作史、服药史等。

3. 主要症状的特点 吞咽困难出现的时间有无规律，发作频率，间歇性或进行性，与饮食、活动的关系，严重程度等。

4. 病情的发展与演变 加重因素、缓解因素等。

5. 伴随症状 如前述。

确定疾病的治疗方案。如出现休克或昏迷，怀疑食管癌、肿瘤，应及时转诊。

（乔　敏）

十八、便秘

便秘是指大便次数减少，一般每周少于 3 次，伴排便困难、粪便干结。便秘是临床上常见的症状，多长期持续存在，影响患者的生活质量。便秘的病因多样，以肠道疾病最常见，诊断时应慎重排除其他病因。

【病因】

1. 功能性便秘

（1）进食量少或食物缺乏纤维素或水分不足，对结肠运动的刺激减少。

（2）因工作紧张、生活节奏过快、工作性质和时间变化、精神因素等打乱了正常的排便习惯。

（3）结肠运动功能紊乱：常见于肠易激综合征，系由结肠及乙状结肠痉挛引起，部分患者可表现为便秘与腹泻交替。

（4）腹肌及盆腔肌张力不足，排便推动力不足，难于将粪便排出体外。

（5）滥用泻药，形成药物依赖，造成便秘；老年患者体弱，活动量过少，肠痉挛致排便困难；结肠冗长。

2. 器质性便秘

（1）直肠与肛门病变引起肛门括约肌痉挛、排便疼痛造成惧怕排便，如痔、肛裂、肛周脓肿和溃疡、直肠炎。

（2）局部病变导致排便无力：如大量腹水、膈肌麻痹、系统性硬化症及肌营养不良。

（3）结肠完全或不完全性梗阻：结肠良性及恶性肿瘤、克罗恩病、先天性巨结肠。各种原因引起的肠粘连、肠扭转、肠套叠等。

（4）腹腔或盆腔内肿瘤压迫：如子宫肌瘤。

（5）全身性疾病使肠肌松弛、排便无力：如尿毒症、糖尿病、甲状腺功能减退、脑血管意外、截瘫等。此外，卟啉病及铅中毒引起肠肌痉挛，亦可导致便秘。

（6）应用吗啡、抗胆碱能药、钙通道阻滞药、神经阻滞药、镇静药、抗抑郁药以及含钙、铝的制酸药等使肠肌松弛引起便秘。

【临床表现】

1. **急性便秘**　患者多有腹痛、腹胀，甚至恶心、呕吐，多见于各种原因所致的肠梗阻。

2. **慢性便秘**　多无特殊表现，部分患者诉口苦、食欲缺乏、腹胀、下腹不适，或有头晕、头痛、疲乏等神经功能症状，但一般不严重。排出粪便坚硬如羊粪，排便时可有左腹部或下腹痉挛性疼痛与下坠感，常可在左下腹触及痉挛的乙状结肠。

3. **排便困难** 严重者可因痔加重及肛裂而有大便带血或便血，患者亦可因此而紧张、焦虑。

4. **慢性习惯性便秘** 多发生于中老年人，尤其是经产妇女，可能与肠肌、腹肌与盆底肌张力降低有关。

【伴随症状】

1. **伴呕吐、腹胀、肠绞痛等** 可能为各种原因引起的肠梗阻。

2. **伴腹部包块** 应注意结肠肿瘤（注意勿将左下腹痉挛的乙状结肠或其内的粪块误诊为肿瘤）、肠结核及克罗恩病。

3. **便秘与腹泻交替** 应注意肠结核、溃疡性结肠炎、肠易激综合征。

4. **伴生活环境改变** 精神紧张出现便秘，多为功能性便秘。

【问诊要点】

（1）询问患者大便的性状、颜色、排便量、排便是否费力，以确定是否便秘。询问便秘的起病与病程、持续或间歇发作，是否因精神紧张、工作压力诱发。了解患者的年龄、职业、生活习惯、食物是否含足量纤维素、有无偏食等。

（2）询问是否长期服用泻药，药物种类及疗程，是否有腹部、盆腔手术史。

（3）询问有无服用引起便秘的药物史，如吗

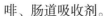

啡、肠道吸收剂。

（4）询问其他疾病情况，如代谢病、内分泌疾病、慢性铅中毒。

【常用药物】

治疗便秘常用药物列于表4-4。

表4-4 治疗便秘常用药物

名称	剂型、规格
开塞露（含甘油、山梨醇）	灌肠剂
乳果糖	口服溶液：15 ml∶10 g、100 ml∶66.7 g、200 ml∶133.4 g

（乔　敏）

十九、黄疸

黄疸是由于血清中胆红素升高致使皮肤、黏膜和巩膜发黄的症状和体征。正常血清总胆红素为 1.7～17.1 μmol/L。胆红素在 17.1～34.2 μmol/L，临床不易察觉，称为隐性黄疸。胆红素超过 34.2 μmol/L 时，黄疸症状明显，称为显性黄疸。引起黄疸的疾病很多，发生机制各异，全面理解胆红素代谢过程对黄疸的鉴别诊断具有重要意义。

【病因】

1. **溶血性黄疸**　凡能引起溶血的疾病都可产生溶血性黄疸。①先天性溶血性贫血：如海洋性贫血、遗传性球形红细胞增多症；②后天性获得性溶血性贫血，如自身免疫性溶血性贫血、新生儿溶血、不同血型输血后溶血以及蚕豆病、伯氨喹、蛇毒、毒蕈、阵发性睡眠性血红蛋白尿症等引起的溶血。

2. 肝细胞性黄疸 各种使肝细胞严重损害的疾病均可导致黄疸发生，如病毒性肝炎、肝硬化、中毒性肝炎、钩端螺旋体病及败血症。

3. 胆汁淤积性黄疸 胆汁淤积可分为肝内性或肝外性。肝内性又可分为肝内阻塞性胆汁淤积和肝内胆汁淤积，前者见于肝内泥沙样结石、癌栓、寄生虫病（如华支睾吸虫病）；后者见于病毒性肝炎、药物性胆汁淤积（如氯丙嗪、甲基睾丸酮和口服避孕药）、原发性胆汁性肝硬化、妊娠期复发性黄疸等。肝外性胆汁淤积可由胆总管结石、狭窄、炎性水肿、肿瘤及蛔虫等阻塞所引起。

4. 先天性非溶血性黄疸 系由肝细胞对胆红素的摄取、结合和排泄有缺陷所致的黄疸，本组疾病临床上少见，多为家族遗传性，如吉尔伯特（Gilbert）综合征、克里格勒 - 纳贾尔（Crigler-Najjar）综合征、罗托（Rotor）综合征、迪宾 - 约翰逊（Dubin-Johnson）综合征。

综上所述，黄疸可根据血液生化及尿液检查做出初步分类，再根据临床表现及辅助检查确定病因和性质。三种黄疸实验室检查的区别列于表 4-5。

表 4-5　三种黄疸实验室检查的区别

项目	溶血性黄疸	肝细胞性黄疸	胆汁淤积性黄疸
总胆红素	增加	增加	增加
直接胆红素	正常	增加	明显增加
直接胆红素 / 总胆红素	<15%~20%	>30%~40%	>50%~60%
尿胆红素	~	+	++
尿胆原	增加	轻度增加	减少或消失

【临床表现】

1. **溶血性黄疸**　一般黄疸为轻度，皮肤呈浅柠檬色，不伴瘙痒，其他症状主要为原发病的表现。急性溶血时可有发热、寒战、头痛、呕吐、腰痛，并有不同程度的贫血和血红蛋白尿（尿呈酱油色或茶色），严重者可有急性肾衰竭；慢性溶血多为先天性，除伴贫血外，尚有脾大。

2. **肝细胞性黄疸**　皮肤、黏膜呈浅黄色至深黄色，可伴有轻度皮肤瘙痒，其他为肝脏原发病的表现，如疲乏、食欲缺乏，严重者可有出血倾向、腹水、昏迷等。

3. **胆汁淤积性黄疸**　皮肤呈暗黄色，完全阻塞者皮肤颜色更深，甚至呈黄绿色，并有皮肤瘙痒及心动过速。尿色深，粪便颜色变浅或呈白陶土色。

【伴随症状】

伴随症状对黄疸患者的鉴别诊断具有重要意义。

1. **伴发热**　见于急性胆管炎、肝脓肿、钩端螺旋体病、败血症及大叶性肺炎。病毒性肝炎或急性溶血可先有发热而后出现黄疸。

2. 伴上腹剧烈疼痛 可见于胆道结石、肝脓肿或胆道蛔虫病；右上腹剧痛、寒战高热和黄疸为查科三联征，提示急性化脓性胆管炎。持续性右上腹钝痛或胀痛可见于病毒性肝炎、肝脓肿或原发性肝癌。

3. 伴肝大 若轻度至中度肝大，质地软或中等硬度且表面光滑，见于病毒性肝炎、急性胆道感染或胆道阻塞。肝明显肿大，质地坚硬，表面凹凸不平有结节，见于原发性或继发性肝癌。肝大不明显，质地较硬，边缘不整，表面有小结节，见于肝硬化。

4. 伴胆囊肿大 提示胆总管有梗阻，常见于胰头癌、壶腹癌、胆总管癌、胆总管结石等。

5. 伴脾大 见于病毒性肝炎、钩端螺旋体病、败血症、疟疾、肝硬化、各种原因引起的溶血性贫血及淋巴瘤等。

6. 伴腹水 见于重症肝炎、肝硬化失代偿期、肝癌等。

【问诊要点】

1. 确定是否黄疸 患者所指发黄应注意与皮肤苍白、球结膜下脂肪及高胡萝卜素血症等相鉴别。应仔细检查巩膜有无黄染及尿色有无改变。

2. 黄疸的起病 急起或缓起，是否有群集发病，有无外出旅游史、药物使用史，有无长期酗酒或肝病史。

3. 黄疸的时间与波动情况 有利于区别梗阻性与肝细胞性黄疸。

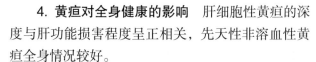

4. 黄疸对全身健康的影响 肝细胞性黄疸的深度与肝功能损害程度呈正相关，先天性非溶血性黄疸全身情况较好。

总之，对于黄疸患者，应首先确定黄疸的类型，再确定黄疸的病因。应从临床表现、实验室检查、器械检查等多项指标入手，认真分析，合理安排必要的辅助检查，及时做出判断。如乡镇卫生院不具备诊断及治疗条件，应及时将患者转诊到中、大型综合医院。

（乔　敏）

二十、肥胖

肥胖症是由遗传、环境和饮食行为等因素共同作用导致的体内脂肪过度蓄积的营养障碍性疾病。肥胖不仅影响运动和美观，还与心脑血管疾病、2型糖尿病、睡眠呼吸障碍等疾病的发生密切相关，对患者的身心健康造成巨大损害。

目前尚无关于肥胖症的统一诊断标准，多采用体重指数（body mass index，BMI）判定肥胖与否。BMI= 体重（kg）/ 身高的平方（m²）。世界卫生组织标准：BMI 18.5 ~ 24.9 kg/m² 为正常，BMI 25.0 ~ 29.9 kg/m² 为超重，BMI≥30.0 kg/m² 为肥胖。我国标准：BMI 18.5 ~ 23.9 kg/m² 为正常；BMI 24.0 ~ 27.9 kg/m² 为超重，BMI≥28.0 kg/m² 为肥胖。

【病因】

肥胖发生的机制是能量摄入超过能量消耗。肥胖可分为单纯性肥胖和继发性肥胖。单纯性肥胖多与遗传、饮食习惯、生活方式等因素有关；继发性肥胖多与内分泌及代谢性疾病有关，如皮质醇增多症、甲状腺功能减退、多囊卵巢综合征等。

1. 遗传因素 肥胖者往往有较明确的家族史。

2. 生活方式 能量摄入和能量消耗之间的平衡反映在体重上，主要是热量摄入增多和体力活动减少。

3. 疾病和药物 疾病和药物促发的脂肪堆积属于继发性肥胖的范畴。神经系统疾病及精神疾病、下丘脑疾病、皮质醇增多症、慢性酒精中毒、长期应用药物（如糖皮质激素、氯丙嗪、胰岛素）均是继发性肥胖的常见原因。此外，慢性炎症与肥胖关系密切，炎症还是许多肥胖并发症（如血管病变）的主要原因。

【临床表现】

肥胖症可见于任何年龄、性别。患者多有进食过多和（或）运动不足的病史。

1. 体重增加 轻度肥胖症多无自觉症状，中度至重度肥胖症可引起不耐热、活动耐力降低、气促、关节痛、肌肉酸痛、打鼾、焦虑及抑郁等。

2. 并发症 严重而长期的肥胖可引起肥胖相关并发症，可合并高血压、代谢综合征、血脂谱异常、糖尿病、冠心病、脑血管病、白内障、睡眠呼吸暂停综合征、脂肪肝、胰腺炎、骨关节病及痛风等。当并发这些疾病时，可有相应的临床表现。

【伴随症状】

当合并肥胖相关并发症时，患者常表现出相应的伴随症状。如甲状腺功能减退伴有颜面、下肢黏液性水肿；皮质醇增多症伴有满月脸、多血质外貌和向心性肥胖；垂体性肥胖常伴有溢乳、闭经等症状；多囊卵巢综合征表现出多毛、性功能丧失、闭经不育等。严重肥胖症患者还可出现自卑、抑郁等精神问题。

【问诊要点】

（1）起病急缓，有无诱因，体重波动情况。

（2）是否有气促、睡眠时打鼾、活动耐力降低、关节痛、肌肉酸痛等伴随症状。

（3）饮食习惯，是否运动。

（4）是否到过医院就诊，做过哪些检查，检查结果及治疗情况。

（5）有无其他疾病史，如高血压、糖尿病，有无长期服药史及所用药物情况。

（6）有无家族史。

（周佳丽　廖　莉）

二十一、消瘦

消瘦（emaciation）是指人体因疾病或某些因素而导致的体重下降，体重低于标准体重的 10% 以上时，即为消瘦。目前国内外多采用体重指数（BMI）判定消瘦，$BMI < 18.5 \ kg/m^2$ 为消瘦。消瘦一般指体重在短期内呈进行性下降，体内脂肪与蛋白质减少，有明显的衣服变宽松、腰带变松、皮下脂肪减少、皮肤松弛、骨骼突出等旁证。脱水与水肿消退

后的体重下降，不能称为消瘦。

【病因】

消瘦包括自愿性体重减轻和非自愿性体重减轻。自愿性体重减轻是指由自身意愿控制，通过运动、节食等方法使自身体重减轻；而非自愿性体重减轻原因复杂多样，可涉及呼吸、消化、循环、泌尿、血液、内分泌、神经等多个系统。非自愿性体重减轻的病因大致可分为以下4种。

1. 非恶性器质性疾病　最常见的依次为消化系统疾病（如口腔疾病、慢性胃炎、消化性溃疡、非特异性溃疡性结肠炎），神经、内分泌及代谢性疾病（如甲状腺功能亢进、糖尿病、垂体功能减退症、慢性肾上腺皮质功能减退症），慢性感染性疾病（结核病、血吸虫病或其他寄生虫病、艾滋病等）。

2. 恶性肿瘤　以消化系统肿瘤最常见。

3. 心理社会因素　包括抑郁症、精神性厌食、阿尔茨海默病。

4. 不明原因消瘦　家族遗传、隐性肿瘤。

【临床表现】

消瘦最主要的临床表现为体重减轻。许多疾病可引发消瘦，根据病因不同，可有不同的临床表现。

1. 消化系统疾病　如消化性溃疡，可表现为食欲缺乏、腹泻、腹痛。

2. 神经系统疾病　如神经性厌食，可表现为厌食、恶心、呕吐、吞咽困难。

3. 慢性消耗性疾病　如结核病，可表现为低热、盗汗、乏力、咯血等。

4. **内分泌及代谢性疾病** 如甲状腺功能亢进，可表现为畏热、多汗、突眼和甲状腺肿大。1 型糖尿病可表现为多尿、多饮、多食和消瘦。

5. **神经系统疾病及精神疾病** 如抑郁症患者可表现为睡眠障碍、情绪低落。

【伴随症状】

1. **伴有多食易饥** 应考虑甲状腺功能亢进、糖尿病、嗜铬细胞瘤。

2. **伴有发热** 应考虑结核病、慢性化脓性感染，如肝脓肿、传染性疾病、结缔组织病、恶性肿瘤。

3. **伴有发热、盗汗、咯血** 应考虑结核病。

4. **伴有肝大及脾大，去过血吸虫病流行地区** 应考虑血吸虫病或其他寄生虫病。

5. **伴有食欲缺乏、情绪低落** 应考虑抑郁症。

【问诊要点】

1. **发病诱因、病程** 体重下降是否有明确诱因可寻，在多长时间内体重下降多少。

2. **饮食习惯** 平素营养摄入情况，摄食总量和饮食结构。

3. **伴随症状** 有无乏力、食欲缺乏、恶心、呕吐、腹胀、黄疸；有无发热、盗汗、咯血、心悸等；有无吞咽困难，与进食种类是否相关；吞咽困难持续时间、缓解因素等。

4. **既往诊疗** 是否就诊，做过哪些检查，检查结果及诊疗经过、效果。

5. **既往病史** 既往有无相关病史，如甲状腺功能亢进、结核病、胃肠疾病，有无药物过敏史。

6. 家族史 有无消瘦家族史。

不明原因过度消瘦应转诊到上级大、中型综合医院确诊。

（周佳丽　廖　莉）

二十二、关节痛

关节痛是指患者自述关节部位的疼痛感觉，是临床上极为常见的一种症状。轻者不影响活动，重者则生活不能自理。引起关节痛的病因众多，疼痛既可以发生在关节局部，也可以是全身疾病的一部分，还可以是以关节受累为主的全身疾病，因此关节痛不仅仅局限在关节，很多患者还有全身其他伴随症状。

广义的关节是指骨与骨之间的连结，包括直接连结和间接连结。狭义的关节仅指骨与骨的间接连结。根据关节的活动性，分为不动关节、微动关节和活动关节三类。不动关节是由于两骨间相互紧密交锁，无可见的运动，颅骨缝等为此类关节；微动关节为纤维软骨结合，有轻微的运动，如椎间盘、耻骨联合和骶髂关节下 1/3 部分；活动关节是关节中最常见和重要的类型，肢体的运动功能主要靠此类关节维持，是大多数关节痛的好发部位。

【病因】

关节痛的原因是多方面的，多见于关节和骨骼疾病、软组织风湿病、感染性疾病、药物反应、过敏及免疫接种等。在正常人中也常出现关节痛，尤

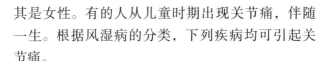

其是女性。有的人从儿童时期出现关节痛，伴随一生。根据风湿病的分类，下列疾病均可引起关节痛。

1. **弥漫性结缔组织病** 是风湿性疾病中损伤最广泛的一类疾病，往往有关节受累，如类风湿关节炎、系统性红斑狼疮。

2. **与脊柱炎有关的关节炎** 是一组常累及脊柱的关节病，如强直性脊柱炎、瑞特综合征。

3. **退行性关节疾病** 主要是骨关节炎和骨关节病。

4. **与感染有关** 关节炎、腱鞘炎和滑膜炎。

5. **代谢和内分泌疾病** 痛风和甲状旁腺功能亢进等可引起关节痛。

6. **肿瘤** 原发在滑膜、骨的肿瘤和转移瘤。

7. **神经病变** 神经根痛、椎管狭窄等。

8. **伴有关节表现的骨和关节疾病** 骨质疏松、骨软化等。

9. **非关节风湿病** 肌筋膜疼痛综合征、下腰痛及椎间盘病变。

10. **其他疾病** 外伤、血友病、药物诱发的风湿性综合征等。

11. **假性关节痛** 关节周围的组织损伤，如关节的皮肤结节、红斑、肌腱损伤，由于患者判断失误，也主诉为关节痛，这一类关节痛未列入风湿性疾病中。

【临床表现】

1. **关节疼痛** 是关节疾病患者的第一主诉。由于人体对痛的耐受性不同，对疼痛的反应不尽相同，但一般疼痛程度和病情严重程度是平行的。关节痛可以是自我感觉痛，也可以是在触压关节时疼痛。不同的病因所引起关节痛的部位和规律不同。

2. **关节肿胀**　伴随着关节痛，提示有关节炎。有时不仅关节的软组织肿，还可有关节腔积液。关节肿是判断关节炎的重要依据。

3. **局部红热**　受累关节表面出现皮肤发红和皮温高的症状，说明关节炎性改变较重、发病较急，多为感染性关节炎、痛风性关节炎。

4. **发僵或晨僵**　是关节炎的常见症状，患者感觉关节活动困难，这种感觉常发生在晨起时，也称为晨僵，是诊断类风湿关节炎，判断疗效的一个指标，往往与疾病的活动度有关。

5. **关节畸形**　关节结构的破坏使关节的排列位置改变而造成关节畸形，说明关节损伤已较严重。

6. **活动障碍**　关节痛使关节运动障碍，炎性改变、关节肿也会限制关节运动，这些在疾病控制后会恢复正常，但如果是关节的结构破坏，如关节腔狭窄、消失或关节半脱位，则受累关节功能无法自行恢复至正常。

7. **摩擦音**　当关节和腱鞘病变时，在关节活动时可听到摩擦音，膝关节最常出现。

8. **肌萎缩**　受累关节周围肌群的萎缩多为失用性萎缩，有的关节炎直接累及韧带，致所属肌肉萎缩。

【伴随症状】

如果是关节局部的病变，或仅仅是关节痛，一般不出现关节外的临床表现。但当关节病变是全身疾病的一部分时，不仅会出现乏力、发热、食欲差和体重下降等一般症状，不同的病因还会表现出相应的伴随症状。如系统性红斑狼疮患者出现颜面蝶形红斑、光过敏和浆膜腔积液等；白塞病出现口腔、会阴黏膜复发性溃疡；干燥综合征伴口、眼干；类风湿关节炎伴皮下结节、肺纤维化等；与脊柱炎有关的关节炎伴随皮肤损伤、尿道炎、肠炎和眼炎等。

【问诊要点】

（1）起病急缓，有无诱因。

（2）关节痛的部位，是大关节、小关节，还是大关节、小关节均受累。

（3）关节痛累及的数量，是单关节、少关节，还是对称性多关节。

（4）关节痛的程度，有无规律，是持续痛还是间断痛，是否游走性关节痛。

（5）有无关节红、肿、热，有无晨僵及关节变形，活动后是加重还是减轻。

（6）是否伴全身症状，如发热、乏力、消瘦、皮疹。

（7）有无家族史，既往治疗情况。

【常用药物】

治疗关节痛常用药物列于表 4-6。

表 4-6　治疗关节痛常用药物

名称	剂型、规格
阿司匹林	片剂：0.3 g、0.5 g
	肠溶片：0.3 g

续表

名称	剂型、规格
布洛芬	片剂、颗粒剂：0.1 g、0.2 g
	胶囊：0.2 g
	缓释（片剂、胶囊）：0.3 g
	混悬液：60 ml∶1.2 g、100 ml∶2 g
双氯芬酸钠	肠溶片：25 mg
	缓释（片剂、胶囊）：50 mg、100 mg
吲哚美辛	栓剂：25 mg、50 mg、100 mg

关节疼痛相关疾病病因复杂。快速、准确的判断一般需要上级医院的辅助检查证明，尤其是使用镇痛药效果不佳者，不能长期无指征地使用镇痛药，应嘱患者及时到相应的医院就诊，必要时实施手术治疗。

（田 奕）

二十三、腰背痛

腰背痛是指发生在背部第十二肋下缘至臀下皱襞之间的活动受限性疼痛，可包括或不包括单侧或双侧下肢疼痛，其患病率、复发率高，是最常见的肌肉骨骼疾病之一。大约30%的急性腰背痛可能发展为慢性腰背痛，不仅影响患者的正常生活和工作，也给个人和社会造成极大的经济负担。

【病因】

腰背痛是一种以症状命名的疾病。临床上对于腰背部的疼痛、不适等症状，统称为腰背痛。该症状可能与多种病理情况及疾病相关，或找不到明确的致病因素。与发病相关的因素可归纳为机械性因素、化学性因素、心理社会因素等。

1. 机械性因素　主要包括急性外伤导致的腰椎骨折、脱位，因长期姿势不良、运动不足、搬运重物等导致的慢性积累性损伤。

2. 化学性因素　多与炎症细胞因子和氧化应激作用有关，一些关节炎和癌症可导致腰背痛。

3. 心理社会因素　主要与精神压力大、劳动负荷强度大、经济负担过重、生活质量低下等相关。

4. 其他因素　如年龄（退行性病变）、肥胖、吸烟、天气。此外，还有许多腰背痛找不到明确的相关因素。

【临床表现】

腰背痛的主要症状是腰背部、腰骶部和骶髂部疼痛，有时可伴下肢放射痛。因病因不同，产生的疼痛程度不同，持续时间也不同。此外，根据是否影响活动、有无其他部位伴随的不适症状，其疼痛性质和特点也不相同。

如急性损伤引起的疼痛，多伴有机械性外力损害，如搬提重物、扭转腰部，疼痛程度多较为剧烈，常表现为受损关节疼痛、肿胀和活动受限，腰椎活动多可引发腰痛，伴或不伴下肢放射性疼痛。慢性损伤常以腰背部、腰骶部疼痛为主，可伴腰部无力、酸痛感、活动受限或协调性下降，严重者可发生睡眠障碍。卧床休息后疼痛可能减轻，弯腰、久坐、久站后可能加重。

【伴随症状】

若疼痛伴有下肢放射性疼痛，多见于腰椎间盘突出症；伴长期低热，常见于脊柱结核和类风湿关节炎；伴尿频、尿急、排尿不尽，常见于尿路感染、前列腺增生等；伴血尿，常见于肾或输卵管结石；伴嗳气、反酸、上腹胀痛，常见于胃、十二指肠溃疡或胰腺病变；伴月经异常、痛经、白带过多，常见于宫颈炎、盆腔炎等。

【问诊要点】

（1）疼痛的诱因，起病缓急及缓解因素。

（2）疼痛的部位、性质（锐痛、跳痛、钝痛、绞痛等）、程度、发病时间。

（3）伴随症状：除腰背痛外，是否有相应脏器病变的症状。

（4）疼痛的演变：是否有活动后加重、休息后加重、可自行缓解或进行性加重。

（5）既往史：外伤史、手术史，既往诊疗情况（检查结果、诊疗经过、疗效）。

（6）职业特点：是否从事抬搬重物，重复弯腰扭转的工种。是否从事排球、体操、举重、摔跤等易产生腰背部疼痛的体育锻炼；是否久坐、存在姿势不良及运动少等情况。

腰背痛是最常见的临床症状，多由肌肉、骨骼、内脏疾病引起。经镇痛药治疗效果不佳或持续疼痛3个月而不能明确病因、急性脊髓病变等，应及时转诊。

（周佳丽　廖　莉）

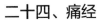

二十四、痛经

痛经是最常见的妇科症状之一，指妇女在行经前后或月经期出现周期性小腹部疼痛、坠胀，伴有腰酸、腹泻、恶心、呕吐或其他不适，症状严重者可影响生活质量。

【病因】

痛经发病因素较为复杂，非单一因素所致。临床上将痛经分为原发性和继发性两类，以原发性居多。

1. **原发性痛经** 是指无盆腔器质性病变的痛经，多发生于青春期少女，又称为功能性痛经。其发生多与前列腺素合成与释放异常、子宫收缩异常、神经及精神因素相关。此外，家族遗传因素也是发生原发性痛经的重要原因。

2. **继发性痛经** 是指由盆腔器质性疾病所导致的痛经，常见于子宫内膜异位症、子宫腺肌病等。

3. **其他因素** 年龄、吸烟、精神压力、个体疼痛阈值、饮食习惯、运动也是引起痛经的重要因素。

【临床表现】

1. **原发性痛经** 青春期多见，以月经期前后或行经期下腹部疼痛为主要症状。疼痛常呈痉挛性，有时可伴腰背部或股内侧疼痛。疼痛持续时间一般不超过 48 ~ 72 小时。一般不伴有腹肌紧张或反跳痛，可伴有恶心、呕吐、腹泻、头晕、乏力等症状，严重时面色发白、出冷汗。妇科检查无异常发现。

2. **继发性痛经** 症状同原发性痛经。由子宫内膜异位引起的继发性痛经呈进行性加重。反复盆腔炎症发作史、月经周期不规则、月经过多、放置宫内节育器、不孕等病史有助于继发性痛经的诊断。

【伴随症状】

原发性痛经患者经常同时出现月经初潮提前，月经过多或经期过长。常见伴随症状包括乏力、恶心、呕吐、腹泻、腰痛、头痛及头晕。继发性痛经患者除痛经外，同时还伴有盆腔器质性疾病相关的临床表现，如子宫内膜异位症患者还可表现为月经过多、性交疼痛、大便坠胀、子宫增大以及不孕等。

【问诊要点】

（1）年龄、病程。

（2）月经情况：月经初潮年龄、月经周期、经期是否规律、月经量、经血颜色（淡红、鲜红、暗红、褐色等）、经血质地（无血块、偶有血块、经常出现血块）。

（3）疼痛特点：程度、分布时间（经前期、经期、经后期、全程）、疼痛喜恶（是否喜温、喜按压）、性质（坠痛、冷痛、胀痛、绞痛、隐痛、刺痛等）。

（4）伴随症状：是否伴有乏力、易激惹、四肢厥冷、食欲缺乏、腹泻及头痛等症状。

（5）诊疗：是否服药，药物的名称、剂量，服药后是否缓解。

（6）家族史、婚育史。

（周佳丽　廖　莉）

二十五、血尿

血尿是指尿中红细胞增多，离心后尿沉渣显微镜检查每高倍镜视野下红细胞＞3个。血尿根据是否能被肉眼发现分为肉眼血尿和镜下血尿，是临床上常见的一种症状。

【病因】

引起血尿的病因很多，其中98％来自泌尿系统本身的疾病，仅有2％由全身或泌尿系统邻近器官病变所导致。

1. 泌尿系统疾病

（1）肾小球性血尿：见于各种原发性和继发性肾小球疾病，如急性和慢性肾小球肾炎、狼疮性肾炎等。

（2）非肾小球性血尿

1）感染性疾病：膀胱炎、肾炎、肾结核等。

2）畸形：多囊肾、肾囊性病等。

3）缺血性：栓塞、肾乳头坏死、动脉和静脉血栓形成等。

4）梗阻性：尿路结石、前列腺增生等。

5）肿瘤。

2. 全身性疾病

（1）血液病：血小板减少性紫癜、血友病、再生障碍性贫血等。

（2）全身感染性疾病：感染性心内膜炎、流行性出血热、钩端螺旋体病等。

（3）风湿性疾病：系统性红斑狼疮、结节性多动脉炎等。

（4）心血管疾病：慢性心力衰竭、亚急性细菌性心内膜炎等。

3. 邻近器官疾病 前列腺炎、妇科疾病、直肠癌及结肠癌等。

4. 功能性血尿 如健康人剧烈运动后。

5. 化学物品或药品对尿路的损害 如吲哚美辛、甘露醇、汞及铅等重金属对肾小管的损害，环磷酰胺引起的出血性膀胱炎。

【临床表现】

1. 尿颜色改变 红色尿不一定是血尿，需要仔细辨别。

2. 分段尿异常 将全程尿分段观察，如尿三杯试验，分别留取起始段、中段、终末段尿观察。起始段血尿提示病变在尿道；终末段血尿提示病变在膀胱颈部、三角区或后尿道；三段尿均为红色即全程血尿，提示血尿来自肾或输尿管。

3. 镜下血尿 尿颜色正常，但是显微镜检查可确定血尿，并可判断是肾性还是肾后性血尿。如镜下红细胞大小不一，形态多样，为肾小球性血尿，见于肾小球肾炎。如镜下红细胞形态单一，与外周血近似，为均一型血尿，提示血尿来源于肾后，见于肾盂、肾盏、输尿管、膀胱。

4. 症状性血尿 血尿的同时伴有全身或者局部症状，如伴有肾区钝痛或绞痛，提示病变在肾；伴有尿频、尿急和排尿困难，提示病变在膀胱和尿道。

5. 无症状性血尿 部分患者血尿既无泌尿道症状，也无全身症状，见于某些疾病早期，如肾结核、肾癌或膀胱癌。

【伴随症状】

1. **伴有肾绞痛**　是肾或输尿管结石的特征。

2. **伴有尿流中断**　可见于膀胱及尿道结石。

3. **伴有尿流变细和排尿困难**　可见于前列腺炎或前列腺癌。

4. **伴有尿路刺激征**　可见于膀胱炎和尿道炎，同时伴有腰痛、畏寒、高热可见于肾盂肾炎。

5. **伴有水肿、高血压、蛋白尿**　可见于肾小球肾炎。

6. **伴有肿块**　单侧可见于肿瘤、肾积水，双侧可见于多囊肾。

7. **伴有皮肤、黏膜及其他部位出血**　见于血液病。

8. **合并乳糜尿**　可见于丝虫病、慢性肾盂肾炎。

【问诊要点】

（1）起病急缓，血尿呈持续性还是间歇性，有无相关诱因。

（2）血尿呈何种颜色，排尿起始、中间或结束时，何时出现血尿或血尿加重，是否有血凝块，有无加重或缓解的因素。

（3）询问近期服药、饮食等情况。

（4）询问近期有无呼吸道感染病史。

（5）是否伴有腹痛、尿频、尿急、尿痛、腹部肿块、高血压、水肿等情况。

（6）有无肾区外伤史。

（7）有无泌尿系统结石、肿瘤病史。

（8）患者近期有无剧烈运动。

（9）有无家族史，既往治疗情况。

血尿需要结合辅助检查才能迅速做出正确判断，故需要及时转诊，避免延误治疗。

（周佳丽　郑韵恒）

二十六、尿频、尿急、尿痛

尿频、尿急、尿痛合称尿路刺激征。尿频是指排尿次数增多（每日排尿>8次）；尿急是指一旦有尿意需即刻排尿，不能控制；尿痛是指排尿时膀胱区和尿道有疼痛或灼热感。

【病因】

1. 感染和非感染炎性刺激

（1）膀胱、尿道、前列腺和阴道感染性炎症。

（2）非感染性阴道炎、慢性间质性膀胱炎。

（3）理化因素、肿瘤、异物等。

2. 膀胱容量减少

（1）膀胱被巨大肿瘤和结石占据。

（2）膀胱附近肿物压迫导致膀胱内有效容量减少。

（3）膀胱痉挛、纤维化使得膀胱容积变小。

3. 膀胱神经调节功能失调

【临床表现】

1. 尿频

（1）生理性尿频：每次尿量不多，也不伴有尿急、尿痛等其他症状。

（2）病理性尿频

1）多尿性尿频：排尿次数多而每次尿量不少，

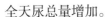

全天尿总量增加。

2）炎症性尿频：尿频而每次尿量少，多伴有尿急、尿痛，尿检镜下可见炎症细胞。

3）神经性尿频：尿频而每次尿量少，不伴有尿急、尿痛。

4）膀胱容量减少性尿频：呈持续性尿频，药物难以缓解，每次尿量少。

2. 尿急

（1）炎症：急性膀胱炎、尿道炎，尿急症状明显。

（2）结石和异物：膀胱和尿道结石或异物刺激造成尿频。

（3）肿瘤。

（4）神经源性：神经源性膀胱。

3. 尿痛　引起尿急的病因几乎都可以引起尿痛。

【伴随症状】

1. 伴有脓尿、菌尿　常见于泌尿道感染，男性要注意有无前列腺炎。

2. 伴血尿　常见于结石、结核、肿瘤。

3. 伴血尿、尿中断、腰痛或者膀胱区或阴部疼痛　常见于肾结石、输尿管结石。

4. 老年人尿路刺激征伴血尿、尿潴留　要注意肿瘤。

5. 正接受放射性治疗或使用环磷酰胺者　要考虑放射性或化学性膀胱炎。

6. 妊娠　注意妊娠子宫压迫膀胱和盆腔器官疾病（炎症、脓肿、肿瘤）对膀胱和尿道的影响。

【问诊要点】

（1）起病急缓，有无诱因。

（2）有无畏寒、发热，有无伴有周身不适、乏力、头痛、头晕以及腰痛等全身症状。

（3）尿频的程度，夜尿的次数，每次排尿量，每次排尿的间隔时间等。

（4）尿痛的部位、性质、持续时间和有无放射痛及放射部位。

（5）近期有无接受过导尿、尿路器械检查或人工流产。

（6）既往有无结核病、泌尿系感染、尿路结石、盆腔疾病及手术史；有无中枢神经系统受损和精神病史。

（7）有无慢性病史，如结核病、糖尿病、肾炎和尿路结石。

（8）有无伴随症状，如发热、腰痛、血尿、脓尿、排尿困难和尿道口分泌物。

（周佳丽　郑韵恒）

二十七、尿量异常

少尿、无尿、多尿统称为尿量异常。成年人尿量<400 ml/d 称为少尿，<100 ml/d 称为无尿，>2500 ml/d 称为多尿。正常状态下，肾的最大浓缩能力为 1200 mOsm/（kg·H_2O），若尿量<500 ml/d，代谢产生的废物不能完全由肾排出，因此，少尿即意味着肾损害。

【病因】

1. 少尿或无尿

（1）肾前性：见于各种原因引起的休克、大失血、严重脱水、电解质代谢紊乱、心力衰竭、肾动脉或静脉血栓形成的栓塞等肾血流灌注不足的情况。肾实质本身并无实质性损害。

（2）肾性：①各种原因引起的急性肾小管坏死。②各种原发和继发性肾小球疾病，如急性和慢性肾小球肾炎、急进性肾小球肾炎、狼疮性肾炎。

（3）肾后性：①任何原因所致的尿路梗阻，如结石、肿瘤、前列腺病变、瘢痕形成。②神经性膀胱炎：如神经病变，应用神经阻滞药。

2. 多尿

（1）暂时性多尿：①水摄入过多或食用含水量过多的食物。②使用利尿药。③胸腔积液、腹水恢复吸收期，尿路梗阻解除后。

（2）长期性多尿：①内分泌及代谢性疾病，如尿崩症、糖尿病、原发性甲状腺功能亢进、原发性醛固酮增多症。②肾病：急性肾小球坏死多尿期、肾小管酸中毒等。③神经性多尿。

【伴随症状】

1. 少尿或无尿

（1）伴肾绞痛：可见于肾动脉血栓形成或栓塞、肾结石。

（2）伴心悸、气促、胸闷：可见于心功能不全。

（3）伴大量蛋白尿、水肿、高脂血症和低蛋白血症：可见于肾病综合征。

（4）伴乏力、食欲缺乏、腹水和皮肤黄染：见于肝肾综合征。

（5）伴血尿、蛋白尿、高血压和水肿：可见于急性肾炎、急进性肾小球肾炎。

（6）伴发热、腰痛、尿频、尿急、尿痛：可见于急性肾盂肾炎。

（7）伴排尿困难：可见于前列腺增生。

2. 多尿

（1）伴多饮、多食、消瘦：可见于糖尿病。

（2）伴烦渴、多饮、尿比重低：多见于尿崩症。

（3）伴酸中毒、肌麻痹：可见于肾小管酸中毒。

（4）伴高血压、低血钾、周围性瘫痪：提示原发性醛固酮增多症。

（5）少尿数日后出现多尿：可见于急性肾小管坏死恢复期。

【问诊要点】

1. 少尿或无尿

（1）24 小时尿量，确定是否少尿或无尿。

（2）开始出现少尿的时间，起病的缓急。

（3）患者有无引起少尿的病因，如休克、大出血、脱水或心功能不全。

（4）患者过去和现在是否存在泌尿系统疾病，如慢性肾小球肾炎、泌尿系统结石、前列腺增生。

2. 多尿

（1）24 小时尿量，确定是否多尿。

（2）开始出现多尿的时间，起病的缓急。

（3）全天水摄入量，是否使用利尿药。

（4）是否有烦渴、多食、多饮、消瘦、高血压、周围性麻痹等伴随症状。

（5）有无糖尿病、慢性肾病、急性肾功能不全等病史，用药史等。

（周佳丽　郑韵恒）

二十八、尿失禁

尿液不自主地从尿道流出，称为尿失禁。

【病因】

1. **先天性疾患**　尿道上裂、膀胱外翻、输尿管开口异位及脐尿管瘘。

2. **盆底肌肉损伤**　包括盆腔、直肠、前列腺手术或分娩引起的尿道括约肌和盆底肌肉损伤、松弛。

3. **膀胱炎症**　严重的膀胱炎症或其他病变引起逼尿肌过度收缩。

4. **神经系统病变**　由神经系统本身的病变，如血栓形成、炎症、外伤、肿瘤和外来压迫导致。

5. **药物作用**　包括 α 受体阻断药、利尿药等。

【临床表现】

尿失禁临床表现为尿液不受主观控制而自尿道口处点滴溢出或流出，可分为轻度、中度和重度。根据症状表现和持续时间可分为：

1. **持续性溢尿**　见于完全性尿失禁，尿道阻力完全丧失，膀胱呈空虚状态。

2. **间歇性溢尿** 膀胱过度充盈而造成尿不断溢出。

3. **急迫性溢尿** 患者尿感强烈，有迫不及待排尿感，尿液自动流出，流出尿量较多。

4. **压力性溢尿** 当腹压增加时，即有尿液自尿道流出，主要见于女性。

【伴随症状】

1. **伴有膀胱刺激征及脓尿** 见于急性膀胱炎。

2. **伴有排便功能紊乱** 见于神经源性膀胱。

3. **50岁以上男性，伴有进行性排尿困难** 可见于前列腺增生。

4. **伴有肢体瘫痪，肌张力增高，腱反射亢进** 见于上运动神经元病变。

5. **伴慢性咳嗽、气促** 多见于慢性阻塞性肺疾病所致的腹内压过高。

【诊断要点】

（1）起病急缓，有无诱因。

（2）尿失禁的程度，是持续性还是间歇性。

（3）老年男性是否伴有进行性排尿困难、前列腺增生等病史。

（4）女性是否在妊娠期，有无腹压增加的情况。

（5）是否有长期尿路感染病史、糖尿病史。

（6）有无盆底、膀胱、尿道、阴道、前列腺等手术史。

（7）用药情况。

（周佳丽　郑韵恒）

二十九、排尿困难

由于排尿障碍导致尿液停留在膀胱内，称为尿潴留。

【病因】

1. 尿道狭窄 可因结石、异物等压迫尿道，导致狭窄。

2. 膀胱疾病 可因结石、肿瘤、血块阻塞，或子宫肌瘤、卵巢囊肿压迫膀胱导致排尿困难。

3. 前列腺增生 前列腺增生症、前列腺癌压迫后尿道，导致尿潴留。

4. 神经性膀胱 中枢神经受损，膀胱压力不能上传而导致尿潴留。

5. 精神因素 排尿反射直接受意识支配，排尿环境不良也会导致尿潴留。

【临床表现】

不同病因引起的排尿困难，临床表现有所不同。

1. 膀胱颈结石 出现下腹部绞痛，疼痛向大腿及会阴部放射。

2. 膀胱内血块 常继发于血液病。外伤引起的膀胱内血块往往有明确的外伤史。膀胱镜检查可确诊。

3. 膀胱肿瘤 排尿困难逐渐加重，无痛性血尿是其特点。

4. 前列腺增生 尿频、尿急常为首发症状，后夜尿增多，再出现进行性排尿困难。

5. 后尿道损伤 可致排尿困难。

6. 前尿道狭窄 可见于前尿道瘢痕、结石、异物等。

7. 药物 排尿困难可见于阿托品中毒、麻醉药使用后等。

8. 低血钾 低血钾引起的排尿困难，随着补钾，排尿困难随即消失。

【伴随症状】

1. 伴排尿时尿道痉挛性疼痛 常见于尿道疾病。

2. 伴进行性排尿障碍 多见于前列腺疾病。

3. 伴下腹部绞痛向会阴部放射 见于膀胱颈结石。

4. 排尿时尿线中断 常提示结石引起的尿路梗阻。

5. 伴血尿 见于后尿道损伤、血友病等。

【问诊要点】

（1）起病时间，起病急缓，有无诱因。

（2）是否有尿路结石、膀胱结石、前列腺增生等病史。

（3）是否有神经系统疾病史、脑外伤史、手术史等。

（4）患者近期是否有尿路感染史。

（5）询问患者的用药情况。

尿液异常在临床是常见的情况，需要结合辅助检查才能迅速做出正确的判断。患者经基本处理后需要及时转诊，避免延误治疗。

（周佳丽 郑韵恒）

第四节　常见疾病诊疗

一、慢性支气管炎

【概述】

慢性支气管炎简称慢支，是指气管、支气管黏膜及其周围组织的慢性非特异性炎症。临床上以咳嗽、咳痰为主要症状，或伴有喘息，每年发病持续至少3个月，连续2年或2年以上，并排除具有慢性咳嗽、咳痰、喘息症状的其他疾病。疾病长期发展可致阻塞性肺气肿、慢性肺源性心脏病。慢性支气管炎是严重危害人民健康的常见疾病，多发生于中、老年人，随着年龄增加，患病率逐渐上升。该病北方高于南方，农村高于城市，山区高于平原。

【病因】

本病病因复杂，可能为多种环境因素与机体自身因素长期相互作用的结果。吸烟是最重要的发病因素，吸烟者患病率是不吸烟者的2～8倍。病毒、支原体、细菌等可造成气管、支气管黏膜的损伤和慢性炎症，空气污染可增加细菌感染的概率，长期接触高浓度的职业粉尘和化学物质，可能会促进该病的发作。免疫功能紊乱、气道高反应性、年龄等机体因素和环境因素综合影响，将加大继发性感染的可能。

【临床表现】

（一）症状

慢性支气管炎起病缓慢，病程冗长，常在冬、春寒冷季节发作或加重。主要症状为反复咳嗽、咳痰，或伴有喘息。可因上呼吸道感染而致上述症状急性加重。常见的病原体主要有病毒、细菌、支原体和衣原体等。

1. 咳嗽 以晨起咳嗽为主，睡眠时有阵发性咳嗽排痰。合并感染时咳嗽加重。重症患者咳嗽频繁，常年不断。

2. 咳痰 一般以白色黏液或浆液泡沫样痰为主，偶可带血。清晨起床后或躺下等体位变动可刺激咳嗽，排痰较多。

3. 喘息或气短 喘息明显者称为喘息性支气管炎，部分患者可伴发支气管哮喘。若并发肺气肿，可出现劳力性或活动后气短。

（二）体征

早期一般无体征。急性发作时可在背部或双肺底闻及干、湿啰音，咳嗽排痰后湿啰音减少或消失。如伴哮喘，可闻及广泛哮鸣音并伴呼气延长。

【辅助检查】

（一）常规检查项目

1. 血常规检查 急性发作或继发细菌感染时，常有白细胞总数和中性粒细胞增多；伴喘息者，嗜酸性粒细胞增多。

2. X 线检查 早期胸部 X 线检查多无异常。典型者因炎症反复发作，致支气管壁增厚，细支气管或肺间质炎症或纤维化，使肺纹理增粗、增多、紊乱，

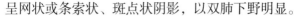

呈网状或条索状、斑点状阴影，以双肺下野明显。

（二）建议检查项目

1. 痰液检查　痰涂片或培养可查到致病菌，如发现革兰氏阳性菌或革兰氏阴性菌，亦可有大量破坏的白细胞和杯状细胞。

2. 呼吸功能检查　因早期肺功能常无异常，如怀疑有气道阻塞，建议作此检查。当小气道阻塞时，最大呼气流速-容积曲线在75%和50%肺容量时流量明显降低，而应用支气管扩张药后第1秒用力呼气容积（FEV_1）占用力肺活量（FVC）的比值（FEV_1/FVC）<70%，则提示已发展为慢性阻塞性肺气肿。

【诊断和鉴别诊断】

（一）诊断

临床上主要依据症状诊断慢性支气管炎。其诊断标准如下：

（1）反复咳嗽、咳痰，或伴有喘息，每年发病持续3个月，连续2年或2年以上。

（2）排除具有咳嗽、咳痰和（或）喘息症状的其他慢性疾病。

（二）鉴别诊断

1. 支气管哮喘　喘息型慢性支气管炎是在多年的咳嗽、咳痰基础上逐渐出现喘息症状，一般无过敏史，急性发作时抗生素治疗有效；哮喘患者以发作性喘息为主，伴或不伴咳嗽，灰尘、油漆、油烟、冷空气等容易诱发哮喘，常有家族或个体过敏史，除重度发作时，抗生素治疗一般无效，支气管激发试验阳性。血常规及痰液检查常有嗜酸性粒细胞增多。

2. 嗜酸粒细胞性支气管炎 临床症状与慢性支气管炎极类似。X线检查无明显改变或肺纹理增加，支气管激发试验多为阴性，故临床易误诊。经诱导痰检查嗜酸性粒细胞比例增加（≥3%）可以诊断。

3. 肺结核 常有发热、乏力、盗汗及消瘦等症状。痰液检查抗酸杆菌阳性及胸部X线检查常有结核的典型病灶阴影，抗结核药治疗有效可资鉴别。

4. 支气管肺癌 多数患者有长期吸烟史，近期咳嗽性质发生改变或有顽固性刺激性咳嗽，可有痰中带血，明显消瘦。有时表现为同一部位反复的阻塞性肺炎，经抗生素治疗不能完全消退。痰脱落细胞学、胸部CT及纤维支气管镜等检查可明确诊断。

5. 特发性肺纤维化 临床经过多缓慢，开始仅有咳嗽、咳痰，偶有气短。仔细听诊可于胸部下后侧闻及爆裂音。血气分析可有动脉血氧分压降低，而二氧化碳分压可不升高。高分辨螺旋CT检查有助于诊断。

6. 支气管扩张 患者常反复咳嗽、咳大量脓性痰或反复咯血。X线检查常见肺野纹理粗乱，有多个不规则环状透亮阴影或卷发状阴影。高分辨螺旋CT检查可确定诊断。

7. 其他引起慢性咳嗽的疾病 慢性咽炎、上气道咳嗽综合征、胃食管反流病、某些心血管疾病（如二尖瓣狭窄）等可引起长期慢性咳嗽，但可根据其各自的特点予以鉴别。

【处置措施】

（一）参考治疗方案

1. 急性加重期的治疗

（1）药物治疗

1）控制感染：在患者痰培养药敏试验结果出来以前，依据患者所在地常见病原菌经验性地选用抗生素，如左氧氟沙星、罗红霉素、阿莫西林。左氧氟沙星 0.5 g，每日 1 次；罗红霉素 0.3 g，每日 2 次；阿莫西林 24 g/d，分 2～4 次口服；头孢呋辛 1.0 g/d，分 2 次口服；复方磺胺甲噁唑（TMP-SMZ）每次 2 片，每日 2 次。一般轻感染者给予口服，需转诊至上级医院。病情严重时静脉给药，如果效果不佳，可开展痰培养，培养出致病菌，根据药敏试验选择敏感抗生素，对症治疗。

2）镇咳祛痰：如患者以干咳为主，选用镇咳药，如枇杷露合剂镇咳。如痰多，黏稠，不易咳出，可用盐酸氨溴索 30 mg，每日 3 次；或羧甲司坦 0.5 g，每日 3 次；或复方甘草合剂 10 ml，每日 3 次；或溴己新 8～16 mg，每日 3 次。

3）平喘：伴喘息者用支气管扩张药，如氨茶碱 0.1 g，每日 3 次；或茶碱缓释或控释片 0.2 g，每日 2 次；或 β_2 受体激动药，如沙丁胺醇气雾剂，每次 1～2 喷，每日不超过 8～12 喷，雾化吸入。

（2）必要时低流量吸氧：对于缺氧明显者，给予 1～2 L/min 持续吸氧。

（3）中医及中药治疗：可服用复方甘草片，口服，每日 2～3 片。单方服用苏葶散、桑贝煎等。

（4）对症治疗。

2. 缓解期治疗

（1）非药物干预：戒烟、限酒，避免吸入有害气体和其他有害粉尘、微粒。注意休息，合理饮食，保持良好的心态，生活要有规律。进行适当的体育锻炼，增强体质，预防感冒，适时使用药物干预。

（2）对反复发生呼吸道感染者，给予免疫调节药增强免疫力，如流感疫苗、卡介苗多糖核酸、胸腺肽等。

（3）中医及中药治疗：根据中医辨证进行恰当的穴位针灸、敷贴，应用中药汤剂等治疗。

（二）转诊指征

1. 从乡镇卫生院或社区医院转诊至上级医院 慢性支气管炎经乡镇卫生院或社区医院正规治疗后无明显好转，慢性单纯性支气管炎症急性发作期，症状较重，影响正常工作和生活者；慢性喘息性支气管炎急性发作期者；并发感染，出现发热、咳脓性痰或黏液脓性痰，当地医疗条件和救治水平不足者。

2. 从上级医院转诊至社区医院或乡镇卫生院 经过正规抗感染、解痉、平喘等有效治疗，病情稳定，症状缓解者。

【预防】

（一）健康人群

1. 注重预防感冒 加强健康教育，引导人们进行耐寒锻炼，坚持用冷水洗脸，增强机体御寒能力，能较好地预防感冒。

2. 保持环境适宜 保持居室环境安静、舒适、清洁；避免烟雾、粉尘和刺激性气体污染，注意空气流通，保持空气新鲜；温度和湿度适宜，温度最好控制在 16～20℃，湿度保持在 45% 左右；特别注意不宜在室内饲养宠物。

（二）高危人群

1. 定期体检筛查 每半年至一年到当地乡镇卫生院或社区医院进行常规体检，检查血常规，拍摄胸部 X 线片等，以便早期发现病情。

2. 积极控制危险因素 如戒烟，避免吸入有害气体和其他有害粉尘、微粒等。

（三）患病人群

1. 积极治疗原发病 教育患者提高依从性，积极配合治疗原发病，控制病情发展。

2. 注重预防感冒 感冒是引起慢性支气管炎急性发作的常见重要因素。90% 以上的慢性支气管炎患者常因感冒引起急性发作，因而教育患者预防感冒显得非常重要。

3. 保持情绪乐观 教育患者保持乐观情绪，避免焦虑、紧张、忧郁等不良心理因素干扰，树立战胜疾病的信心，积极配合治疗，促进疾病康复。

4. 绝对戒烟 吸烟能使支气管上皮纤毛受损脱落，削弱支气管的防御功能，加重呼吸道感染，诱发急性发作。

5. 适当锻炼 适当的体育锻炼能增强体质，提高机体免疫力和对气候变化的适应能力。应教会患者做缩唇呼吸、腹式呼吸等呼吸操，扩胸运动等多种运动方法。

6. 均衡膳食营养 科学调配饮食，均衡膳食营养。饮食以清淡、温和为宜，多吃富含维生素及优质蛋白的食物，如鱼、鸡、鸭、禽、蛋、豆制品、新鲜蔬菜、水果及干果。

【基本药物】

1. **止咳药** 氨溴索等。

2. **平喘药** 沙丁胺醇等。

3. **抗菌药物** 左氧氟沙星、罗红霉素、阿莫西林等。

参考文献

［1］葛均波，徐永健，王辰.内科学［M］.9版.北京：人民卫生出版社，2018.

［2］吴勉华，石岩.中医内科学［M］.11版.北京：中国中医药出版社，2021.

［3］《中国国家处方集》编委会.中国国家处方集［M］.2版.北京：科学出版社，2021.

［4］慢性支气管炎临床诊疗指南（2021年）

［5］中华医学会呼吸病学分会哮喘学组.咳嗽的诊断与治疗指南（2021年版）［J］.中华结核和呼吸杂志，2022，45（1）：13-46.

［6］中华医学会，中华医学会临床药学分会，中华医学会杂志社，等.咳嗽基层合理用药指南（2020）［J］.中华全科医师杂志，2020，19（7）：582-592.

（钟云龙 刘晓瑞 廖 琬 黄 鑫）

二、慢性阻塞性肺疾病

【概述】

慢性阻塞性肺疾病（COPD）简称慢阻肺，是一种以持续气流受阻为特征的肺部疾病。气流受阻为不完全可逆，病情呈慢性进行性发展，其发生主要与慢性支气管炎和肺气肿相关。慢性支气管炎是指气管、支气管黏膜及其周围组织的慢性非特异性炎症，以慢性咳嗽、咳痰或伴有喘息及反复发作为特征，可发展成阻塞性肺气肿。阻塞性肺气肿简称肺气肿，是指终末细支气管远端气道（呼吸性细支气管、肺泡管、肺泡囊和肺泡）的弹性减退、过度充气膨胀，出现异常持久的扩张、肺容量增大或同时伴有气道管壁结构破坏，但无明显的肺纤维化，以进行性呼吸困难和桶状胸等典型体征为主要表现。当慢性支气管炎、肺气肿患者出现持续气流受限时，已发展为 COPD，临床上以咳、痰、喘为主要表现，气短或呼吸困难为其标志性症状。本病多发生于中老年人。

【病因】

本病病因尚不清楚，可能与多种环境因素及机体自身因素有关。

1. **吸烟** 是导致 COPD 最重要的因素。吸烟的时间越长、吸烟量越大，COPD 的发病率就越高。

2. **感染** 反复感染是导致 COPD 发生与发展的重要因素。

3. **理化因素** 接触职业粉尘和化学物质对支气管黏膜造成损伤，为细菌入侵创造条件。接触变应原可引起支气管痉挛、组织损害和炎症反应，使气道阻力增加。理化因素的致病性与接触浓度呈正相关。

4. **其他因素** 蛋白酶 - 抗蛋白酶失衡、自主神经功能失调、老年人呼吸道防御功能降低、营养缺乏、环境温度突变及遗传等。

【临床表现】

（一）症状

1. 慢性咳嗽、咳痰 一般以清晨起床及晚间睡眠时较重，白天较轻，合并感染时加重。重症患者频繁咳嗽，常年不断。痰一般为白色黏液或浆液性泡沫样痰，偶带血丝，清晨排痰较多。急性发作或伴有细菌感染时痰变为黄色脓性，量增多。

2. 气短或呼吸困难 开始时仅在剧烈活动时出现，以后逐渐加重，以致日常活动甚至休息时也感到气短，是 COPD 的标志性症状。

3. 喘息和胸闷 部分患者，特别是重症患者或急性加重期出现。

4. 其他 晚期常见体重下降、食欲缺乏、营养不良、肌肉萎缩等肺外症状。

（二）体征

早期无异常体征，随着病情发展，逐渐出现肺气肿体征。

1. 视诊 桶状胸，呼吸运动减弱。

2. 触诊 语音震颤减弱。

3. 叩诊 肺部呈过清音，心浊音界缩小，肺下界下移。

4. 听诊 呼吸音减弱、呼气延长。部分患者肺部可闻及湿啰音或干啰音。

【辅助检查】

（一）常规检查项目

1. 肺功能检查 是判断持续气流受阻的主要客观指标。第 1 秒用力呼气容积占用力肺活量的百分比（FEV_1/FVC）<70%及第 1 秒用力呼气容积占预计值百分比（FEV_1%）<80%，可确定为持续气流受限。肺总量（TLC）、功能残气量（FRC）和残气量（RV）增加，肺活量（VC）减少，提示肺过度充气。

2. 血气分析 早期无异常，随病情进展，可出现动脉血氧分压降低、二氧化碳分压升高、酸碱平衡失调等。血气分析对确定发生低氧血症、高碳酸血症、酸碱平衡失调及判断呼吸衰竭的类型有重要价值。

3. 胸部 X 线检查 COPD 早期胸片可无变化，以后可出现肺纹理增粗、紊乱等非特异性改变，也可出现肺气肿改变。胸片改变对 COPD 诊断特异性不高，主要作为确定肺部并发症及与其他肺疾病鉴别之用。

4. 痰培养 当 COPD 合并细菌感染时，血白细胞计数增高，核左移。痰培养可能检出病原菌。常见病原菌为肺炎链球菌、流感嗜血杆菌、卡他莫拉菌及肺炎克雷伯菌等。

（二）建议检查项目

胸部高分辨率 CT 对有疑问病例的鉴别诊断具有一定的意义。

【诊断和鉴别诊断】

（一）诊断

本病主要根据吸烟等高危因素、临床症状、体征及肺功能检查等综合分析诊断。

（1）吸入支气管舒张药后第 1 秒用力呼气容积（FEV_1）/用力肺活量（FVC）<70%及 FEV_1<80%

预计值，可确定为"持续气流受限"。此为慢阻肺诊断的必备条件。

（2）少数患者无咳嗽、咳痰，仅 FEV_1/FVC $<70\%$ 及 $FEV_1<80\%$ 预计值，在排除其他疾病后，可诊断为COPD。

（3）COPD 按病程可分为急性加重期和稳定期。急性加重期是指短期内出现气短加重、咳嗽加剧、痰量增加，重者可出现急性呼吸衰竭。稳定期是指咳嗽、咳痰、气短等症状稳定或轻微。

（二）鉴别诊断

1. 支气管哮喘　早年发病（通常在儿童期）；每日症状变化快；夜间和清晨症状明显；以发作性喘息为特征，发作时两肺布满哮鸣音，缓解后症状消失；常伴有过敏、鼻炎和荨麻疹、哮喘家族史；气流受限大多可逆；支气管舒张试验阳性。

2. 支气管扩张症　有反复发作咳嗽、咳痰特点，常反复咯血。合并感染时有多量脓性痰。粗湿啰音、杵状指。部分胸部X线检查显示肺纹理粗乱或呈卷发状，CT示支气管扩张、管壁增厚。

3. 肺结核　所有年龄均可发病；胸部X线检查示肺浸润性病灶或结节状空洞样改变；可有午后低热、乏力、盗汗等结核中毒症状；痰细胞学检查可发现结核分枝杆菌。

4. 支气管肺癌　有慢性咳嗽、咳痰，近期痰中可带血，并反复发生，胸部X线及CT检查可发现占位病变或阻塞性肺不张或肺炎。痰细胞学检查、纤维支气管镜检查及肺活检有助于确诊。

【处置措施】

（一）参考治疗方案

1. 稳定期

（1）去除病因和预防诱因：教育和劝导患者戒烟（为减慢肺功能损害最有效的措施），脱离污染环境。

（2）平喘、祛痰、止咳：①支气管舒张药是现有控制症状最主要的治疗药物，如 β_2 肾上腺素受体激动药（沙丁胺醇气雾剂，每次 $100 \sim 200 \mu g$ 即 $1 \sim 2$ 喷，定量吸入，疗效持续 $4 \sim 5$ 小时，每 24 小时不超过 $8 \sim 12$ 喷；特布他林也有同样的作用）。②抗胆碱能药（异丙托溴铵气雾剂定量吸入，起效较沙丁胺醇慢，持续 $6 \sim 8$ 小时，每次 $40 \sim 80 \mu g$，每日 $3 \sim 4$ 次；噻托溴铵每次 $18 \mu g$，吸入，每日 1 次）。③茶碱类（如氨茶碱 0.1 g，每日 3 次；茶碱缓释片 0.2 g，每 12 小时 1 次）。④祛痰药（盐酸氨溴索，30 mg，每日 3 次；乙酰半胱氨酸，0.2 g，每日 3 次）。⑤糖皮质激素，对重度、极重度及反复加重患者，长期吸入糖皮质激素与长效 β_2 肾上腺素受体激动药联合制剂可增加运动耐量，减少急性加重发作频率，提高生活质量。常用药物有沙美特罗 + 氟替卡松、福莫特罗 + 布地奈德等。

（3）坚持长期家庭氧疗：对慢阻肺并发慢性呼吸衰竭者可提高生活质量和生存率。使用指征：$PaO_2 \leqslant 55$ mmHg 或 $SaO_2 \leqslant 88\%$，伴或不伴高碳酸血症；$PaO_2 \ 55 \sim 60$ mmHg 或 $SaO_2 < 89\%$，伴有肺动脉高压、右心衰竭或红细胞增多症。方法：鼻导管吸氧，氧流量 $1 \sim 2$ L/min，吸氧时间

15 h/d 以上。

2. 急性加重期 以纠正缺氧、控制感染为主，辅助祛痰、平喘、止咳。大部分患者病情加重是由于细菌感染所致，常选用青霉素、红霉素、罗红霉素、氨基糖苷类、头孢菌素等治疗，以消除炎症；应用 β_2 受体激动药（沙丁胺醇 500 μg）或抗胆碱能药（异丙托溴铵 500 μg）进行雾化治疗及氨茶碱口服舒张支气管；应用祛痰药（盐酸氨溴索 30 mg，每日 3 次）有效祛痰。病情严重者可在应用抗生素及支气管舒张药的基础上使用糖皮质激素（如口服泼尼松龙 30～40 mg/d，连用5～7 天）。

（二）转诊指征

1. 从乡镇卫生院或社区医院转诊至上级医院 患者病情急性加重，经积极治疗症状无法缓解的患者；并发症严重，需要呼吸机支持治疗的患者；伴呼吸衰竭或合并严重气胸的患者。

2. 从上级医院转诊至社区医院或乡镇卫生院 经过正规抗感染、解痉、平喘等有效治疗，病情稳定、症状缓解者。

【预防】

（一）健康人群

健康人群主要应避免发病的高危因素，增强机体免疫力。

1. 戒烟 是预防 COPD 的重要措施，也是最简单易行的措施，在健康人群和在疾病的任何阶段，戒烟都有益于防止 COPD 的发生和发展。

2. 控制职业和环境污染 减少有害气体或有害

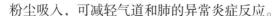

粉尘吸入，可减轻气道和肺的异常炎症反应。

3. 积极防治婴幼儿和儿童期的呼吸系统感染 可能有助于减少以后 COPD 的发生。

4. 加强体育锻炼 增强体质，提高机体免疫力，可帮助改善机体的一般状况。

（二）高危人群

对于有 COPD 高危因素的人群，应定期进行肺功能监测，以尽可能早期发现 COPD 并及时予以干预。慢阻肺的早期发现和早期干预十分重要。

（三）患病人群

1. 戒烟及改善环境 对于慢阻肺患者而言，首先需要做到戒烟以及减少职业粉尘和化学物质的吸入，减少室内外空气污染，这是预防慢阻肺急性发作的重要措施。

2. 避免感冒发生 因为感冒是慢阻肺急性发作的主要诱因，因此要避免着凉，室内定时通风，不与感冒患者接触。可用凉水洗鼻以增强鼻腔的耐寒能力。

3. 增加营养，锻炼身体，提高身体免疫力 平时要多进行户外有氧运动，如做操、散步、登楼、腹式深呼吸，以提高身体的抗病能力。

4. 接种疫苗 对于经常急性发作的慢阻肺患者，要每 5 年接种一次肺炎链球菌疫苗，每年接种一次流感灭活病毒疫苗，接种后可有效地避免和减少肺炎球菌性肺炎和流行性感冒的发生，流感灭活病毒疫苗、肺炎链球菌疫苗等对防止 COPD 患者反复感染可能有益。

5. 有效咳痰 对于慢阻肺患者很重要。患者可做深呼吸,然后在深吸气末屏住呼吸,用力咳嗽,常能咳出深部痰液,或用手在体表颈部刺激气管,从而引起咳嗽、咳痰。

6. 积极治疗 轻度急性发作患者可以通过增加药物在家中治疗,中、重度急性发作患者则需要到医院急诊或住院治疗。

【基本药物】

1. 平喘药 沙丁胺醇、氨茶碱、异丙托溴铵等。

2. 祛痰药 氨溴索。

3. 糖皮质激素 氟替卡松、布地奈德等。

4. 抗菌药物 青霉素、红霉素、罗红霉素、氨基糖苷类、头孢菌素等。

参考文献

[1]葛均波,徐永健,王辰.内科学[M].9版.北京:人民卫生出版社,2018.

[2]2025版GOLD COPD(慢性阻塞性肺疾病全球倡议)报告[EB/OL].https://goldcopd.org/2025-gold-report/

[3]中华医学会,中华医学会临床药学分会,中华医学会杂志社,等.慢性阻塞性肺疾病基层合理用药指南(2020)[J].中华全科医师杂志,2020,19(8):676-688.

[4]中华医学会呼吸病学分会慢性阻塞性肺疾病学组,中国医师协会呼吸医师分会,慢性阻塞性肺疾病工作委员会.慢性阻塞性肺疾病诊治指南(2021年修订版)[J].中华结核和呼吸杂志,2021,44(3):170-205.

(徐 敏 廖 琬 黄 鑫)

三、支气管哮喘

【概述】

支气管哮喘（简称哮喘）是多种细胞（如嗜酸性粒细胞、肥大细胞、T淋巴细胞、中性粒细胞、气道上皮细胞）和细胞组分参与的气道慢性炎症性疾病。这种慢性炎症与气道高反应性相关，通常出现广泛多变的可逆性气流受限，并引起反复发作性喘息、气短、胸闷或咳嗽等症状，常在夜间、清晨发作或加剧，多数患者可自行缓解或经治疗缓解。如诊治不及时，随病程的延长，可产生气道不可逆性缩窄和气道重塑。气道不同程度的可逆性阻塞是本病的特点。

【病因】

哮喘的病因尚未明确。目前认为哮喘与多基因遗传有关，同时也受环境因素的影响。

1. 遗传因素 哮喘患者亲属患病率高于其他群体，且亲缘关系越近，患病率越高；患者病情越严重，其亲属患病率也越高。

2. 环境因素 主要为某些激发因素，尘螨、花粉、动物毛屑、二氧化硫、氨气等各种特异和非特异性吸入物；细菌、病毒、原虫、寄生虫等感染；鱼、虾、蟹、蛋类、牛奶等食物；普萘洛尔（心得安）、阿司匹林等药物；气候变化、运动、妊娠等。

【临床表现】

（一）症状

典型表现为发作性伴有哮鸣音的呼气性呼吸困难或发作性胸闷和咳嗽。哮喘症状可在数分钟内发作，经数小时至数日，可自行缓解或使用平喘药治疗后缓解。在夜间及凌晨发作和加重，是哮喘的特征之一。部分患者发作前可有干咳、打喷嚏、流泪、流涕、胸闷等先兆症状。对于以咳嗽为唯一症状的，称为咳嗽变异性哮喘。有些患者（尤其是青少年）表现为运动时出现胸闷、咳嗽和呼吸困难，称为运动性哮喘。

（二）体征

发作时胸部呈过度充气状态，有广泛的哮鸣音，呼气音延长。非常严重的哮喘发作，哮鸣音可不出现（称为沉默肺），是病情危重的表现。心率增快、奇脉、胸腹反常运动和发绀常出现在严重哮喘患者中。

【辅助检查】

（一）常规检查项目

1. 血象检查 嗜酸性粒细胞常升高，过敏性哮喘患者血清特异性 IgE 可较正常人明显增高。

2. 胸部 X 线检查 发作时可见两肺透亮度增加，缓解期无明显异常。合并感染时，可见肺纹理增加和炎性浸润阴影。

3. 肺功能检查

（1）通气功能检测：在哮喘发作时呈阻塞性通气功能障碍表现。呼气流速指标均显著下降，第 1 秒用力呼气容积（FEV_1）、第 1 秒用力呼气容积占用力肺活量比值（$FEV_1/FVC\%$）以及呼气流量峰值（PEF）均降低。缓解期上述通气功能指标可逐渐恢复。

（2）支气管激发试验（BPT）：用于测定气道反

应性。常用吸入激发剂为醋甲胆碱、组胺、甘露醇等。吸入激发剂后，其通气功能下降、气道阻力增加。如 FEV_1 下降 $\geqslant 20\%$，可诊断为激发试验阳性，提示存在气道高反应性。支气管激发试验一般适用于非哮喘发作期、FEV_1 在正常预计值 70% 以上的患者。

（3）支气管舒张试验（BDT）：用于测定气道可逆性。常用吸入型支气管舒张药如沙丁胺醇、特布他林及异丙托溴铵。当吸入支气管舒张药 20 分钟后重复测定肺功能，FEV_1 较用药前增加 12% 或以上，且其绝对值增加 200 ml 或以上，判断结果为阳性，提示存在可逆性气道阻塞。

（4）呼气流量峰值（PEF）及其变异率测定：PEF 可反映气道通气功能的变化。哮喘发作时 PEF 下降。若 24 小时内 PEF 或昼夜 PEF 波动率 $\geqslant 20\%$，提示存在可逆性气道改变。

4. 血气分析　严重发作时可有 PaO_2 降低，由于过度通气，可使 $PaCO_2$ 下降，pH 上升，表现为呼吸性碱中毒。如气道阻塞严重，可有缺氧及二氧化碳潴留，$PaCO_2$ 上升，表现为呼吸性酸中毒。

5. 痰液检查　部分患者痰涂片显微镜下可见嗜酸性粒细胞增多。

（二）建议检查项目

1. 胸部 CT 检查　支气管哮喘患者在进行胸部 CT 检查时，可能会出现支气管壁增厚，黏液堵塞气道的表现。在支气管哮喘合并肺内感染、肺结核、肺不张、肺纤维化、气胸等病情时，CT 检查也会有明显的显像。但是不能根据 CT 检测结果进行支气管哮喘的诊断。

2. 特异性变应原检测　外周血变应原特异性 IgE 增高，结合病史有助于病因诊断；血清总 IgE 测定对哮喘诊断价值不大，但其增高的程度可作为重症哮喘使用抗 IgE 抗体治疗及调整剂量的依据。体内变应原试验包括皮肤变应原试验和吸入变应原试验。

【诊断和鉴别诊断】

（一）诊断

1. 诊断标准

（1）反复发作喘息、气短、胸闷或咳嗽，多与接触花粉、冷空气、运动等物理和化学因素有关。

（2）发作时双肺可闻及散在或弥漫的哮鸣音。

（3）症状可自行缓解或经治疗后缓解。

（4）除外其他疾病所引起的喘息、气短、胸闷和咳嗽。

（5）临床表现不典型者（如无明显喘息）应有下列三项中至少一项：①支气管激发试验或运动试验阳性；②支气管舒张试验阳性；③昼夜 PEF 变异率≥20%。

符合（1）～（4）或（4）（5）者，可诊断为支气管哮喘。

2. 临床分期及控制水平分级　根据临床表现，可分为急性发作期、非急性发作期。

（1）急性发作期：是指气促、咳嗽、胸闷等症状突然发生或症状加重，常有呼吸困难，以呼气流量降低为特征，常因接触变应原等刺激物或治疗不当所致。哮喘急性发作时，其病情程度轻重不一，可分为轻度、中度、重度和危重 4 级，列于表 4-7。

表 4-7 哮喘急性发作时病情严重度分级

病情程度	临床表现	血气分析	血氧饱和度	支气管舒张药
轻度	对日常生活影响不大，可平卧，说话连续成句，步行、上楼时有气短，呼吸频率轻度增加，呼吸末期有散在哮鸣音。脉率<100次/分。可有焦虑	PaO_2 正常 $PaCO_2$<45 mmHg	>95%	能被控制
中度	日常生活受限，稍事活动便有喘息，喜坐位，讲话常有中断，呼吸频率增加，哮鸣音响亮而弥漫。脉率 100~120次/分。有焦虑和烦躁	$PaO_2$60~80 mmHg $PaCO_2$≤45 mmHg	91%~95%	仅有部分缓解
重度	日常生活受限，喘息持续发作，只能单字讲话，端坐呼吸，大汗淋漓。呼吸频率>30次/分，哮鸣音响亮而弥漫。脉率>120次/分。常有焦虑和烦躁	PaO_2<60 mmHg $PaCO_2$>45 mmHg	≤90%	无效
危重	患者不能讲话，出现嗜睡、意识模糊，哮鸣音明显减弱或消失。脉率>120次/分或变慢和不规则	PaO_2<60 mmHg $PaCO_2$>45 mmHg	<90%	无效

（2）非急性发作期（亦称慢性持续期）：许多哮喘患者即使没有急性发作，但在相当长的时间内仍不同频度和不同程度地出现症状（喘息、咳嗽、胸闷等），肺通气功能下降。目前认为长期评估哮喘的控制水平是更为可靠的评估方法，对哮喘的评估和治疗指导意义更大。哮喘控制水平分为控制、部分控制和未控制3个等级，每个等级的具体指标列于表4-8。

表 4-8　非急性发作期哮喘控制水平的分级

临床特征	控制（满足以下所有情况）	部分控制（出现以下任何1项临床特征）	未控制
白天症状	无（或≤2次/周）	>2次/周	出现≥3项哮喘部分控制的表现
活动受限	无	有	
夜间症状/憋醒	无	有	
对缓解药物治疗/急救治疗的需求	无（或≤2次/周）	>2次/周	
肺功能（PEF或FEV$_1$）	正常	<80%预计值或个人最佳值	

①患者出现急性发作后，必须对维持治疗方案进行分析、总结，以确保方案的合理性。

②任何1周出现1次哮喘发作，都意味着本周的哮喘没有得到控制。

③肺功能检查结果对5岁以下儿童可靠性差。

（二）鉴别诊断

1. 左心衰竭引起的呼吸困难 过去称为心源性哮喘，发作时症状与哮喘相似，但其发病机制与病变本质则与哮喘截然不同，为避免混淆，目前已不再使用心源性哮喘一词。该病与重症哮喘症状相似，极易混淆。鉴别要点：患者多有高血压、冠状动脉粥样硬化性心脏病、风湿性心脏病等病史和体征，突发气短，端坐呼吸，阵发性咳嗽，常咳出粉红色泡沫样痰，两肺可闻及广泛的湿啰音和哮鸣音，心界扩大，心率增快，心尖部可闻及奔马律。胸部 X 线检查可见心脏增大、肺淤血征。若一时难以鉴别，可雾化吸入 β_2 受体激动药或静脉注射氨茶碱缓解症状后进一步检查。忌用肾上腺素或吗啡。

2. 慢性阻塞性肺疾病（COPD） 多见于中老年人，多有长期吸烟或接触有害气体的病史和慢性咳嗽史，喘息常年存在，有加重期。体检双肺呼吸音明显下降，可有肺气肿体征，两肺或可闻及湿啰音。对中老年患者，严格将慢阻肺与哮喘区分有时十分困难，用支气管舒张药和口服或吸入激素作治疗性试验可能有所帮助。如患者同时具有哮喘和慢阻肺的特征，可以诊断哮喘合并慢阻肺或慢阻肺合并哮喘。

3. 上气道阻塞 中央型支气管肺癌、气管支气管结核、复发性多软骨炎等气道疾病或异物气管吸入，导致支气管狭窄或伴发感染时，可出现喘鸣或类似哮喘样呼吸困难，肺部可闻及哮鸣音。但根据病史，特别是出现吸气性呼吸困难，痰细胞学或细菌学检查，胸部影像、支气管镜检查，常可明确诊断。

【处置措施】

（一）治疗

本病目前尚无特效的治疗方法，但长期规范化治疗可使哮喘症状得到控制，减少复发，乃至不发作。防治原则为消除病因、控制发作及预防复发。

1. 脱离变应原 是防治哮喘最有效的方法。能找到引起哮喘发作的变应原或其他非特异刺激因素，立即使患者脱离并长期避免接触变应原。

2. 药物治疗 治疗哮喘的药物主要分为两类。

（1）缓解哮喘发作：此类药物主要作用为舒张支气管，通过迅速解除支气管痉挛，从而缓解哮喘症状，也称支气管舒张药。

1）$β_2$肾上腺素受体激动药（简称$β_2$受体激动药）：是控制哮喘急性发作的首选药物。常用的短效$β_2$受体激动药（SABA）有沙丁胺醇、特布他林和非诺特罗，作用时间为 4～6 小时。长效$β_2$受体激动药（LABA）有福莫特罗、沙美特罗及丙卡特罗，疗效维持时间为 10～12 小时，且有一定的抗气道炎症作用，用于防治反复发作性哮喘和夜间哮喘。用药方法包括吸入、口服和静脉注射。首选吸入法，因药物吸入气道直接作用于呼吸道，局部浓度高且作用迅速，所用剂量较小，全身性不良反应少。注射用药用于严重哮喘。此药应按需间歇使用，不宜长期、单一使用。

2）抗胆碱药：胆碱受体（M受体）拮抗药，常用异丙托溴铵吸入或雾化吸入，约 10 分钟起效，

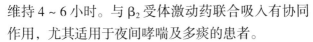

维持 4 ~ 6 小时。与 β_2 受体激动药联合吸入有协同作用，尤其适用于夜间哮喘及多痰的患者。

3）茶碱类：是目前治疗哮喘的有效药物之一。茶碱与糖皮质激素合用具有协同作用。口服给药：包括氨茶碱和控（缓）释茶碱，后者平喘作用可维持 12 ~ 24 小时，可用于控制夜间哮喘。一般剂量为 6 ~ 10 mg/（kg·d），用于轻、中度哮喘。静脉注射氨茶碱首次剂量为 4 ~ 6 mg/kg，注射速度不宜超过 0.25 mg/（kg·min），静脉滴注维持量为 0.6 ~ 0.8 mg/（kg·h）。每日注射量一般不超过 1.0 g。静脉给药主要应用于危重症哮喘。

（2）控制或预防哮喘发作：此类药物主要治疗气道慢性炎症，使哮喘维持临床控制，也称抗炎药。

1）糖皮质激素：是当前控制哮喘发作最有效的药物，可分为吸入、口服和静脉用药。吸入型糖皮质激素由于其局部抗炎作用强、全身不良反应少，是目前推荐为长期抗炎治疗哮喘的首选药物。常用吸入药物有倍氯米松（BDP）、布地奈德、氟替卡松、莫米松等，通常需规律吸入 1 ~ 2 周或以上方能生效。吸入剂量（BDP 或等效量其他糖皮质激素）轻度持续者一般为 200 ~ 500 μg/d，中度持续者一般为 500 ~ 1000 μg/d，重度持续者一般＞1000 μg/d（不宜超过 2000 μg/d）（氟替卡松剂量减半）。口服药物用于吸入糖皮质激素无效或需要短期加强的患者，有泼尼松（强的松）、泼尼松龙（强的松龙），起始 30 ~ 60 mg/d，症状缓解后逐渐减量至≤10 mg/d，然后停用，或改用吸入剂。在重度或危重哮喘发作时，提倡及早静脉给药，可选用琥珀酸氢化可的松 100～400 mg/d。

2）白三烯（LT）调节药：可作为轻度哮喘控制的一种药物。

3）其他药物：色甘酸钠是非糖皮质激素类抗炎药，对预防运动或变应原诱发的哮喘最有效。酮替酚和新一代组胺 H_1 受体拮抗药阿司咪唑、曲尼司特、氯雷他定对轻症哮喘和季节性哮喘有一定效果，也可与 β_2 受体激动药联合用药。

3. 急性发作期治疗　目的是尽快缓解气道阻塞，纠正低氧血症，恢复肺功能，预防进一步恶化或避免再次发作，防止并发症。一般根据病情分度进行综合性治疗。

（1）轻度：每日定时吸入糖皮质激素（200～500 μg）；出现症状时，吸入短效 β_2 受体激动药，在第 1 小时内每 20 分钟吸入 1～2 喷，随后可调整为每 3～4 小时吸入 1～2 喷。效果不佳时，可加用小量茶碱控释片（200 mg/d），或加用抗胆碱药（如异丙托溴铵气雾剂）吸入。

（2）中度：每日增加为 500～1000 μg BDP；吸入短效 β_2 受体激动药，第 1 小时内可持续雾化吸入，或联合抗胆碱药吸入。也可联合用氨茶碱静脉注射。如果治疗效果欠佳，尤其在控制药物治疗的基础上急性发作，应尽早口服糖皮质激素（＜60 mg/d），同时吸氧。

（3）重度至危重：持续雾化吸入短效 β_2 受体激动药，联合雾化吸入短效抗胆碱药、激素混悬液以及静脉滴注氨茶碱，吸氧。尽早静脉滴注糖皮质激素，如琥珀酸氢化可的松或甲泼尼龙或地塞米松，待病情得到控制和缓解后（一般 3～5 天），改为口服给药。注意维持水、电解质代谢平衡，纠正酸碱失衡。如病情恶化，缺氧不能纠正时，进行机械通气。

4. 哮喘非急性发作期的治疗　一般哮喘经过急性期治疗症状得到控制，但哮喘的慢性炎症病理生理改变仍然存在，必须根据哮喘的控制水平制定合适的长期治疗方案。

5. 免疫疗法　分为特异性和非特异性两种。前者又称脱敏疗法（或称减敏疗法），采用特异性变应原（如螨、花粉、猫毛）作定期反复皮下注射，剂量由低至高，以产生免疫耐受性，使患者脱（减）敏，一般需要治疗 1～2 年。若治疗反应良好，可坚持 3～5 年。非特异性疗法，如注射卡介苗、转移因子、疫苗等生物制品抑制变应原反应的过程，有一定的辅助疗效。

（二）转诊指征

1. 从乡镇卫生院或社区医院转诊至上级医院　重症哮喘患者；经规范治疗后仍发作严重的患者。

2. 从上级医院转诊至社区医院或乡镇卫生院　经过正规抗解痉、平喘等有效治疗，患者症状明显缓解、病情稳定者。

【预防】

（一）健康人群

健康人群应积极预防感染型哮喘。

1. 戒烟　是重要且最简单易行的措施，在健康人群和在疾病的任何阶段，戒烟都有益于健康。

2. **控制职业和环境污染** 减少有害气体或有害粉尘的吸入，可减轻气道和肺的异常炎症反应。

3. **加强体育锻炼** 增强体质，提高机体免疫力，可帮助改善机体的一般状况。

（二）高危人群

过敏体质的人必须重视支气管哮喘的预防，严格避开会引发过敏的场景。首先，春天尽可能地避免接触花粉。其次，尽量避免与动物毛发接触，室内尽量不要使用含有鸭绒的床上用品。最后，养成定期清洗床上用品的习惯，这样能够减少尘螨吸入。如果过敏比较严重，需要定期对床上用品消毒。

（三）患病人群

1. **戒烟** 香烟中有害的化学物质及吸烟时喷出的烟雾对哮喘患者会有直接的影响，因为它们会刺激呼吸道，很容易诱发哮喘，所以吸烟患者应该戒烟。

2. **调整呼吸** 采取平卧位或站立位，两手放在上腹部，然后有意识地做腹式深呼吸；吸气时腹部隆起，呼气时腹部下陷；呼气时间比吸气时间长1～2倍，吸气用鼻，呼气用口；呼气时，口唇紧缩成吹口哨的样子。同时可用两手按压上腹部，加强呼气力量，清除肺中残留的废气。每次20～30分钟，每日1～2次。

3. **体育锻炼** 对支气管哮喘患者大有好处。患者可以根据自己的体质情况适当选择运动方式，如从夏天起坚持冷水洗脸、洗脚甚至擦洗全身；每天坚持慢跑，或打太极拳。

4. 避免接触过敏物质 支气管哮喘的发作与致敏原有密切关系，所以应避免接触过敏物质，如花粉、粉尘、皮毛、牛奶、鸡蛋、鱼、虾、螃蟹、油漆及药物。

5. 饮食调养

（1）忌酒、忌过咸食物：酒和过咸食物的刺激可以加强支气管的反应，加重咳嗽、气喘、心悸等症状，诱发哮喘。

（2）多吃高蛋白食物：如瘦肉、肝、蛋、家禽、大豆及豆制品，增加热量，提高抗病能力。消化功能不良的人要少吃多餐。

（3）多吃含有维生素 A、C 及钙质的食物：含维生素 A 的食物有润肺、保护气管之功，如猪肝、蛋黄、鱼肝油、胡萝卜、南瓜及杏。

支气管哮喘严重影响患者的身心健康和生活质量，预防很重要。

【基本药物】

1. **β₂肾上腺素受体激动药** 沙丁胺醇、特布他林等。

2. **抗胆碱药** 异丙托溴铵。

3. **茶碱类** 氨茶碱。

4. **糖皮质激素** 倍氯米松（BDP）、布地奈德、氟替卡松、莫米松等。

5. **白三烯抑制药** 孟鲁司特等。

6. **肥大细胞稳定药** 色甘酸钠。

参考文献

［1］中华医学会呼吸病学分会哮喘学组.支气管哮喘防治指南（2020年版）［J］.中华结核和呼吸杂志，2020，43

（12）：1023-1048.

[2]中华医学会，中华医学会临床药学分会，中华医学会杂志社，等.支气管哮喘基层合理用药指南（2020）[J].中华全科医师杂志，2020，19（7）：572-581.

[3]中华医学会呼吸病学分会.轻度支气管哮喘诊断与治疗中国专家共识（2023）.中华结核和呼吸杂志，2023，46（09）：880-896.

（徐　敏　廖　琬　徐　剑）

四、高原肺水肿与高原脑水肿

【概述】

急性高原病是指少数初到高原或由高原进入更高海拔地区（一般在海拔 2500 m 以上的高山或高原）时，在数小时内或是数日内对低压低氧环境不适应，引起的一系列代偿功能失调引发的高原疾病。我国根据其病情将急性高原病分为急性轻型高原病、高原肺水肿、高原脑水肿。其中，高原肺水肿是由于急剧的高原低氧习服障碍，致使肺动脉压突然升高，肺血容量增加，肺微循环内体液漏出至肺间质和肺泡引起的一种高原特发病，以发病急、病情进展迅速为特点。高原肺水肿为非心源性水肿，但其临床表现与一般急性心源性肺水肿相似，常有呼吸困难、咳嗽、咳白色或粉红色泡沫样痰，两肺可闻及湿啰音，如能及时诊断与救治，可较快治愈，否则将危及患者的生命。

高原脑水肿是指进入高原地区者，因高原急性缺氧，引起脑组织缺血或缺氧性损伤，脑循环障碍，颅内压增高所致的中枢神经系统功能障碍。其发病急，病情危重，临床表现为剧烈头痛、呕吐、共济失调、进行性意识障碍。如不及时救治或治疗不当，会危及患者的生命。

【病因与发病机制】

高原肺水肿、高原脑水肿最根本的原因是急性高原缺氧。另外，寒冷、过度疲劳、剧烈运动、上呼吸道感染、晕车、紧张等是常见的诱因，这些因素可增加机体的氧耗，降低机体对高原缺氧的适应能力，从而促进疾病发生。高原肺水肿、脑水肿发病机制较为复杂，尚未明确。

（一）高原肺水肿的发生机制

高原肺水肿是一种高蛋白、高渗出性肺水肿，其原因是缺氧，或者缺氧加上炎症介质使肺毛细血管床血管壁通透性增加，以及肺毛细血管结构严重破坏，再加上肺动脉高压等综合因素作用的结果（图 4-20）。

（二）高原脑水肿的发生机制

高原低氧可直接使脑细胞代谢障碍，能量不足，细胞膜钠泵功能障碍，导致细胞内钠离子堆积，继而水分聚集形成细胞内水肿；低氧使脑微血管内皮细胞受损，导致微血管通透性增加，液体渗出形成间质性脑水肿；低氧导致脑血管扩张和脑血流量增加，脑循环内流体静脉压升高，易于引起液体外渗；脑水肿形成后，若进一步发展，颅内压升高可压迫血管，脑血管受压以及血管内皮细胞肿胀均可影响脑血液循环，从而加重脑缺氧，如此形成恶性循环（图 4-21）。

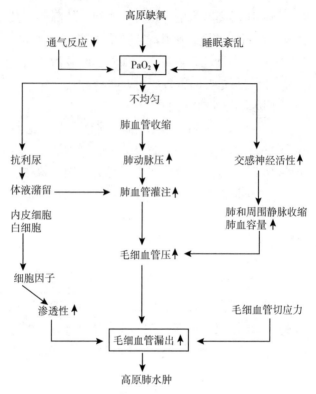

图 4-20　高原肺水肿发病机制示意图

引自：格日力.高原医学［M］.北京：北京大学医学出版

社，2015.

【临床表现】

（一）高原肺水肿

1. 症状　发病初期，高原肺水肿患者多有头痛、头晕、全身乏力、食欲缺乏、精神萎靡、神志恍惚及尿少等表现，继之出现咳嗽、咳白色或粉红色泡沫样痰、心悸、呼吸困难等，其中咳白色或粉红色泡沫样痰最具特征性，痰液少时可几口，多时

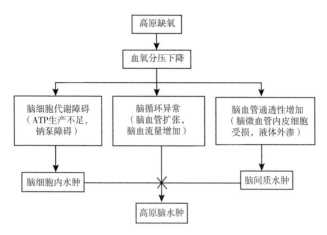

图 4-21　高原脑水肿发生机制示意图

引自：格日力.高原医学［M］.北京：北京大学医学出版

社，2015.

能由口鼻涌出；重症患者可有烦躁不安、意识模糊
直至昏迷；有些患者可有恶心、呕吐、腹痛、腹泻
及发热等症状。

2. 体征　高原肺水肿患者体温 37～39℃，脉
搏 81～121 次／分，呼吸 20～40 次／分，血压多正
常；肺部听诊有不同程度的湿啰音，重者伴以痰鸣
音，心音常被遮盖；唇、耳垂、指（趾）及颜面有
不同程度的发绀；肺动脉瓣第二音亢进或分裂，部
分患者心尖区、肺动脉瓣听诊区可闻及吹风样收缩
期杂音；另外，极少数重症患者颜面及双下肢水
肿、肝大、颈静脉怒张。其中，肺部湿啰音最具特
征性。

（二）高原脑水肿

高原脑水肿最突出的表现是意识丧失（昏迷），
但昏迷前常有头痛加剧、频繁呕吐等先兆，继而患

者病情加重而昏迷，其临床过程可分为昏迷前期、昏迷期和恢复期。昏迷前期，患者有剧烈头痛、呕吐、心悸、气促等严重高原反应症状，还会出现其他症状，如反应迟钝、共济失调、表情淡漠、记忆力减退、抑郁或烦躁、欣快、多语及注意力不集中等大脑皮质功能紊乱的表现。多数患者经治疗数日后清醒，醒后常有头痛、头晕、痴呆、沉默寡言、疲乏无力、嗜睡及记忆力减退等症状；如未及时处理，患者数小时内发生昏迷。

高原脑水肿患者除神经系统及精神表现外，体检可发现多数患者呼吸浅快，部分患者心率增快、正常或减慢，血压正常、升高或下降，严重者甚至发生休克。当合并高原肺水肿、急性左心衰或肺部感染时，则出现相应的症状和体征。

【辅助检查】

（一）常规检查项目

1. 高原肺水肿

（1）胸部影像学检查：胸部 X 线或者 CT 检查是诊断早期高原肺水肿的重要检查方法。高原肺水肿早期，肺部影像学改变比临床体征出现早，对于高原肺水肿的诊断以及严重程度的评估具有重要意义。高原肺水肿肺野透光度减弱并有散在片状或絮状模糊阴影，近肺门处较显著；病变可呈局限性或双侧肺野不对称；重者絮状影浓度高、范围广（图 4-22 和图 4-23）。

（2）血气分析（BG）：可以评估患者的缺氧情况、有无呼吸衰竭以及治疗效果，是高原肺水肿的重要检查项目。血气分析可以通过测定溶解在血液

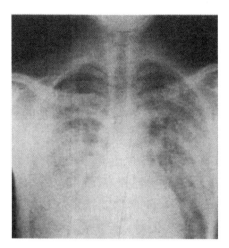

图 4-22 高原肺水肿 X 线表现

引自：格日力.高原医学［M］.北京：

北京大学医学出版社，2015.

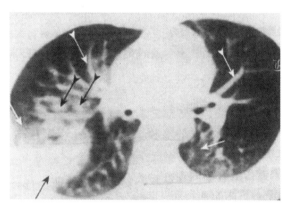

图 4-23 高原肺水肿 CT 表现

引自：格日力.高原医学［M］.北京：北京大学医学

出版社，2015.

中的气体（如 CO_2、O_2）以及 H^+ 浓度，从而了解机体的呼吸功能与酸碱平衡状态，它可以直接反映肺换气功能及其酸碱平衡状态。

（3）血常规：是呼吸疾病常用检查项目，可以通过白细胞等参考值判断有无感染等情况。

2. 高原脑水肿

（1）实验室检查：腰椎穿刺证实多数患者脑脊液压力升高，血常规及血生化检查结果正常。

（2）眼底检查：大约 85% 的患者有不同程度的眼底改变，该检查可以确认患者是否出现相应的眼底改变。

（3）颅脑 CT 检查：多数患者可见不同程度和范围的弥漫性脑水肿表现。

（二）建议检查项目

1. 高原肺水肿　肝功能、肾功能、电解质、心电图等，用于评估患者的一般情况。

2. 高原脑水肿　颅脑 MRI 检查，表现为双侧大脑半球白质对称性水肿特征。

【诊断和鉴别诊断】

（一）诊断

1. 高原肺水肿的诊断

（1）近期抵达海拔 2500 m 以上的高海拔地区，或由高原地区到更高海拔高原地区而发病。

（2）其症状与海拔高度、攀登速度及有无适应明显相关；在急性高原反应的基础上，出现剧烈头痛、极度疲乏无力、呼吸困难、持续性干咳、唇舌发绀、面色苍白或呈灰土色。咳嗽，咳淡黄色或粉红色泡沫样痰，或于咳嗽后肺部闻及湿啰音。

（3）氧疗或易地治疗明显有效。

（4）进入高原前无类似症状发作。

根据病史、症状、体征、实验室检查，可以做出诊断。

2. 高原脑水肿的诊断

（1）进入海拔 4000 m（少数人在进入海拔 2500 m）高原后，一般急性高原反应症状进行性加重，出现发绀、剧烈头痛、频繁呕吐及共济失调。

（2）患者由兴奋转为抑制，出现嗜睡、昏睡。

（3）显著低氧血症。

（4）严重而明显的神经系统表现：如剧烈头痛、恶心、频繁呕吐（脑部积水可引起喷射性呕吐）以及意识障碍。

（二）鉴别诊断

1. 高原肺水肿

（1）高原肺水肿应该与心源性呼吸困难相鉴别：既往有慢性心衰、心脏瓣膜病、心肌梗死的患者，由于高原环境会增加心脏负担，引起患者出现胸闷、气喘、呼吸困难的症状，甚至出现心源性肺水肿。可以根据患者典型的胸部 X 线改变以及心电图、心功能、脑利尿钠肽（BNP）、心脏彩超等进行鉴别诊断。

（2）与其他可以引起患者出现缺氧症状的呼吸系统疾病相鉴别：如支气管哮喘、慢性阻塞性肺疾病、肺气肿、气胸。可以通过患者既往有无慢性呼吸系统疾病、体格检查以及胸部影像学检查等相鉴别。

2. 高原脑水肿　应与急性脑血管病、急性药物或一氧化碳中毒、癫痫、脑膜炎及脑炎等相鉴别。

【处置措施】

（一）治疗

1. 高原肺水肿的治疗 因本病危重，如出现静息时呼吸困难、咳嗽、咳白色或粉红色泡沫样痰，应立即到当地医院救治。

（1）强调早发现、早诊断，采取就地救治的原则：应绝对卧床休息，取斜坡卧位，静卧可使病情迅速好转。如果坚持继续登高或活动，则病情将迅速恶化。

（2）吸氧：是治疗和抢救的主要措施之一。病情严重者，应高浓度加压给氧，持续高流量吸氧（4～8 L/min），严重者可给予吸氧 10 L/min。应注意避免发生氧中毒，一般给氧时间不超过 24 小时。有条件时，用高压氧舱治疗效果更理想。

（3）降低肺动脉压：是治疗的重要环节。可用氨茶碱 0.25 mg 稀释于 10%～20% 葡萄糖溶液 20 ml，10～15 分钟内匀速静脉注射，4～6 小时后根据情况确定是否重复给药，或用酚妥拉明加入葡萄糖溶液中缓慢静脉注射。

（4）减少肺血容量：可用脱水药或利尿药，如 20% 甘露醇静脉滴注，或呋塞米（速尿）静脉注射，每日 1 次。乙酰唑胺口服，每次 250 mg，每日 3 次，因起效慢，作用时间长，可作为辅助治疗药物。

（5）降低肺毛细血管通透性：可用糖皮质激素，如地塞米松 10 mg 稀释于 10%～50% 葡萄糖溶液 20 ml，10 分钟匀速静脉注射，也可静脉滴注或肌内注射。氢化可的松加入葡萄糖溶液中静脉滴

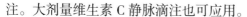

注。大剂量维生素 C 静脉滴注也可应用。

（6）使用吗啡：吗啡可用于端坐呼吸、严重烦躁不安、极度过度通气、咳大量粉红色或血色泡沫样痰的危重患者。肌内注射或皮下注射，必要时用生理盐水稀释后缓慢静脉注射。但不宜用于呼吸功能抑制以及昏睡、昏迷者。有恶心、呕吐等反应不能耐受吗啡，或伴有支气管痉挛者，可用哌替啶肌内注射。

（7）为预防和控制呼吸道感染，宜同时应用有效抗生素治疗，进入高原后，根据情况决定是否给予低流量持续给氧。

（8）其他措施：如应用去泡剂（乙醇或二甲硅油）；肌内注射山莨菪碱（654-2）；含服硝苯地平，或硝酸异山梨酯（消心痛）；使用硝酸异山梨酯气雾等。

（9）合并心力衰竭、休克、昏迷者，应给予相应的处理。

（10）鉴于长途转送对治疗不利，必须下转时应掌握以下原则：当地不具备医疗条件且救援人员短期难以到达；路途短，运送条件好，1～2小时可到达；就地抢救后病情稳定，有医护人员护送；转送途中不应中断治疗，提供"早预防、早诊断、早静养、早治疗"医疗保障。

2. 高原脑水肿的治疗

（1）昏迷前期：绝对静卧，严密观察生命体征，以持续低流量给氧为主，有条件者可以采用高压氧舱治疗。用呋塞米 20～40 mg 肌内注射，每日1～2次。

（2）昏迷期

1）药物治疗

脱水药和利尿药：对于高原脑水肿，首先应使用脱水药及利尿药治疗，可以选择口服药物，也可以静脉用药。这类药物能够有效地降低颅内压，改善脑循环，对于病情缓解大有帮助。在用药的过程中，应注意防止水、电解质失衡。

脑保护药：高原脑水肿患者应根据病情适当应用脑保护药治疗。这类药物能够有效地防止出现脑损伤，减轻脑功能障碍，还能够促进脑功能恢复。

2）吸氧治疗：吸氧可以迅速改善脑组织缺氧状况，需要在早期进行高浓度高流量吸氧。如果条件允许，可以进行高压氧治疗，一般保持在 1～3 个绝对大气压，每日 1～2 次，每次 1～2 小时，5～15 天为一个疗程。这种治疗方式能够扩大血氧的有效范围，在最短的时间内改善脑部缺氧状态。

3. 低温治疗 低温疗法是降低机体耗氧量的有效措施，这种治疗方式可以有效地减少脑部的血流量，同时也可以减少脑部代谢率，使受伤的脑细胞功能恢复。可以给患者戴上冰帽，也可以使用体表冰袋或冰水灌肠，体温每降 1℃，脑组织的代谢率可降低 50% 左右，颅内压可降约 27%。

4. 对症治疗 高原脑水肿患者病情危重，发展迅速，要加强对症支持治疗，防止各种并发症。

（二）转诊指征

原则上应立即就地抢救，有条件的应及早将患者转送到低海拔或平原地区治疗。严禁长途运输患者。

【预防】

（一）高原肺水肿的预防

1. 了解高原气候特点、高原病知识 一旦进入海拔 2500 m 以上的高原地区，就需要提前做好相应的准备，应提前了解高原气候特点、高原病知识。人们突然从平原到达高原，会进入一个低压缺氧的应急调适状态，增加高原肺水肿、高原性心脏病的发生概率。

2. 攀登前服用药物调理 患者可以尝试在攀登前 24 小时内服用乙酰唑胺、地塞米松等药物，这两种药物可以及时抑制胸闷、呼吸困难等症状，从而可以加强通气，促进机体适应过程，达到改善睡眠和利尿的预防效果。其中乙酰唑胺是国内外广泛使用的一种急性高原反应防治药物，是美国食品药品监督管理局（FDA）批准的唯一针对这一适应证的药物。根据国际野外环境医学会推荐，用于高原肺水肿和脑水肿的预防，可每次 250 ~ 500 mg，每日 2 次，口服，进入高原前一天和进入高原后 2 天服用。药物预防作用是有限的，患者一定要注意攀登过程的运动程度和运动时间。

3. 攀登高原前 1 周注意休息 良好的休息能够对此种疾病起到一定的预防效果。部分患者由于休息不够而突然进入高原等海拔比较高的地方，容易造成此病。因此，提倡在攀登高原前 1 周内要注意休息，适当增加活动量，减少和避免剧烈运动。

4. 调整自身心态 良好的心态有助于减少高原肺水肿的发生，对病情起到一定的辅助性预防作用。因此，人们要消除对高原环境的恐惧心态，调整自身心态，以积极、愉悦的态度去面对高原之旅。

（二）高原脑水肿的预防

（1）在进入高原前，应做全面的健康检查。对患有严重的心脏及肺疾病，影响肺功能和血液系统疾病者，以及经吸入低氧高二氧化碳浓度混合气体做高原模拟实验，结果有通气不良者，均不宜进入高原。

（2）进入高原前 2~3 周内，应加强耐氧训练，进行长跑、爬山、打球等体育锻炼。

（3）进入高原前 1~2 天，应注意休息，避免劳累，禁烟、酒，避免受凉及感冒。如患上呼吸道感染或肺部感染，以及其他原因引起的急性发热，待治愈后再进入高原为宜。

（4）乘车进入高原者，最好是阶梯式进入，在每个海拔高度停留 2~3 天后继续登高。

（5）在行进至高原途中，应注意保暖，防寒。

（6）刚进入高原环境，应抓紧休息，不宜进行中等强度以上的活动。

【基本药物】

1. **脱水药或利尿药**　甘露醇、呋塞米。

2. **糖皮质激素**　地塞米松。

3. **降低肺动脉压**　氨茶碱、酚妥拉明。

参考文献

格日力. 高原医学［M］. 北京：北京大学医学出版社，2015.

（姚永萍　马　兰　刘晓瑞　廖　琬）

五、慢性肺源性心脏病

【概述】

慢性肺源性心脏病简称慢性肺心病，是由慢性支气管、肺疾病、胸廓疾病或肺血管疾病引起肺循环阻力增加、肺动脉高压，进而引起右心室结构和（或）功能改变。本病发展缓慢，可逐渐出现呼吸困难、心悸、食欲缺乏、腹胀等症状。慢性肺源性心脏病常反复急性加重，多预后不良。患病存在地区差异，北方寒冷地区、高原地区、潮湿地区和农村患病率较高，并随年龄增长而增加。男性、女性无显著差异。冬、春季节及气温骤降时易出现急性发作，常由上呼吸道感染所诱发。

【病因】

引起本病最常见的病因是慢性阻塞性肺疾病，呼吸系统反复感染常可引起本病及其原发病急性加重。

1. **支气管、肺疾病**　我国以慢性阻塞性肺疾病最多见，其次为支气管哮喘、支气管扩张、肺结核、间质性肺疾病等。

2. **胸廓运动障碍性疾病**　较少见，严重胸廓或脊柱畸形以及神经肌肉疾病可引起胸廓活动受限、肺受压、支气管扭曲或变形，导致肺功能受损。

3. **肺血管疾病**　特发性肺动脉高压、慢性栓塞性肺动脉高压和肺小动脉炎也可发展为慢性肺源性心脏病。

4. **其他**　原发性肺泡低通气不足、先天性口咽畸形、睡眠呼吸暂停低通气综合征等也可造成慢性肺源性心脏病。

【临床表现】

慢性肺源性心脏病早期心肺功能可代偿，多无症状，主要表现为原发病的症状。随着疾病进展，呼吸衰竭和右心功能衰竭症状日趋明显。典型症状：慢性肺源性心脏病起初（代偿期）由于心功能不全的程度较轻，临床表现较少，以原发呼吸系统疾病的症状和右心室肥大为主，而疾病后期（失代偿期），心脏、肺功能均严重衰竭，除原发病急性加重表现外，还会有呼吸衰竭和右心衰竭的表现。

1. 心脏、肺功能代偿期

（1）原发病的症状和体征：如咳嗽、咳痰、气促，活动后可有心悸、呼吸困难、乏力和劳动耐力下降，少数有胸痛或咯血；肺部干啰音、湿啰音及肺气肿体征。

（2）肺动脉高压和右心室肥大的体征：①肺动脉瓣第二音亢进（P2＞A2）。②剑突下心脏搏动增强和（或）三尖瓣区出现收缩期杂音。

2. 心脏、肺功能失代偿期

（1）呼吸衰竭：相较以往，患者呼吸困难加重，夜间加重，常有头痛、失眠、食欲缺乏、白天嗜睡，由于缺氧，二氧化碳无法通过呼吸有效排出体外，甚至会出现表情淡漠、神志恍惚、谵妄等神经系统症状。呼吸衰竭表现可持续存在，也可在原发病加重后出现。

（2）呼吸系统感染表现：原发病多因呼吸系统感染诱发，除上述表现外，还会有咳嗽、咳痰、发热等呼吸系统感染症状。

（3）右心衰竭：肺循环压力增高，因右心长期负担过重而出现右心衰竭。右心衰竭症状除了胸闷、气短、心悸等外，主要表现为全身器官、组织淤血的症状，如食欲缺乏、腹胀、恶心。体征主要为颈静脉怒张、肝大、肝颈静脉回流征阳性、双下肢水肿及腹水等。

（4）并发症：病情严重时，可出现肺性脑病、酸碱失衡及电解质代谢紊乱、心律失常、休克、弥散性血管内凝血（DIC）等并发症。其中肺性脑病是肺源性心脏病患者死亡的首要原因。

【辅助检查】

（一）常规检查项目

1. 实验室检查

（1）血常规：长期缺氧可引起红细胞、血红蛋白浓度升高；合并感染时，白细胞总数、中性粒细胞升高。

（2）生化检查：心衰及服用利尿药治疗时，可能存在钾、钠、氯等主要电解质异常；右心衰竭引起全身脏器淤血时，可有肝功能、肾功能异常。

2. 影像学检查

（1）X线检查：呼吸系统感染时，可出现肺部不同程度的阴影；当存在严重的肺气肿时，可见肋间隙增宽、肺下界下移、胸廓前后径增大等肺过度充气表现；右心异常可见到肺动脉增宽、右心增大等表现。

（2）心脏彩超：可有右室流出道增宽、左心室内径增大、左心室室壁增厚等右心负荷过重的表现。

（3）心电图检查：主要表现为右心增大的各种心电图异常，如肺性 P 波；电轴右偏；V_1 R/S≥1；V_5 R/S≤1；RV_1+SV_5>1.05 mV；aVR R/S 或 R/Q≥1；V_1 ~ V_3 呈 QS、Qr 或 qr 等。

（二）建议检查项目

肺功能检查对早期或者缓解期患者有意义。细菌学检查对急性加重期患者可以指导抗生素选用。

【诊断和鉴别诊断】

（一）诊断

根据患者有慢性支气管炎、肺气肿、其他胸肺疾病或者肺血管病变，并已引起肺动脉高压、右心室增大或右心功能不全，如 P2>A2、颈静脉怒张、肝大且压痛、肝颈静脉回流征阳性、下肢水肿及体循环静脉压升高，心电图、胸部 X 线、超声心动图检查有右心增大及肥厚的征象，可以做出诊断。

（二）鉴别诊断

1. 冠状动脉粥样硬化性心脏病（简称冠心病） 冠心病与肺源性心脏病均好发于中老年人，均可出现心脏增大、心律失常和心力衰竭，而且常两病共存，应详细询问病史，结合体格检查和相关辅助检查结果进行鉴别。冠心病患者多有典型的心绞痛或心肌梗死病史，往往存在高血压、高血脂、糖尿病等易患因素，以左心室增大、左心衰竭为主。胸部 X 线、超声心动图检查呈左心室肥厚、增大的征象，心电图检查出现心肌缺血或心肌梗死表现。

2. 原发性扩张型心肌病 是一类较为常见的心肌病，多数患者病因不清，部分患者有家族遗传性，常表现为全心扩大、心力衰竭、心律失常等。

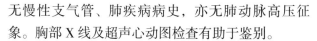

无慢性支气管、肺疾病病史，亦无肺动脉高压征象。胸部 X 线及超声心动图检查有助于鉴别。

3. 风湿性心脏病（简称风心病）　肺源性心脏病患者由于右心室扩大，导致相对三尖瓣关闭不全，三尖瓣区可闻及收缩期吹风样杂音，与风心病三尖瓣关闭不全杂音相似。但风心病最常累及二尖瓣，出现二尖瓣狭窄，产生特征性的心尖部舒张期隆隆样杂音。此外，根据病史、体征、超声心动图、胸部 X 线、心电图检查均可鉴别。

【处置措施】

（一）参考治疗方案

1. 急性期　治疗原则为积极控制感染，通畅气道，改善呼吸功能，纠正缺氧与二氧化碳潴留，控制呼吸衰竭和心力衰竭，处理并发症。

（1）控制感染：参考痰培养及药敏试验选择抗生素，在结果没出来之前，根据感染的环境及痰涂片革兰氏染色选用抗生素。

（2）氧疗：通畅气道，纠正缺氧和二氧化碳潴留，可用鼻导管吸氧或面罩给氧。

（3）控制心力衰竭：肺源性心脏病患者一般在积极控制感染，改善呼吸功能后心力衰竭便能改善。患者尿量增多，水肿消退，肿大的肝缩小、压痛消失。无须加用利尿药。但对治疗后无效的较重患者，可适当选用利尿药、强心药或血管扩张药。

（4）控制心律失常：一般情况下，心律失常经控制感染、缺氧后可自行消失。如果心律失常持续存在，可根据心律失常的类型选用药物。

（5）加强护理：严密观察病情变化，加强心脏及肺功能监护。翻身、叩背排出呼吸道分泌物，是改善通气功能的一项有效措施。

2. 缓解期 采用中西医结合的综合治疗措施，目的是增强患者的免疫功能，去除诱发因素，减少或避免急性加重期发生，逐渐使心脏及肺功能部分恢复。

（二）转诊指征

1. 从乡镇卫生院或社区医院转诊至上级医院

（1）患者如存在以下情况，建议紧急转诊至上级医院：①高度怀疑为急性肺栓塞导致的急性加重，乡镇卫生院或社区医院无条件诊治。②患者意识状态改变，如出现嗜睡、谵妄或昏迷。③无法纠正的呼吸衰竭，如经皮血氧饱和度（SpO_2）<90%，或呼吸困难持续不缓解。④持续性症状性心律失常，药物治疗无改善。⑤循环血流动力学不稳定，如低血压状态用药后不改善。

（2）以下情况建议择期转诊至上级医院进一步诊治：①根据患者的病史、体征疑诊肺源性心脏病，但无诊断条件。②常规检查无法诊断、无法明确病因的肺源性心脏病。③经过常规治疗及氧疗，呼吸衰竭无法纠正（SpO_2<90%）。④心功能改善不满意，持续存在心衰症状，如持续尿少、下肢水肿。

2. 从上级医院转诊至社区医院或乡镇卫生院 经过正规控制呼吸衰竭和心力衰竭、抗感染、通畅呼吸道等有效治疗，病情稳定、症状缓解。

【预防】

（一）健康人群

1. 注重预防呼吸系统感染 加强健康教育，引

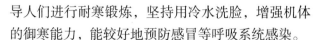

导人们进行耐寒锻炼，坚持用冷水洗脸，增强机体的御寒能力，能较好地预防感冒等呼吸系统感染。

2. 保持环境适宜　保持居室环境安静、舒适、清洁；避免烟雾、粉尘和刺激性气体污染，注意空气流通，保持空气新鲜；温度和湿度适宜，温度最好控制在 16～20℃，湿度保持在 45% 左右；特别注意不宜在室内饲养宠物。

（二）高危人群

1. 定期体检筛查　每半年至一年到当地乡镇卫生院或社区医院进行常规体检，检查血常规、胸片等，以便早期发现病情。

2. 积极控制危险因素　如戒烟，避免吸入有害气体和其他有害粉尘、微粒等。

（三）患病人群

（1）告诉患者及亲属重视与本病有关的危险因素及其对机体的危害，积极治疗基础病变，减少对靶器官的损害。

（2）指导患者坚持合理膳食，低盐、低脂、低胆固醇饮食，养成良好的饮食习惯。

（3）指导患者改变不良的生活方式，戒烟、限酒，防止呼吸道感染，劳逸结合，保证充足的睡眠，自我调整心态，保持乐观情绪。

（4）适当锻炼，增强体质，提高机体的免疫力和对气候变化的适应能力。应教会患者做缩唇呼吸、腹式呼吸等呼吸操，做扩胸运动等。

（5）指导患者及亲属熟悉有关药物的名称、剂量、用法、作用和副作用；帮助患者建立长期治疗的思想准备；必须按时服药，不可随意增减药量或突然撤换、停用药物，减少并发症；提醒患者注意药物的不良反应，并学会自我监测。

【基本药物】

1. 抗菌药物　阿莫西林、红霉素、氧氟沙星等。

2. 抗心衰药物　强心苷、利尿药、血管扩张药。

3. 抗心律失常药　胺碘酮、维拉帕米等。

参考文献

［1］葛均波，徐永健，王辰．内科学［M］.9 版.北京：人民卫生出版社，2018.

［2］吴勉华，石岩.中医内科学［M］.11 版.北京：中国中医药出版社，2021.

［3］中华医学会，中华医学会杂志社，中华医学会全科医学分会，等.慢性肺源性心脏病基层诊疗指南（2018 年）［J］.中华全科医师杂志，2018，17（12）：959-965.

［4］中华医学会，中华医学会临床药学分会，中华医学会杂志社，等.慢性肺源性心脏病基层合理用药指南（2020）［J］.中华全科医师杂志，2020，19（9）：792-798.

（刘晓瑞　黄慧敏　黄　鑫）

六、原发性高血压

【概述】

高血压是以体循环动脉血压升高为主要表现的全身性疾病，是最常见的心血管疾病，可分为原发性高血压（又称高血压病，占总高血压患者的95%）和继发性高血压（约 5%）。高血压是多种心脏、脑血管疾病的主要病因和危险因素，影响重要

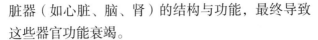

脏器（如心脏、脑、肾）的结构与功能，最终导致这些器官功能衰竭。

【病因】

高血压是遗传和环境等多因素相互作用的结果。

1. **遗传因素**　高血压具有明显的家族聚集性，在遗传表型上，不仅高血压发生率体现遗传性，而且血压高度、并发症发生率及其他有关因素（如肥胖）也有遗传性。

2. **环境因素**

（1）饮食：部分高血压与摄入钠盐过多有关，钾摄入量与血压呈负相关，高蛋白摄入、饮食中高饱和脂肪酸、饱和脂肪酸/不饱和脂肪酸比值较高也属于升压因素，饮酒量与血压水平呈正性线性相关。

（2）精神应激：长期精神紧张、压力、焦虑，或长期噪声、视觉刺激可引起高血压，因此，脑力劳动者、城市居民以及从事精神紧张度高的职业者发生高血压的可能性也较大。

（3）其他因素：肥胖是血压升高的重要危险因素，常采用体重指数（BMI）来衡量其程度，血压与 BMI 呈显著正相关。阻塞型睡眠呼吸暂停综合征患者 50% 有高血压，吸烟、服用避孕药等也与高血压的发生有关。35 岁以后高血压患病率上升幅度较大。

【临床表现】

1. **症状**　原发性高血压通常起病缓慢，早期常无症状。大多数患者于体检时发现血压升高，少数患者则在发生心脏、脑、肾等并发症后才被发现。常见症状有头痛、头晕、视物模糊、耳鸣、失眠、乏力等，但并不一定与血压水平相关。也可出现视物模糊、鼻出血等较重症状。

2. 体征　早期血压升高且波动较大，以后逐渐升高并趋于稳定；颈部、背部两侧肋脊角、上腹部脐两侧、腰部肋脊处血管杂音较常见；可闻及主动脉瓣第二音亢进、收缩期杂音或收缩早期喀喇音；患病时间较长者可有抬举性心尖冲动、心浊音界向左下扩大等。

3. 其他类型高血压

（1）老年高血压：通常指年龄在 60 岁以上的高血压患者，其发病率随年龄的增加而增加。有以下特点：①半数以上是单纯收缩期高血压，即收缩压≥140 mmHg，舒张压<90 mmHg；②容易发生直立性低血压和餐后低血压；③老年高血压多合并不同程度的靶器官损害；④误诊率较高。

（2）恶性高血压：少数患者病情急剧发展，舒张压持续≥130 mmHg，并有头痛、视物模糊、眼底出血及渗出、视乳头水肿、持续蛋白尿、血尿及管型尿等为恶性高血压。若不及时治疗，患者可迅速死于肾衰竭、脑卒中或心力衰竭等。

（3）高血压急症：指高血压患者在某些诱因作用下，血压突然和明显升高，一般超过 180/120 mmHg，伴有进行性心脏、脑、肾等重要靶器官功能不全的表现。原发性高血压病程中出现的急性脑血管循环障碍，引起脑水肿和颅内压增高，出现剧烈的膨胀性头痛、喷射性呕吐、烦躁、意识模糊，

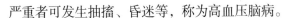

严重者可发生抽搐、昏迷等，称为高血压脑病。

4. 并发症 血压持续升高可有心脏、脑、肾、血管等靶器官损害。

（1）心脏损害：左心室肥厚是高血压患者常见的并发症，占 25%～30%；高血压可促进动脉粥样硬化的形成和发展；高血压是心力衰竭的主要原因之一。表现为抬举性心尖冲动、心界扩大、第二心音增强以及逐渐出现心源性呼吸困难等。

（2）脑损害：脑卒中和高血压关系密切，脑卒中是主要的致死和致残原因之一。表现为出血性或缺血性脑卒中。

（3）肾损害：良性高血压一般在 10～15 年后发生肾损害，可出现夜尿、低比重尿、蛋白尿、少尿或无尿等，最后引起肾衰竭；恶性高血压患者病情进展迅速，可因肾衰竭或心脏、脑并发症而死亡。

（4）血管损害：严重高血压使主动脉夹层形成并破裂，危及患者生命。

【辅助检查】

（一）常规检查项目

1. 实验室检查 血液生化（血钾、血糖、血脂、尿酸等）；全血细胞检测；尿液分析等。

2. 胸部 X 线检查 可见主动脉迂曲、扩张，发生高血压心脏病时可有左心室增大及肺淤血征象。

3. 心电图 心脏受累时可有左心室肥厚、劳损及心律失常等改变。

（二）建议检查项目

24 小时动态血压监测（ABPM）、超声心动图、颈动脉超声、血糖、尿清蛋白定量、眼底检查、胸部 X 线检查、脉搏波传导速度以及踝臂血压指数等。

怀疑继发性高血压患者，根据需要，可以分别选择以下检查项目：血浆肾素活性、血和尿醛固酮、血和尿皮质醇、血游离甲氧基肾上腺素及甲氧基去甲肾上腺素、血和尿儿茶酚胺、动脉造影、肾和肾上腺超声、CT 或 MRI、睡眠呼吸监测等。对有合并症的高血压患者，进行相应的脑功能、心功能和肾功能检查。

【诊断和鉴别诊断】

（一）诊断

主要根据测量的血压值，采用经核准的水银柱或电子血压计，测量安静休息坐位时上肱动脉部位血压，一般非同日测量三次血压值，收缩压均 ≥140 mmHg 和（或）舒张压均≥90 mmHg，可诊断为高血压。诊断内容应包括：确定血压水平及高血压分级；有无合并其他心血管疾病危险因素；判断高血压的原因，明确有无继发性高血压；评估心脏、脑、肾等靶器官情况；判断患者出现心血管事件的危险程度。目前国内高血压的诊断采用 2010 年中国高血压治疗指南建议的标准，列于表 4-9。

表 4-9　目前国内高血压的诊断采用 2010 年中国高血压治疗指南建议的标准

类别	收缩压（mmHg）		舒张压（mmHg）
正常血压	<120	和	<80
正常高值血压	120～139	和（或）	80～89

续表

类别	收缩压 （mmHg）		舒张压 （mmHg）
高血压	≥140	和（或）	≥90
1 级高血压（轻度）	140 ～ 159	和（或）	90 ～ 99
2 级高血压（中度）	160 ～ 179	和（或）	100 ～ 109
3 级高血压（重度）	≥180	和（或）	≥110
单纯收缩期高血压	≥140	和	<90

如患者的收缩压与舒张压分属不同的级别时，则以较高的分级标准为准。单纯收缩期高血压也可按照收缩压水平分为 1 级、2 级、3 级。

高血压患者心血管危险分层标准列于表 4-10。

表 4-10　高血压患者心血管危险分层标准

其他危险因素和病史	血压（mmHg）		
	1 级（收缩压 140 ～ 159 或舒张压 90 ～ 99）	2 级（收缩压 160 ～ 179 或舒张压 100 ～ 109）	3 级（收缩压 ≥180 或舒张压 ≥110）
无其他危险因素	低危	中危	高危
1 ～ 2 个危险因素	中危	中危	极高危
≥3 个危险因素，靶器官损害，有并发症或合并糖尿病	高危 极高危	高危 极高危	极高危 极高危

（二）鉴别诊断

1. 肾实质性高血压　是最常见的继发性高血压，以慢性肾小球肾炎最为常见。其发生主要是由于肾单位大量丢失，导致水钠潴留和细胞外容量增加，以及肾素-血管紧张素-醛固酮系统（RAAS）激活与排钠激素减少。高血压又进一步升高肾小球内囊压力，加重肾病变，形成恶性循环。

2. 肾血管性高血压　由于肾血管狭窄，导致肾缺血，激活 RAAS。早期解除狭窄可使血压恢复正常。国外 75% 肾血管性高血压是由动脉粥样硬化所致，而我国大动脉炎则是年轻人肾动脉狭窄的重要原因之一，肾功能进行性减退和肾体积缩小是晚期患者的主要表现，肾动脉彩色多普勒超声检查是敏感性和特异性很高的无创筛查手段，增强螺旋 CT、磁共振血管成像及数字减影血管造影等有助于诊断；肾动脉造影可确诊。

3. 原发性醛固酮增多症　以长期高血压伴低钾血症为特征，可有肌无力、周期性瘫痪、烦渴、多尿等症状。血压大多轻、中度升高。检测血钾水平可作为筛查方法。停用影响肾素的药物（如 β 受体阻断药、ACEI 等）后，血浆肾素活性显著低下 [<1 ng/（ml·h）]，且血浆醛固酮水平明显增高，提示该病。肾上腺增强 CT 检查有助于确定是腺瘤或增生。

4. 嗜铬细胞瘤　肿瘤间歇或持续释放过多肾上腺素、去甲肾上腺素与多巴胺。典型的发作表现为阵发性血压升高伴心动过速、头痛、出汗、面色苍白。血与尿儿茶酚胺及其代谢产物苦杏仁酸的检测可明确是否存在儿茶酚胺分泌亢进。超声或 CT 检查可做出定位诊断。

5. 皮质醇增多症 又称库欣综合征，其中 80% 伴高血压。患者典型的体型常提示此综合征。可靠指标是测定 24 小时尿氢化可的松水平，若 ≥110 nmol（40 μg），则高度提示本病；24 小时尿中 17-羟类固醇和 17-酮类固醇增多、地塞米松抑制试验和肾上腺皮质激素兴奋试验有助于诊断；颅内蝶鞍 X 线检查、肾上腺 CT 和放射性核素肾上腺扫描可确定病变部位。

6. 主动脉狭窄 主要表现为上肢高血压，而下肢脉弱或无脉，双下肢血压明显低于上肢，听诊狭窄血管周围有明显的血管杂音。无创检查（如腹部多普勒超声、磁共振血管成像、计算机体层血管成像）可明确狭窄的部位和程度。一般认为如果病变的直径狭窄 ≥50%，且病变远近端收缩压差 ≥20 mmHg，则有血流动力学的功能意义。

7. 阻塞型睡眠呼吸暂停低通气综合征（OSAHS） 是指由于睡眠期间咽部肌肉塌陷堵塞气道，反复出现呼吸暂停或口鼻气流量明显降低，临床上主要表现为睡眠打鼾。多导睡眠图是诊断阻塞型睡眠呼吸暂停低通气综合征的金标准。

8. 药物性高血压 是常规剂量药物本身或该药物与其他药物之间发生相互作用而引起血压升高，当血压大于 140/90 mmHg 时，即考虑药物性高血压。主要包括：①激素类药物；②中枢神经类药物；③非类固醇类抗炎药物；④中草药类；⑤其他。原则上，一旦确诊高血压与用药有关，应该停用这类药物，换用其他药物或者采用抗高血压药治疗。

【处置措施】

（一）参考治疗方案

1. 生活方式干预

（1）减少钠盐摄入：限制烹调用盐，WHO建议每人每日摄盐量应在 6 g 以下，避免食用腌制、熏烤食品等。

（2）减轻体重：将 BMI 尽可能控制在 $<24\,kg/m^2$。

（3）减少脂肪摄入：膳食中脂肪量应控制在总热量的 25% 以下。

（4）补充钙和钾盐：多吃新鲜蔬菜（每日 400～500 g 以上）和水果（香蕉、橘子等）、饮牛奶（每日 500 ml 以上）等。

（5）戒烟、限酒：高血压患者应戒烟。由于饮酒可增加对所用抗高血压药的抗药性，饮酒量每日不可超过相当于 20 g 乙醇的量。

（6）适当运动：有利于减轻体重和改善胰岛素抵抗，提高心血管调节适应能力，稳定血压水平。

（7）减轻精神压力，保持心态平稳。

2. 抗高血压药治疗　目前常用的抗高血压药有利尿药、β 受体阻断药、钙通道阻滞药、血管紧张素转换酶抑制药及血管紧张素 Ⅱ 受体阻断药 5 类。各类代表药物的名称、剂量和用法列于表 4-11。

表 4-11 常用抗高血压药的剂量及用法

药物分类	药物名称	剂量（mg）	用法
利尿药			
噻嗪类	氢氯噻嗪	12.5	1～2次/日
	氯噻酮	25～50	1次/日
袢利尿药	呋塞米	20～40	1～2次/日
醛固酮受体阻断药	螺内酯	20～40	1～2次/日
保钾利尿药	氨苯蝶啶	50	1～2次/日
	阿米洛利	5～10	1次/日
β受体阻断药	普萘洛尔	10～20	2～3次/日
	美托洛尔	25～50	2次/日
	阿替洛尔	50～100	1次/日
	比索洛尔	5～10	1次/日
	卡维洛尔	12.5～25	1～2次/日
钙通道阻滞药	硝苯地平	5～10	3次/日
	硝苯地平控释剂	30～60	1次/日
	氨氯地平	5～10	1次/日
	维拉帕米缓释剂	240	1次/日
	地尔硫䓬缓释剂	90～180	1次/日
血管紧张素转换酶抑制药	卡托普利	12.5～50	2～3次/日
	依那普利	10～20	2次/日
	贝那普利	10～20	1次/日
	培哚普利	4～8	1次/日

续表

药物分类	药物名称	剂量（mg）	用法
血管紧张素Ⅱ受体阻断药	缬沙坦	80～160	1次/日
	氯沙坦	50～100	1次/日
	伊贝沙坦	150～300	1次/日
	替米沙坦	40～80	1次/日

使用药物时应从小剂量开始，优先选择长效制剂，联合用药及个体化用药。一般主张将血压控制在140/90 mmHg以下，对于年龄在60岁以下、高血压合并糖尿病或慢性肾病者，血压宜控制在130/80 mmHg以下；但降压不宜过快、过低，尤其对老年患者；老年收缩期高血压应使收缩压降至140～150 mmHg，舒张压＜90 mmHg，但不低于65～70 mmHg。

3. 高血压急症

（1）治疗原则：及时降低血压，但必须控制性降压，合理选择抗高血压药（要求起效迅速，持续时间短，停药后作用消失较快，不良反应较小），避免使用利血平、强力利尿药等。

（2）抗高血压药治疗：①常首选硝普钠，能同时直接扩张静脉和动脉，降低前、后负荷。开始10 μg/min静脉滴注，逐渐增加剂量，以达到降压目的。临床常用最大剂量为200 μg/min。使用硝普钠必须密切监测血压，根据血压水平仔细调节滴速。②硝酸甘油扩张静脉和选择性扩张冠状动脉和大动脉。开始以 5 ~ 10 μg/min 静脉滴注，后可调至 100 ~ 200 μg/min，主要用于高血压急症伴急性心力衰竭或急性冠脉综合征。③尼卡地平降压同时改善脑血流量，开始以 0.5 μg/（kg·min）静脉滴注，逐渐增加至 10 μg/（kg·min）。

（二）转诊指征

1. 从乡镇卫生院或社区医院转诊至上级医院

（1）初诊疑似合并高血压危象或靶器官严重损害。

（2）初诊年轻且血压水平达 3 级［收缩压 ≥180 mmHg 和（或）舒张压 ≥110 mmHg］。

（3）初诊疑为继发性高血压的患者。

（4）妊娠期和哺乳期妇女。

（5）疑有白大衣高血压存在，需明确诊断的患者。

（6）患者服抗高血压药后出现不能解释或难以处理的不良反应或合并症。

（7）其他难以处理需到上级医院进一步诊治者。

2. 从上级医院转诊至社区医院或乡镇卫生院

（1）高血压诊断明确。

（2）血压控制达标并稳定，监测血压值控制在 140/90 mmHg，65 岁及以上血压控制在 150/90 mmHg 以下。

（3）治疗方案已确定。

（4）血压及伴随临床疾患已控制稳定。

（5）患者或患者家属要求转至下级医院。

【预防】

（一）健康人群

建立并保持健康的生活方式。

（二）高危人群

1. 定期体检筛查 定期到当地乡镇卫生院或社区医院进行血压等常规体检，以便早期发现病情。

2. 积极控制危险因素 如戒烟、保持良好的睡眠习惯、保持愉悦乐观的情绪、低盐低脂饮食、进行适量的身体锻炼等。

（三）患病人群

（1）告诉患者及亲属重视与本病有关的危险因素及其对机体的危害，坚持长期的饮食、运动、药物治疗，控制血压于正常或接近正常水平，减少对靶器官的损害。

（2）指导患者坚持合理膳食，进低盐、低脂饮食等；肥胖者控制体重，减少每日总热量摄入，养成良好的饮食习惯。

（3）指导患者改变不良的生活方式，做到戒烟，限酒，劳逸结合，保证充足的睡眠，自我调整心态，保持乐观情绪。

（4）指导患者选择适当的有氧运动，如散步、慢跑、骑车、做健身操、打太极拳；避免重体力劳动及精神过度紧张，避免过长时间工作。

（5）指导患者及亲属熟悉有关药物的名称、剂量、用法、作用和副作用；帮助患者建立长期治疗的思想准备；必须按时服药，不可随意增减药量或突然撤换、停用药物，减少并发症；提醒患者注意药物的不良反应，并学会自我监测。

（6）指导患者及亲属测量、记录血压的方法，门诊定期随访，当血压控制不满意、出现靶器官受损或其他药物副作用时，应立即就诊。

【基本药物】

1. **利尿药**　氢氯噻嗪、呋塞米、螺内酯等。

2. **β受体阻断药**　普萘洛尔等。

3. **钙通道阻滞药**　氨氯地平。

4. **血管紧张素转换酶抑制药**　卡托普利等。

5. **血管紧张素Ⅱ受体阻断药**　厄贝沙坦等。

参考文献

［1］葛均波，徐永健，王辰．内科学［M］.9版.北京：人民卫生出版社，2018.

［2］中华医学会，中华医学会临床药学分会，中华医学会杂志社，等.高血压基层合理用药指南（2021）［J］.中华全科医师杂志，2021，20（1）：21-28.

［3］中华医学会，中华医学杂志社，中华医学会全科医学分会，等.高血压基层诊疗指南（2019）［J］.中华全科医师杂志，2019，18（4）：301-313.

［4］中华医学会心血管病分会，海峡两岸医药卫生交流协会高血压专业委员会，中国康复医学会心血管疾病预防与康复专业委员会.中国高血压临床实践指南［J］.中华心血管病杂志，2024，52（09）：985-1032.

（刘晓瑞　黄慧敏　徐　剑）

七、糖尿病

【概述】

糖尿病是一组以慢性血葡萄糖（简称血糖）水平升高为特征的代谢性疾病，由于胰岛素分泌不足和（或）作用缺陷所引起。长期糖类以及脂肪、蛋白质代谢紊乱可引起多系统损害，导致眼、肾、神经、心脏、血管等组织器官的慢性进行性病变，引起功能减退及衰竭；病情严重或应激时，可发生急性严重代谢紊乱。本病使患者生活质量降低，寿命缩短，病死率增加，应积极防治。

糖尿病是常见病、多发病，其患病率正随着人们生活水平的提高、人口老龄化、生活方式改变而迅速增加，呈逐渐增长的流行趋势。糖尿病已成为继心血管疾病和肿瘤之后的第三大非传染性疾病，对社会和经济带来沉重负担，是严重威胁人类健康的世界性公共卫生问题。

【病因】

目前国际上通用WHO糖尿病专家委员会（1999）的病因学分型标准，将糖尿病分为四型，即1型糖尿病（T1DM）、2型糖尿病（T2DM）、其他特殊类型糖尿病和妊娠糖尿病（GDM）。

糖尿病的病因和发病机制极为复杂，尚未明确。

1.1型糖尿病 特发性1型糖尿病病因不明，自身免疫性1型糖尿病与下列因素有关。

（1）遗传因素：1型糖尿病家庭成员同患病率高。目前认为与人类组织相容性抗原（HLA-DQA、HLA-DQB、HLA-DR）存在较密切的关系。

（2）环境因素：①病毒感染，如风疹病毒、腮腺炎病毒、柯萨奇病毒和巨细胞病毒可直接损伤胰岛β细胞，还可损伤胰岛β细胞而暴露其抗原成分，启动自身免疫反应。②药物、化学物质与食物：如四氧嘧啶，可直接损伤胰岛β细胞；牛奶清蛋白直接进入机体可引起新生儿胰岛β细胞免疫性损伤。

（3）自身免疫：体液免疫和细胞免疫均参与发病，目前认为体液免疫更为重要。患者血液中出现一组自身抗体，如胰岛细胞自身抗体（ICA）、胰岛素自身抗体（IAA）和谷氨酸脱羧酶自身抗体（GAD65）。

2. 2型糖尿病

（1）**遗传因素**：2型糖尿病有更明显的家族聚集现象。目前认为2型糖尿病是一种多基因、多态性遗传易感性疾病。

（2）**环境因素**：包括人口老龄化、现代生活方式、营养过剩、体力活动不足、子宫内环境、应激及化学毒物等。

（3）**胰岛素抵抗和胰岛β细胞功能缺陷**：胰岛素抵抗和胰岛素分泌缺陷是2型糖尿病发病的两个要素，在2型糖尿病发生前多年已存在。胰岛素抵抗时，胰岛素水平并不降低，甚至升高。胰岛β细胞淀粉样变，导致胰岛素分泌缺陷。

【临床表现】

1. 代谢紊乱症状群　血糖升高后，因渗透性利尿引起多尿，继而口渴、多饮；外周组织对葡萄糖利用障碍，脂肪分解增多，蛋白质代谢负平衡，渐见乏力、消瘦，儿童生长发育受阻；为了补偿损失的糖，维持机体活动，患者常易饥、多食，故糖尿病的临床表现常被描述为"三多一少"，即多尿、多饮、多食和体重减轻。1型糖尿病起病快，病情重，症状较为明显；2型糖尿病起病慢，病情相对较轻。另外，患者可有皮肤瘙痒，尤其女性外阴瘙痒。其他症状可有四肢酸痛、麻木、腰痛、性欲减退、阳萎、不育、月经失调及便秘等。

2. 并发症和（或）伴发病

（1）急性并发症：以糖尿病酮症酸中毒（DKA）最常见，其次为高血糖高渗状态。糖尿病代谢紊乱加重时，脂肪分解增加，脂肪酸在肝经 β 氧化产生大量乙酰乙酸、β-羟丁酸和丙酮，三者统称为酮体。早期血酮升高，称酮血症，尿酮排出增多，称酮尿症，统称为酮症。乙酰乙酸、β-羟丁酸为较强的有机酸，消耗体内储备碱，初期代偿，晚期失代偿，发生代谢性酸中毒。

诱因：1型糖尿病患者有自发糖尿病酮症酸中毒的倾向，2型糖尿病患者在一定诱因作用下也可发生。常见诱因有感染、胰岛素治疗中断或不适当减量、饮食不当、各种应激（如创伤、手术、妊娠和分娩），有时无明显诱因。其中20%～30%无糖尿病病史。

临床表现：多数患者在发生意识障碍前有糖尿病症状加重的表现；酸中毒失代偿后，病情迅速恶化，疲乏、食欲缺乏、恶心、呕吐、多尿、口干、头痛、嗜睡、呼吸深快、呼气中有烂苹果味（丙酮）；后期严重失水、尿量减少、眼眶下陷、皮肤及黏膜干燥、血压下降、心率加快、四肢厥冷；晚期有不同程度的意识障碍，反射迟钝、消失，昏迷。少数患者表现为腹痛，酷似急腹症。

（2）感染：糖尿病患者常反复发生疖、痈等皮肤化脓性感染，有时可引起败血症或脓毒血症，也可出现皮肤真菌感染，以足癣、体癣常见。女性患者常并发真菌性阴道炎和巴氏腺炎，也易患泌尿道感染。糖尿病合并肺结核的发生率较非糖尿病者高，病灶多呈渗出干酪性，易扩展播散，形成空洞。

（3）慢性并发症：糖尿病的慢性并发症可遍及全身各重要器官，发病机制极其复杂，尚未明确。各种并发症可单独出现或以不同组合同时或先后出现。

1）大血管病变：糖尿病人群中动脉粥样硬化的患病率较高，发病年龄较轻，病情进展速度较快。动脉粥样硬化主要侵犯主动脉、冠状动脉、脑动脉、肾动脉和肢体外周动脉等，引起冠心病、缺血性或出血性脑血管病、肾动脉硬化、肢体动脉硬化等。

2）微血管病变：是糖尿病的特异性并发症，其典型改变是微循环障碍和微血管基底膜增厚。主要包括①糖尿病肾病：主要为毛细血管间肾小球硬化症，是1型糖尿病的主要死因。②糖尿病性视网膜病变：病程超过10年，大部分患者合并程度不等的视网膜病变，是患者失明的主要原因之一。③其他：心脏微血管病变和心肌代谢紊乱可引起心肌广泛灶性坏死，称为糖尿病心肌病。

3）神经病变：由微血管病变及山梨醇增多所致。病变部位以周围神经最常见，通常为对称性，下肢较上肢严重。表现为肢端感觉异常，可伴痛觉过敏、疼痛；后期可有运动神经受累，出现肌力减弱，甚至肌萎缩和瘫痪；自主神经损害也较常见，影响胃肠道、心血管、泌尿及生殖系统功能。表现为瞳孔改变、排汗异常、直立性低血压、心动过速、腹泻、便秘、尿失禁、尿潴留及阳痿等。

4）糖尿病足：与下肢远端神经异常和不同程度的周围血管病变相关的足部溃疡、感染和（或）深层组织破坏。糖尿病足是患者截肢、致残主要原因（图 4-24）。

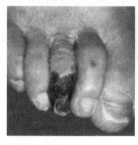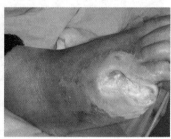

图 4-24　糖尿病足、坏疽

【辅助检查】

（一）常规检查项目

1. **尿糖测定**　尿糖阳性是诊断糖尿病的重要线索。尿糖阳性只是提示血糖值超过肾糖阈，尿糖阴性不能排除糖尿病的可能。

2. **血糖测定**　血糖升高是诊断糖尿病的主要依据，又是判断糖尿病病情和控制情况的主要指标。

3. **口服葡萄糖耐量试验（OGTT）**　当血糖高于正常范围而又未达到糖尿病诊断标准时，须进行 OGTT。OGTT 应在清晨空腹进行，成人将 75 g 无水葡萄糖溶于 250 ~ 300 ml 水中，5 ~ 10 分钟内饮完，空腹及开始饮葡萄糖水后 2 小时测静脉血浆葡萄糖。儿童服糖量按每公斤体重 1.75 g 计算，总量不超过 75 g。

（二）建议检查项目

根据病情需要选用血脂、肝功能、肾功能等常规检查。糖尿病酮症酸中毒时血糖增高，血糖一般为 16.7～33.3 mmol/L，血酮体升高，尿酮体阳性，血 pH 下降，电解质代谢紊乱等。

1. 糖化血红蛋白（HbA1c）和糖化血浆清蛋白测定 糖化血红蛋白测定可反映取血前 8～12 周血糖的总水平，为糖尿病控制情况的监测指标之一。血浆蛋白（主要为清蛋白）可与葡萄糖发生非酶催化的糖化反应而形成果糖胺。果糖胺反映患者近 2～3 周内总的血糖水平，为糖尿病患者近期病情监测的指标。

2. 血浆胰岛素和 C 肽测定 有助于了解胰岛 β 细胞功能。C 肽测定也反映了胰岛素释放功能，且不受血清中的胰岛素抗体和外源性胰岛素影响。

【诊断和鉴别诊断】

（一）诊断

糖尿病的诊断以血糖异常升高作为依据，应注意单纯空腹血糖正常不能排除糖尿病的可能性，应加验餐后血糖，必要时进行 OGTT。目前采用我国糖尿病 1999 年版诊断标准：①糖尿病症状＋任意时间血糖≥11.1 mmol/L。②空腹血浆葡萄糖（FPG）≥7.0 mmol/L。③ OGTT 2 小时血糖值（2h PG）≥11.1 mmol/L。以上三条中符合任何一条，且在另一日再测一次证实，诊断即可成立。

（二）鉴别诊断

糖尿病应与其他原因引起的尿糖阳性、血糖增高相鉴别。例如，某些生理因素或疾病导致肾糖阈降低时可出现血糖正常而尿糖阳性，以及应激所致的高血糖等。确诊 T1DM 或 T2DM 时，还应与其他特殊类型的糖尿病相鉴别。此外，尿崩症也可引起多尿、多饮，也须鉴别。

【处置措施】

（一）参考治疗方案

糖尿病的治疗强调早期和长期、综合治疗及治疗措施个体化的原则。治疗目标为纠正代谢紊乱，消除症状、防止或延缓并发症的发生，维持良好的健康和学习、劳动能力，保障儿童生长发育，延长寿命，降低病死率，提高患者生活质量。国际糖尿病联盟（IDF）提出了糖尿病治疗的 5 个要点：医学营养治疗、运动疗法、血糖监测、药物治疗和糖尿病健康教育，有"五驾马车"之称。

1. 糖尿病健康教育 是重要的基础治疗措施之一，详见健康教育。

2. 医学营养治疗（MNT） 是另一项重要的基础治疗措施，应长期严格执行。对 1 型糖尿病患者，在医学营养治疗的基础上，配合胰岛素治疗有利于控制高血糖和防止低血糖。对 2 型糖尿病患者，尤其是肥胖或超重者，医学营养治疗有利于减轻体重，改善糖、脂代谢紊乱和高血压，以及减少降血糖药剂量。医学营养治疗方案包括如下内容。

（1）计算总热量：首先按患者性别、年龄和身高查表或用简易公式计算理想体重［理想体重（kg）＝身高（cm）－105］。根据理想体重和工作性质，参照原来的生活习惯等，计算每日所需总热量。成年人休息状态下每日每公斤理想体重给予热量 25 ~ 30 kcal，轻体力劳动者 30 ~ 35 kcal，中度体力劳动者 35 ~ 40 kcal，重体力劳动者 40 kcal 以上。儿童、妊娠期及哺乳期女性、营养不良和消瘦者等应酌情增加热量，肥胖者酌情减少热量。使体重逐渐恢复至理想体重的 ±5% 左右。

（2）营养物质含量：糖类占饮食总热量的 50% ~ 60%，提倡食用粗制米、面和一定量杂粮。蛋白质含量一般不超过总热量的 15%，成人每日每公斤理想体重 0.8 ~ 1.2 g，儿童、妊娠期及哺乳期女性、营养不良或伴有消耗性疾病者增至 1.5 ~ 2.0 g。脂肪约占总热量的 30%。

此外，每餐饮食中纤维素含量不宜少于 40 g，提倡食用绿叶蔬菜、豆类、粗谷物、含糖低的水果等。每日摄入食盐应限制在 10 g 以下。限制饮酒。

（3）合理分配：确定每日饮食总热量和糖类、蛋白质、脂肪的组成后，将热量换算为食品后拟定食谱，并根据生活习惯、病情和配合药物治疗需要安排。可按每日三餐分配为 1/5、2/5、2/5 或 1/3、1/3、1/3。

3. 运动疗法 应进行有规律的合适运动，循序渐进和长期坚持。1 型糖尿病患者体育锻炼宜在餐后进行，运动量不宜过大，持续时间不宜过长。2 型糖尿病患者（尤其是肥胖患者）适当运动有利于减轻体重，提高胰岛素的敏感性。

4. 血糖监测 定期监测血糖，每 3 ~ 6 个月复查糖化血红蛋白，根据血糖总体控制情况及时调整治疗方案。每年全面复查 1 ~ 2 次，了解血脂以及心脏、肾、神经和眼底情况，尽早发现有关并发症，给予相应的治疗。

5. 口服药物治疗

（1）胰岛素促分泌剂：只适用于无急性并发症的 2 型糖尿病患者，包括磺脲类和非磺脲类。

磺脲类：刺激胰岛 β 细胞分泌胰岛素。常用药物：第一代如甲苯磺丁脲（D-860）、氯磺丙脲等已很少应用；第二代有格列本脲（2.5 ~ 5 mg，早餐前半小时服用，或早、晚餐前 2 次服药）、格列吡嗪、格列齐特、格列喹酮和格列美脲等。常见不良反应有低血糖反应，偶有皮疹、皮肤瘙痒等皮肤过敏反应及上腹不适、食欲缺乏等消化道症状。

非磺脲类：也称格列奈类，是一类快速作用的胰岛素促分泌剂，降血糖作用快而短，主要用于控制餐后高血糖。低血糖症发生率低、程度较轻而且限于餐后期间。药物有瑞格列奈（每次 0.5 ~ 4 mg）、那格列奈。

（2）双胍类：主要作用机制为抑制肝葡萄糖输出，也可改善外周组织对胰岛素的敏感性，增加对葡萄糖的摄取和利用。双胍类主要用于 2 型糖尿病，尤其是肥胖者。常用药物有二甲双胍（500 ~ 1500 mg，分 2 ~ 3 次口服），苯乙双胍（现已少用）。常见不良反应主要是消化道反应，如口干、口苦、食欲缺乏、恶心、呕吐。严重的不良反应是乳酸性酸中毒。

（3）α - 葡萄糖苷酶抑制药：食物中淀粉、糊精和双糖（如蔗糖）的吸收需要小肠黏膜刷状缘的 α - 葡萄糖苷酶。该类药物可延迟糖类吸收，降低餐后高血糖。作为 2 型糖尿病治疗的第一线药物，尤其适用于空腹血糖正常而餐后血糖明显升高者，可单独用药或与其他降血糖药合用。常用药物有阿卡波糖（50～100 mg，每日 3 次）、伏格列波糖（0.2 mg，每日 3 次）。常见不良反应为胃肠反应，如腹胀、排气增多或腹泻。

6. 胰岛素治疗

（1）适应证：① T1DM；② DKA、高血糖高渗状态和乳酸性酸中毒伴高血糖；③各种严重的糖尿病急性或慢性并发症；④手术、妊娠和分娩；⑤ T2DM 胰岛 β 细胞功能明显减退者；⑥某些特殊类型糖尿病。

（2）胰岛素制剂：按作用起效快慢和维持时间，胰岛素制剂可分为短（速）效、中效和长（慢）效三类。胰岛素制剂皮下注射作用时间列于表 4-12。

（3）治疗原则和方法：胰岛素治疗应在一般治疗和医学营养治疗的基础上进行。从小剂量开始，根据血糖水平逐渐调整，直至血糖得到良好的控制。

表 4-12　胰岛素制剂皮下注射作用时间

作用类别	制剂	皮下注射作用时间（h）		
		开始	高峰	持续
速（短）效	胰岛素	0.5	2～4	6～8
中效	低精蛋白胰岛素 慢胰岛素锌混悬液	1～3	6～12	18～26
长（慢）效	精蛋白锌胰岛素 特慢胰岛素锌混悬液	3～8	14～24	28～36

持续皮下胰岛素输注（又称胰岛素泵）是一种更为完善的强化胰岛素治疗方法，模拟胰岛素的持续基础分泌和进餐时的脉冲式释放。人工胰（由血糖感受器、微型电子计算机和胰岛素泵组成）指令胰岛素泵输出胰岛素，模拟胰岛 β 细胞分泌胰岛素的模式。

胰岛素的主要不良反应是低血糖反应，与剂量过大和（或）饮食失调有关，多见于接受强化胰岛素治疗者。起病急，常有饥饿感、多汗、颤抖、心悸、紧张、焦虑、软弱无力、面色苍白、流涎、头晕、思维迟钝、视物不清及步态不稳等表现，严重者出现意识障碍，甚至昏迷。轻症可口服糖水，重症昏迷者应立即静脉注射 50% 葡萄糖。

胰岛素过敏反应通常表现为注射部位瘙痒，继而出现荨麻疹样皮疹，全身性荨麻疹少见。

7. 胰腺移植和胰岛细胞移植　治疗对象主要为 T1DM 患者，目前尚局限于伴终末期肾病的 T1DM 患者。单独胰腺移植或胰肾联合移植可解除对胰岛素的依赖，改善生活质量。

8. 糖尿病酮症酸中毒防治　治疗糖尿病，使病情得到良好控制，及时防治感染等并发症和其他诱因，是主要的预防措施。一旦出现酮症酸中毒，应立即抢救。

（1）补液：是治疗的关键环节。输液量和速度非常重要，视失水程度而定。开始时输液速度较快，在 1～2 小时内输入 0.9% 氯化钠 1000～2000 ml，以便尽快补充血容量，改善周围循环和肾功能，以后根据血压、尿量、末梢循环情况、中心静脉压等决定输液量和速度。第 1 个 24 小时输液量为 4000～6000 ml，严重失水者可达 6000～8000 ml。如治疗前已有低血压或休克，快速输液不能有效升高血压时，应输入胶体溶液并进行抗休克处理。开始治疗时不能给予葡萄糖液，当血糖下降至 13.9 mmol/L（250 mg/dl）时，改用 5% 葡萄糖溶液，并按每 2～4 g 葡萄糖加入 1 U 短效胰岛素。

（2）胰岛素治疗：目前均采用小剂量（短效）胰岛素治疗方案，即每小时给予 0.1 U/（kg·h）胰岛素。通常将短效胰岛素加入生理盐水中持续静脉滴注，亦可间歇静脉注射，剂量均为 0.1 U/（kg·h）。当血糖降至 13.9 mmol/L 时，开始输入 5% 葡萄糖溶液。病情稳定后过渡到胰岛素常规皮下注射。

（3）纠正电解质代谢紊乱及酸碱平衡失调：轻症酸中毒经输液和胰岛素治疗后，酸中毒可自行纠正，一般不必补碱。严重酸中毒（血 pH＜7.1，HCO_3^-＜5 mmol/L）应给予补碱治疗（如 5% 碳酸氢钠 84 ml 加注射用水至 300 ml 配成 1.4% 等渗溶液，一般仅给 1～2 次），但不宜过多、过快。酮症酸中毒患者有不同程度的缺钾，治疗前血钾低于正常，应立即补钾；血钾正常、尿量＜30 ml/h 者，暂缓补钾，待尿量增加后再开始补钾；血钾高于正常者，暂缓补钾。

（4）防治诱因和处理并发症：积极控制感染，治疗心衰、心律失常、肾衰竭和脑水肿等。

（二）转诊指征

1. 从乡镇卫生院或社区医院转诊至上级医院

（1）意识障碍、深大呼吸、呼出气有烂苹果味，考虑酮症酸中毒。

（2）意识障碍、脱水、低血压，考虑糖尿病非酮症高渗性昏迷。

（3）有意识障碍、饥饿感、四肢湿冷、心率增快、低血压，考虑低血糖症，经处理无效。

（4）合并严重急慢性并发症，血糖控制差、血糖波动大，空腹血糖大于 13.9 mmol/L 及（或）餐后血糖大于 16.7 mmol/L，使用 2～3 种口服药至最大剂量，血糖仍不能控制达标者，在降血糖药调整过程中反复出现低血糖等。

（5）初次出现的靶器官损害，如心脏、血管病变引起的冠心病（心肌梗死）、缺血性或出血性脑血管病，糖尿病性肾损害以及糖尿病足、糖尿病性周围神经病；糖尿病性视网膜病变等并发症。

（6）妊娠期和哺乳期妇女血糖异常。

（7）患者服降血糖药后出现不能解释或处理的不良反应。

（8）糖尿病急性并发症：随机血糖≥16.7 mmol/L，伴或不伴意识障碍。

（9）血糖、血压和（或）血脂不达标。

（10）有严重并发症（如糖尿病足控制差的患者）当地医院无法有效治疗。

2. 从上级医院转诊至社区医院或乡镇卫生院

（1）诊断明确、治疗方案确定。

（2）糖尿病急性并发症经治疗后病情稳定。

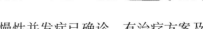

（3）糖尿病慢性并发症已确诊，有治疗方案及疗效评估。

（4）血糖、血压、血脂及伴随临床情况控制稳定。

【预防】

（一）健康人群

保持健康的生活方式，避免肥胖。

（二）高危人群

1. 定期体检筛查　定期到当地乡镇卫生院或社区医院进行血糖等常规体检，以便早期发现病情。

2. 积极控制危险因素　如戒烟、戒酒，保持良好的睡眠习惯，保持愉悦乐观的情绪，低盐低脂饮食，进行适量的身体锻炼。

（三）患病人群

（1）让患者了解糖尿病的基础知识和治疗控制要求，学会测定尿糖或正确使用便携式血糖仪，掌握医学营养治疗的具体措施和体育锻炼的具体要求，使用降血糖药的注意事项，学会胰岛素注射技术，从而在医务人员指导下长期坚持合理治疗并达标。

（2）坚持随访，按需调整治疗方案。

（3）生活规律，戒烟，忌饮烈性酒，讲求个人卫生，预防各种感染。

（4）提高依从性，积极配合治疗，有效预防急、慢性并发症的发生。

（5）有效地延缓及控制糖尿病慢性并发症的发展，降低病死率。

【基本药物】

1. 胰岛素

2. 口服降血糖药

（1）促胰岛素分泌剂：格列苯脲。

（2）双胍类：二甲双胍。

（3）α-葡萄糖苷酶抑制药：阿卡波糖。

（4）胰岛素增敏剂：吡格列酮。

参考文献

［1］葛均波，徐永健，王辰.内科学［M］.9版.北京：人民卫生出版社，2018.

［2］中华医学会糖尿病学分会，国家基层糖尿病防治管理办公室.国家基层糖尿病防治管理指南（2022）［J］.中华内科杂志，2022，61（3）：249-262.

（刘晓瑞　黄慧敏　苏　夏）

八、冠状动脉粥样硬化性心脏病

【概述】

冠状动脉粥样硬化性心脏病（简称冠心病）是指冠状动脉粥样硬化使血管腔狭窄、阻塞，导致心肌缺血、缺氧，甚至坏死而引起的心脏病，亦称缺血性心脏病。临床分为5种类型：①隐匿型或无症状型冠心病；②心绞痛型冠心病（简称"心绞痛"）；③心肌梗死型冠心病（简称"心肌梗死"）；④缺血性心肌病型冠心病；⑤猝死型冠心病。

冠心病与高脂血症、高血压、糖尿病、肥胖和吸烟等有关，其主要表现是心绞痛和心肌梗死，还可并发心律失常、心源性休克、心力衰竭等。冠心病多发生于 40 岁以上成人，近年来发病呈年轻化趋势。本节仅介绍临床多见的心绞痛和心肌梗死。

心绞痛

心绞痛是由于冠状动脉供血不足，导致心肌急剧的、短暂的缺血和缺氧，临床上将其分为稳定型心绞痛和不稳定型心绞痛。本节仅介绍稳定型心绞痛，也称劳力性心绞痛，是在冠状动脉固定性严重狭窄的基础上，由于心肌负荷增加引起心肌急剧、短暂的缺血和缺氧的心脏病。

【病因】

本病可能与多种因素作用于不同环节有关，常常将这些因素称为危险因素或易患因素。

1. **主要危险因素**　40 岁以上男性、更年期女性、高胆固醇血症、高血压、糖尿病、早发冠心病家族史、吸烟史及肥胖等。

2. **次要危险因素**　脑力劳动，高脂饮食，A 型行为，微量元素铬、锰、锌、硒缺乏等。

3. **其他原因**　重度主动脉瓣病变、冠状动脉栓塞、肥厚型心肌病等。

【临床表现】

（一）症状

心绞痛以发作性胸痛为主要临床表现，疼痛的特点如下。

1. **部位**　主要在胸骨体中、上段之后，可波及心前区，有手掌大小范围，界限不清。常放射至左肩、左臂内侧达环指和小指、颈、咽或下颌部。

2. **性质**　常为压迫、发闷、紧缩感或烧灼感，但不尖锐、不像针刺或刀割样痛，偶伴濒死感，同时不自觉地停止原来的活动。

3. **持续时间**　疼痛出现后常逐渐加重，一般持续数分钟至 10 余分钟，多在 3~5 分钟内逐渐消失，很少超过半小时。可数日或数周发作一次，也可一日发作数次。

4. **诱发因素**　体力劳动、情绪激动、饱餐、寒冷、吸烟、心动过速及休克等，其中体力劳动和情绪激动是常见的诱因。

5. **缓解方式**　休息或舌下含服硝酸甘油可缓解。

（二）体征

心绞痛发作时，患者面色苍白、出冷汗、心率增快、血压升高；皮肤湿度增加、温度可改变；心尖部听诊可有第四心音、奔马律等。

【辅助检查】

（一）常规检查项目

1. **心电图检查**　心绞痛发作时，在以 R 波为主的导联中，ST 段压低 0.1 mV 以上，T 波低平或倒置，发作后逐渐恢复正常。24 小时动态心电图检查及心电图运动负荷试验有助于明确不典型者。

2. **X 线检查**　多无异常。

（二）建议检查项目

1. **冠状动脉造影**　选择性冠状动脉造影可发现冠状动脉及其分支狭窄的部位和程度。

2. **二维超声心动图**　可探测缺血区心室壁的运

动异常。

3. 放射性核素检查　用铊-201作心肌灌注显像，可显示心肌缺血区的部位和范围。

【诊断和鉴别诊断】

（一）诊断

根据典型心绞痛的发作特点（诱因、疼痛的部位、性质、持续时间、缓解方式），结合心绞痛发作时心电图特征（可见ST-T改变）和年龄、存在的冠心病危险因素，排除其他原因所致的心绞痛，一般可诊断。

（二）鉴别诊断

1. 急性心肌梗死　疼痛性质更剧烈，持续时间可长达数小时，常伴有心律失常、心力衰竭和（或）休克，含用硝酸甘油多不能使之缓解。心电图中面向梗死部位的导联ST段抬高并有异常Q波。实验室检查白细胞计数增多，红细胞沉降率增高，心肌坏死标志物［肌红蛋白、肌钙蛋白I或T，肌酸激酶同工酶（CK-MB）等］增高。

2. 其他心血管疾病　包括严重的主动脉瓣病变、肥厚型心肌病、主动脉夹层、主动脉窦瘤破裂、特纳综合征等。其中特纳综合征多见于女性，心电图负荷试验常为阳性，但冠脉造影无狭窄病变且无冠脉痉挛证据，预后良好，被认为是冠脉系统微循环功能不良。

3. 颈胸疾病　如颈椎病、胸椎病、肋软骨炎、肩周炎、肋间神经痛、骨质疏松和带状疱疹。

4. 心脏神经症　本病胸痛常为几秒或持续几小时甚至更长时间的隐痛或刺痛，部位经常变动，症状多在疲劳之后出现。轻度体力活动可增加患者的舒适感，有时可耐受较重的体力活动。含服硝酸甘油无明显效果，常伴有心悸、疲乏及其他神经衰弱症状。

5. 消化道疾病　如反流性食管炎、食管裂孔疝、膈疝、消化性溃疡、肠道疾病、急性胆囊炎和急性胰腺炎。

【处置措施】

（一）参考治疗方案

稳定型心绞痛的治疗原则是改善冠脉供血和降低心肌耗氧以改善患者症状，同时治疗冠状动脉粥样硬化，预防心肌梗死和死亡，以延长生存期。

1. 急性发作期

（1）休息：发作时立即休息，一般患者在停止活动后症状即逐渐消失。

（2）药物治疗：临床上常用作用较快的硝酸酯制剂，这类药物能扩张冠状动脉，增加冠状循环的血流量，还能扩张周围血管，减少静脉回心血量，减轻心脏负荷，降低心脏需氧量，从而缓解心绞痛。因此，症状较重的患者应舌下含服硝酸甘油0.3～0.6 mg，1～2分钟即显效，可持续30分钟；或舌下含服硝酸异山梨酯5～10 mg，2～5分钟显效，可持续2～3小时；若3～5分钟仍不缓解，应及时告知医生。对于心绞痛发作频繁或含服硝酸甘油效果差者，静脉滴注硝酸甘油，监测血压变化。

2. 缓解期

（1）调整生活方式：应尽量避免各种确知诱因，调节饮食，特别是一次进食不应过饱，戒烟、

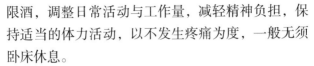

限酒，调整日常活动与工作量，减轻精神负担，保持适当的体力活动，以不发生疼痛为度，一般无须卧床休息。

（2）药物治疗

1）硝酸酯类药：能减少心肌需氧和改善心肌灌注，从而减低心绞痛发作的频率和程度，增加运动耐量。硝酸异山梨酯 5～20 mg 口服，每日 3～4 次；或硝酸异山梨酯缓释剂 20～40 mg，每日 1～2 次口服；或单硝酸异山梨酯（普通片 20 mg 每日 2 次口服；缓释片 60 mg，每日 1 次口服）。

2）β_2 受体阻断药：可降低血压、减慢心率、降低心肌收缩力、降低心肌耗氧量等，从而缓解心绞痛。常用美托洛尔（普通片 25～100 mg，每日 2 次口服；缓释片 47.5～190 mg，每日 1 次口服）、比索洛尔（5～10 mg，每日 1 次口服）等。

3）钙通道阻滞药：可抑制心肌收缩、减少心肌耗氧，还能扩张冠状动脉、解除冠脉痉挛，改善心内膜下心肌的微循环，更适用于同时有高血压的患者。维拉帕米（普通片 40～80 mg，每日 3 次口服；缓释片 240 mg，每日 1 次口服）、硝苯地平（控释片 30 mg，每日 1 次口服）、地尔硫草（普通片 30～60 mg，每日 3 次口服；缓释片 90 mg，每日 1 次口服）等。

抗血小板药、调血脂药、活血化淤的中药等，均有一定的预防作用。

（二）转诊指征

1. 从乡镇卫生院或社区医院转诊至上级医院 稳定型心绞痛一般不需要转诊至上级医院，当

出现下列情况时考虑转诊:

（1）不具备开展直接经皮冠脉介入术（PCI）治疗资质的二级医院接诊到确诊或疑诊为急性ST段抬高心肌梗死（STEMI）的患者，且评估转诊所需时间在90分钟以内者。

（2）患者病情不稳定或系高危患者，且接诊医院不具备开展直接PCI治疗资质者。

（3）患者系合并心源性休克或无ST段抬高急性冠脉综合征患者，高危以及经充分药物治疗后不能稳定，且接诊医院不具备开展直接PCI治疗资质者。

（4）未经血运重建治疗（包括介入治疗和外科冠状动脉旁路移植术）或治疗后再次出现症状的稳定型心绞痛患者，且接诊医院不具备开展直接PCI治疗资质者。

（5）患者或家属要求转至上级医院，同时县级或城市二级医院认为有此必要者。

（6）明确诊断为冠心病，所有持续而剧烈的胸部心前区紧缩性或者压榨性疼痛，经含硝酸甘油不能缓解者。

（7）冠心病患者病情危重或急性加重及近期发生过心衰者。

（8）反复心绞痛发作，合并有肝、肾等其他重要器官功能不全以及糖尿病者。

2. 从上级医院转诊至社区医院或乡镇卫生院

（1）确诊为冠心病，但下级医院有能力诊治者。

（2）诊断明确的患者，处理后病情稳定，已无须继续住院，需长期管理者。

（3）病情稳定，仅需康复治疗或定期复诊者。

（4）患者或家属要求转至下级医院者。

【预防】

（一）健康人群

合理饮食（低盐、低脂），适当参加体力劳动和身体锻炼，养成良好的生活习惯，避免肥胖。

（二）高危人群

1. 定期体检筛查　每半年至 1 年定期到当地乡镇卫生院或社区医院进行常规体检，检查心电图、血压、血脂、血糖等，以便早期发现病情，特别是 40 岁以上的男性、绝经期女性及有家族史的患者。

2. 积极控制危险因素　如戒烟、戒酒，保持情绪稳定等。

（三）患病人群

（1）嘱患者合理饮食，适当参加体力劳动和身体锻炼，养成良好的生活习惯。

（2）指导患者避免心绞痛的诱发因素，发作时采取适当的措施。

（3）指导患者坚持遵医嘱服药，学会观察药物的副作用。外出时，随身携带硝酸甘油等以应急；在家中，硝酸甘油应放在易取、固定且亲属知晓的位置，以便发作时能及时取用。由于硝酸甘油见光易分解，应放于棕色瓶内，每 6 个月更换一次，以防止药物受潮、变质而失效。

（4）定期进行心电图、血糖、血脂检查，积极治疗高血压、糖尿病、高脂血症等。

（5）嘱患者不宜在饱餐后或饥饿时洗澡，水温要适宜，勿过冷或过热。洗澡时间不宜过长，门不要上锁，以防发生意外。

（6）嘱患者当疼痛比以往频繁、程度加重、持续时间延长，用硝酸甘油不易缓解，伴出冷汗时，应即刻到医院就诊，警惕发生心肌梗死。

心肌梗死

心肌梗死是冠状动脉供血急剧减少或中断，造成相应的心肌严重而持久缺血，进而导致心肌坏死，与高脂血症、高血压、糖尿病等有关。其主要表现是胸痛，可并发心律失常、心源性休克、心力衰竭等。

【病因】

（一）危险因素

40岁以上男性，更年期女性；高脂血症；高血压；糖尿病；早发冠心病家族史；吸烟史、肥胖等。

（二）诱发因素

多为饱餐、重体力劳动、情绪过分激动、血压剧升、用力排便、休克、脱水、出血、外科手术、严重心律失常等导致心排血量骤降的因素。

【临床表现】

（一）症状

1. **先兆**　50%~81.2%的患者在发病前数日出现乏力、胸部不适、活动时心悸、气短、烦躁、心绞痛等前驱症状；以新发生心绞痛或原有心绞痛加重者最明显。发作时症状较以往频繁、剧烈、持续时间较长、硝酸甘油治疗无效、诱发因素不明显等；可伴有恶心、呕吐、大汗和心动过速等。

2. 疼痛　为本病最早出现且最突出的症状，其性质和部位与心绞痛相同；多发生于清晨安静时，程度较重，持续时间较长，可达数小时或数日，休息和服用硝酸甘油多不缓解，可向下颌、颈部及背部放射等；伴大汗、烦躁不安、恐惧或濒死感等。

3. 全身症状　发病 24 小时后可有体温 38℃ 左右的发热，持续约 1 周。

4. 胃肠道症状　疼痛剧烈时，常伴有频繁的恶心、呕吐、腹胀及腹痛等。

5. 心律失常　75%～95% 的患者多在起病 1～2 天内发生心律失常，而以 24 小时内最多见，以室性心律失常最多，尤其是室性期前收缩，常为心室颤动的先兆。心室颤动是心肌梗死患者早期的主要死因。

6. 低血压和休克　多在起病后数小时至数日内发生，主要因心肌广泛（40% 以上）坏死，心排血量急剧下降所致。

7. 心力衰竭　主要是急性左心衰竭，可在起病最初几日内发生，或在疼痛、休克好转阶段出现，为梗死后心脏舒缩力显著减弱或不协调所致。

（二）体征

（1）心脏浊音界轻、中度扩大；心率增快、心律不齐或奔马律；第一心音减弱，可闻及心脏杂音或心包摩擦音。

（2）患者表情痛苦，神志改变，呼吸急促，发绀等。

（3）收缩压低于90 mmHg、烦躁不安、面色苍白、皮肤湿冷、脉细而快、大汗淋漓、尿少（<20 ml/h）、神志迟钝甚至晕厥等为心源性休克的表现。

（4）可有与心律失常或心力衰竭相关的其他体征。

【辅助检查】

（一）常规检查项目

1. 心电图检查

（1）特征性改变：①ST段抬高型急性心肌梗死者，有宽而深的Q波（病理性Q波）、ST段明显抬高呈弓背向上型、T波倒置，提示导联面向透壁心肌坏死区；有R波增高、ST段压低、T波直立并增高，提示导联背向心肌坏死区。②非ST段抬高型急性心肌梗死者，表现为无病理性Q波，有普遍性ST段压低或仅有T波倒置等。

（2）动态性改变

1）ST段抬高型急性心肌梗死：急性心肌梗死的心电图演变过程为：①起病数小时内，可无异常或出现异常高大两肢不对称的T波；②数小时后ST段明显抬高，弓背向上与直立的T波连接形成单向曲线；数小时至2天内出现病理性Q波，同时R波减低为急性期改变；Q波在3~4天内稳定不变，70%~80%持续存在；③若不进行治疗干预，ST段抬高持续数日至2周左右，逐渐回到基线水平，T波则变为平坦或倒置为亚急性期改变；④数周至数月后，T波呈V型倒置，两肢对称，波谷尖锐为慢性期改变。

2）非 ST 段抬高型急性心肌梗死：急性心肌梗死的心电图表现为 ST 段起先普遍压低（除 aVR，有时 V_1 外），继而 T 波倒置，其后逐渐恢复。

（3）定位诊断：ST 段抬高型急性心肌梗死的定位和范围可依据出现特征性改变的导联数来判断。急性心肌梗死的定位列于表 4-13。

表 4-13 急性心肌梗死的定位

定位	导联
前间壁心肌梗死	V_1、V_2、V_3
局限前壁心肌梗死	$V_3 \sim V_5$
广泛前壁心肌梗死	$V_1 \sim V_5$
下壁心肌梗死	Ⅱ、Ⅲ、aVF
高侧壁心肌梗死	Ⅰ、aVL
正后壁心肌梗死	$V_7 \sim V_8$

2. 血清心肌酶检查 可发现肌钙蛋白、肌酸激酶及其同工酶（CK、CK-MB）、谷草转氨酶（AST）、乳酸脱氢酶（LDH）升高和动态变化。

3. X 线检查 多无异常。

（二）建议检查项目

1. 二维超声心动图 可探测缺血区心室壁的运动异常。

2. 放射性核素心肌显像及超声心动图检查 有助于定位诊断。

3. 冠状动脉造影 选择性冠状动脉造影可发现冠状动脉及其分支狭窄的部位和程度，也可紧急评估进行冠状动脉介入手术。

【诊断和鉴别诊断】

（一）诊断

根据典型的临床表现、特征性心电图改变以及实验室检查发现综合分析，可诊断。

（1）老年人突发原因不明的严重心律失常、休克、心力衰竭，或突然发生较重而持久的胸闷或胸痛。

（2）心肌梗死特征性的心电图，出现病理性Q波。

（3）血清心肌坏死标志物测定，肌红蛋白、肌钙蛋白及肌酸激酶同工酶呈典型升高和下降。

（4）冠状动脉造影可确诊心肌梗死。

（二）鉴别诊断

应注意排除心绞痛、主动脉夹层、急性肺动脉栓塞、急腹症及急性心包炎等。

【处置措施】

（一）参考治疗方案

1. **吸氧**　给予中等量（3～4 L/min）持续鼻导管吸氧，可改善心肌缺氧，减轻疼痛，缩小心肌坏死范围，增强心肌收缩力，使心排血量增加，防止心源性休克和心律失常发生。

2. **药物治疗**

（1）镇痛药：如哌替啶50～100 mg肌内注射或吗啡2～4 mg静脉注射，必要时5～10分钟后重复使用；疼痛较轻者可用罂粟碱0.03～0.06 g肌内注射或口服。

（2）溶栓剂：链激酶150万U于60分钟内静脉滴注、尿激酶150～200万U于30分钟内静脉滴注，或组织型纤溶酶原激活剂（rt-PA）等，主要溶解已形成的纤维蛋白血栓，可冠脉内给药或静脉用药。此法可使阻塞的冠脉再通，缩小心肌梗死的范围，改善预后。

（3）抗心律失常药：一旦有频发室性期前收缩、室性心动过速等，应静脉注射利多卡因50～100 mg，必要时可重复使用，显效后以1～3 mg/min静脉滴注维持疗效；对缓慢心律失常者，可给予阿托品0.5～1 mg肌内注射或静脉注射；严重房室传导阻滞者应随时准备安装心脏起搏器；对出现心室颤动者，迅速给予电击除颤。

（4）极化液疗法：氯化钾1.5 g、胰岛素10 U加入10％葡萄糖溶液500 ml内静脉滴注，每日1次，连续使用7～14天，有助于改善心肌收缩功能、减少心律失常等。

（5）抗凝疗法：阿司匹林、肝素、双香豆素或醋硝香豆素片等。

3. 用药注意事项

（1）急性心肌梗死后24小时内尽量避免使用洋地黄类药物，以免诱发室性心律失常；静脉输液时控制滴速和输液量，以防加重心脏负荷。

（2）链激酶使用前必须作皮试，于治疗前半小时异丙嗪25 mg肌内注射、地塞米松2.5～5 mg静脉注射可防止其发生副作用。

4. 手术 经皮冠状动脉腔内成形术（PTCA）和冠状动脉旁路移植术。

（二）转诊指征

1. 从乡镇卫生院或社区医院转诊至上级医

院 对于确诊或疑诊为急性心肌梗死患者，应立即安排专业医护人员护送转诊。另外，陈旧性心肌梗死患者出现下列情况时需转诊：

（1）原有的危险因素控制不理想或发现新的危险因素（伴发糖尿病、严重血脂异常等）。

（2）原有并发症控制不佳或出现新的并发症（如心功能不全、心律失常）。

（3）出现药物不良反应，须调整治疗方案。

（4）首次发现陈旧性心肌梗死。

2. 从上级医院转诊至社区医院或乡镇卫生院

（1）诊断明确的患者，处理后病情稳定，已无须继续住院，需长期管理者。

（2）病情稳定，仅需康复治疗或定期复诊者。

（3）患者或家属要求转至下级医院者。

【预防】

（一）健康人群

（1）改善生活方式，戒烟、限酒、规律休息、避免过度劳累和长期熬夜。

（2）工作上劳逸结合、低盐低脂饮食、控制体重、改善腹型肥胖。

（二）高危人群

（1）预防心肌梗死、高血压的高危因素，应摄入低热量、低动物脂肪、低胆固醇、低盐、低糖、富含维生素的饮食（蔬菜、含糖量较低的水果），适当运动。

（2）对于罹患糖尿病、高血压者，积极遵医嘱给予药物控制血糖、血压等。

（三）患病人群

（1）患者应摄入低热量、低动物脂肪、低盐、低糖、富含维生素的饮食（蔬菜、含糖量较低的水果），保持排便通畅。

（2）不宜在饱餐后或饥饿时洗澡，且洗澡时水温适宜、勿过冷及过热，洗澡时间不宜过长，门不上锁，以防发生意外。

（3）规律应用阿司匹林或他汀类药物预防，如果不能耐受阿司匹林，可换用氯吡格雷。

（4）尽量避免感染、情绪波动等诱发因素。

（5）指导患者外出时随身携带保健盒（内装阿司匹林、硝酸甘油片、硝酸异山梨酯等）和保健卡（患者的姓名、诊断、用药的名称、剂量、疗程等）。

（6）如有心绞痛发作频繁、程度加重等性质的变化，应该及时就医，避免病情进一步恶化，发展成心肌梗死。

（7）患者需每个月定期复查一次，并指导患者及亲属发现病情变化及施行紧急自救措施。

【基本药物】

1. **硝酸酯类**　硝酸甘油。

2. **β受体阻断药**　普萘洛尔。

3. **抗凝血药**　阿司匹林。

4. **溶栓药**　链激酶、尿激酶、阿替普酶（rt-PA）。

5. **镇痛药**　哌替啶、吗啡。

6. **抗心律失常药**　利多卡因。

参考文献

［1］葛均波，徐永健，王辰．内科学［M］.9 版.北京：人民卫生出版社，2018.

［2］国家卫生健康委办公厅，国家中医药管理局办公室.关于印发县域慢性肾脏病等慢性疾病分级诊疗技术方案的通知［EB/OL］.［2022-01-26］http://www.nhc.gov.cn/yzygj/s3594q/202202/1589c240232843e3a6ea230d7ba74c84.shtml

（徐　敏　刘晓瑞　廖　琬　黄　鑫）

九、脑卒中

急性脑血管疾病又称脑血管意外或卒中，是各种病因使脑血管发生病变而导致脑功能缺损的一组疾病的总称。脑卒中是常见病和多发病，死亡率、致残率均高。

脑血管疾病根据神经功能缺失时间分为短暂性脑缺血发作（TIA）和脑卒中；脑卒中根据病理性质分为缺血性脑卒中（脑梗死）和出血性脑卒中（含脑出血和蛛网膜下腔出血）。本节只介绍脑梗死和脑出血。

脑梗死

【概述】

脑梗死又称缺血性脑卒中，是指因脑部血液供应障碍，缺血缺氧而引起的局限性脑组织的缺血性坏死或软化。临床最常见的类型是脑血栓形成和脑栓塞。

脑血栓形成是脑血管疾病中最常见的一种，是脑动脉主干或皮质支动脉硬化导致血管增厚、管腔狭窄和血栓形成，引起脑局部血液减少或供血中断，导致供应的相应脑组织梗死性坏死。脑栓塞是由于各种栓子（血液中异常的固体、液体、气体）沿血液循环进入颅内动脉，造成血流中断而引起相应供血区的脑组织坏死和功能障碍。

【病因】

1. 脑血栓形成　最常见的病因是脑动脉粥样硬化；其次是脑动脉炎；较少见的有风湿性疾病、先天性脑血管畸形、红细胞增多症及血液高凝状态等。

2. 脑栓塞　最常见的原因是心源性栓子栓塞，多见于风湿性心脏病二尖瓣狭窄合并心房颤动，另外感染性心内膜炎的赘生物和心肌梗死、心肌病时附壁血栓脱落形成的栓子，心脏创伤性检查、手术等也可发生脑栓塞；非心源性原因常见的有颈动脉粥样硬化斑块脱落、败血症的脓栓、长骨骨折的脂肪栓子、减压病的气体栓子等；少部分脑栓塞原因不明。

【临床表现】

1. 脑血栓形成

（1）一般表现：好发于中老年人，多见于50岁以上有动脉粥样硬化者，多伴有高血压、冠心病或糖尿病。最初可有头痛、头晕、眩晕、肢体麻木、无力等，约1/3患者曾有短暂性脑缺血发作史。常在安静休息时发病，或睡眠中发生，于次晨起床时发现不能讲话，一侧肢体瘫痪。病情通常在1～2

天达到高峰。患者意识清楚或有轻度意识障碍，生命体征一般无明显改变。神经系统体征视脑血管闭塞的部位及梗死的范围而定，通常表现为各种类型的偏瘫、失语、呛咳和吞咽困难等。

（2）临床类型：根据神经功能缺失症状、体征，分为完全性卒中、进展性卒中和可逆性缺血性神经功能缺失。

2. 脑栓塞 起病年龄不一，风湿性心脏病引起者以中青年居多，冠心病引起者多见于中老年人。起病急骤，多在数秒或很短时间内症状达到高峰，栓塞的血管大小、部位不同，临床表现也不一样。常见症状为局限性抽搐、偏盲、偏瘫、偏身感觉障碍、失语等，意识障碍较轻且很快恢复。严重者可突然昏迷、全身抽搐，因脑水肿或继发颅内出血，发生脑疝而死亡。

【辅助检查】

（一）常规检查项目

血常规、尿常规、粪便常规、肝功能、肾功能、凝血功能、血糖、血脂、心电图等作为常规检查项目。

（二）建议检查项目

1. CT 和 MRI 检查 脑 CT 检查可显示脑梗死病灶的大小和部位。发病 24 小时后梗死区出现低密度梗死灶。MRI 对脑梗死的检出极为敏感，对脑部缺血性损害的检出优于 CT，能够检出较早期的脑缺血性损害，可在缺血 1 小时内见到。起病 6 小时后大多数梗死都能被 MRI 显示，表现为 T1 加权低信号，T2 加权高信号（图 4-25）。

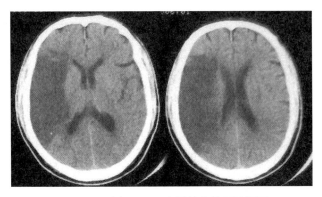

图 4-25　头颅 CT 示右侧基底节区脑梗死

2. **特殊检查**　经颅多普勒超声、颈动脉彩色 B 超、磁共振成像、血管造影、全脑数字减影血管造影、颈动脉造影，可明确有无颅内外动脉狭窄或闭塞。

【诊断和鉴别诊断】

（一）诊断

中年以上在休息状态起病，一日至数日内出现并达高峰的局灶性脑缺血症状，应考虑脑血栓形成的可能。如急骤发病，出现肢体瘫痪等神经局灶性定位体征，无明显脑膜刺激征，有栓子来源的原发病，应考虑脑栓塞。CT 或 MRI 检查发现梗死灶可明确诊断。

（二）鉴别诊断

本病应注意与其他脑血管意外鉴别，列于表 4-14。

表 4-14 脑血管意外鉴别要点

项目	脑血栓形成	脑栓塞	脑出血	蛛网膜下腔出血
好发年龄	60 岁以上	青壮年	50～60 岁较多	40～60 岁较多
主要病因	动脉粥样硬化	风心病	高血压及动脉硬化	动脉瘤、血管畸形
TIA 史	有	可有	多无	无
起病时状态	常在安静睡眠时	不定	多在活动时	多在情绪激动时
起病形式	较缓（以小时、天计）	最急（以秒或分计）	急（以分、小时计）	急（以分计）
昏迷	无	少有	深而持久	少、轻而短暂
头痛	无	无	清醒时有	剧烈
呕吐	少量	少	常有	明显
血压	正常或偏高	正常	显著增高	正常或正常
瞳孔	多正常	多正常	患侧可大	多正常
偏瘫	有	有	有	多无
颈强直	无	无	多有	显著
脑脊液	多正常	多正常	血性	血性
脑 CT 检查	低密度影	低密度影	高密度影	蛛网膜下腔可见高密度影

【处置措施】

（一）参考治疗方案

1. 脑血栓形成

（1）急性期：治疗原则为改善脑缺血区的血液循环，防止血栓进展，减少梗死范围，减轻脑水肿，防治并发症，预防复发。

1）一般治疗：包括维持生命功能，处理并发症。①休息，保持呼吸道通畅，吸氧等。②调整血压，缺血性卒中后血压升高通常无须紧急处理，除非血压过高，可用抗高血压药，如卡托普利，切忌过度降压使脑灌注压降低，导致脑缺血加重。③防治脑水肿，发病48小时至5日为脑水肿的高峰期。脑水肿可加剧脑组织缺血、缺氧，导致脑组织坏死，应尽早防治。临床常用20%甘露醇（125～250 ml，快速静脉滴注，每6～8小时1次），也可使用10%复方甘油、甘油果糖、呋塞米（速尿）、依他尼酸钠等。糖皮质激素的使用仍有争议，一般不主张使用，对重症患者，可早期短程使用，如地塞米松10～20 mg静脉滴注。④其他，如发热，应针对病因治疗，采用物理降温及使用退热药等。

2）改善脑血液循环：常用治疗措施有以下几种。①溶栓治疗：脑组织获得脑血流的早期重灌注，可减轻缺血程度，限制神经细胞及其功能的损害。溶栓治疗可采用重组组织型纤溶酶原激活物［阿替普酶（rt-PA）］、尿激酶（50万～150万 U 静脉滴注）。②抗血小板聚集治疗，如阿司匹林、氯吡格雷抗血小板治疗。③抗凝治疗，目的在于防止血栓扩展和新血栓的形成。常用药物有华法林、肝素、低分子量肝素等。④降纤治疗，常用药物有降纤酶等。

3）脑保护治疗：常用药物种类包括以下几种。①钙拮抗药，如尼莫地平；②自由基清除剂，如依达拉奉；③细胞膜稳定剂，如胞磷胆碱；④兴奋性氨基酸受体阻断药和镁离子等可在临床应用。

4）血管介入治疗及外科治疗：对于新近的血栓形成或血栓栓塞，除上述治疗措施外，可应用导管经血管介入，将溶栓药物注入局部，进行介入溶栓治疗。对于陈旧性血栓，经内科治疗效果不佳者，可手术取出血栓或切除栓塞的血管段并重新吻合或行血管搭桥术。

5）中医治疗：一般采用活血化瘀、通经活络的治疗原则。常用药物有丹参、川芎、红花等。

（2）康复治疗：应早期进行，主要目的是促进神经功能恢复。

2. 脑栓塞　脑部病变的治疗与脑血栓形成相同；引起栓塞的原发病的治疗在于根除栓子来源，防止脑栓塞复发。

（二）转诊指征

急性期均应转诊至上级医院治疗。

【预防】

（一）健康人群

1. 养成良好的生活习惯　生活规律，适当活动，避免劳累，戒烟、限酒，低盐、低脂、低胆固醇、富含纤维素饮食。

2. 保持情绪稳定　保持乐观情绪，避免过于激动。

（二）高危人群

1. 定期体检 每半年至1年复查，监测血压、血脂、血液流变学等指标变化，以便早期发现病情。

2. 积极控制危险因素 如高血压、糖尿病、高血脂均可增加脑梗死发生风险，应遵医嘱积极配合治疗。

（三）患病人群

1. 积极治疗原发病 高血压、糖尿病等原发病均会加速、加重脑动脉硬化，并发脑血管疾病。因此患者应该积极配合治疗原发病，遵医嘱服药，控制血糖、血压等。

2. 保持情绪乐观 教育患者树立乐观情绪。

3. 戒烟、戒酒 吸烟和过量饮酒均是脑梗死的危险因素，应戒烟、戒酒。

4. 合理健康饮食 科学调配饮食，均衡膳食营养。低盐、低脂、低胆固醇、富含纤维素饮食，避免便秘。

5. 康复治疗与体育锻炼 适宜的康复治疗与必要的医疗体育锻炼能较好地改善及维护机体功能。

脑出血

【概述】

脑出血是指多种原因引起的非外伤性脑实质内血管破裂引起的出血，占全部脑卒中的20%～30%，急性期病死率为30%～40%。

【病因】

脑出血常见病因是高血压合并小动脉硬化；其

次是动脉瘤和脑血管畸形；此外，血液病、梗死后出血、抗凝或溶栓治疗、颅内肿瘤血管破裂等也可引起脑出血。

脑出血80%发生在大脑半球，主要集中在基底节区，其次是脑叶、脑干及小脑。高血压脑出血最易受累的血管是大脑中动脉的分支豆纹动脉。

【临床表现】

高血压脑出血常发生于50~70岁，男性略多，冬、春季易发，患者多有高血压史。通常在活动和情绪激动时突然发生，出血前多无前兆，少数可有头晕、头痛、肢体麻木等前驱症状。临床症状常在数分钟至数小时达到高峰。主要表现为头痛、呕吐、意识障碍、肢体瘫痪、失语、大小便失禁等。因出血部位及出血量不同，临床表现各异。

1. 基底节区出血 约占脑出血的70%，其中壳核最多，占脑出血的60%。此区出血病情轻重不一。

（1）轻型：多为壳核或丘脑少量出血，主要表现为"三偏"，即对侧不同程度的中枢性偏瘫、偏身感觉障碍和偏盲，优势半球受累可有失语，意识障碍较轻。

（2）重型：多为壳核或丘脑的大量出血，血肿侵入内囊或破入脑室，病情凶险。出现意识障碍，鼾声呼吸，呕吐较重，血压明显升高，脉搏徐缓，颜面潮红，大汗，两眼同向偏斜，凝视病灶侧，瘫痪侧面颊随呼吸鼓起并有漏气，瘫痪下肢在平卧时外旋，肌张力低，病理反射阳性。

（3）极重型：可出现四肢弛缓性瘫痪（脑休

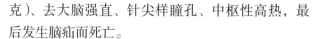

克）、去大脑强直、针尖样瞳孔、中枢性高热，最后发生脑疝而死亡。

2. 脑干出血 约占脑出血的10%，绝大多数是脑桥出血。少量出血可无意识障碍，表现为交叉瘫或偏瘫，两眼凝视瘫痪肢体侧。大量出血则迅速出现昏迷、四肢瘫痪、双侧病理征阳性，可表现为针尖样瞳孔、中枢性高热、中枢性呼吸衰竭、去大脑强直等，患者多在半小时至48小时内死亡。

3. 小脑出血 约占脑出血的10%，轻者表现为眩晕、呕吐、共济失调、眼球震颤、枕部疼痛等。重者病情十分严重，血液直接进入第四脑室，导致颅内压迅速增高、昏迷、枕骨大孔疝形成而死亡。

【辅助检查】

（一）常规检查项目

1. 血常规、尿常规、血糖 重症患者在急性期血常规检查可见白细胞增高，血糖增高，尿糖与尿蛋白阳性等。

2. 影像学检查

（1）CT检查：为临床诊断脑出血的首选检查，可显示出血部位、出血量和占位效应等相关情况。新鲜血肿呈高密度区，边界清楚（图4-26）。

（2）MRI检查：对发现结构异常，检出脑干和小脑的出血灶和监测脑出血的演进过程优于CT，对急性脑出血诊断不及CT。

（二）建议检查项目

1. 脑脊液检查 诊断明确者，一般不做脑脊液检查，以防脑疝发生，但无条件做脑CT或MRI检

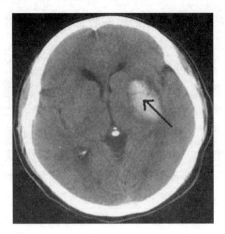

图 4-26 左侧壳核脑出血 CT 图像

查时，腰椎穿刺仍有一定的诊断价值。脑出血后由于脑组织水肿，颅内压力一般较高，80%患者在发病 6 小时后脑脊液呈血性，有颅内压增高或有脑疝的可能时，应禁忌做腰椎穿刺。

2. **数字减影血管造影（DSA）** 可检出脑动脉瘤、脑动静脉畸形和血管炎等。

【诊断和鉴别诊断】

（一）诊断

诊断要点：①常见 50 岁以上，多有原发性高血压史，活动或情绪激动时突然发病；②具有头痛、呕吐、昏迷和偏瘫等脑损害症状；③脑脊液可呈血性；④脑 CT 检查可见脑内血肿呈高密度血肿影。

（二）鉴别诊断

本病应注意与其他脑血管意外鉴别，列于表 4-14。

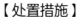

【处置措施】

（一）参考治疗方案

1. 急性期治疗

（1）内科治疗：治疗原则为保持安静，防止继续出血；积极抗脑水肿，降低颅内压；调整血压，改善循环；加强护理，防治并发症。

1）一般处理：宜就近治疗，尽量避免搬运，以免加重出血；安静卧床休息 2～4 周，避免情绪激动；保持呼吸道通畅，常规吸氧，及时吸痰；严密观察体温、脉搏、呼吸、血压、瞳孔和意识变化；维持水、电解质平衡，做好皮肤、泌尿道护理。

2）控制血压：血压的监测和处理是治疗的关键。一般认为血压控制在 150～180/90～100 mmHg 较为合适。血压过高易再出血，血压过低会导致脑灌注压降低；降压幅度不宜过大，速度不宜过快。

3）降低颅内压：脑出血后脑水肿可使颅内压增高，并致脑疝形成，是影响脑出血死亡率及功能恢复的主要因素。积极控制脑水肿、降低颅内压是脑出血急性期治疗的重要环节。常用 20% 甘露醇 125～250 ml，快速静脉滴注，每 6～8 小时 1 次。

4）止血药：无肯定疗效，但当有消化道出血或凝血功能障碍时，可选用止血药，如氨基己酸、氨甲苯酸。

5）并发症的处理：积极处理感染、中枢性高热、应激性溃疡及痫性发作等。

（2）外科治疗：目的是尽快清除血肿，降低颅内压，挽救生命。

2. 康复治疗　脑出血后，只要患者的生命体征平稳、病情不再进展，宜尽早进行康复治疗。

（二）转诊指征

一旦高度怀疑脑出血，应尽量转诊到就近的上级医院急救处理。

【预防】

（一）健康人群

养成良好的生活习惯，保持乐观心态，生活规律，适当活动，避免劳累，戒烟、限酒，低盐、低脂、低胆固醇、富含纤维素饮食。

（二）高危人群

1. 定期体检　每半年至1年复查，监测血压、血脂、血液流变学等指标变化，以便早期发现病情。

2. 积极控制危险因素　高血压、动脉粥样硬化、糖尿病、高血脂等可增加脑血管意外发生风险，应遵医嘱积极配合治疗。

3. 防跌倒　老年人应防跌倒，跌倒时有发生颅内血管破裂的危险。

（三）患病人群

1. 保持情绪稳定　保持乐观情绪，避免过于激动。

2. 积极治疗原发病　遵医嘱服药，定期复查；积极防治高血压等原发病，尽量将血压控制在安全水平。

3. 避免劳累　超负荷工作可诱发脑出血。

4. 戒烟、戒酒　吸烟和过量饮酒均是脑梗死的

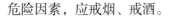

危险因素，应戒烟、戒酒。

5. **合理健康饮食** 低盐、低脂、低胆固醇、富含纤维素饮食，避免便秘。

【基本药物】

1. **防治脑水肿** 甘露醇、呋塞米。

2. **抗血栓药** 阿司匹林、华法林。

3. **溶栓药** 链激酶、尿激酶、rt-PA。

4. **脑保护药** 胞磷胆碱。

参考文献

［1］葛均波，徐永健，王辰 . 内科学［M］. 9 版 . 北京：人民卫生出版社，2018.

［2］中华医学会，中华医学会杂志社，中华医学会全科医学分会，等 . 缺血性卒中基层诊疗指南（2021）［J］. 中华全科医师杂志，2021，20（9）：947-958.

（王　刚　廖　莉　黄　鑫）

十、高尿酸血症与痛风

【概述】

高尿酸血症和痛风是嘌呤代谢障碍所致的慢性代谢性疾病，但痛风发病有明显的特异性，除高尿酸血症外，可表现为急性关节炎、痛风石、慢性关节炎、关节畸形、慢性间质性肾炎和尿酸性尿路结石。高尿酸血症患者只有出现上述临床表现时才称为痛风。临床上分为原发性和继发性两类。高尿酸血症常伴有肥胖、2 型糖尿病、脂质异常血症、高血压、动脉硬化和冠心病等，临床上称为代谢综合征。

【病因】

1. 原发性高尿酸血症

（1）尿酸排泄减少：80%~90%的高尿酸血症患者具有尿酸排泄障碍，包括肾小管分泌减少、肾小球滤过减少、肾小管重吸收增多和尿酸盐结晶沉淀。

（2）尿酸生成增多：是由先天性嘌呤代谢障碍引起的，与尿酸酶基因失活、尿酸合成或转运过程中相关基因缺陷有关。

2. 继发性高尿酸血症

（1）某些遗传性疾病（如Ⅰ型糖原贮积病）。

（2）某些血液病（如白血病、多发性骨髓瘤、淋巴瘤及恶性肿瘤化疗或放疗后）因尿酸生成过多导致高尿酸血症。

（3）慢性肾病，因肾小管分泌尿酸减少而使血尿酸增高。

（4）某些药物（如呋塞米、依他尼酸、阿司匹林）能抑制尿酸排泄而导致高尿酸血症。

【临床表现】

（一）症状

高尿酸血症患者血尿酸波动性或持续性增高，无症状性高尿酸血症患者仅有血尿酸增高。5%~12%的高尿酸血症患者随着病情演变发展为痛风，出现反复发作的痛风性关节炎、间质性肾炎和痛风石形成，严重者出现关节畸形或尿酸性尿路结石。

痛风的自然病程分为以下3个阶段。

1. 无症状期 仅有波动性或持续性高尿酸血

症，部分患者可终身不出现症状。

2. **急性关节炎期及间歇期**　特点如下：①常在午夜或清晨突然起病，关节剧痛；②单侧第一跖趾关节最常见；③发作呈自限性，多于2周内自行缓解；④可伴高尿酸血症，但部分急性发作时血尿酸水平正常；⑤关节液或痛风石中有尿酸结晶；⑥秋水仙碱可迅速缓解症状；⑦可伴发热等。间歇期是指两次痛风发作间的无症状期。

3. **痛风石及慢性关节炎期**　痛风石是痛风特征性临床表现，典型部位在耳郭，也常见于关节周围以及鹰嘴、跟腱、髌骨滑囊等处。痛风石造成关节骨、软骨破坏，受累关节可出现肿胀、压痛、畸形及功能障碍。严重时痛风石使皮肤发亮、菲薄，破溃后排出白色渣样物质。

4. **肾病**　主要表现为痛风性肾病、尿酸性肾石病和急性肾衰竭。

（二）体征

患者仅血尿酸增高时一般无体征。当发展为痛风且痛风发作时，可出现一个或多个关节的红、肿、热、痛，甚至活动受限，局部皮温升高。部分病例可有尿酸盐沉积于皮下，这些结节被称为痛风结节或痛风石。痛风石常呈白色或珍珠色，发生于游离弧形的皮肤边缘（如耳郭），关节附近的痛风结节有成群发生或融合的趋势。

【辅助检查】

（一）常规检查项目

1. **常规检查**　血常规、尿常规、肝功能、肾功能、血糖、血脂、红细胞沉降率、C反应蛋白和泌尿系超声检查等。痛风急性发作期多数患者有红细胞沉降率增快和 C 反应蛋白升高。

2. 血清尿酸测定 需检测正常嘌呤饮食状态下非同日两次空腹血尿酸水平，男性＞420 μmol/L，女性＞357 μmol/L。

3. 尿液尿酸测定 反映肾排泄尿酸的情况，分为尿酸排泄减少或尿酸生成增多，对高尿酸血症的用药有指导作用。

4. X 线检查 痛风性关节炎反复发作可引起骨质破坏，关节显影可发现骨质改变。特征性改变为穿凿样、虫蚀样圆形或弧形的骨质透亮缺损。

（二）建议检查项目

1. 关节超声 高频超声可用于评估软骨和软组织尿酸盐结晶沉积、滑膜炎症、痛风石及骨侵蚀。

2. 双能 CT 能特异性地识别尿酸盐结晶。对早期或无痛风石的患者，双能 CT 的敏感性要低一些，同时也有假阳性情况。

【诊断和鉴别诊断】

（一）诊断

当男性和绝经后女性血尿酸大于 420 μmol/L 时，绝经前女性血尿酸大于 350 μmol/L 时，可以诊断为高尿酸血症。中老年男性如出现特征性关节炎表现、尿路结石或肾绞痛发作，伴有高尿酸血症，考虑痛风。关节液穿刺或痛风石活检证实为尿酸盐结晶可做出诊断。

（二）鉴别诊断

本病应与类风湿关节炎、化脓性关节炎等相鉴别。

1. **类风湿关节炎**　常为两侧对称性关节受累，秋水仙碱治疗无效，且类风湿关节炎患者一般血尿酸不高。

2. **化脓性关节炎**　为关节内化脓性感染，受累的多为单一的肢体大关节，如髋关节和膝关节，起病急骤，有寒战、高热等感染中毒症状。

【处置措施】

（一）参考治疗方案

1. **一般治疗**　控制饮食总热量；限制饮酒和高嘌呤食物的大量摄入；每日饮水 2000 ml 以上，增加尿酸的排泄。

2. **高尿酸血症治疗目的**　使尿酸维持于正常水平。

（1）抑制尿酸合成的药物：常用的抑制尿酸合成的药物包括别嘌醇、非布司他等，适用于尿酸生成过多或不适合使用排尿酸药物者，用于间歇期和慢性期治疗。常见的副作用是肠道反应和皮疹。别嘌醇从 50 ~ 100 mg/d 开始，最大剂量为 6000 mg/d。非布司他疗效优于别嘌醇，可用于轻中度肾功能不全者，20 ~ 400 mg/d，最大剂量为 800 mg/d。

（2）促进尿酸排泄的药物：常用的药物包括苯溴马隆、丙磺舒、磺吡酮等。通过增强肾对尿酸的排泄而降低血清尿酸浓度，适用于间歇期和慢性期、肾功能正常的患者。苯溴马隆初始剂量 25 mg/d，最大剂量 1000 mg/d。

（3）碱化尿液：当患者的尿 pH 小于 6.0 时，需要碱化尿液，可服用碳酸氢钠，并在服用过程中复查尿液 pH，将尿 pH 维持在 6.2～6.8 最为合适。但不宜剂量过大及长期应用，否则可能导致代谢性碱中毒。此外，高血压患者应谨慎服用碳酸氢钠，因其可使血压升高。

3. 急性痛风性关节炎的治疗　绝对卧床，抬高患肢，避免负重，迅速给秋水仙碱，越早用药，疗效越好。

（1）秋水仙碱：为急性痛风性关节炎的特效药物，初始口服剂量 1 mg，随后 0.5 mg/h 或 1 mg/2 h，直至症状缓解，最大剂量 6～8 mg/d。90％患者口服秋水仙碱后 48 小时内疼痛缓解。

（2）非甾体抗炎药：常用药物为吲哚美辛，初始剂量 75～100 mg，随后每次 50 mg，每 6～8 小时 1 次；双氯芬酸，每次口服 50 mg，每日 2～3 次。布洛芬，每次 0.3～0.6 g，每日 2 次。罗非昔布 25 mg/d，症状缓解应减量，5～7 天后停用。禁止同时服用两种或多种非甾体抗炎药，否则会加重不良反应。

（3）糖皮质激素：当上诉药物治疗无效或不能使用秋水仙碱和非甾体抗炎药时，可考虑使用糖皮质激素或促肾上腺皮质激素（ACTH）短程治疗。

（二）转诊指征

发生严重的关节畸形和急性关节炎严重影响患者的生活质量，伴有肾功能损害者应转诊。

【预防】

（一）健康人群

养成并保持健康的生活方式。

（二）高危人群

久坐者、高嘌呤及高脂饮食等不良生活方式者、罹患心血管疾病（如高血压、冠心病）者、慢性肾病患者均是痛风的高危人群。该类人群在积极控制原发病的同时，应该注意养成良好的生活方式，避免高嘌呤、高脂肪饮食的摄入，不过量饮酒，适量运动，多饮水。

（三）患病人群

1. **定期复诊** 遵医嘱服药，定期复查尿酸变化。合并糖尿病、心血管疾病、肾病的痛风患者，需要格外注意监测自身日常血糖、血压水平，及时监测病情。

2. **饮食推荐** 应以低嘌呤食物为主，戒烟、戒酒，建议食用各种谷类制品、水果、蔬菜、牛奶、奶制品、鸡蛋等，蛋白质摄入量限制在每日每千克标准体重 1 g 左右。

3. **多饮水** 日常多饮水，使每日尿量达 2000 ml 或以上。

4. **规律运动** 每日进行中等强度运动 30 分钟以上，肥胖者应减体重，使之控制在正常范围内。

【基本药物】

（1）抗炎药：秋水仙碱、非甾体抗炎药、糖皮质激素。

（2）降低尿酸药物。

（3）减少尿酸生成药物：别嘌醇、非布司他等。

（4）促进尿酸排泄药物：苯溴马隆、丙磺舒、磺吡酮等。

参考文献

［1］葛均波，徐永健，王辰．内科学［M］.9版.北京：人民卫生出版社，2018.

［2］中华医学会，中华医学会杂志社，中华医学会全科医学分会，等．痛风及高尿酸血症基层诊疗指南（2019年）［J］.中华全科医师杂志，2021，20（9）：947-958.

［3］中华医学会，中华医学会临床药学分会，中华医学会杂志社，等．痛风基层合理用药指南（2021）［J］.中华全科医师杂志，2021，20（6）：631-638.

（刘晓瑞 廖 莉 黄 鑫）

十一、慢性胃炎

【概述】

胃炎是由各种致病因素导致的胃黏膜炎症，是消化道常见的疾病之一，以上腹部不适、疼痛、消化不良等为主要表现。根据起病的缓急和病程长短，将胃炎分为急性胃炎和慢性胃炎。在此基础上，还有学者根据其病理生理与临床表现不同，增加了一类特殊类型胃炎或胃病，包括腐蚀性胃炎、感染性胃炎、克罗恩病、嗜酸细胞性胃炎、慢性淋巴细胞性胃炎等。本节只介绍慢性胃炎。

慢性胃炎是由各种致病因素导致的胃黏膜慢性炎性病变。根据胃镜检查及组织病理学特点不同，将其分为非萎缩性、萎缩性和特殊类型胃炎3种；根据炎症分布部位不同，又将其分为胃窦胃炎、胃体胃炎和全胃炎。其最主要的病因是幽门螺杆菌（Hp）感染，临床多以非特异性消化不良症状为主要表现。特殊类型胃炎病因繁杂，种类很多，临床上较少见，本节不作介绍。

【病因】

已经证实，慢性胃炎的发生主要与 Hp 感染有关，除此而外，自身免疫、胆汁反流等损害因素也参与致病。

1. **Hp 感染**　Hp 侵入胃内后未被胃酸杀灭的部分，依靠其鞭毛穿过黏液层，定植于黏液层与胃窦黏膜上皮细胞表面，既逃避胃酸的杀灭，又难以被机体的免疫功能清除。Hp 分解尿素产生的氨可中和反渗入黏液内的胃酸，形成有利于 Hp 定殖的局部微环境，使感染慢性发展。幽门螺杆菌形态见图4-27。

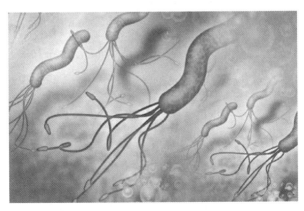

图 4-27　幽门螺杆菌

Hp 产生的氨与空泡毒素可直接损伤细胞；促进上皮细胞释放炎症介质；菌体细胞壁抗原介导自

身免疫反应，这些机制使炎症反应迁延或加重，形成 Hp 感染的重要的病理生理基础。

2. 十二指肠液反流 胆汁、胰液和十二指肠液因胃肠慢性炎症、消化吸收不良及动力异常等，大量、长期反流入胃，削弱和（或）破坏胃黏膜屏障功能，导致慢性炎症。

3. 自身免疫 在胃体胃炎患者血液中检出壁细胞抗体（PCA）和内因子抗体（IFA），说明此型胃炎与自身免疫有关。PCA 使壁细胞总数减少，胃酸分泌不足甚至缺失，IFA 使内因子分泌丧失引起维生素 B_{12} 吸收不良，导致恶性贫血。本病还可伴发其他自身免疫病，如桥本甲状腺炎、白癜风。

4. 其他因素 长期摄食粗糙或刺激性食物、酗酒、经常服用 NSAIDs 等，可反复损伤胃黏膜，导致炎症经久不愈；老年人胃黏膜微血管病变致微循环障碍、慢性右心衰竭和门静脉高压症致胃黏膜淤血缺氧，这些因素使胃黏膜营养不良、分泌能力下降和屏障功能降低，均促进了炎症的慢性发生与发展。

由上述病因造成慢性胃炎的主要病理改变是炎症、萎缩与肠化生。肠化生程度越严重，发生胃癌的危险性越高。

【临床表现】

（一）症状

大多数慢性胃炎患者无明显症状，出现症状者多以非特异性消化不良为主要表现，如上腹隐痛或饱胀不适、烧灼感、反酸、嗳气、恶心，胃体胃炎较重者常伴恶性贫血，可出现明显的厌食、体重减轻、全身衰弱、疲软，消化道症状一般被全身症状掩盖而较少。症状的多少、轻重与内镜所见和组织病理学分级无明显正相关。

（二）体征

慢性胃炎一般无明显的腹部体征，仅有上腹部轻压痛。

【辅助检查】

（一）常规检查项目

1. **胃镜及病理组织学检查** 因胃炎症状缺乏特异性，目前诊断慢性胃炎最可靠的方法是胃镜及活体组织病理学检查。胃镜下，慢性非萎缩性胃炎的黏膜呈红黄相间，或黏膜皱襞肿胀增粗；萎缩性胃炎的黏膜色泽变淡，皱襞变细、浅平，黏液减少，黏膜变薄，黏膜下血管时有可见。由于胃镜所见与活组织检查的病理表现不尽一致，因此，应在充分活检基础上结合胃镜检查进行综合判断，以组织病理学诊断为准。

2. **Hp 检测** 有侵入性和非侵入性两种方法。侵入性方法包括快速尿素酶法、组织学检查法、Hp 培养法；非侵入性方法有 ^{13}C 或 ^{14}C 尿素呼气试验、血清学检查和聚合酶链反应（PCR）等。临床上以快速尿素酶法最常用，最可靠的方法是 Hp 培养法。Hp 检测有助于明确慢性胃炎的病因和选择治疗方案，是慢性胃炎的重要检查手段。

（二）建议检查项目

自身免疫性胃炎的相关检查：对疑为自身免疫性胃炎患者，应作血清 PCA、IFA 和血清胃泌素检查。自身免疫性胃炎 PCA 多为阳性，伴恶性贫血者

IFA 也多为阳性。胃体萎缩性胃炎血清胃泌素升高，胃窦萎缩性胃炎和全胃萎缩者血清胃泌素降低。血清维生素 B_{12} 浓度测定与维生素 B_{12} 吸收试验有助于恶性贫血的诊断。

【诊断和鉴别诊断】

（一）诊断

根据胃镜检查和胃黏膜活组织病理学检查结果，可确诊慢性胃炎。病因学诊断应重视 Hp 检测，疑为自身免疫性胃炎，应检测相关自身抗体血清和血清胃泌素。

（二）鉴别诊断

1. 消化性溃疡　两者均有慢性上腹痛症状，但消化性溃疡以上腹部规律性、周期性疼痛为主，而慢性胃炎疼痛无特异性，体征很少，可行胃镜检查予以鉴别。

2. 慢性胆道疾病　如慢性胆囊炎、胆石症，也常有慢性右上腹痛、腹胀、嗳气等消化不良症状，易误诊为慢性胃炎，可行胃镜、胆囊造影、B 超等检查予以鉴别。

【处置措施】

（一）参考治疗方案

健康的饮食习惯对慢性胃炎的治疗很重要，食物疗法对大多数慢性胃炎效果良好。戒烟、限酒，避免饮浓茶、咖啡，多食蔬菜、水果，保持心情舒畅等一般治疗措施，是药物治疗的有效基础。

1. 对因治疗　①根除 Hp：目前认为，对伴有胃黏膜糜烂、萎缩及肠化生、异形增生者；有消化不良症状者；有胃癌家族史的患者，均应作 Hp 根除治疗。根除 Hp 常用的治疗方案是 1 种质子泵抑制药（PPI）或 1 种铋剂加 2 种抗生素三联治疗，疗程 7～14 天。常用的抗生素有克拉霉素 250～500 mg，每日 2 次；甲硝唑 200～400 mg，每日 3 次；替硝唑 1000 mg，每日 1 次；阿莫西林 500 mg，每日 3～4 次。这些抗生素在酸性环境下不能正常发挥其抗菌作用，需要联合 PPI 或铋剂抑制胃酸，才能发挥正常的杀菌作用。常用的 PPI 有奥美拉唑、兰索拉唑、埃索美拉唑、雷贝拉唑等。常用的铋剂有枸橼酸铋钾、果胶铋、碱式碳酸铋。可根据患者对药物的敏感性，恰当选择适宜的联合治疗方案，抗菌药物及疗程选择应视当地耐药情况而定。②十二指肠液反流：使用有助于消化、改善胃肠动力的药物，中和或对抗十二指肠液及反流。③自身免疫：目前无特效治疗手段，可考虑使用糖皮质激素或免疫抑制药。伴有恶性贫血者，肌内注射维生素 B_{12} 可改善或纠正贫血。④胃黏膜营养因子缺乏：采取综合措施，如改善胃黏膜微循环，促进胃肠营养，补充复合维生素等，能获得一定的疗效。

2. 对症治疗 对各种消化不良症状，抑酸药或抗酸药、促胃肠动力药、胃黏膜保护药、中药等均可试用。这些药不仅有一定的对症治疗作用，还可能对胃黏膜上皮修复及炎症也有一定的作用。

3. 不典型增生治疗 近年来，临床循证研究证实，合理选择塞来昔布、美洛昔康等环氧化物水解酶抑制剂，适量补充复合维生素和含硒食物等，对胃黏膜重度炎症、肠化生、萎缩及异型增生的逆转有一定益处。对药物不能逆转的局灶中、重度不典型增生（高级别上皮内瘤变），可在胃镜下行黏膜剥离术，术后结合病情定期随访。对药物不能逆转的重度灶性不典型增生伴有局部淋巴结肿大，应尽早选择手术治疗。

（二）转诊指征

慢性胃炎经治疗临床症状无缓解，近期体重下降较明显，粪便隐血试验持续阳性；伴恶性贫血；既往未作胃镜及活组织病理检查，本次需作胃镜检查以明确诊断者，应转诊至上级医院。

【预防】

（一）健康人群

（1）健康饮食，避免暴饮暴食和食用辛辣及刺激性的食物，少吃熏制、腌制、富含亚硝酸盐和硝酸盐的食物。

（2）避免长期大量饮酒、吸烟。

（3）保持良好心态和充足的睡眠。

（4）提倡使用公筷，减少 Hp 感染的机会。

（二）高危人群

（1）肠上皮化生者、一级亲属中患有胃癌者均为慢性胃炎的高危人群，这类人群应定期随访，早发现、早治疗。

（2）低叶酸水平患者可适量补充叶酸，改善机体的营养状态。

（3）慎用对胃黏膜有损伤的药物。

（三）患病人群

（1）保持心情轻松、愉悦，提高依从性，积极配合治疗。

（2）健康饮食，注重饮食卫生，戒烟、限酒，避免饮浓茶、咖啡，多食蔬菜、水果。

（3）规律运动，睡眠充分。

【基本药物】

阿莫西林、果胶铋、雷贝拉唑。

参考文献

［1］葛均波，徐永健，王辰.内科学［M］.9版.北京：人民卫生出版社，2018.

［2］中华医学会，中华医学会杂志社，中华医学会消化病学分会，等.慢性胃炎基层诊疗指南（2019年）［J］.中华全科医师杂志，2020，19（9）：768-775.

［3］房静远，杜奕奇，刘文忠，等.中国慢性胃炎共识意见（2017年，上海）［J］.胃肠病学，2017，22（11）：18.

（钟云龙　廖　莉　黄　鑫）

十二、消化性溃疡

【概述】

消化性溃疡主要是指胃、十二指肠黏膜被胃酸、胃蛋白酶等自身消化而形成的慢性溃疡，发生于胃黏膜者称为胃溃疡，发生于十二指肠者称为十二指肠溃疡，胃、十二指肠均有溃疡者称为复合性溃疡。消化性溃疡是一种全球性常见病，约10%的人在其一生中患过本病。十二指肠溃疡发生率多于胃溃疡，以青壮年人居多，十二指肠溃疡患者约比胃溃疡患者年轻10岁，胃溃疡患者多见于中老年人。两者发生比约为3:1。

【病因】

1. 幽门螺杆菌（Hp）感染 十二指肠溃疡患者 Hp 感染率高达 90%~100%。根除 Hp 可加速黏膜溃疡的愈合，并能减少溃疡的复发。

2. 胃酸、胃蛋白酶的自身消化 是形成消化性溃疡的又一重要病因。各种致病机制削弱胃黏膜的保护能力，导致胃酸、胃蛋白酶侵蚀黏膜，形成自身消化而发生溃疡。尤其是十二指肠溃疡者，胃液分析发现患者的基础泌酸量明显高于正常人，所以临床常有"无酸则无溃疡"之说。

3. 药物 长期服用非甾体抗炎药（NSAID）、糖皮质激素、氯吡格雷、化疗药物、西罗莫司、双膦酸盐等药物，易导致胃黏膜损伤而发生消化性溃疡。

4. 遗传易感性 临床研究发现，部分十二指肠溃疡患者有家族史。其壁细胞总数和壁细胞每小时盐酸分泌量均高于正常人约 1 倍。家族史提示存在较大的遗传易感性。

5. 胃排空障碍 常见于幽门梗阻、慢性肠梗阻、功能性消化不良者。胃排空障碍常损伤胃黏膜或刺激胃窦 G 细胞持续分泌促胃泌素。

6. 其他 应激、吸烟、饮酒、长期精神紧张、进食无规律等，是引起消化性溃疡常见的诱因。

就黏膜保护和胃酸损伤机制而言，胃溃疡以黏膜屏障保护功能降低为主，十二指肠溃疡则以胃酸分泌增多致损伤增强起主导作用。

【临床表现】

（一）症状

消化性溃疡的主要症状是上腹部疼痛或不适，疼痛性质多呈钝痛、烧灼痛或饥饿样痛，一般较轻，能耐受，持续性剧痛提示溃疡穿孔。少部分患者症状轻或无症状，部分患者以上消化道出血、穿孔等并发症为首发表现。上腹痛典型的特点是慢性经过，周期性发作，疼痛呈节律性。应激、过劳、精神紧张、进食无规律、吸烟等因素可诱发疼痛，病程长短不一，短者数年，长者可达数十年，好发于秋冬或冬春之交的季节，发作与缓解交替出现。节律性上腹痛是指腹痛与进食的关系，胃溃疡多为餐后痛，表现为进食后 1 小时内出现疼痛或疼痛加重，1~2 小时后逐渐缓解；十二指肠溃疡多为饥饿样痛和（或）夜间痛，腹痛常持续出现在两餐之间，直至下餐进食后缓解。由于夜间胃酸分泌较多，尤其在睡前曾进食者，可发生半夜疼痛。

特殊情况下，复合性溃疡、幽门管溃疡、球后溃疡、巨大溃疡、老年人与儿童期溃疡等，均有其相应的特殊表现。另外，在患者的病程中，尚可出现下列并发症。

1. 上消化道出血 是消化性溃疡最常见的并发症。因溃疡侵蚀血管而引起多少不等的出血。少量出血可无症状或仅有黑粪；中等量及以上出血者常呕吐咖啡色样胃内容物，排柏油样便；大量出血者除有呕血、黑粪表现外，尚有头晕、心悸、脉搏细速、意识障碍、休克等低血容量表现。

2. 穿孔 溃疡逐渐向深处侵蚀可穿过浆膜层，

将出现三种情况：①破溃入腹腔引起急性弥漫性腹膜炎，腹痛由上腹部开始向全腹蔓延，呈持续而加重的剧痛，腹肌板样强直，压痛、反跳痛，肝浊音界消失，可有休克表现；②穿透后受阻于邻近的肝、胰、脾等实质性器官，病情发展较慢，腹痛失去节律性，持续而顽固；③穿入空腔脏器形成瘘管，胃或十二指肠溃疡破入十二指肠、横结肠或胆总管，经钡餐或 CT 检查可确诊。

3. 幽门梗阻 多由十二指肠球部溃疡或幽门管溃疡引起，因急性炎性水肿、痉挛或慢性瘢痕压迫所致。餐后腹胀明显，常呕吐酸臭或隔夜食物，呕吐后症状可缓解。长期大量呕吐可出现水、电解质代谢紊乱及酸碱平衡失调、营养不良等。

4. 癌变 溃疡由良性演变为恶性的概率很低，目前报道胃溃疡的癌变率不到 1%，十二指肠溃疡一般不发生癌变。

（二）体征

缓解期无明显体征，发作时十二指肠溃疡可在中上腹部，或在脐上方，或在脐上方偏右处出现压痛；胃溃疡多在中上腹稍偏高处，或在剑突下和剑突下偏左处出现局限性压痛。

【辅助检查】

（一）常规检查项目

1. 血常规及粪隐血试验 主要用于消化道出血、感染、营养不良等的诊断。

2. 胃镜及黏膜活检 是确诊消化性溃疡的首选检查方法，可直接观察胃、十二指肠黏膜，也可进行活组织病理学检查，对并发症的诊断及良性、恶性溃疡的鉴别诊断具有重要价值。内镜直视下，可见溃疡通常呈圆形、椭圆形或线形，直径一般<10 mm，边缘锐利，基底多平滑，为灰白色或灰黄色苔膜所覆盖，周围黏膜充血、水肿，略隆起。穿孔或高度怀疑穿孔者，忌行胃镜检查；上消化道大出血后生命体征不稳定者，应慎重选择胃镜检查。消化性溃疡胃镜检查图像见图 4-28 所示。

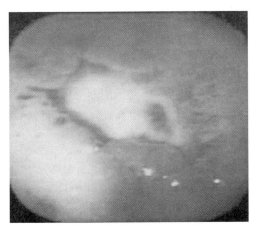

图 4-28　内镜直视下的消化性溃疡

（二）建议检查项目

1. X 线钡餐　除消化道出血急性期一般不适宜直接进行 X 线钡餐检查外，为了解胃、十二指肠的运动情况；有胃镜检查禁忌证者；不愿接受胃镜检查和没有胃镜检查设备时均可考虑选择 X 线钡餐检查。X 线钡餐的直接征象为钡液填充的溃疡凹陷面形成的圆形或椭圆形龛影，间接征象为局部压痛、胃大弯侧痉挛性切迹、十二指肠球部激惹或畸形等。

2. Hp 检查　有消化性溃疡病史者，无论溃疡是否处于活动期，均应作 Hp 检查。绝大多数患者可检出 Hp。

【诊断和鉴别诊断】

（一）诊断

根据患者慢性病程、反复周期性发作的上腹节律性疼痛的病史，结合胃镜检查可以确诊。不能作胃镜检查者可行 X 线钡餐检查，发现龛影亦可诊断溃疡。

（二）鉴别诊断

1. 慢性胃炎　两者均有慢性上腹痛症状，但消化性溃疡以上腹部规律性、周期性疼痛为主，而慢性胃炎疼痛无特异性，体征很少，可行胃镜检查予以鉴别。

2. 胃癌　可依靠内镜、病理活检等予以鉴别。

3. 胃神经官能症　本病也可有上腹部不适、恶心、呕吐等症状，但常伴有明显的全身神经官能症，发病常与情绪波动有关。内镜检查与 X 线检查多无明显异常。

【处置措施】

（一）参考治疗方案

消化性溃疡的治疗目标为祛除病因，控制症状，促进溃疡愈合，预防复发，减少或避免并发症发生。

1. 抑制胃酸分泌

（1）H_2 受体阻断药：因其疗效较好，用药方便，价格适中，不良反应较少，成为治疗消化性溃疡的主要药物之一。常用代表药有法莫替丁、尼扎替丁、雷尼替丁等。常用的 H_2 受体阻断药的用法及剂量列于表 4-15。

表 4-15 常用 H_2 受体阻断药的用法及剂量

通用药名	规格	治疗剂量	维持剂量
法莫替丁	每片 20 mg	20 mg, 每日 2 次	20 mg, 每晚 1 次
尼扎替丁	每片 150 mg	150 mg, 每日 2 次	150 mg, 每晚 1 次
雷尼替丁	每片 150 mg	150 mg, 每日 2 次	150 mg, 每晚 1 次

（2）质子泵抑制药（PPI）：与 H^+-K^+-ATP 酶结合，使其失去活性，因而具有强烈的抑酸作用，作用时间长达 72 小时，是难治性溃疡和伴有消化道出血溃疡治疗的首选药物。另外，PPI 可增强抗 Hp 抗生素的杀菌作用，故溃疡愈合率略高于 H_2 受体阻断药。常用代表药有奥美拉唑、埃索美拉唑、兰索拉唑等。常用的质子泵抑制药用法及剂量列于表 4-16。

表 4-16 常用质子泵抑制药（PPI）的用法及剂量

通用药名	规格（每片）	治疗剂量	维持剂量
奥美拉唑	10 mg, 20 mg	20 mg, 每日 1 次	20 mg, 每日 1 次
埃索美拉唑	20 mg, 40 mg	40 mg, 每日 1 次	20 mg, 每日 1 次
兰索拉唑	30 mg	30 mg, 每日 1 次	30 mg, 每日 1 次

续表

通用药名	规格（每片）	治疗剂量	维持剂量
泮托拉唑	20 mg	40 mg，每日 1 次	20 mg，每日 1 次
雷贝拉唑	20 mg	20 mg，每日 1 次	10 mg，每日 1 次

应用抑酸药物的疗程通常为 4 ~ 6 周，部分患者应用需达 8 周。

2. 抗 Hp 治疗 Hp 感染是目前研究发现导致消化性溃疡最主要的致病因素之一，因此，抗 Hp 治疗是治愈溃疡、预防复发的重要措施。不论溃疡活动与否，都应积极采取抗 Hp 治疗措施。治疗方案及疗程见本节十一、慢性胃炎。

3. 保护胃黏膜

（1）铋剂：在酸性环境中呈胶体状，与溃疡基底面形成蛋白-铋复合物，覆盖于溃疡表面，隔断胃酸、胃蛋白酶对黏膜的自身消化作用。另外，铋剂可以包裹 Hp 菌体、干扰 Hp 代谢，能够发挥协同抗菌作用。常用枸橼酸铋钾 240 mg，每日 2 次。铋剂可使粪便变黑，长时间应用可致便秘，因主要从尿液排泄，肾功能不良者慎用。

（2）弱碱性抗酸药：利用碱性药物对胃酸的中和作用，达到减少胃酸、缓解疼痛的目的。常用的有铝碳酸镁 500 ~ 1000 mg，每日 3 次；硫糖铝 1 g，每日 3 ~ 4 次；磷酸铝凝胶 20 ~ 40 g，每日 2 ~ 3 次；氢氧化铝凝胶 200 ~ 320 mg，每日 3 次等。长时间应用可致酸碱平衡紊乱。

4. 内镜及手术治疗　溃疡并发上消化道大出血经内科药物治疗无效，出现急性穿孔、慢性穿透性溃疡、慢性瘢痕性幽门梗阻、疑有癌变者等严重并发症，均应考虑内镜或手术治疗。

（二）转诊指征

消化性溃疡一般经 H_2 受体阻断药、PPI 及抗 Hp 等规范治疗后患者均可痊愈。当遇到以下情况时，应立即考虑转诊：药物治疗无效的上消化道大出血；发生急性穿孔、慢性穿透性溃疡；溃疡瘢痕导致幽门梗阻；既往有胃溃疡病史，近期疼痛节律改变，伴有消瘦、贫血、呕血或便血，疑为溃疡癌变等。

【预防】

（一）健康人群

（1）主要以保持健康生活方式为主，避免暴饮暴食和不规律进食，避免长期大量饮酒、吸烟，保持心情愉悦和充足的睡眠。

（2）提倡使用公筷，减少 Hp 感染的机会。

（二）高危人群

Hp 感染者、长期服用非甾体抗炎药和糖皮质激素者、长期服用抗血小板药物者均为消化性溃疡的易发人群。该类人群应积极治疗原发病，严格遵医嘱规律用药，注意饮食营养均衡搭配，改正酗酒、吸烟、进食不规律等不良生活习惯。

（三）患病人群

（1）健康教育：消化性溃疡属于可防可治的常见消化道慢性疾病，重点在于教育患者戒烟、限酒，不饮浓茶、咖啡及其他刺激性饮料，改善并养成良好的饮食卫生习惯。

（2）积极配合治疗：建议活动期有症状的患者停服 NSAID，遵医嘱用药，酌情加用抑酸药及黏膜保护药，注意药物的副作用。

（3）对迁延不愈的溃疡及伴有中、重度异型增生的溃疡，应提高警惕，定期复查胃镜以防癌变。

（4）适当休息，减轻精神压力，保持心情愉悦。

【基本药物】

名称	剂型、规格
复方氢氧化铝	片剂
雷尼替丁	片剂、胶囊：0.15 g
	注射液：2 ml∶50 mg
法莫替丁	片剂、胶囊：20 mg
	注射液：2 ml∶20 mg
	注射用无菌粉末：20 mg
奥美拉唑	肠溶（片剂、胶囊）：10 mg、20 mg
	注射用无菌粉末：40 mg
枸橼酸铋钾	片剂、胶囊：0.3 g（含 0.11 g 铋）
	颗粒剂：每袋含 0.11 g 铋
胶体果胶铋	胶囊：50 mg（以铋计）
铝碳酸镁	咀嚼片：0.5 g

参考文献

［1］葛均波，徐永健，王辰．内科学［M］.9 版．北京：人民卫生出版社，2018.

［2］中国中西医结合学会消化系统疾病专业委员会．消化性溃疡中西医结合诊疗共识意见（2017 年）［J］.中国中西医结合消化杂志，2018，26（2）：112-120.

[3] 中华消化杂志编委会. 消化性溃疡病诊断与治疗规范（2013年，深圳）[J]. 中华消化杂志，2014，34（2）：4.

[4] 中华医学会，中华医学会杂志社，中华医学会消化病学分会. 等. 消化性溃疡基层诊疗指南（2023年）. 中华全科医学杂志，2023，22（11）：1108-1117.

（钟云龙　廖　莉　黄　鑫）

十三、急性胆囊炎

【概述】

急性胆囊炎是胆囊组织的急性化脓性感染，是最常见的外科急腹症之一，可发生于任何年龄，但以40岁左右中年肥胖女性多见。根据胆囊内有无结石，将胆囊炎分为结石性胆囊炎和非结石性胆囊炎。

【病因】

1. 结石性胆囊炎的病因

（1）胆囊管梗阻：结石阻塞或嵌顿于胆囊管或胆囊颈，致胆汁排出受阻，胆汁瘀滞而有利于细菌生长繁殖引起感染。

（2）细菌感染：致病菌多从胆道逆行进入胆囊，或经血液循环或淋巴途径进入胆囊，在胆汁流出不畅时造成感染。致病菌主要是革兰氏阴性杆菌，以大肠埃希菌最常见，常合并厌氧菌感染。

（3）化学性刺激：胆囊中胆汁瘀滞使胆盐浓缩，可刺激胆囊黏膜发生化学性炎症变化，而胰液反流入胆囊也可刺激胆囊发生炎症。

2. 急性非结石性胆囊炎的病因　尚未明确，胆

囊内胆汁淤滞和缺血是主要的致病因素。

【临床表现】

（一）症状

1. **腹痛** 开始时仅有上腹胀痛不适，逐渐发展为阵发性绞痛。夜间发作常见，饱餐、进食油腻食物常诱发其发作。疼痛可放射至右肩背部。如病情发展，疼痛可为持续性伴阵发加剧。

2. **消化道症状** 腹痛发作时常伴有恶心、呕吐、厌食、便秘等消化道症状。

3. **全身反应** 患者常有轻度至中度发热，通常无寒战，可有畏寒，如出现寒战、高热，表明病变严重，如胆囊化脓、坏疽、穿孔，或合并急性胆管炎。

（二）体征

右上腹胆囊区域可有不同程度的压痛或叩击痛，炎症波及壁腹膜时，可有反跳痛和肌紧张。医师将左手拇指置于右肋缘下胆囊区，嘱患者深呼吸，如患者突然出现屏气现象，称为墨菲（Murphy）征阳性，是急性胆囊炎的典型体征。部分患者可触及肿大、有压痛的胆囊。如胆囊被大网膜包裹，则形成边界不清、有固定压痛的肿块；如胆囊发生坏疽、穿孔，则出现弥漫性腹膜炎表现。

【辅助检查】

（一）常规检查项目

1. **实验室检查** 血常规检查见白细胞计数及中性粒细胞比例升高，部分患者可有血清胆红素、转氨酶或淀粉酶升高。

2. **影像学检查** 超声是诊断急性胆囊炎首选的

检查方法，可见胆囊增大，胆囊壁增厚，结石性胆囊炎胆囊内可有结石影。

（二）建议检查项目

CT、MRI检查均能协助诊断。

【诊断和鉴别诊断】

（一）诊断

根据典型的临床表现（高脂饮食或暴饮暴食后突然发病、突感右上腹绞痛伴阵发性加剧、疼痛可放射到右肩背部，右上腹胆囊区域可有不同程度的压痛或叩击痛，墨菲征阳性），并结合实验室检查和影像学检查，急性胆囊炎诊断一般不困难。

（二）鉴别诊断

1. **消化性溃疡穿孔**　是溃疡病患者严重的并发症之一。患者的胃穿孔主要是暴饮暴食所致，暴饮暴食能引起胃酸和胃蛋白酶增加，很容易诱发胃穿孔。

2. **急性胰腺炎**　是多种病因导致胰酶在胰腺内被激活后引起胰腺组织自身消化、水肿、出血甚至坏死的炎症反应。临床以急性上腹痛、恶心、呕吐、发热和血胰酶增高等为特点。腹部B超检查对明确诊断有较高价值。

3. **肝脓肿**　是细菌、真菌或溶组织阿米巴原虫等多种微生物引起的肝化脓性病变。若不积极治疗，死亡率可高达10%~30%。腹部B超检查有利于脓肿的定位诊断。

【处置措施】

（一）急性加重期治疗

急性加重期间常采用胆囊切除术，胆囊炎较

轻者可应用腹腔镜胆囊切除术（LC）；急性化脓性胆囊炎、坏疽穿孔性胆囊炎可采用开腹胆囊切除术（OC）等。对高危患者或局部粘连解剖不清者，可先行胆囊造口术减压引流，3个月后再行胆囊切除。

（二）缓解期治疗

1. 非手术治疗　可作为术前准备，方法包括禁食、解痉利胆、抗感染、营养支持，纠正水、电解质代谢紊乱及酸碱平衡失调，对症处理，也可饮食控制并服用消炎利胆药及中药等。大多数患者经非手术治疗病情均能被控制，待日后行择期手术。同时密切观察病人的病情变化，当非手术治疗无效或病情加重时，应及时手术治疗。

2. 解痉止痛　对于胆绞痛发作的患者，可给予解痉镇痛药，常用哌替啶、阿托品、山莨菪碱等；禁用吗啡止痛，因其能使奥迪括约肌痉挛，加重胆道梗阻。

3. 其他　中医及中药治疗。

（三）转诊指征

1. 从乡镇卫生院或社区医院转诊至上级医院　急性胆囊炎患者在非手术治疗期间体温明显升高，脉搏、呼吸增快，腹痛症状无明显缓解，或腹痛加剧且范围明显扩大，或者出现全腹膜炎的体征，说明病情加重，应尽快转诊到上一级医院手术治疗。

2. 从上级医院转诊至社区医院或乡镇卫生院　经过正规抗感染、解痉等有效治疗，病情稳定、症状缓解者。

【预防】

（一）健康人群

养成并保持良好的生活习惯。

（二）高危人群

肥胖患者要积极减肥。

（三）患病人群

（1）注意休息，加强营养，生活要有规律，劳逸结合；宜进食低脂、高蛋白、富含维生素、易消化的食物，忌食油腻食物及暴饮暴食。

（2）选择非手术治疗的患者，告知其胆囊炎的相关知识，如出现异常，立即就诊。

【基本药物】

名称	剂型、规格
哌替啶	注射液：1 ml：50 mg、2 ml：100 mg
阿托品	片剂：0.3 mg
	注射液：1 ml：0.5 mg、1 ml：1 mg、1 ml：5 mg

参考文献

［1］葛均波，徐永健，王辰 . 内科学［M］.9 版 . 北京：人民卫生出版社，2018.

［2］中华消化杂志编辑委员会 . 中国慢性胆囊炎，胆囊结石内科诊疗共识意见（2014 年，上海）［J］. 中华消化杂志，2014，34（12）：292-296.

［3］中国中西医结合学会消化系统疾病专业委员会 . 急性胆囊炎中西医结合诊疗共识意见［J］. 中国中西医结合消化杂志，2018，26（10）：805-811.

（张 德 张立羽 黄 鑫）

十四、急性阑尾炎

【概述】

急性阑尾炎是阑尾组织的急性化脓性感染，是最常见的外科急腹症之一，可发生于任何年龄，但以 20~30 岁青壮年多见，男性发病率高于女性。若及时诊断和治疗，预后良好。一旦延误诊治，可致严重后果。

【病因】

1. 阑尾腔梗阻 是急性阑尾炎最常见的病因。

（1）解剖因素：阑尾管腔狭小、细长，开口较小，容易被食物残渣、粪石、寄生虫等阻塞而引起管腔梗阻。

（2）胃肠功能紊乱：肠道炎症性疾病引起痉挛时，同时致阑尾腔痉挛，而使阑尾腔梗阻、血运障碍而致炎症。

2. 细菌入侵 因阑尾腔开口于盲肠，腔内存在大量的大肠埃希菌和厌氧菌等细菌。当阑尾腔阻塞后，腔内的致病菌繁殖并分泌毒素，损伤黏膜上皮，产生溃疡，细菌穿过溃疡面侵入阑尾肌层而引起感染。

【临床表现】

（一）症状

1. 腹痛 是急性阑尾炎的重要症状，且具有转移性右下腹痛的特点。病人开始感上腹部或脐周疼痛，呈持续性，数小时（6~12 小时）后，腹痛转移并固定于右下腹部，呈持续性并逐渐加重。70%~80% 的病人有典型的转移性右下腹痛表现，但少数病人开始即为右下腹部疼痛。有的病人腹痛突然暂时性缓解，随后右下腹痛逐渐加重，可能是阑尾坏疽、穿孔。

2. 胃肠道症状 恶心、呕吐最常见，早期呕吐多为反射性；晚期呕吐则与腹膜炎有关，约 1/3 的病人可有便秘或腹泻症状。盆腔位阑尾炎及出现盆腔脓肿时，可有大便次数增多、里急后重、黏液便等直肠刺激症状。

3. 全身反应 单纯性阑尾炎病人体温轻度升高；阑尾化脓、坏疽穿孔后病人会出现明显的发热、全身感染中毒症状较重；并发化脓性门静脉炎时，可引起寒战、高热、轻度黄疸。

（二）体征

1. 右下腹固定压痛 是急性阑尾炎最常见的重要体征。当感染局限于阑尾腔以内，病人感觉上腹部或脐周疼痛时，右下腹就有固定压痛存在。阑尾穿孔合并弥漫性腹膜炎时，虽然全腹都有压痛，仍以右下腹最为明显。

2. 腹膜刺激征 化脓性和坏疽性阑尾炎波及腹膜后会出现腹膜刺激征，可有局限性或弥漫性腹部压痛、反跳痛和腹肌紧张。

3. 腹部包块 阑尾周围脓肿时，右下腹可触到境界不清、不能活动、伴有压痛和反跳痛的包块。

4. 其他体征 ①结肠充气试验：病人取仰卧位。检查者先用一只手按压左下腹部降结肠，再用另一只手反复压迫近侧结肠，结肠积气可传至盲肠和阑尾根部，若引起右下腹疼痛加重，即为结肠充气试验阳性。②腰大肌试验：病人取左侧卧位。检查者将病人右下肢向后过伸，如出现右下腹疼痛加重，即为腰大肌试验阳性，提示阑尾可能位于盲肠后或腹膜后靠近腰大肌处，或炎症已波及腰大肌。③闭孔内肌试验：病人取仰卧位，右髋及右膝均屈曲 90°，将右股内旋，若右下腹疼痛加重，即为闭孔内肌试验阳性，提示阑尾位置较低，炎症已波及闭孔内肌。④直肠指检：盆腔位急性阑尾炎，直肠右侧壁有明显触痛，甚至触到炎性包块。阑尾穿孔伴盆腔脓肿时，直肠内温度较高，直肠前壁膨隆，并可触及痛性肿块，部分病人伴有肛门括约肌松弛现象。

（三）几种特殊类型阑尾炎

1. 小儿急性阑尾炎 小儿阑尾壁薄，管腔小，一旦梗阻，发生血运障碍，容易引起坏疽和穿孔；小儿大网膜短，不能起到保护作用，穿孔后炎症不容易局限，容易形成弥漫性腹膜炎。小儿急性阑尾炎病情较成人严重，高热、呕吐及腹泻明显，右下腹有固定压痛、肌紧张，但不典型。

2. 老年人急性阑尾炎 老年人痛觉迟钝，大网膜萎缩，加之老年人阑尾动脉硬化，易导致阑尾缺血、坏死。老年人急性阑尾炎腹痛不强烈，体征不典型，临床表现轻而病理改变重，容易延误诊断和治疗。

3. 妊娠期急性阑尾炎 在妊娠过程中，子宫逐渐增大，盲肠和阑尾的位置也随着向上、向外、向后移位，阑尾炎的压痛部位也随着上移。妊娠后期子宫增大，阻碍大网膜趋近发炎的阑尾，阑尾穿孔后感染不易局限，常引起弥漫性腹膜炎。如炎症发展，易致流产或早产，威胁胎儿和孕妇的安全。

【辅助检查】

（一）常规检查项目

1. **血液常规检查** 大多数急性阑尾炎病人血常规检查可见白细胞计数和中性粒细胞比例增高。白细胞计数可高达（10~20）× 10^9/L，可发生核左移。

2. **影像学检查** 腹部 X 线检查可见盲肠扩张和液气平面。超声检查可发现肿大的阑尾或脓肿。

3. **尿常规** 尿液检查一般无阳性发现；有时尿中出现白细胞，往往与阑尾炎症波及输尿管有关，应注意与右侧输尿管结石相鉴别。

（二）建议检查项目

腹腔镜检查 利用腹腔镜可以直接观察阑尾情况，也能分辨与阑尾炎有相似症状的其他脏器疾病，对明确诊断具有决定性作用。在诊断的同时，也可作阑尾切除术。但此法需要麻醉配合，费用高，并需要技术熟练的医师完成。

【诊断和鉴别诊断】

（一）诊断

根据转移性右下腹痛和右下腹有固定压痛的典型表现，一般可做出急性阑尾炎的诊断。

（二）鉴别诊断

部分患者无急性阑尾炎典型的症状与体征。许多疾病的症状和体征与急性阑尾炎很相似，故应注意鉴别。

1. **急性胃肠炎** 是胃肠黏膜的急性炎症。临床表现主要为恶心、呕吐、腹痛、腹泻、发热等。本病常见于夏、秋季，其发生多由于饮食不当，暴饮暴食，或食入生冷、腐馊、秽浊不洁的食品。呕吐物及粪便常规检查有助于诊断。

2. 右侧输尿管结石　尿路结石是最常见的泌尿外科疾病之一。患者常有疼痛、血尿等表现，泌尿系统超声检查发现结石有助于诊断。

【处置措施】

（一）参考治疗方案

1. 手术治疗　绝大多数急性阑尾炎一旦确诊，应早期施行阑尾切除术。早期手术操作较简单，术后并发症少。如阑尾化脓坏疽或穿孔后再手术，不仅操作困难，且术后并发症会明显增加。术前即应用抗生素有助于防止术后感染的发生。特别要注意小儿、老年人和妊娠期急性阑尾炎，因其表现不典型、病情重、变化快，易发生穿孔，一旦明确诊断，更应及早手术治疗。若有条件，也可采用经腹腔镜阑尾切除术。

2. 非手术治疗　仅用于单纯性阑尾炎或急性阑尾炎早期治疗以及有手术禁忌证者。治疗措施包括禁食、补液、应用抗生素、对症治疗等。中药以清热、解毒、化瘀为主。同时，密切观察病情变化，若病情发展或加重，应及时手术治疗。阑尾周围脓肿可先使用抗生素控制症状，一般 3 个月后再行手术切除阑尾。

（二）转诊指征

1. 从乡镇卫生院或社区医院转诊至上级医院　若患者在治疗期间体温明显升高，脉搏、呼吸增快，或腹痛加剧且范围明显扩大，或者出现严重的腹膜刺激征，说明病情加重，应尽快转诊到上一级医院手术治疗。患者在治疗期间腹痛突然减轻，可能是阑尾梗阻解除、病情好转的表现，但也可能是阑尾坏疽或穿孔的表现，此时应注意有无明显的腹膜刺激征和全身感染中毒症状，若有，应尽快转诊到上一级医院手术治疗；若阑尾周围脓肿范围逐渐增大，全身中毒症状不断加重，应尽快转诊到上一级医院，考虑手术引流。

2. 从上级医院转诊至社区医院或乡镇卫生院　经过正规抗感染等有效治疗，病情稳定、症状缓解者。

【预防】

（一）健康人群

注意饮食卫生，生活要有规律，避免暴饮暴食、过度疲劳和腹部受凉等因素。

（二）高危人群

及时治疗急性胃肠炎等疾病，预防慢性阑尾炎急性发作。

（三）患病人群

阑尾周围脓肿者，嘱患者 3 个月后再次住院行阑尾切除术。如出现腹痛、腹胀、恶心、呕吐等不适，应及时就诊。

【基本药物】

名称	剂型、规格
头孢他啶	注射用无菌粉末：0.5 g、1.0 g
甲硝唑	片剂、胶囊：0.2 g
	氯化钠注射液：100 ml : 0.5 g

参考文献

[1]葛均波，徐永健，王辰．内科学［M］.9版.北京：人民卫生出版社，2018.

[2]中华医学会外科学分会外科感染与重症医学学组，中国医师协会外科医师分会肠瘘外科医师专业委员会．中国腹腔感染诊治指南（2019版）［J］.中国实用外科杂志，2020，40（1）：1-16.

（张　德　赵卫东　张立羽　黄　鑫）

十五、缺铁性贫血

【概述】

缺铁性贫血是指体内贮存铁缺乏，导致血红蛋白合成减少的一种小细胞低色素性贫血。缺铁性贫血是贫血中最常见的一种。缺铁性贫血在经济不发达地区多见于婴幼儿、育龄妇女。

【病因】

1. 体内贮存铁不足　胎儿从母体获得的铁以妊娠最后三个月最多。正常新生儿的贮存铁以及出生后的红细胞破坏释放的铁，一般仅够出生后头四个月所需，如因早产、多胎致新生儿出生体重过低以及胎儿在胎内失血，均可使新生儿贮存铁减少，因而较易发生缺铁性贫血。

2. 需要增加，摄入不足　多见于婴幼儿、青少年、妊娠期和哺乳期妇女。婴幼儿需铁量较大，人乳和牛乳中含铁量均低，若不补充蛋类、肉类等含铁量较高的辅食，易造成缺铁。青少年偏食易致缺铁。女性月经过多、妊娠或哺乳，需铁量增加，若不补充高铁食物，易造成缺铁性贫血。长期食物缺铁也可引起缺铁性贫血。从食物中摄入的铁不足是小儿营养性缺铁性贫血的主要病因。

3. 吸收不良 慢性胃炎、胃酸缺乏、胃大部切除术后、长期腹泻等或因老年性便秘长期使用轻泻药可导致铁吸收障碍。

4. 丢失过多 慢性失血是成人缺铁性贫血最常见和最重要的病因。反复多次或持续少量的失血，如胃及十二指肠溃疡、食管裂孔疝、消化道息肉、肿瘤、钩虫病、痔、月经过多；此外，阵发性睡眠性血红蛋白尿症、反复血液透析等也可增加铁的丢失。

【临床表现】

贫血的临床表现与贫血的程度、进展速度、个体代偿能力及其对缺氧的耐受性等有关。缺铁性贫血如果发生较缓慢，早期可以没有症状或症状轻微。贫血较重或进展速度较快时，才出现一般慢性贫血的症状和组织缺铁的表现。

1. 贫血的一般表现 疲乏、软弱无力是最早和最常见的表现。皮肤、黏膜苍白是贫血最突出的体征。病人还可有头晕、头痛、耳鸣、心悸、气促、食欲缺乏、恶心及胃肠胀气等表现。

2. 缺铁性贫血的特殊表现

（1）组织缺铁表现：如皮肤干燥、皱缩、无光泽；毛发干枯易脱落，指（趾）甲缺乏光泽、脆薄易裂，重者甚至出现匙状甲（反甲）；黏膜损害多表现为口角炎、舌炎、舌乳头萎缩，可有食欲缺乏，严重者可发生缺铁性吞咽困难。

（2）神经系统及精神异常：儿童较明显，如过度兴奋、烦躁、易怒、注意力不集中，严重者出现发育迟缓、智力低下；少数患者可有异食癖（如喜吃生米、泥土、冰块、石子）。

3. 缺铁原发病的表现　如消化性溃疡、肿瘤或痔导致的黑便、血便或腹部不适；钩虫感染导致的腹痛或粪便性状改变；妇女月经过多，肿瘤性疾病所致的消瘦等。

【辅助检查】

（一）常规检查项目

血象　呈小细胞低色素性贫血。平均红细胞体积（MCV）低于 80 fl，平均红细胞血红蛋白浓度（MCHC）小于 32 ％。血片中可见红细胞体积小、中央淡染区扩大。网织红细胞计数正常或轻度增高。白细胞和血小板计数正常或减低。

（二）建议检查项目

1. 铁代谢　血清铁降低（＜8.95 μmol/L），总铁结合力升高（＞64.44 μmol/L），转铁蛋白饱和度降低（＜15 ％）。骨髓涂片用亚铁氰化钾染色（普鲁士蓝反应）后，在骨髓小粒中无深蓝色的含铁血黄素颗粒；铁粒幼细胞减少。

2. 骨髓象　骨髓增生活跃或明显活跃，以红系增生为主，粒系、巨核系无明显异常；红系中以中、晚幼红细胞为主。

【诊断和鉴别诊断】

（一）诊断

首先明确贫血是否缺铁所致，然后寻找导致缺铁及缺铁性贫血的原因。

根据患者的原发病（小儿根据喂养史）、临床表现，血液、骨髓、血清铁代谢等检查结果，及铁剂治疗有效等，不难做出诊断。

缺铁性贫血确诊后，必须进一步查明缺铁的原因。全面、系统的体格检查，特别是消化道等检查尤为重要。如有无消化性溃疡、痔、肠道寄生虫病等。女性患者特别注意月经情况及妇科检查。发现病因线索后，应进一步作针对性的检查，探明引起缺铁性贫血的确切原因。

（二）鉴别诊断

1. **铁粒幼细胞贫血** 为遗传或不明原因导致的红细胞铁利用障碍性贫血。患者无缺铁的表现，血清铁蛋白浓度增高，骨髓小粒含铁血黄素颗粒增多，铁粒幼细胞增多，并出现环形铁粒幼细胞。血清铁和转铁蛋白饱和度增高，总铁结合力不低。

2. **地中海贫血** 有家族史，有慢性溶血表现。血片中可见多量靶形红细胞，并有珠蛋白肽链合成数量异常的证据，如胎儿型血红蛋白（HbF）和血红蛋白A2（HbA2）升高，出现血红蛋白H包涵体。血清铁蛋白、骨髓可染铁、血清铁和转铁蛋白饱和度不低且常升高。

3. **慢性病性贫血** 为慢性炎症、感染或肿瘤等引起的铁代谢异常性贫血。血清铁蛋白和骨髓铁增多。血清铁、血清转铁蛋白饱和度、总铁结合力减低。

4. **转铁蛋白缺乏症** 系常染色体隐性遗传所致

或严重肝病、肿瘤继发。血清铁、总铁结合力、血清铁蛋白及骨髓含铁血黄素均明显降低。先天性者幼儿时发病,伴发育不良和多脏器功能受累。获得性者有原发病的表现。

【处置措施】

(一)参考治疗方案

1. 病因治疗 是根治缺铁性贫血的关键。对婴幼儿、青少年和妊娠期妇女营养不足引起的缺铁性贫血,应改变不合理的饮食结构与方式,预防性增加含铁丰富的食物;由月经过多引起者,应到妇科就诊,调理月经;寄生虫感染者,应驱虫治疗;由消化性溃疡引起者,应积极应用抑酸药等治疗溃疡病;恶性肿瘤者,应手术或放、化疗。

2. 补铁治疗

(1)口服铁剂:为首选,常用的制剂有琥珀酸亚铁(0.1~0.2 g,每日3次),硫酸亚铁(0.1~0.2 g,每日3次),多糖铁复合物(0.15 g,每日2次,4~6周后改为0.15 g,每日1次)。

为了减少对胃的刺激,铁剂应在餐后或餐中服用。牛奶、茶和咖啡等会抑制铁剂的吸收,应尽量避免同服;鱼、肉类、维生素C可加强铁剂的吸收。铁剂治疗有效者,先是外周血网织红细胞增多,10天左右达高峰,2周后血红蛋白浓度上升,一般2个月左右恢复正常。为进一步补足贮存铁,在血红蛋白恢复正常后,仍需继续服用铁剂,持续4~6个月,待铁蛋白正常后停药。

(2)注射铁剂:若口服铁剂不能耐受或吸收障碍,可用右旋糖酐铁(50~100 mg,每日或隔日1

次，缓慢肌内注射），注射右旋糖酐铁有可能导致过敏性休克，首次应用必须做过敏试验。注射用铁的总量（mg）=（150- 患者的血红蛋白浓度 g/L）× 0.33× 患者体重（kg）。

（3）中医治疗：可作为辅助治疗，主要药物为山楂、陈皮、半夏、茯苓等配伍服用。

（二）转诊指征

（1）儿童重度贫血影响生长发育者。

（2）重度及极重度贫血，甚至有出血者。

（3）贫血性心脏病者。

【预防】

（一）健康人群

向群众进行营养知识宣传教育，改变不合理的饮食结构，鼓励进食肉类等铁吸收率高的食物，增加富含核黄素食品的摄入，如动物内脏、奶类、蛋类、豆制品、大枣、花生及黑木耳。

（二）高危人群

重点关注婴幼儿、青少年和妇女的营养保健：为婴幼儿及时添加富含铁的食品，如蛋类、肝；青少年应纠正偏食习惯，定期检查和治疗寄生虫感染；妊娠期和哺乳期妇女可补充铁剂；月经期妇女应防治月经过多。

（三）患病人群

指导患者积极治疗原发病，如肿瘤性疾病和慢性出血性疾病。

（王　刚　张立羽　黄　鑫）

【基本药物】

名称	剂型、规格
硫酸亚铁	片剂：0.3 g
	缓释片：0.45 g
右旋糖酐铁	口服溶液：5 ml：25 mg（Fe）、10 ml：50 mg（Fe）
	注射液：2 ml：50 mg、2 ml：100 mg
琥珀酸亚铁	片剂：0.1 g

参考文献

［1］葛均波，徐永健，王辰.内科学［M］.9版.北京：人民卫生出版社，2018.

［2］吴勉华，石岩.中医内科学［M］.11版.北京：中国中医药出版社，2021.

［3］《中国国家处方集》编委会.中国国家处方集［M］.2版.北京：科学出版社，2021.

［4］中华医学会围产医学分会.妊娠期铁缺乏和缺铁性贫血诊治指南［J］.中华围产医学杂志，2014，17（7）：451-454.

［5］《中华儿科杂志》编辑委员会.儿童缺铁和缺铁性贫血防治建议［J］.中国儿童保健杂志，2010，46（8）：502-504.

［6］罗梅宏，崔乐乐，孙伟正，等.老龄缺铁性贫血高危人群社区中医药防治专家共识［J］.现代中医临床，2021，28（4）：7.

十六、类风湿关节炎

【概述】

类风湿关节炎（RA）是慢性、全身性自身免疫病之一，主要以侵蚀性、对称性多关节炎为临床表

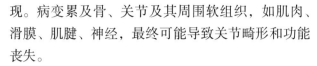

现。病变累及骨、关节及其周围软组织，如肌肉、滑膜、肌腱、神经，最终可能导致关节畸形和功能丧失。

【病因】

类风湿关节炎属风湿病范畴，病因复杂，主要与机体免疫、感染、代谢、内分泌、环境、遗传、肿瘤等因素有关。多数风湿病患者血液中会出现大量自身抗体，所以多数风湿性疾病属于自身免疫病。

【临床表现】

类风湿关节炎的主要临床表现有关节疼痛、肿胀、功能障碍，部分患者可出现脏器功能损害，甚至功能衰竭等。

（一）风湿病的临床特点

1. **慢性病程** 呈现发作和缓解交替出现的特点。

2. **异质性** 同一疾病的不同患者，在临床表现、抗风湿药物应用耐受量及疗效、预后等方面差异很大。

3. **免疫学异常或生化改变** 常有免疫学或生化检查异常，如类风湿因子阳性。

（二）症状与体征

类风湿关节炎可发生于任何年龄，80％发病于25～45岁，女性患者多见。早期出现乏力、全身肌肉疼痛、低至中度发热、手足麻木、刺痛等全身症状，局部表现以反复发作、对称性、多发性小关节炎为主。近端指间关节、掌指关节、腕、肘、肩、膝和足趾关节受累最为多见，颈椎、颞下颌关节、胸锁关节和肩锁关节也可受累，严重时活动受限，髋关节很少累及。关节炎常表现为持续性肿痛和晨僵，晨僵通常长达数小时以上。随病变持续发展，晚期出现关节僵直和畸形。常见的表现有腕关节和肘关节强直、掌指关节半脱位、手指向尺侧偏斜和天鹅颈样畸形。

1. **关节肿胀**　绝大多数患者首发症状是关节肿胀，典型症状之一是由于关节腔内渗出液增多及关节周围软组织炎症改变而表现为关节周围均匀性肿大，关节呈梭形肿胀。

2. **关节痛与压痛**　关节疼痛的轻重通常与其肿胀的程度相平行，关节肿胀愈明显，疼痛愈重，甚至剧烈疼痛。

3. **晨僵与关节畸形**　指受累关节在晨起时出现较长时间的僵硬和活动受限，常伴有肢端或指（趾）发冷和麻木感。95%以上患者均有晨僵表现，病情严重时，全身关节均可出现僵硬感。起床活动或温暖后症状可减轻或消失。随病变持续发展，关节活动逐渐受限，晚期出现不同程度的畸形，如手指向尺侧偏斜和天鹅颈样等畸形，最终致关节功能丧失。类风湿关节炎所致关节畸形见图4-29。

4. **关节外表现**　全身多器官系统受累，皮肤、心血管系统、呼吸系统、泌尿系统、神经系统、血液造血系统、消化系统等常有多种表现。如发热、轻至中度贫血，类风湿结节（好发于肘部、关节鹰嘴突、骶部等关节隆凸部及经常受压处）、类风湿血管炎、淋巴结炎；心包炎、心包积液、心肌炎、冠状动脉炎、主动脉炎、慢性心内膜炎；胸膜

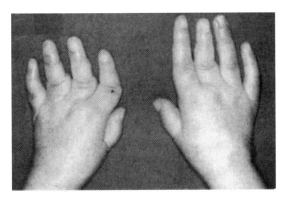

图 4-29 类风湿关节炎所致关节畸形

炎、胸腔积液、肺动脉炎、间质性肺疾病、结节性肺病；肾炎、肾淀粉样变和继发于药物治疗的肾损害；外周神经病、继发于血管炎的缺血性神经病；厌食、恶心、消化不良等。

【辅助检查】

（一）常规检查项目

1. **血常规检查** 有轻至中度贫血。活动期患者血小板可升高。白细胞及分类多正常。

2. **X 线检查** 早期仅见关节软组织梭形肿胀与骨端部位骨质疏松。继而出现病变骨组织骨质破坏、缺损。晚期出现关节软骨和骨质破坏、关节间隙变窄、关节畸形和关节强直。

（二）建议检查项目

1. **类风湿因子** 可分为 IgM、IgG 和 IgA 型类风湿因子（RF）。在常规临床工作中，主要检测 IgM 型 RF。它见于约 70% 患者的血清，其滴度一般与本病的活动性和严重性呈比例。但 RF 并非类风湿关节炎的特异性抗体，甚至在 5% 的正常人也可以出现低滴度 RF，因此 RF 阳性者必须结合临床表现，方能诊断本病。

2. 免疫复合物和补体 70% 患者血清中出现各种类型的免疫复合物，尤其是活动期和 RF 阳性患者。在急性期和活动期，患者血清补体均有升高，只有少数有血管炎者出现低补体血症。

3. 关节滑液 正常人关节腔内的滑液不超过 3.5 ml。当关节有炎症时，滑液增多，滑液中的白细胞明显增多，达（2000 ~ 75 000）× 10^6/L，且中性粒细胞占优势，其黏度差，含葡萄糖量低（低于血糖）。

4. 类风湿结节的活检 其典型的病理改变有助于本病的诊断。

【诊断和鉴别诊断】

（一）诊断

达到下述标准中的 2 个标准可确诊，符合 4 个以上标准则诊断为典型的类风湿关节炎。

（1）晨僵持续时间至少 6 周及以上。

（2）3 个关节以上的肿痛，最少持续 6 周，手关节肿胀最少持续 6 周，对称性关节肿胀最少持续 6 周。

（3）类风湿结节。

（4）血清类风湿因子阳性。

（5）典型的放射学检查结果。

（二）鉴别诊断

1. 骨关节炎 为退行性骨关节病。本病多见于 50 岁以上者，主要累及膝、脊柱等负重关节。活动时关节痛加重，可有关节肿胀、积液。手指骨关节炎常被误诊为类风湿关节炎，尤其在远端指间关节出现赫伯登（Heberden）结节和近端指关节出现布夏尔（Bouchard）结节时易被视为滑膜炎。骨关节炎通常无游走性疼痛，大多数患者红细胞沉降率正常，RF 阴性或低滴度阳性。X 线检查示关节间隙狭窄、关节边缘呈唇样增生或骨疣形成。

2. **强直性脊柱炎**　主要侵犯脊柱，当周围关节受累，特别是以膝、踝、髋关节为首发症状者，需与类风湿关节炎相鉴别。强直性脊柱炎多见于青壮年男性，外周关节受累以非对称性的下肢大关节炎为主，极少累及手关节，骶髂关节炎具有典型的 X 线改变。本病可有家族史，90% 以上患者 HLA-B27 阳性。血清 RF 阴性。

3. **银屑病关节炎**　本病多发生于皮肤银屑病后若干年，其中 30%~50% 患者表现为对称性多关节炎，与类风湿关节炎极为相似。其不同点为本病累及远端指关节处更明显，且表现为该关节的附着端炎和手指炎。同时可有骶髂关节炎和脊柱炎，血清 RF 多阴性。

4. **系统性红斑狼疮**　部分患者以手指关节肿痛为首发症状，且部分患者 RF 阳性，而被误诊为类风湿关节炎。然而本病的关节病变较类风湿关节炎轻，一般为非侵蚀性，且关节外的系统性症状，如蝶形红斑、脱发、蛋白尿较突出。血清抗核抗体（ANA）、抗双链 DNA（dsDNA）抗体等多种自身抗体阳性。

5. **其他病因的关节炎**　风湿热的关节炎，肠道感染后或结核感染后反应性关节炎，均各有其原发病的特点。

【处置措施】

（一）参考治疗方案

类风湿关节炎目前不能根治。治疗的目标是缓解症状或没有明显的炎症活动症状和体征。应采取综合治疗方案，减少致残。治疗措施包括一般性治疗、药物治疗、外科手术治疗等，以药物治疗为主。

1. 一般性治疗 关节肿痛明显者应注意休息，适当进行关节制动。肿痛症状缓解后，应尽早开始对关节进行功能锻炼以延缓或消除僵直。此外，康复治疗如物理疗法、按摩，外用药物敷贴等辅助治疗可快速缓解关节症状，利于功能恢复。

2. 药物治疗 应注意方案个体化，主要包括非甾体抗炎药、免疫抑制药、糖皮质激素和中药治疗等。

（1）非甾体抗炎药：如吲哚美辛、布洛芬，能缓解疼痛，减轻炎症对组织的损害。长期使用应注意防治消化道副作用。

（2）免疫抑制药：小剂量使用甲氨蝶呤等免疫抑制药（每周 5 ~ 10 mg，可连续服用 6 个月至 5 年以上），通过抑制免疫反应，减轻免疫性炎症对机体的损害。

（3）糖皮质激素：能迅速减轻和控制症状，疗效显著。长时间使用副作用大，也可出现停药后加重甚至恶化的反跳现象，应严格掌握适应证。一般在其他疗法无效，或合并全身性血管炎、多脏器损害、严重贫血、持续高热及病情危重时才可应用，并需逐渐减量、停药。

（4）中药治疗：应用雷公藤、蜂毒等中药制剂，对类风湿关节炎有一定疗效。

3. 外科手术治疗　经内科治疗不能控制及严重关节功能障碍的类风湿关节炎患者，外科手术是有效的治疗手段，如腕管综合征松解术、肌腱撕裂后修补术、滑膜切除术及关节置换术，对关节矫形和维持功能有较强的疗效。

（二）转诊指征

1. 从乡镇卫生院或社区医院转诊至上级医院　类风湿关节炎是难以根治的自身免疫病。症状轻、病程短、依从性好的患者病情能得到完全控制。当晚期出现残疾需要外科手术矫形、并发消化道大出血、严重感染、严重贫血及多器官功能衰竭时，必须转诊至上级医院。

2. 从上级医院转诊至社区医院或乡镇卫生院　经过正规有效治疗，病情稳定、症状缓解者。

【预防】

（一）健康人群

（1）养成并保持良好的生活习惯。

（2）积极锻炼，均衡饮食营养，保持心情开朗、乐观，增强机体免疫力及抗病能力。

（二）高危人群

每年定期进行体检，及早发现病情，早期进行干预。

（三）患病人群

（1）教育患者正确认识疾病，树立信心和耐心，积极配合医生进行合理、正确的治疗，坚持适当的关节功能锻炼，结合必要的康复理疗措施、中医及中药治疗，对改善症状与预后十分必要。

（2）晚期、重症或长期卧床的患者（占1%~

5%），因合并感染、消化道出血、心脏病、肺病或肾病等，可危及生命，应加强防治。

【基本药物】

塞来昔布胶囊、布洛芬缓释片、双氯芬酸钠、依托考昔、甲氨蝶呤。

参考文献

［1］葛均波，徐永健，王辰.内科学［M］.9版.北京：人民卫生出版社，2018.

［2］吴勉华，石岩.中医内科学［M］.11版.北京：中国中医药出版社，2021.

［3］《中国国家处方集》编委会.中国国家处方集［M］.2版.北京：科学出版社，2021.

［4］史占军，吕厚山，许建中，等.类风湿关节炎的诊断与治疗骨科专家共识［J］.中国医学前沿杂志（电子版），2013，5（3）：49-52.

［5］风湿免疫疾病慢病管理全国护理协作组.类风湿关节炎患者的慢病管理专家共识（2014版）［J］.中华风湿病学杂志，2016，20（2）：5.

［6］国家皮肤与免疫疾病临床医学研究中心（北京协和医院），中国医师协会风湿免疫专科医师分会，中国康复医学会风湿免疫康复专业委员会，等.2024中国类风湿关节炎诊疗指南.中华内科杂志，2024，63（11）：1059-1077.

（钟云龙　张立羽　黄　鑫）

十七、大骨节病

【概述】

大骨节病是一种地方性、变形性骨关节病，国内外均有分布。本病国内别名矮人病、算盘珠病等，国际医学界称之为 Kaschin-Beck 病。国内分布相对集中的地区主要有四川、甘肃、青海、西藏 4 个省（自治区）。据 2016 年四川卫生年鉴报道，大骨节病在四川省累及 32 个病区县，142 个病区乡镇，临床患者达 4.35 万人。其中，最严重的阿坝州多达 12 个病区县，其次为甘孜州，有 7 个病区县。以儿童和青少年多发，成人很少发病，性别无明显差异。

【病因】

大骨节病的病因不明，曾被怀疑为经口慢性中毒所致，多数人认为可能与谷物中的致病霉菌（留镰刀菌）有关，另有学者研究认为缺硒也可能是一大病因。但至今都未被证实。

【临床表现】

本病起病隐袭，症状多不稳定和明显。初期病人常无自觉症状，后逐渐出现四肢无力，皮肤有蚁行感、麻木感等感觉异常，肌肉酸麻、关节疼痛等表现。关节发紧、活动不灵便在晨起时明显，稍事活动后可缓解。关节疼痛随病情进展而加剧，在病情活跃的疫区，患者常在关节增粗前几个月就感到踝、掌、指、肘、膝等关节处有对称性断续疼痛，特别是在起床、就寝、走路及劳动以后，天气变化或身体不适时更为明显。

（一）早期表现

早期症状、体征多缺乏特征性，常有以下几种表现。

1. **关节疼痛** 往往为多发性、对称性，常先出现于活动量大的指关节和负重量大的膝、踝关节。

患者感觉为胀痛、酸痛或"骨缝痛"。

2. 指末节弯曲 指端末节呈鹅头状下垂，第2、3、4指的指末节向掌心方向弯曲，常大于15°。这是本病出现最早的体征，在疫区对早期疾病诊断具有一定的意义。但应重视非疫区有少数儿童可出现轻于15°的指末节弯曲现象和疫区未发生指末节弯曲而发病的特殊现象。指末节弯曲常与手指歪斜并存。歪斜以示指多见，其次是中指、环指。

3. 弓状指 手指向掌侧呈弓状屈曲。

4. 凝状指节增粗 一般发生在第二指节。

如在少年期发病，由于骨骺板提前骨化，使骨骼发育出现障碍，表现为侏儒型。患者体型矮小，关节粗大，并有疼痛与活动受限，以踝关节发病最早，接着顺序为手指关节、膝关节、肘关节、腕关节、足趾关节和髋部。因骺板融合速度不一致，两下肢往往出现膝内翻、膝外翻或髋内翻畸形。手指短、粗、小，足部扁平。患者发病年龄越小，畸形越严重。大骨节病下肢畸形见图4-30。

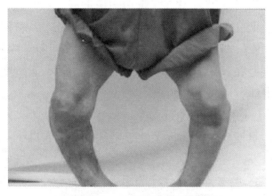

图4-30 大骨节病下肢畸形

（二）进展期表现

进展期表现多以关节增粗、变形，短缩畸形，功能丧失和四肢肌肉萎缩等表现为主，青春后期发病则畸形不明显，主要表现为骨关节炎症状。

关节增粗、变形多见于手（指）、足（趾）间关节、掌指关节，逐渐发展到腕、肘、膝关节，晚期重症患者肩关节和髋关节受累。常先出现在第2、3、4指的第一指间关节，以近位指间关节最明显，由于指骨关节端变扁平和向外膨大，而致关节隆起。踝关节增粗、变形，常伴有足跟外形臃肿、足弓扁平畸形。少数患者在指关节增粗前先出现肘关节弯曲，左右肘关节弯曲程度常不相同。膝关节亦可出现增粗、变形。

关节增粗呈多发性、对称性。增粗的关节活动范围变小，关节活动受限。肘关节屈伸受限，弯曲呈挎筐状；肩关节受累；膝关节内翻或外翻，出现下蹲困难，直立屈膝，代偿性腰椎前弯，臀部后突，扁平足。少数患者因病变关节软骨剥脱或增生的滑膜绒毛脱落而产生游离体（亦称关节鼠），当关节鼠嵌在关节间隙，出现关节交锁，动则剧痛。严重者出现手指、足趾与年龄和身高不符，明显短缩，形成短指（趾）畸形。有时伴有关节半脱位，手指向尺侧或桡侧弯曲，四肢短缩，上臂与前臂相比特别短，手指不能触及大转子；胫、腓骨短，与肱骨及躯干相比不呈比例，患者坐高如常人，站立则因下肢短而矮半截，呈矮小畸形。踝关节跖屈和背伸障碍。患者因关节增粗、变形，运动障碍和疼痛，劳动能力下降，甚至完全丧失劳动能力和生活自理能力。

受累关节部位的皮肤和软组织无红肿现象，一般也少有压痛。四肢肌肉出现不同程度的萎缩，特别是手掌大鱼际、小鱼际、上臂肱二头肌、肱三头肌及小腿腓肠肌可见肌萎缩，肌萎缩加重了患者后期劳动能力的下降甚至丧失。

【辅助检查】

（一）常规检查项目

本病主要依靠影像学检查，其特征性改变如下。

1. 干骺端损害 边缘模糊或凹凸不平，呈波浪状乃至锯齿状。如病变继续发展，指骨端不整齐的边缘可呈碎裂现象。此时关节无明显变形。

2. 骨骺、骨干融合 骨骺自中央部分开始与骨干融合，逐渐扩展到边缘，骨骺可有破坏、分节、不整等现象，也可能完全被吸收。干骺端可呈杯口状凹陷，骨髓嵌入其中而早期愈合，停止发育。

3. 病骨粗短、关节粗大畸形 干骺完全融合，骨的纵向发育停止，病骨变短、变粗。因各干骺的融合早晚不同，以致各指骨长短不齐，骨端宽大变形，使关节粗大。

4. 大骨节畸形 如在青年期发病，此时干骺端已愈合，关节相对的骨端都有损害，可影响整个关节，表现为大骨节畸形，可伴有短骨干。

（二）建议检查项目

1. 血硒检查 部分患者血硒定量检测降低有助于本病的诊断。

2. 相关免疫学检查 有助于与类风湿关节炎等相鉴别。

【诊断和鉴别诊断】

（一）诊断

根据疫区发病的流行病学资料和典型的侏儒、骨端增大、关节运动受限和疼痛等临床表现，结合特征性影像学检查结果，诊断不难。应注意排除软骨发育不良、类风湿关节炎、外伤性或退行性关节炎等疾病。

（二）鉴别诊断

大骨节病的发生和发展有其地域分布、发病年龄、部位等方面的特点。考虑其病理过程是基于骨髓、软骨的损伤变性，故应与痛风、风湿性关节炎、类风湿关节炎等疾病相鉴别。

1. **痛风** 痛风早期易与类风湿关节炎与风湿性关节炎相混淆。痛风石是痛风的特征性临床表现，常见于耳郭、跖趾、指尖、掌指、肘等关节、跟腱等处。可通过关节穿刺液或痛风石样本进行检查，依据是否有尿酸盐结晶，确定是否患有痛风。

2. **风湿性关节炎** 起病急骤，患者疼痛往往表现为游走性多关节疼痛，大关节受累更常见，如膝、踝、肩、腕，多为下肢关节，非对称性肿胀，关节常无变形。风湿热活动期会累及心脏，常伴有心肌炎、心内膜炎等，可予以鉴别。

3. **类风湿关节炎** 常见首发部位为近端指间关节、掌指关节、腕关节，晚期往往造成关节畸形。且受累关节有明显的晨僵，活动期红细胞沉降率加快，类风湿因子阳性等可予以鉴别。

【处置措施】

（一）参考治疗方案

治疗宜早期进行，目的是消除症状，控制、阻止病情发展，促进病变修复，防治关节畸形，维护功能。

1. 药物对症治疗

（1）水杨酸类药物：可用肠溶型阿司匹林片或其他水杨酸制剂，不仅有消炎止痛作用，还能抑制蛋白酶，促进软骨病变修复。但长期服用应注意其副作用。

（2）亚硒酸钠和维生素 E：一般用每片含亚硒酸钠 1 mg 的片剂口服，用量通常为 10 岁以下儿童每周 1 片，10 岁以上儿童每周 2 片，至少连续服用 6 个月以上。同时每日服用 10 ~ 20 mg 维生素 E，能增强效果。由于硒过量会引起中毒，因此要严格遵医嘱使用，不可滥用。

（3）硫酸软骨素与硫酸盐类药物：针对患者可能存在硫代谢障碍，临床使用硫酸软骨素与硫酸盐类药物，可收到一定的疗效。硫酸软骨素每片 0.12 g，每次 5 片，每日 2 次，3 个月为一个疗程。常用的硫酸盐类药物有复方硫酸钠、硫酸镁片，6 ~ 8 个月为一个疗程。复方硫酸钠用量 10 岁以下每日 4 片，10 ~ 15 岁每日 5 片，15 岁以上每日 6 片。每日分 2 次饭后服用。硫酸镁片用量为 10 岁以下每日 2 g，10 ~ 15 岁每日 3 g，15 岁以上每日 4 g。每日分 2 次饭后服用。

2. 中医及中药治疗

常用的中药及方剂有川乌、草乌、马钱子、活血止痛散、小活络丹等，相

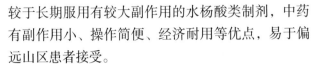

较于长期服用有较大副作用的水杨酸类制剂，中药有副作用小、操作简便、经济耐用等优点，易于偏远山区患者接受。

3. **康复治疗**　针灸、理疗等传统和现代康复治疗手段均有较好的止痛、解痉和改善关节功能的作用。除传统的针灸、拔火罐、按摩之外，还可因地制宜采用泥疗、蜡疗、矿泉浴等疗法，也可使用热电刺激疗法、离子导入疗法等物理因子治疗，均能收到一定的疗效。

4. **手术治疗**　有明显关节畸形、挛缩者，可手术治疗矫正畸形，解除挛缩；因游离体引起交锁和疼痛者，可手术剔除游离体，清理、修复关节内部结构；因骨唇过多、过大而影响关节活动者，可手术切除骨唇以改善功能；有关节内翻、外翻者，可作截骨术。但因大骨节病关节损害多系双侧性或多发性病变，不宜作关节融合术。

（二）转诊指征

1. **从乡镇卫生院或社区医院转诊至上级医院**　因游离体嵌顿引起关节交锁剧痛，须手术摘除游离体；有明显关节畸形，需手术矫形治疗；因骨唇过多、过大而影响关节活动，需将骨唇切除，当地医疗条件和水平无法满足者，均应转诊至上级医院。

2. **从上级医院转诊至社区医院或乡镇卫生院**　经过正规手术矫正治疗后，病情稳定、症状缓解者，可转诊至社区或乡镇卫生院进行康复功能训练。

【预防】

（一）健康人群

1. **注重食品安全**　加强粮食保管和处理，不食用霉变食物，尤其是霉变谷类。

2. 保持环境适宜 湿度很大的山区、高寒地区，注意房屋改建，加强通风、防寒保暖。

（二）高危人群

1. 定期体检筛查 对于疫区高发人群，建议每半年至 1 年到当地乡镇卫生院或社区医院进行包括影像学等常规体检，以便早期发现病情。

2. 积极控制危险因素 如拒食霉变谷类。

3. 注重儿保筛查 关注疫区儿童预防保健工作，及早发现早期病变，早期治疗以控制病情发展。

（三）患病人群

1. 积极治疗原发病 教育患者提高治疗依从性，积极配合治疗原发病，控制病情发展。

2. 保持情绪乐观 教育患者树立乐观情绪，避免焦虑、紧张、忧郁等不良心理因素干扰，树立战胜疾病的信心，积极配合治疗，促进疾病康复。

3. 适当锻炼 适当的医疗体育锻炼能增强体质，提高机体免疫力和对气候变化的适应能力。

参考文献

姚永萍，陈大义.四川省"合格村医"临床综合知识与技能培训实用手册（上）[M].北京：北京大学医学出版社，2018.

（钟云龙　刘晓瑞）

十八、骨质疏松

【概述】

骨质疏松（OP）是一种以骨丢失与骨量降低、

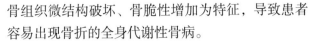

骨组织微结构破坏、骨脆性增加为特征，导致患者容易出现骨折的全身代谢性骨病。

【病因】

1. 绝经后骨质疏松 雌激素可以影响骨代谢。绝经后雌激素水平降低，无法有效地抑制破骨细胞，导致破骨细胞活跃，骨细胞被快速分解、吸收，骨量下降且流失加快，骨骼中空隙增加，形成骨质疏松。

2. 老年性骨质疏松 首先，老年人性激素减少，刺激破骨细胞的同时，抑制了成骨细胞，造成骨量减少。其次，老年人常因营养吸收能力下降、器官功能衰退等，导致维生素 D 缺乏、慢性负钙平衡等，也会导致骨量及骨质下降。

3. 特发性骨质疏松 病因目前仍未明确，可能与骨代谢调节异常，比如骨吸收增加，或者青春期生长速度突然加快，骨量突增、骨形成和吸收平衡被打破，钙代谢异常有关。

4. 继发性骨质疏松 主要由影响骨代谢的疾病或药物导致。常见的影响因素有：①内分泌疾病，如甲状腺功能亢进、甲状旁腺功能亢进、1 型糖尿病、皮质醇增多症；②消化系统疾病，如胃切除术后、肝胆疾病、吸收不良综合征；③血液病，如白血病、淋巴瘤、浆细胞白血病；④结缔组织病，如类风湿关节炎、痛风、系统性红斑狼疮；⑤药物影响，如糖皮质激素、肝素、甲氨蝶呤、环孢素。

【临床表现】

（一）典型症状

1. 乏力 容易疲劳，劳累后加重，负重能力下降甚至无法负重。

2. 骨痛 以腰背部疼痛多见，也可出现全身骨痛。疼痛多为弥散性，没有固定的痛点。疼痛通常在姿势改变时、长时间行走后、夜间或负重活动时加重，甚至出现活动受限。

3. 脊柱变形 严重骨质疏松引起的椎体压缩骨折可使身高变矮，出现驼背等脊柱畸形，甚至影响心脏及肺功能。严重的腰椎压缩骨折甚至会牵连到腹部脏器，出现便秘、腹胀等。

4. 骨折 本病的特征性表现为脆性骨折，即在轻微外伤或日常活动时容易出现骨折，好发于胸腰椎，其次为髋部、前臂远端、其他部位（如肋骨、跖骨、骨盆）。骨折发生后，再次骨折的概率明显增加。

（二）特发性青少年型

除了比较典型的症状外，发病期间会出现突然生长停滞，容易多发骨折，之后疾病自然缓解。

【辅助检查】

（一）常规检查项目（骨密度测定）

1. 双能X射线吸收法（DXA） 目前WHO规定，骨质疏松诊断应用双能X射线吸收法，它可以诊断本病，预测骨折风险，评估药物治疗的效果。

2. 定量CT法 分别测量松质骨、皮质骨的体积密度。通常用它来测量腰椎、股骨的松质骨骨密度。它将专业的体膜和分析软件与传统CT相结合，测量真正的体积骨密度，不受周围组织的影响，可以较早地反映骨质疏松的情况，判断临床用药效果。

3. **X 线检查**　需要在骨质疏松性骨折的高危人群中，通过胸腰椎的 X 线影像学方法，开展椎体骨折的筛查。

（二）建议检查项目

1. **定量超声**　常用于跟骨测量，目前主要用于风险人群初筛、监测骨骼变化，以及评估骨折风险，尚不能用于诊断和药物疗效的判断。

2. **转换标志物检查**　分为骨形成标志物、骨吸收标志物两种，分别反映骨形成情况、骨吸收情况，可用于鉴别骨质疏松属于原发还是继发，以及预测骨丢失的速度，了解病情进展，以及监测药物疗效等。

【诊断和鉴别诊断】

（一）诊断

详细的病史和体格检查是临床诊断的基本依据，但诊断有赖于 X 线检查或骨密度（BMD）测定，并确定是低骨量。骨质疏松性骨折的诊断主要根据年龄、外伤骨折史、临床表现以及影像学检查确定（正常：T- 值≥–1.0；低骨量：–2.5<T- 值<–1.0；骨质疏松时：T- 值≤–2.5；严重骨质疏松时：T- 值≤–2.5，并且发生了脆性骨折）。

（二）鉴别诊断

应注意排除原发性或转移性骨肿瘤。转移性骨肿瘤（如肺癌的骨转移）或原发性骨肿瘤（如多发性骨髓瘤）的早期表现与骨质疏松类似。临床高度怀疑骨肿瘤时，可借助骨扫描或 MRI 明确诊断。

【处置措施】

（一）参考治疗方案

1. 一般治疗

（1）改善营养状况：补充足够的蛋白质有助于骨质疏松和骨质疏松性骨折的治疗，但伴有肾衰竭者要选用优质蛋白饮食，并适当限制其摄入量。多进食富含异黄酮类食物对保存骨量也有一定的作用。纠正不良生活习惯和行为偏差，提倡低钠、高钾、高钙和高非饱和脂肪酸饮食，戒烟、忌酒。

（2）加强运动：多从事户外活动，加强负重锻炼，增强应变能力，减少骨折意外的发生。

2. 药物治疗

（1）补充钙剂和维生素 D：充足的钙摄入可帮助获得理想的骨量峰值，减缓骨丢失，维护骨骼健康。不论何种骨质疏松，均应补充适量钙剂，每日钙推荐总摄入量达 800 ~ 1200 mg，尚可补充碳酸钙、葡萄酸钙、枸橼酸钙等制剂。同时补充维生素 D400 ~ 600 IU/d。

（2）避免使用致骨质疏松的药物：如抗癫痫药、苯妥英、苯巴比妥。

（3）对症治疗：对有疼痛者，可给予适量的非甾体抗炎药，如阿司匹林，每次 0.3 ~ 0.6 g，每日不超过 3 次；或吲哚美辛片，每次 25 mg，每日 3 次。对骨折者，应予牵引、固定、复位或手术治疗，同时应辅以物理康复治疗，尽早恢复运动功能。

（4）性激素补充疗法：雌激素可抑制破骨细胞介导的骨吸收，增加骨量。

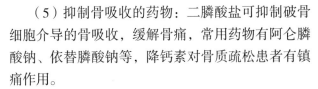

（5）抑制骨吸收的药物：二膦酸盐可抑制破骨细胞介导的骨吸收，缓解骨痛，常用药物有阿仑膦酸钠、依替膦酸钠等，降钙素对骨质疏松患者有镇痛作用。

（二）转诊指征

1. **从乡镇卫生院或社区医院转诊至上级医院** 骨质疏松经乡镇卫生院或社区医院正规治疗后无明显好转，且患者出现脆性骨折，尤其是出现脊椎和骨盆部的骨折需要手术者；老年人骨折后出现持续性疼痛，出现致残或褥疮严重感染者，建议转诊。

2. **从上级医院转诊至社区医院或乡镇卫生院** 经过正规药物有效治疗后，患者病情稳定、症状缓解者。

【预防】

（一）健康人群

1. **加强健康教育** 加强卫生宣教，早期发现骨质疏松易感人群，以提高 PMB 值，降低骨质疏松风险。

2. **摄入充足的钙、蛋白质** 每日摄入牛奶300 ml，或者相当量的低脂乳制品，进食足量的深绿色叶菜、三文鱼或沙丁鱼、豆制品等。

3. **充足日照** 每日应尽可能暴露皮肤于日光下，每日 15～30 分钟，但应避免强烈阳光直射，防止灼伤。

（二）高危人群

1. **定期体检筛查** 每半年至 1 年定期到当地乡镇卫生院或社区医院进行 X 线等常规体检，以便早期发现疾病。

2. 积极控制危险因素 如戒烟，戒酒，减少高钠饮食，不大幅度运动，适量负重。

（三）患病人群

1. 积极治疗原发病 教育患者提高依从性，积极配合治疗原发病，控制病情发展。

2. 适当锻炼 应在医师指导下适当锻炼，以提高机体的敏捷度、力量、姿势平衡等，运动应当循序渐进，由医生评估是否适宜。

【常用药物】

名称	剂型、规格
阿法骨化醇	片剂、胶囊、软胶囊：0.25 μg、0.5 μg
	滴剂：20 ml：40 μg
维生素 D_2	软胶囊：5000 U、10 000 U
	注射液：1 ml：5 mg（20万U）、1 ml：10 mg（40万U）
阿仑膦酸钠	片剂：10 mg、70 mg

参考文献

［1］葛均波，徐永健，王辰．内科学［M］.9版．北京：人民卫生出版社，2018.

［2］吴勉华，石岩．中医内科学［M］.11版．北京：中国中医药出版社，2021.

［3］《中国国家处方集》编委会．中国国家处方集［M］.2版．北京：科学出版社，2021.

［4］中国健康促进基金会基层医疗机构骨质疏松症诊断与治疗专家共识委员会，黄宏兴，万雷．基层医疗机构骨质疏松症诊断和治疗专家共识（2021）［J］.中国骨质疏松杂志，2021，27（7）：8.

［5］薛鹏，李玉坤.2017年版《原发性骨质疏松症诊疗指南》解读［J］.河北医科大学学报，2018，39（1）：6.

（刘晓瑞　黄　鑫）

十九、子宫肌瘤

【概述】

子宫肌瘤是子宫平滑肌组织增生形成的良性肿瘤，由平滑肌及纤维结缔组织构成。按肌瘤生长部位分为宫颈肌瘤、肌壁间肌瘤、浆膜下肌瘤、黏膜下肌瘤。子宫肌瘤是女性最常见的良性肿瘤。很多患者无自觉症状，多通过体检被发现，部分患者可能出现月经异常、腹部肿块、白带增多、下腹坠胀等表现。

【病因】

1. **遗传因素**　子宫肌瘤患者的女儿患病风险大；同卵双胞胎女性不仅在外观上更相似，且同时发生子宫肌瘤的概率远高于异卵双胞胎；子宫肌瘤与人类种族密切相关；40%~50%的患者存在染色体结构异常。

2. **性激素水平**　以下证据均提示子宫肌瘤可能与雌、孕激素有关，但确切机制尚未明确：性激素分泌旺盛的生育年龄多发，青春期前少见；绝经后肿瘤萎缩、消退；妊娠时，雌、孕激素分泌量增加，肌瘤有增大倾向；近期服用性激素类药物可引起肌瘤增大；近期服用抑制性激素分泌的药物会引起肌瘤缩小。

3. **干细胞突变**　有研究提示子宫肌瘤可能由单

一干细胞突变导致。

【临床表现】

（一）症状

1. **月经异常** 月经量增多；每次月经持续时间延长；月经间隔周期缩短。

2. **下腹部包块** 肌瘤大小超过 3 个月妊娠大小时较易从腹部触及。

3. **白带增多** 感染时，可出现脓性白带；坏死时呈血性白带。

4. **压迫症状** 尿频、尿急、排尿困难、尿潴留、便秘及下腹坠胀。

（二）体征

大肌瘤可扪及下腹部球形或不规则实性包块，活动，无压痛。宫旁不规则包块有蒂相连，宫颈口肌性肿块等。

【辅助检查】

（一）常规检查项目

1. **血常规** 常有不同程度的贫血。

2. **B 超检查** 可以明确肌瘤的大小、部位等。

（二）建议检查项目

宫腔镜、诊断性刮宫有助于明确黏膜下肌瘤的诊断。

【诊断和鉴别诊断】

（一）诊断

1. **典型临床表现** 育龄妇女有月经周期及月经量的改变。月经增多或月经不规则，伴或不伴贫血者。

2. **盆腔检查** 发现患者有下列情况之一：宫颈

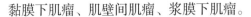

黏膜下肌瘤、肌壁间肌瘤、浆膜下肌瘤。

3. B超　明确肌瘤的大小、部位等。

4. 宫腔镜、诊断性刮宫　有助于明确黏膜下肌瘤的诊断。

（二）鉴别诊断

1. 妊娠子宫　子宫肌瘤体积过大，可触及下腹部包块，外观看起来好像孕妇的肚子变大了。但子宫肌瘤可能会出现异常分泌物，应该与妊娠先兆流产鉴别。妊娠有停经史、早孕反应，借助尿或血人绒毛膜促性腺激素（hCG）测定、超声等可鉴别。

2. 卵巢肿瘤　无月经改变，肿瘤呈囊性，位于子宫一侧，可借助超声进行鉴别诊断，必要时可行腹腔镜检查进行诊断。

3. 子宫腺肌病　子宫腺肌病患者子宫存在较硬的结节隆起，有经量增多和经期延长症状，有进行性加重的痛经，超声检查可鉴别。但应注意子宫肌瘤和子宫腺肌病可同时存在。

4. 子宫恶性肿瘤　好发于围绝经期妇女，肿瘤生长迅速，患者有腹痛、腹部肿块及阴道不规则流血。超声及磁共振检查有助于鉴别。

【处置措施】

（一）参考治疗方案

1. 期待疗法　适用于肌瘤小（＜妊娠10～12周）且无症状时，每3～6个月复查一次。小肌瘤未生育者可先试行妊娠，如反复流产或不孕，则考虑手术治疗。

2. 药物治疗　适用于子宫＜妊娠10～12周，

且症状较轻；或近绝经年龄或全身情况不能手术者。

（1）雄激素治疗：可口服甲睾酮或者注射丙酸睾酮。

（2）促性腺激素释放激素激动药（GnRHa）：使用3~6个周期，瘤体缩小，出血量减少。但停药后瘤体可再增大。使用6个周期可产生围绝经期综合征，可影响骨质，须反相添加雌激素。

（3）其他药物：孕三烯酮、米非司酮等。

（4）对症治疗：止血、纠正贫血及使用宫缩药减少月经量。

（二）转诊指征

1. 从乡镇卫生院或社区医院转诊至上级医院 子宫肌瘤经乡镇卫生院或社区医院正规治疗后无明显好转，出现瘤体扭转，由于体位变化、重力作用等原因，一些带蒂子宫肌瘤可在其蒂部发生扭转，患者可出现急性下腹痛，需急诊手术治疗，当地医疗条件和水平无法满足者；妊娠期妇女合并子宫肌瘤，如发生急性腹痛，亦有可能是子宫肌瘤蒂扭转，会造成妊娠期阴道出血、腹痛、胎盘早剥、胎儿生长受限等，从而增加难产率、剖宫产率和早产率，应及时转诊。

2. 从上级医院转诊至社区医院或乡镇卫生院 经过正规对症等有效治疗，病情稳定、症状缓解者。

【预防】

（一）健康人群

做好自我防护，加强健康教育，增强免疫力。

（二）高危人群

定期体检筛查。女性每半年至1年定期到当地乡镇卫生院或社区医院进行如腹部超声等常规体检，以便早期发现病情。

（三）患病人群

1. 积极治疗原发病 教育患者提高治疗依从性，积极配合治疗原发病，控制病情发展。

2. 心理护理 患者可因疾病产生焦虑、恐惧和极大的心理压力，家属要及时给予心理安慰，并一起学习疾病的相关知识，消除患者对疾病的恐惧，使其树立治疗信心，保持良好的心态。

3. 适当锻炼 适当的医疗体育锻炼能增强体质，提高机体免疫力。

【基本药物】

名称	剂型、规格
米非司酮	片剂：10 mg、25 mg、200 mg
	阴道软胶囊：0.4 g

参考文献

［1］吴勉华，石岩. 中医内科学［M］.11版. 北京：中国中医药出版社，2021.

［2］《中国国家处方集》编委会. 中国国家处方集［M］.2版. 北京：科学出版社，2021.

［3］子宫肌瘤的诊治中国专家共识专家组. 子宫肌瘤的诊治中国专家共识［J］.中华妇产科杂志，2017，52（12）：8.

（刘晓瑞）

二十、阴道炎

【概述】

阴道炎是妇科常见疾病,可由各种病原体感染引起,也与外部刺激、激素水平等有关。主要表现为阴道分泌物异常、阴道瘙痒或灼热感。此疾病存在反复发作现象,若不及时诊治,严重影响女性生育、生活和健康。依据阴道内致病微生物、雌激素水平、患者年龄不同等多种因素,综合分型为滴虫性阴道炎、外阴阴道假丝酵母菌病、细菌性阴道病、萎缩性阴道炎等。

【病因】

阴道炎是妇科最常见的疾病,各年龄组均可发病。主要原因有:

1. 外阴及阴道与尿道、肛门毗邻,局部潮湿,易受污染。

2. 育龄妇女性活动频繁,且外阴、阴道是分娩和宫腔操作的必经之道,使其容易受到损伤及外界病原体的感染。

3. 绝经后妇女及婴幼儿雌激素水平低,局部抵抗力下降,也易发生感染。

【临床表现】

(一)滴虫性阴道炎

潜伏期 4~28 天,部分患者初期可无任何症状。主要症状为阴道分泌物增多及外阴瘙痒,间或出现灼热、疼痛、性交痛等。分泌物为稀薄脓性,呈灰黄色或黄绿色,泡沫状,有异味。检查可见阴道黏膜充血,严重者有散在出血点,甚至宫颈有出血斑点，形成"草莓样"宫颈；部分无症状感染者阴道黏膜无异常改变。

（二）外阴阴道假丝酵母菌病

患者阴道分泌物增多，外阴、阴道瘙痒明显，持续时间长，患者坐立不安，夜间最明显。部分患者有外阴部灼热、疼痛，排尿刺激痛或性交痛。阴道分泌物白色、稠厚，呈凝乳状或豆腐渣样。检查可见外阴红斑、水肿、抓痕、皮肤皲裂或表皮脱落，阴道黏膜红肿，黏膜上附着有白色块状物，擦除后可露出红肿黏膜面，急性期可见糜烂及溃疡。

（三）细菌性阴道病

细菌性阴道病主要表现为阴道分泌物增多，10%～40%患者无临床表现。分泌物主要呈灰白色，均匀一致，稀薄，常黏附于阴道壁，黏度低，有鱼腥臭味。阴道无明显充血等炎症特点。

（四）萎缩性阴道炎

萎缩性阴道炎多见于绝经后妇女，阴道分泌物增多及外阴灼热感、外阴不适、外阴瘙痒，可伴有性交痛。阴道分泌物稀薄，呈淡黄色，严重者呈脓血性。检查可见阴道上皮皱襞消失、变平、萎缩、菲薄。阴道黏膜充血，有小出血点，有时可见浅表溃疡。外阴、阴蒂、尿道口、阴道口黏膜充血及水肿，严重者外阴表面有溃疡，小阴唇可发生粘连。

【辅助检查】

（一）常规检查项目

可常规检查阴道分泌物。通过检查患者外阴、阴蒂、尿道口、阴道口、阴道及宫颈的情况，用拭子取一些分泌物样本做化验。

采集阴道分泌物前不能做阴道冲洗或上药，检查前 24～48 小时避免性交。

（二）建议检查项目

1. 阴道 pH 测定 用无菌拭子取阴道分泌物涂于精密 pH 试纸上，与标准 pH 比色条对比，确定分泌物 pH。成年女性阴道 pH 正常范围为 4.0～5.0。当合并感染时，可能出现 pH 的改变，如单纯假丝酵母菌感染患者阴道 pH 通常<4.5，细菌性阴道病患者阴道 pH>4.5。

2. 胺臭味试验 阳性者可见于细菌性阴道病。

【诊断和鉴别诊断】

（一）诊断

典型的滴虫性阴道炎在阴道分泌物中找到滴虫即可确诊；老年性阴道炎常见于绝经后、产后闭经或药物性假绝经的妇女；外阴阴道假丝酵母菌病在分泌物中找到白念珠菌孢子和假菌丝即可确诊；细菌性阴道病下列 4 项中 3 项为阳性即可诊断：①有黏附于阴道壁的均质、稀薄、白色的阴道分泌物；②阴道 pH>4.5；③胺臭味试验阳性；④线索细胞阳性。

（二）鉴别诊断

1. 阴道异物 当阴道存在异物时，阴道会因为受到刺激产生大量的分泌物，从而与阴道炎相混淆，阴道检查发现异物可作鉴别。

2. 宫颈息肉 患有宫颈息肉的患者会排出脓性或者脓血性分泌物，容易与阴道炎混淆，但是通过仪器对阴道检查时，会发现宫颈处存在鲜红色或粉红色赘生物。

3. **葡萄状肉瘤**　患者阴道会分泌血性分泌物，且带有恶臭，进行阴道检查时会发现葡萄状水肿，一般发生于阴道的前壁。

【处置措施】

（一）参考治疗方案

药物治疗

1. **滴虫性阴道炎**　由于滴虫性阴道炎可能合并其他部位感染，因此局部用药不易治愈，多需口服药物进行全身治疗。此病为性传播疾病，性伴侣需要一同治疗，治疗期间避免性生活。主要药物为甲硝唑及替硝唑，哺乳期不宜用药，治疗后检查滴虫阴性，仍应于下次月经后继续治疗 2 ~ 3 个疗程，若经 3 次检查均为阴性，方为治愈。

2. **外阴阴道假丝酵母菌病**　需及时停用广谱抗生素、雌激素等药物，积极治疗糖尿病。用过的内裤等应及时消毒。常用唑类抗真菌药，如克霉唑、咪康唑或制霉菌素，放置于阴道深部治疗。未婚女性及不宜采用局部用药者，可选择氟康唑等口服药物。严重或复发性患者治疗需要根据患者病情延长用药周期。

3. **细菌性阴道病**　无症状者无须治疗，性伴侣无须常规治疗。子宫内膜活检、宫腔镜、刮宫术等手术前发现患病者，须积极治疗。选用抗厌氧菌药物，主要有甲硝唑，也可用克林霉素、替硝唑，可口服治疗，或局部使用栓剂，哺乳期建议局部用药。

4. **萎缩性阴道炎**　治疗原则为补充雌激素增加阴道抵抗力；使用抗生素抑制细菌生长。阴道干涩者可使用润滑剂；日常生活需注意卫生清洁，补充营养。

（二）转诊指征

1. **从乡镇卫生院或社区医院转诊至上级医院** 阴道炎经乡镇卫生院或社区医院正规治疗后无明显好转，炎症蔓延，严重者引起子宫内膜炎、盆腔炎性疾病及子宫切除后阴道残端感染，超出当地医疗条件和水平者；妊娠期合并感染，出现胎膜早破、早产以及低体重儿、产后子宫内膜炎等不良妊娠结局者。

2. **从上级医院转诊至社区医院或乡镇卫生院** 经过正规抗感染、对症等有效治疗，病情稳定、症状缓解者。

【预防】

（一）健康人群

1. **注意个人卫生** 日常生活中要养成良好的卫生习惯和生活方式，不与他人共用浴巾、浴盆。

2. **指导穿衣** 不要长时间穿透气性能差的衣服，如紧身的牛仔裤、健美裤、尼龙丝连裤袜、尼龙或腈纶三角裤，因细菌在密不透风、温暖湿润的环境中生长繁殖，容易造成阴道炎和泌尿道感染。

（二）高危人群

1. **定期体检筛查** 每半年至1年定期到当地乡镇卫生院或社区医院进行妇科常规体检，以便早期发现病情。

2. **积极控制危险因素** 如不去公共的澡堂、泳池。

（三）患病人群

1. **积极治疗原发病** 教育患者提高治疗依从

性，积极配合治疗原发病，控制病情发展。

2. 注意个人卫生 科学清洗外阴。正确的洗外阴方法应该是自前向后洗。避免将肛门处的致病菌带到阴道口和尿道口。

3. 保持情绪乐观 教育患者保持乐观情绪，避免焦虑、紧张、忧郁等不良心理因素干扰，树立战胜疾病的信心，积极配合治疗，促进疾病康复。

4. 注意性生活卫生 科学使用避孕套。每年定期进行妇科体检。

5. 科学用药 已患有阴道炎的患者应足量足疗程用药，以避免治疗不彻底或复发。

6. 适当锻炼 适当的医疗体育锻炼能增强体质，提高机体免疫力和对气候变化的适应能力。

7. 均衡膳食营养 科学调配饮食，均衡膳食营养。饮食以清淡、温和为宜，多吃富含维生素及优质蛋白的食物，同时应忌食辛辣及刺激性食物，以免酿生湿热，招致外邪。

【常用药物】

名称	剂型、规格
咪康唑	栓剂：0.2 g、0.4 g
	阴道软胶囊：0.4 g
甲硝唑	栓剂：0.5 g
	阴道泡腾片：0.2 g
克霉唑	栓剂：0.15 g
	阴道片：0.5 g
溴隐亭	片剂：2.5 mg

参考文献

［1］吴勉华，石岩．中医内科学［M］.11 版．北京：中国中医药出版社，2021.

［2］《中国国家处方集》编委会．中国国家处方集［M］.2 版．北京：科学出版社，2021.

［3］中华医学会妇产科学分会感染性疾病协作组．需氧菌性阴道炎诊治专家共识（2021 版）［J］.中华妇产科杂志，2021，56（1）：4.

［4］中华医学会妇产科学分会感染性疾病协作组，刘朝晖．混合性阴道炎诊治专家共识（2021 版）［J］.中华妇产科杂志，2021，56（1）：4.

（刘晓瑞　徐　剑）

乡村医生能力提升培训手册

下册

主　审　张先庚　陈　红

主　编　姚永萍　尹　岭　陈大义

北京大学医学出版社

XIANGCUN YISHENG NENGLI TISHENG PEIXUN SHOUCE

图书在版编目（CIP）数据

乡村医生能力提升培训手册 / 姚永萍，尹岭，陈大义主编. — 北京：北京大学医学出版社，2022.11（2024.12重印）
ISBN 978-7-5659-2719-5

Ⅰ.①乡…　Ⅱ.①姚…②尹…③陈…　Ⅲ.①乡村医生–中国–技术培训–手册　Ⅳ.①R–62

中国版本图书馆CIP数据核字（2022）第208519号

乡村医生能力提升培训手册

主　　编：姚永萍　尹　岭　陈大义
出版发行：北京大学医学出版社
地　　址：（100191）北京市海淀区学院路 38 号　北京大学医学部院内
电　　话：发行部 010–82802230；图书邮购 010–82802495
网　　址：http://www.pumpress.com.cn
E-mail：booksale@bjmu.edu.cn
印　　刷：中煤（北京）印务有限公司
经　　销：新华书店
责任编辑：崔玲和　　责任校对：靳新强　　责任印制：李　啸
开　　本：889 mm × 1194 mm　1/32　印张：30.25　字数：570 千字
版　　次：2022 年 11 月第 1 版　2024 年 12 月第 2 次印刷
书　　号：ISBN 978–7–5659–2719–5
定　　价：80.00 元（上下册）

编委会名单

主　审	张先庚　陈　红
主　编	姚永萍　尹　岭　陈大义
副主编	钟云龙　覃琥云　王　刚　赵卫东
	梁小利　聂　海

编　委（以姓氏笔画为序）

马　兰	马兴博	王佳妮	王学军	王贵年
尹　敏	邓　静	叶　建	田　奕	田晓宇
白　洁	包　锐	朱和森	乔　敏	刘　萍
刘玉雪	刘四顺	刘晓瑞	汤杜娟	许必芳
苏　岚	苏　夏	李　昕	李　鑫	李梦晓
杨　莉	杨　梅	杨在华	杨茂康	杨晓瑜
来平英	张　军	张　德	张立羽	张雪琴
陈燕彬	邵晨兰	苗泓丽	林红斌	罗婧婷
周佳丽	周晓莉	於　凤	郑　爽	郑韵恒
赵　红	赵　钰	袁　浩	夏　川	顾晓慧
徐　剑	徐　敏	徐爱秋	黄　伟	黄　萍
黄　鑫	黄慧敏	曹　渺	曹　鹏	曹　璐
梁永庆	谌　茜	蒋　虎	覃　波	辜晓惠
程　绪	曾学燕	廖　玲	廖　莉	廖　琬

编写秘书　曹　鹏　邓青川　蒋　虎

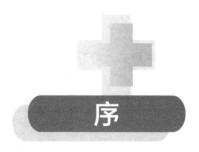

序

　　新时期卫生与健康工作方针是"以基层为重点，以改革创新为动力，预防为主，中西医并重，把健康融入所有政策，人民共建共享。"乡村医生是我国广大农村的基层卫生工作者，是最贴近亿万村民的健康"守护人"和家庭医生。党的十八大以来，党中央高度重视基层医疗卫生工作，不断加强乡村医疗卫生体系建设，提升乡村医疗卫生服务能力，已基本实现了乡村群众公平享有基本医疗卫生服务的目标。

　　四川省卫生健康委员会高度重视乡村医生培训，2018—2021年在全省开展了深度贫困县"一村一合格村医"的培训项目，编写了《四川省"合格村医"临床综合知识与技能培训手册（上）》，2022年四川省将乡村医生能力提升作为强化乡村医疗卫生服务体系功能、巩固脱贫攻坚成果、实现乡村振兴的重点工作，成立专班，编写了《乡村医生能力提升培训手册》，为乡村医生能力提升提供专业支撑。

　　本培训手册定位于乡村医生需求，内容包括乡村医生相关政策与法律、健康与社会照护、基本公共卫生服务、基本医疗卫生服务、常用急救技术、中医适宜技术和常用现代康复技术等新时期合格乡村医生知识和技能培训。培训内容注重理论联系实际，解决乡村医生工作中的实际问题，以提升乡村医生服务能力。在疾病诊断、鉴别诊断和治疗的基础上，增加了分级诊疗转诊指征、疾病预防和高危人群管理内容。

相信该书的出版能够为全国乡村医生能力提升提供帮助。希望《乡村医生能力提升培训手册》能够在培训教学中不断完善和提升，利用互联网将多媒体技术用于全国更多的乡村医生培训，培养出大批卓越的乡村医生，为维护人民健康、巩固脱贫攻坚成果和乡村振兴作贡献。

向全国乡村医生和培训教师致敬！

刘德培

2022 年 9 月

前　言

习近平总书记多次强调：没有全民健康，就没有全面小康。乡村医生是广大基层农村的卫生工作者，是我国医疗卫生服务队伍的重要组成部分，是最贴近亿万农村居民的健康"守护人"，主要承担国家基本公共卫生服务以及常见病、多发病的初级诊治、健康宣教等基本医疗服务。2015年3月，国务院办公厅印发《关于进一步加强乡村医生队伍建设的实施意见》，结合《中华人民共和国医师法》《乡村医生从业管理条例》《中国防治慢性病中长期规划（2017—2025）》等有关规定，切实筑牢农村医疗卫生服务网底，规范开展乡村医生培训考核，发展农村医疗卫生事业，提高农村群众的健康素养，实现早诊早治，促进医防协同，积极响应"健康中国"国家战略号召，是满足人民群众对美好生活追求的健康需要的务实之举。四川省是人口过亿的农业大省，有全国第二大藏区，西接西藏，北接甘肃、青海等，生活、工作条件艰苦，地广人稀。高原地区地方病病种复杂，医疗基础条件较差，当地群众看病就医难。加强"本土化"医务人员培训是解决当地医务人员能力不足，群众盼望在家门口高质量就医的问题关键。2018—2021年，四川省启动全省深度贫困县"一村一合格村医"的培训项目，由四川省卫生健康委员会基层卫生处组织编写了《四川省"合格村医"临床综合知识与技能培训手册（上）》，出版使用后受到四川、贵州等地乡村医生的一致好评。2022年6月，习近平总书记来川视察强调，乡亲们吃穿不愁后，最关心的就是医药问题；要加强乡村卫生体系建设，保障好广大农民群众的基本医疗需求。四川省卫生健康委员会高度重视，在脱贫攻坚取得全面胜利后，切实抓好乡村医生能力提升，成立了《乡村医生能力提升培训手册》编写专班，组织熟悉乡村医生培训的全国、全省院校专家，根据国家对乡村振兴工作的总体部署，秉持树立"大卫生、大健康"理念，优化健康服务、完善健康保障，全方位、全周期保障人民健康。强化村医的临床实践能力以及训练临床思维能力，使其能够快速熟悉有关乡村医生的国家政策和地方政策、基本工作要求规范、临床基本操作技术等要求，掌握农村基本公共卫生、基本医疗规范和技术要领，开展健康管理、健康宣教等，提升控制高危人群发病风险的能力，掌握基层常见症状和疾病的诊断、鉴别诊断、治疗方案，正确把握转诊指征、健康宣教、健康照护等各个环节的知识和技术要点，熟悉常用的诊疗和健康管理辅助检查设备的使用，能基本解读常见检查检验指标的临床意义，助推乡村医生树立扎根基层、服务民众的医者仁心大爱情怀。以"敬佑生命、救死扶伤、甘于奉献、大爱无疆"的医者职业精神为指引，为乡村医生搭建"留得住、能发展、有保障"的舞台，进一步拓宽乡村医生职业发展前景，体现"人民至上""生命至上"的愿景使命，给予他们更完善的职业规划，让其工作更有奔头、岗位更有吸引力，具有十分重要的现实意义。

主　编

目 录

第五节 中医药健康管理

一、中医学基本理论

（一）中医学的基本特点

中医学的基本特点包括整体观念和辨证论治两个方面。

1. **整体观念** 认为人体是一个有机整体，人与自然、人与社会环境息息相关。

（1）人体是一个有机整体：中医学认为人体是一个以五脏为中心，通过经络"内联脏腑，外络肢节"的作用，把五脏、六腑、五体、五官、九窍、四肢百骸等有机地联系起来构成一个表里相连、上下沟通、密切联系、协调共济、井然有序的统一整体，在精、气、血、津液的参与下完成机体统一的功能活动。他们在结构上不可分割，生理上相互协调、相互为用，病理上相互影响。临床中可以通过各脏腑与五官、肌肉、皮毛、筋脉、四肢百骸之间的外在关系，观察病情变化，指导疾病的预防、治疗。

（2）人与自然环境息息相关：中医学有"天人相应"之说，人类与自然界之间的密切联系表现在自然界的变化可直接或间接地影响人体，四季气候循环往复着春温、夏热、长夏湿、秋燥、冬寒和昼夜晨昏更替变化、地理环境和生活习惯的不同，对人体生理病理也有不同程度的影响。在辨证论治时，须注意自然气候、昼夜变化、地理环境对机体生理和病理的影响，如北方多燥寒，人体腠理多致密；南方多湿热，人体腠理多疏松。西北寒凉干燥，应少用寒凉之品，多补充水；东南地势低洼，潮湿，气候炎热，应慎用辛热之药，保持居室干燥、通风。

（3）人与社会环境相互影响：人是社会的组成部分，其生命活动既影响社会，也必然受到社会环境的影响。社会是人的集合，也是人们相互关系的集合，对人的生存与发展都具有很大的影响。社会经济、文化素养、人际交往等，都可对人的心理、生理和病理产生影响。此外，家庭不和、婚姻不遂、亲人亡故、邻里纠纷、同事关系紧张等，可破坏人体生理和心理的协调与稳定，导致疾病发生。

2. 辨证论治　是将望、闻、问、切四诊收集有关疾病的所有资料进行分析、综合，辨别疾病的证型，从而进行诊断、治疗的过程，包括辨证和施治。辨证是施治的前提和依据，施治是解决疾病的重要手段。辨证包括辨病、辨证与对症 3 个方面。

"症"为症状和体征的总称。症状是患者主观感觉到的不适或病态改变，如发热、口渴、头痛、尿频、便秘；体征是医生通过检查患者获得的异常征象，如咳声重浊、舌红苔黄腻、脉象弦数。

证，即证候，是疾病发展过程中某一阶段的病理概括，包括病因、部位、性质、病势、邪正关系等，如肝阳上亢证、脾气虚寒证。证比症更全面、深刻，更正确地揭示了疾病的本质。中医治疗和防

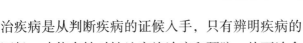

治疾病是从判断疾病的证候入手，只有辨明疾病的证候，才能有针对性地实施治疗和预防，从而治愈疾病。

病，即疾病，是指由有病因、发病机制、发病形式、发展变化以及转归预后的一定规律的病理全过程，如感冒、胸痹。

辨证论治是整体观念在疾病防治工作中的体现，是中医防治疾病的精华，是指导中医防治疾病的基本原则，证是治的依据和前提。临床施治时，既要看到一种病可能包括几种不同的证，又要考虑不同的病在发展过程中可以出现同一种证，故在临床防治中常采取同病异治、异病同治的防治方法。

同病异治是指对同一种病，由于发病时间不一、地域不同、体质差异或疾病的发展阶段不同，所表现出的证候不同，采取不同的防治方法。如感冒有风寒证、风热证之别，风寒证采用辛温解表的防治原则，注意防寒保暖，饮食、药物宜偏热服，忌食生冷、寒凉之物；风热证采用辛凉解表的防治原则，注意起居通风凉爽，饮食宜清淡、易消化，忌食辛辣、油腻食物。

异病同治是指对不同疾病在发展过程中表现出相同证候，采取同一种防治方法，如久泻、久病、子宫下垂、胃下垂、脱肛等不同的疾病，但均为中气下陷证导致，均采用补中升提的防治原则。

（二）阴阳学说

1. 阴阳的基本概念 阴阳是对自然界相互关

联的事物和现象对立双方属性的概括，它既可以代表两个相互对立的事物，也可以代表同一事物内部存在的相互对立的两个方面。阴阳最初的涵义是针对日光的向背而言，即向日光者为阳，背日光者为阴。后来人们将阴阳的含义引申到自然界中用以阐释所有对立统一的事物和现象。

2. 阴阳学说的基本内容

（1）阴阳的对立制约：是指阴阳的双方是性质完全相反、相互对立，表现为相互抑制、制约的关系。在人体的正常生理状态下，阴阳两个对立面不是平静互不相关地共处于一个统一体中，而是在相互排斥、相互斗争的过程中完成着人的生长壮老已的变化。

（2）阴阳的互根互用：是指阴阳双方互以对方的存在作为自己存在的前提条件，任何一方都不能脱离另一方而单独存在，表现为既相互对立，又相互依存的关系。如热为阳，寒为阴，没有热，就无所谓寒；没有寒，也无所谓热。

（3）阴阳的消长平衡：消即削弱、减少；长即壮大、增加。阴阳消长平衡是指阴阳的相互对立、相互依存不是静止不变的状态，而是始终处于"阳消阴长"和"阴消阳长"的运动变化中，从而维持了人体动态平衡。如果这种消长超过一定的限度，不能保持相对平衡，就会出现阴阳的偏盛偏衰，在人体则呈现"阳盛则阴病"或"阴盛则阳病"等阴阳失调的病理状态。

（4）阴阳的相互转化：是指阴阳对立双方在一定条件下可以各自向其相反方向转化，阴可以转化为阳，阳也可以转化为阴。人体的病证，属阳的热证可以转化为属阴的寒证，属阴的寒证亦可以转化为属阳的热证，转化必须具备一定的条件，即《黄帝内经·素问》"阴阳应象大论"所谓"重阴必阳，重阳必阴""寒极生热，热极生寒"。阴阳转化实际上是阴阳的消长运动发展到一定阶段，使事物属性在量变基础上发生了质变的结果。

3. 阴阳学说在中医学中的应用　阴阳学说渗透于中医理论体系的各个方面，用于说明人体的组织结构、生理功能、病理变化，指导临床诊断、治疗、预防和养生。

（1）说明人体的组织结构：人是一个有机的整体，它的组织结构可以用阴阳两方面加以概括和说明。《黄帝内经·素问》"金匮真言论"更具体地提出："夫言人之阴阳，则外为阳，内为阴。言人身之阴阳，则背为阳，腹为阴。言人身之脏腑中阴阳，则脏者为阴，腑者为阳。肝、心、脾、肺、肾五脏皆为阴，胆、胃、大肠、小肠、膀胱、三焦六腑皆为阳"。

（2）说明人体的生理功能：阴阳学说认为人体的正常生理功能是阴阳双方保持对立统一的协调关系的结果。阴阳二者之间的平衡协调是人体生命活动的基础，即《黄帝内经·素问》"生气通天论"说："阴平阳秘，精神乃治；阴阳离决，精气乃绝"。以功能与物质为例，则功能属阳，物质属阴，人体的生理功能是以物质为基础的，没有物质，就无以产生生理功能，而生理功能的结果又不断促进物质的新陈代谢，人体功能与物质的关系也就是阴阳相互依存、相互消长的关系。如果阴阳不能相互为用而分离，人的生命也将终止。

（3）说明人体的病理变化：阴阳是互根互用、互为制约消长的，而阴阳失调则导致疾病的发生。致病因素作用于机体，破坏了阴阳的动态平衡，出现阴阳偏胜或偏衰。

1）阴阳偏胜：包括阴偏胜和阳偏胜，是阴或阳的一方高于正常水平的病理状态。《黄帝内经·素问》"阴阳应象大论"中"阴胜则阳病，阳胜则阴病。阳胜则热，阴胜则寒"。

阴偏胜，即阴盛，是阴寒之邪侵袭人体使机体阴寒亢盛所致的病理状态。临床表现为恶寒、怕冷、无汗、全身冷痛、脉紧等症状。

阳偏胜，即阳盛，是阳热之邪侵袭人体使机体阳气亢盛所致的病理状态。临床表现为发热、汗出、面赤、口渴、脉洪数等症状。

2）阴阳偏衰：包括阴偏衰和阳偏衰，是阴或阳低于正常水平的病理状态。《黄帝内经·素问》"调经论"中"阳虚则外寒，阴虚则内热"。

阴偏衰，即阴虚，是机体阴液亏虚，导致阳相对偏胜，阴无力制约阳所致的病理状态。临床表现为五心烦热、潮热盗汗、舌红少津、脉细数等虚热症状。

阳偏衰，即阳虚，是机体阳气虚弱，导致阴相对偏胜，阳不能制约阴所致的病理状态。临床表现为形寒肢冷、面色㿠白、舌淡、脉沉迟无力等虚寒症状。

（4）用于疾病的诊断：由于疾病发生总属于阴

阳失调，所以任何疾病尽管其临床表现错综复杂，千变万化，但都可以用阴阳加以概括和说明。如：望诊中色泽鲜明属阳，晦暗属阴；闻诊中声音洪亮属阳，低微续断属阴；脉象中浮、大、滑、数、实属阳，沉、小、涩、迟、虚属阴。

（5）指导疾病治疗

1）确定治疗原则：由于疾病发生即为阴阳失调，因此治疗和护理疾病的总原则就是调理阴阳，即补其不足，泻其有余，以促使阴阳恢复平衡。有余：阳有余，用"热者寒之"的治法；阴有余，用"寒者热之"的治法。不足：若阴不足者补其阴；阳不足者补其阳，以使阴阳恢复新的相对平衡。

2）归纳药物的性能：阴阳可以用于概括药物的性能，作为指导临床用药的根据。药物的性能包括四气（性）、五味和升降浮沉，均可以用阴阳来归纳和说明。如四气中寒、凉药属阴，温、热药属阳；五味中酸、苦、咸味属阴，辛、甘、淡味属阳；升降浮沉中具有沉降趋向的药物属阴，具有升浮趋向的药物属阳。

总之，治疗疾病就是根据病证的阴阳失调情况确定治疗原则，再根据药物性能的阴阳属性选择适宜的药物，以调整机体阴阳失调状态，从而达到治愈疾病的目的。

（6）指导养生和疾病预防：人与自然界是息息相通、密切相关的，自然界中的阴阳消长势必会影响人体内在的阴阳变化。如果机体内部的阴阳变化能保持与天地间阴阳变化协调一致，就能保持健康、益寿延年。如春夏季节阳气偏旺，要注意"春夏养阳"；秋冬季节阴气偏胜，要注意"秋冬养阴"。顺应四时，调其阴阳，以增强预防疾病的能力，人体内外环境统一，不使阴阳失调，是防病摄生的根本。相反，如果不能顺应四时把握阴阳，就会导致疾病的发生。

（三）藏象学说

脏腑是内脏的总称，包括五脏、六腑、奇恒之腑。五脏，即心、肝、脾、肺、肾；六腑，即胆、胃、小肠、大肠、膀胱、三焦；奇恒之腑，即脑、髓、骨、脉、胆、女子胞。

五脏的共同生理特点是化生和贮藏精气。六腑的共同生理特点是受盛和传化水谷。奇恒之腑，既异于五脏，又别于六腑，其功能似五脏，具有贮藏精气的作用；而形态似六腑，但不与水谷直接接触，是一个相对密闭的器官，故称为"奇恒之腑"。

1. 五脏　即心、肝、脾、肺、肾的总称。

（1）心：位于胸腔，膈之上，两肺之间，外有心包卫护。心为阴中之阳，五行属火，与小肠相表里。心主宰着整个人体的生命活动，故有"君主之官""五脏六腑之大主"之称。

1）主要生理功能

心主血脉：是指心气具有推动全身血液运行脉中，发挥其滋润濡养全身的作用。心气充沛、脉管通畅、血液充盈是心正常发挥主血脉功能的前提条件。心主血脉功能正常与否，主要从面色、舌色、脉象、心胸部的感觉等方面观察。心主血脉功能正常，则神志清晰，面色红润有光泽，舌色淡红，脉和缓有力，胸部舒畅；心主血脉功能异常，如心血虚，则面色淡白无华，舌色淡白，脉细无力，伴有心悸、胸闷等；若心血瘀阻，则面色晦暗，舌色紫黯或有瘀斑、瘀点，脉涩或结代，胸前区憋闷刺痛。

心主神志：神有广义和狭义之分。狭义之神是心藏的神，是指心具有主宰人体生命活动和精神、意识、思维活动的功能。由于血液是神的主要物质基础，因此，心主血脉与心主神志密切相关，心主血脉是心藏神的基础，而心藏神则是心主血脉的主宰。心血充盈，则精力充沛，意识清楚，思维敏捷；心血不足，则精神萎靡，心神不宁，思维迟钝。

2）心与体、窍、志、液的关系：心在体合脉，其华在面，开窍于舌，在志为喜，在液为汗。

附：心包络

心包络，又称心包，是心外的包膜，其上附有脉络，是通行气血的经络，合称心包络。心包络有保护心的作用，外邪侵袭于心，则心包络受病。心包与三焦相表里。心包受邪所表现的病证与心一致，在诊疗上大体相同。

（2）肺：位于胸中，左右各一，由于位置最高，故称"华盖"，与大肠相表里。肺叶娇嫩，不耐寒热，并且通过鼻与外界相通，易受邪，又称"娇脏"。主要生理功能：主气，司呼吸，主宣发、肃降，通调水道，朝百脉，主治节。

1）主气，司呼吸：包括主呼吸之气和一身之气两个方面。

肺主呼吸之气，是指肺通过呼吸进行人体内外的气体交换，肺吸入自然界的清气，呼出体内的浊气，以保证正常的新陈代谢。

肺主一身之气，是指肺有主宰全身之气的功能。肺司呼吸是肺主气功能的基础，肺的呼吸功能正常，则全身之气生成充足，气机调畅。

2）主宣发、肃降：是肺气运动的两种基本形式。宣发是肺气向上、向外的运动，肃降是肺气向下、向内的运动。肺的宣发和肃降，在生理上相互配合，在病理上相互影响。

肺主宣发主要表现在三个方面：一是排出体内浊气；二是将脾转输来的水谷精微布散全身，外达于皮毛；三是宣发卫气，司腠理开合，将代谢后的津液变为汗液，排出体外。

肺主肃降主要表现在三个方面；一是吸入自然界清气；二是将肺吸入的清气和脾胃运化的水谷精微向下布散；三是清肃肺和呼吸道内异物，保持肺和呼吸道洁净通畅。肺的清肃特性是保证肺气宣降运动正常进行的重要条件。

3）通调水道：是指肺的宣发肃降对体内水液的输布和排泄起着疏通和调节的作用。

肺通过宣发运动，将水液向上、向外布散全身，外达皮毛，最终以汗的形式由汗孔排出。如肺失宣发，则出现无汗、水肿等症。

肺通过肃降运动，将水液向下、向内输布，后经肾和膀胱的气化，以尿液的形式排出体外。如肺失肃降，则出现小便不利、水肿等症。

4）朝百脉，主治节：肺朝百脉，是指全身的血液通过百脉会聚于肺，通过肺的呼吸，进行体内外气体交换，然后将富有清气的血液通过百脉输送全身。肺朝百脉的功能是肺气宣降运动的具体体现，同时也是肺有助心行血功能的体现。全身的血和脉虽统属于心，但必须有赖于肺气的输布和调节。若肺气壅塞，则致血脉瘀滞，出现心悸、胸闷、唇舌青紫等症。主治节是指肺对全身各脏腑组织器官的生理功能起着治理调节的作用。

5）肺与体、窍、志、液的关系：肺在体合皮，其华在毛，开窍于鼻，在志为悲（忧），在液为涕。

（3）脾：位于中焦，在膈之下。脾为阴中之阴，五行属土，与胃相表里。脾为后天之本，为气血生化之源。脾与胃共为"仓廪之官"。主要生理功能：主运化，主升清，主统血。

1）主运化：是指脾具有将水谷化为精微并转输至全身的生理功能。脾的运化功能可分为运化水谷和运化水液两个方面。

运化水谷是指脾对食物的消化、吸收及输布作用。饮食入胃，脾先助胃将食物消化分解成精微和糟粕两个部分，再助胃吸收水谷精微，最后将水谷精微转输到全身，以濡养脏腑组织器官。由于水谷精微是人出生后气血生成的主要物质基础，故称脾为"后天之本""气血生化之源"。如脾运化水谷功能旺盛，则气血充沛，身体健康；若脾失健运，则出现食欲缺乏、腹胀便溏、消瘦、倦怠等气血不足之证。

运化水液是指脾对水液具有吸收、转输和布散的功能，防止水液在体内停滞。人体全身水液代谢主要通过脾、肺、肾三脏的协调配合来完成。饮入于胃，脾将水液之清者吸收后，转输于肺，经肺布散全身；将水液之浊者，下输于肺和肾，经肺的宣发、通调及肾的气化，化为汗液和尿液排出体外。脾运化水液功能正常，则全身脏腑组织器官得到水液的滋养，可防止水液在体内停滞。脾运化水液功能减退，则水湿停聚，产生痰饮。

2）主升清：清，是指水谷精微等营养物质；升清，是脾气将水谷精微向上输送至心、肺、头、目，通过心肺的功能化生气血而濡养全身。脾气的运化特点是以上升为主，故称"脾气主升"。若脾不升清，则见头晕目眩、神疲乏力、腹胀便溏等症。脾主升清，还可维持内脏位置的相对恒定。若脾气虚，升举无力，则中气下陷，可见内脏下垂、久泄久痢、脱肛等症。

3）主统血：是指脾气有统摄血液在脉中运行，防止其逸出脉外的功能。脾主统血体现的是气的固摄作用，脾气健运，则气血充盈，气的固摄力强，血液不致外溢；脾失健运，则气血不足，气的固摄力弱，血不归经，导致出血，称为脾不统血。

4）脾与体、窍、志、液的关系：脾在体合肉，主四肢，开窍于口，其华在唇，在志为思，在液为涎。

（4）肝：位于腹部，右胁之内。在五行属木，与六腑的胆相表里。主要生理功能：主疏泄，主藏血。

1）主疏泄：是指肝具有主升、主动的生理特点，具有保持全身气机疏通、畅达、升发的作用。肝主疏泄功能表现有四个方面：一是调畅气机，协调气血运行。肝疏泄正常，则气血和调；疏泄太过，可致肝气上逆，出现面红目赤，烦躁易怒，甚至发生血证；若疏泄不及，可致肝气郁结，出现胁肋、乳房胀痛、癥积、膨胀等。二是促进消化。肝主疏泄可以调节脾胃升降，还可调节胆汁的分泌与排泄，促进消化。肝失疏泄，则脾不升清，出现腹胀痛、飧泄；胃气不降，则出现嗳气、呃逆、呕吐、恶心、脘腹胀痛，称肝胃不和；肝气郁结，胆汁分泌排泄异常，则出现胁肋苦满，黄疸等。三是调节情志。肝的疏泄功能正常则气机调畅、气血和调，心情舒畅；若肝失疏泄，气机郁滞，则郁闷、抑郁、多愁善感。情志异常，气机失调，也能影响肝的疏泄功能。在七情中，直接影响肝主疏泄功能的是怒，称为"怒伤肝"。郁怒伤肝，致肝气郁结，进而影响脾胃功能，导致肝脾不和或肝胃不和。四是调理冲任。调节男性排精、女子行经：肝的疏泄与肾的封藏协调合作，可使男子排精和女性月经正常。若肝失疏泄，则出现排精不畅或经行不畅等症。

2）主藏血：是指肝有贮藏血液、调节血量的生理功能。肝贮存一定量的血液，即可濡养肝自身，制约肝阳，防止过亢，保证血液不逸出脉外，以防止出血；又可以贮藏血液为前提，调节血量，满足人体活动所需。如肝气虚弱，肝藏血失职，或肝火旺盛，灼伤脉络，迫血妄行，则可致各种出血，如吐血、衄血、咯血、月经过多、崩漏，称为肝不藏血。

3）肝与体、窍、志、液的关系：肝在体合筋，其华在爪，开窍于目，在志为怒，在液为泪。

（5）肾：位于腰部，脊柱两侧，左右各一，腰为肾之府。肾为先天之本，五行中属水，与六腑中的膀胱相表里。主要生理功能：主藏精，主水，主纳气。

1）主藏精：藏，即闭藏，是指肾对人体之精有闭藏的功能。肾所藏之精是构成人体的基本物质，也是人体生长发育及各种生理功能活动的物质基础。肾中所藏之精，包括"先天之精"和"后天之精"。先天之精，即父母的生殖之精，是禀赋于父母的生殖之精。它与生俱来是构成胚胎的原始物质，故称"肾为先天之本"。后天之精，是指出生以后来源于食物经脾胃运化生成的水谷之精。两者藏于肾中，相互依存，相互为用，统称肾精。先天之精依赖后天之精的培育和充养，后天之精依赖先天之精的资助。肾中精气是人体生命活动的根本，可以促进人体的生长发育和生殖。肾阴和肾阳是肾中精气所含的两种相反相成的功能。肾阳具有促进机体温煦、运动、兴奋和化气的功能，又称"真阳""元阳"。肾阴具有滋养机体、制约阳热和成形的功能，又称"真阴""元阴"。全身脏腑经络及组织器官的阳和阴均根于肾阳和肾阴。肾阴肾阳平衡对人体阴阳平衡起着至关重要的调节作用。

2）主水：是指肾有主持和调节人体津液代谢

的功能。肾主水的功能主要靠肾精对水液的蒸腾气化作用。当水液通过肾时，肾阳会将水液大部分蒸腾气化，重新回到全身，而将小部分代谢后的废液化为尿液，向下注入膀胱，排出体外。津液的代谢有肺、脾、肾、肝、胃、小肠、大肠、膀胱、三焦等脏腑的参与，也有皮肤、鼻、前后二阴等体窍的参与，肾主宰着津液代谢的全过程。若肾阳虚，气化无力，则出现尿少、尿闭、浮肿等症；肾阳虚，不能固摄，则出现小便清长、夜尿多等症。

3）主纳气：是指肾摄纳肺所吸入之清气而调节呼吸功能，有助于保持肺的吸气深度，防止呼吸表浅的功能。肾主纳气的功能是肾主封藏功能在呼吸运动中的具体表现。肾精充沛，则封藏有权，肺的吸气有深度。如肾精不足，则封藏无力，肺的吸气表浅，或呼多吸少，出现气喘，称为肾不纳气。

4）肾与体、窍、志、液的关系：肾主骨生髓，其华在发，开窍于耳和二阴，在志为恐，在液为唾。

2. **六腑**　是胆、胃、小肠、大肠、膀胱、三焦的合称。六腑多为管腔性器官，共同的生理功能特点是受盛和传化水谷，泄而不藏，实而不满。

（1）胆：附于肝，肝与胆有经脉相络属。胆居六腑之首，形态似腑，但因胆藏精汁，而无传化水谷的功能，又称奇恒之腑。胆内所藏胆汁为肝血所化生。胆的主要生理功能是贮存与排泄胆汁，主决断。

（2）胃：位于中焦，上口为贲门接食管，下口为幽门通小肠，又称胃脘，分上脘、中脘、下脘三部分。胃与脾被称为"仓廪之官""后天之本"。胃又称"太仓""水谷之海"等。胃的主要生理功能有主受纳、腐熟水谷，主降浊。

（3）小肠：位于腹中，上与胃相接，下与大肠相连。小肠与心的经脉相互络属，故与心相表里。小肠的主要生理功能有受盛化物，主泌别清浊。

（4）大肠：居于腹中，上端在阑门处与小肠相接，下端紧接肛门。大肠与肺经脉相互络属，故与肺相表里。大肠的主要生理功能是传化糟粕。

（5）膀胱：位于下腹中央，为储存尿液的器官，与肾经脉相互络属，故与肾相表里。膀胱的主要生理功能是贮尿和排尿。膀胱的贮尿功能必须依赖肾气的气化作用，如肾气不固，则膀胱不约，出现遗尿、小便失禁等症。膀胱的排尿功能依赖肾和膀胱的气化作用，如肾气化失司，则出现排尿不畅、癃闭等现象。

（6）三焦：是上焦、中焦、下焦的总称，为六腑之一，又被称为"决渎之官""孤腑"等，其主要功能是通行元气和运行水液。另外，三焦是部位划分的概念。上焦指横膈以上，功能特点是宣发、布散，即心肺输布水谷精微和气血的功能，有如雾露之溉，称"上焦如雾"；中焦指横膈以下至脐上，功能特点是"泌糟粕，蒸津液"，即脾升胃降的运化功能，有如酿酒，称"中焦如沤"；下焦指脐以下部位，包括肝、肾、小肠、大肠、膀胱、女子胞和阴部等。肝在部位上虽居中焦，但因功能与肾密切相关，因此，亦与肾一同划归下焦。下焦的功能

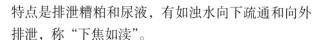

特点是排泄糟粕和尿液，有如浊水向下疏通和向外排泄，称"下焦如渎"。

（四）病因

病因又称为致病因素，是指导致人体发生疾病的原因。常见的病因主要有外感病因、内伤病因、继发病因等。

1. 六淫的性质及致病特点　六淫是风、寒、暑、湿、燥、火六种外感病邪的总称。淫有"太过、浸淫"之意，是外感病的主要致病因素。

（1）风邪：风为春季主气，故风邪为病春季多见，但四季均有风，故其他季节亦可发生，是六淫邪气中最主要的致病因素，其性质与致病特点如下。

1）风为阳邪，轻扬开泄，易袭阳位：风邪具有轻扬、升散、向上、向外的特性，故为阳邪。风性开泄是指风邪侵袭人体，易使腠理疏泄开张。易袭阳位是指风邪易袭人体头面部、肌表、腰背部、阳经经络等部位。故风邪致病多见头痛、项背痛、汗出、恶风等临床表现。

2）风善行而数变：善行是指风具有善动不居，行无定处的特性，故其致病可见病位游移，行无定处。如以游走性关节疼痛为特征的行痹。数变是指风邪致病起病急骤、变化无常的特点。如风疹之发病迅速，旋即波及它处，或此起彼落，发无定处。

3）风性主动：风邪具有摇动不定的特性，故其致病往往表现出动摇不定的症状，如眩晕、震颤、惊风抽搐等症状。

4）风为百病之长：风邪常是外感病因的先导，

六淫之寒、暑、燥、湿、火又多依附于风邪而侵入人体，如风寒、风湿，故称风为百病之长。

（2）寒邪：寒为冬季主气，故寒邪为病冬季多见。寒邪伤于肌表称为"伤寒"，寒邪直中脏腑称为"中寒"。寒邪的性质与致病特点如下。

1）寒为阴邪，易伤阳气：寒为阴气盛的表现，故其性属阴。"阴胜则阳病"，故寒邪最易伤及人体阳气，证候呈现寒象。如寒邪袭表，卫阳郁遏，则见恶寒；寒邪直中，中阳受损，则脘腹冷痛、四肢不温等。

2）寒性凝滞：是指寒邪伤人，易使气血凝滞，经脉闭阻不通，"不通则痛"，从而出现各种疼痛的症状。如寒邪束表，则头痛身痛；寒伤中阳，则脘腹冷痛；寒邪阻滞经络，则肢体关节冷痛等。

3）寒性收引：是指寒邪具有收缩、牵引的特性。寒邪侵袭人体，易使气机收敛，腠理闭塞，筋脉肌肉收缩挛急。如寒客关节、筋脉，则关节屈伸不利、拘挛作痛等。

（3）暑邪：暑为夏季主气，有明显的季节性，多发生在夏至以后，立秋以前。暑邪致病具有炎热、升散的特性，且只有外感为患，无内生一说。暑邪致病有伤暑和中暑之分。受邪病情轻者为"伤暑"，病情重者，多为"中暑"。暑邪的性质与致病特点如下。

1）暑为阳邪，其性炎热：暑是夏令火热之气所化，其性炎热，故为阳邪。暑邪为病，会出现一派阳热亢盛的征象，如壮热、面赤、烦渴、脉洪大。

2）暑性升散，易伤津耗气：是指暑邪为病，易上扰头目心神，可见头晕、目眩、心烦等症；易使腠理开泄而大汗出，汗出过多，则伤津耗气。

3）暑多挟湿：暑令气候炎热，且常多雨潮湿，故暑邪为病，常兼湿邪。临床除发热、烦渴等暑热症外，还兼有肢体困倦、胸脘痞闷、恶心呕吐、大便溏泻等湿阻表现。

（4）湿邪：湿为长夏主气。长夏之季，即夏秋之交，雨水较多，故多湿病。此外，湿邪为病还与居处潮湿、淋雨涉水、以水为事等密切相关。湿邪的性质与致病特点如下。

1）湿为阴邪，易阻气机，损伤阳气：湿为有形之邪，最易阻遏气机，使气机升降失常的闷、胀、痛等。湿为阴邪，阴胜则阳病，故湿邪可损伤阳气。

2）湿性重浊：是指湿邪致病，表现常有沉重或重着感的特点。"浊"是指湿邪为患，常出现分泌物、排泄物秽浊不清的表现。

3）湿性黏滞：主要体现在两个方面：一是症状的黏滞性，即湿病症状多黏滞而不爽。如大便黏滞不爽，小便涩滞不畅，舌苔垢腻。二是病程的缠绵性，即湿邪为患多发病缓慢隐袭，病程较长，迁延难愈。如湿疹表现病程长，难速愈，或反复发作。

4）湿性趋下，易袭阴位：是指湿邪有下趋的特性，每易伤及人体下部。

（5）燥邪：燥为秋季主气，故又称秋燥。燥邪致病，有温燥、凉燥之分。初秋挟有夏热之余气，多为温燥；深秋近于冬寒之凉气，多为凉燥，燥邪的性质与致病特点如下。

1）燥性干涩，易伤津液：是指燥邪为敛肃之气，其性干燥，最易伤人津液，出现津亏干涩的表现。

2）燥易伤肺：肺为娇脏，喜润恶燥，其主气司呼吸与天气相通，外合皮毛，开窍于鼻。而燥邪伤人，多从口鼻而入，最易伤肺，使肺津受损。

（6）火（热）邪：旺于夏季，但一年四季均可见火（热）之邪为病。火为热之极，温为热之渐，三者程度不同，性质则一，故常有温热、火热之称。火（热）邪的性质与致病特点如下。

1）火（热）为阳邪，其性炎上：是指火（热）邪致病，一是表现为阳热亢盛的高热、面赤、脉洪数等症；二是侵犯部位多为人体上部，尤以头面部为著。

2）火（热）易伤津耗气：火（热）邪侵袭人体，既能迫津外泄，又能直接消灼津液，使机体的津液耗伤，同时，阳热亢盛的壮火最能损伤人体的正气，加之火（热）邪迫津外泄，气随津耗，临床常出现气虚症状。

3）火（热）易生风动血："生风"即火热之邪燔灼肝经，耗劫阴液，筋脉失于濡养，引起肝风内动，又称"热极生风"。"动血"即火热之邪侵入血脉，加速血行，甚则灼伤脉络，迫血妄行，导致各种出血病证。

4）火（热）易扰心神：是指火（热）邪入于营血，尤易扰动心神。

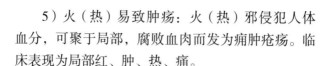

5）火（热）易致肿疡：火（热）邪侵犯人体血分，可聚于局部，腐败血肉而发为痈肿疮疡。临床表现为局部红、肿、热、痛。

2. 七情内伤

（1）七情的基本概念：七情，即喜、怒、忧、思、悲、恐、惊七种情志变化。在正常情况下，七情是人体对外界客观事物和现象所做出的不同情志反映，一般不会使人致病。只有突然、强烈或长期持久的情志刺激，超过了人体本身生理活动所能调节的范围，引起阴阳失调，气血不和，脏腑功能紊乱，才会导致疾病发生。此时，七情才成为致病因素，由于七情直接伤及脏腑，故称为"七情内伤"。

（2）七情的致病特点

1）直接伤及内脏：由于五脏与情志活动有相对应的密切关系，故不同的情志刺激可损伤相应的脏腑，即"怒伤肝""喜伤心""思伤脾""忧伤肺""恐伤肾"。但并非绝对如此，因为人体是一个有机的整体，异常情志可以伤及多个脏腑。在五脏之中，情志活动与心、肝、脾三脏关系最为密切，故情志疾病中，以伤及心、肝、脾为多见。

2）影响脏腑气机：七情对内脏的直接损伤，主要是通过影响脏腑气机，使脏腑气机失常，气血运行紊乱而致。

怒则气上：是指过度愤怒可使肝气横逆上冲，血随气逆，并走于上，常见头胀头痛、面红目赤、呕血、甚则昏厥卒倒。

喜则气缓：是指暴喜过度，可使心气涣散，神不守舍，常见精神不集中，甚则失神狂乱。

悲则气消：是指过度悲忧，可使肺气抑郁，意志消沉，肺气损伤，常见精神萎靡、乏力懒言、语声低微、气短胸闷等。

恐则气下：是指恐惧过度，可使肾气不固，气陷于下，常见二便失禁、遗精、骨痿等。

惊则气乱：是指突然受惊，以致心无所倚，神无所归，虑无所定，惊慌失措，常见心悸、惊恐不安、慌乱失措、失眠，甚则神志错乱、或二便失禁。

思则气结：是指思虑过度，伤神损脾，导致气机郁结，脾失健运，常见纳呆食少、腹胀、便溏等。

3）影响病情变化：良好和稳定的情绪有利于病情好转乃至痊愈，而悲观和波动的情绪往往可诱发疾病，或使病情加重，甚至急剧恶化。

3. 饮食失宜　饮食是摄取营养，化生气血，维持人体生命活动的必要条件。饮食失宜是导致疾病发生的原因之一。胃主受纳腐熟水谷，脾主运化水谷精微，故饮食所伤主要病及脾胃，包括饮食不节、饮食不洁、饮食偏嗜3个方面。

（1）饮食不节：是指饮食在量和时间上没有规律，没有节制。饮食贵在有节，以适量、适时为宜，若饥饱失常、饮食无时，就会引发疾病。

1）饥饱失常：过饥，则饮食摄取不足，气血生化无源，久则必然衰少而为病，表现为形体消瘦、脏腑组织功能活动衰退。气血不足，则正气虚弱而抵抗力降低，又易继发其他病证。过饱或暴饮暴食，超过脾胃的运化能力，食滞肠胃，表现为脘

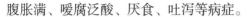

腹胀满、嗳腐泛酸、厌食、吐泻等病症。

2）饮食无时：定时而有规律的进食有利于脾胃运化功能有序进行，使水谷精微有规律地化生，并输布全身，营养脏腑组织器官。长期饮食无时，缺乏规律，可损伤脾胃，而变生他病。

（2）饮食不洁：是指进食不洁净、或陈腐变质、或被毒物污染的食物而导致疾病的发生。进食不洁可引起多种胃肠道疾病，出现腹痛、吐泻、痢疾等；或引起寄生虫病，如蛔虫病、蛲虫病、绦虫病，出现腹痛、嗜食异物、面黄肌瘦等症；若蛔虫窜入胆道，还可出现上腹部剧痛、时发时止、四肢厥冷、或吐蛔的蛔厥证；若进食腐败变质的有毒之物，常出现剧烈腹痛、吐泻等中毒表现，严重者可造成昏迷、死亡等不良后果。

（3）饮食偏嗜：是指饮食结构失衡，过度偏嗜某种性味的食物、或专食某类食物，久之可导致人体阴阳失调，或营养物质缺乏而引起疾病。

1）寒热偏嗜：饮食宜寒温适中。太过偏嗜寒热饮食，可使人体阴阳失调而为患。如偏食生冷寒凉之物，可损伤脾胃阳气，寒湿内生，发生腹痛泄泻等症；偏食辛温燥热饮食之品，可使胃肠积热，出现口渴、腹满胀痛、便秘，或酿成痔。

2）五味偏嗜：人的精神气血都由饮食五味所滋生，五味入五脏，各有其亲和性。如果长期嗜好某种性味的食物，就会使该脏的脏气偏盛，功能活动失调而发变，久之亦可影响脏腑之间平衡关系而损伤他脏为病。

3）种类偏嗜：饮食种类多元化，膳食结构

合理化，才能获得充足的营养，满足生命活动所需。若专食某类或某种食品，或厌恶某类食物而不食，或膳食中缺乏某些食物等，久之也可成为导致某些疾病发生的原因，如过食肥甘厚味，可聚湿生痰、化热，易致肥胖、眩晕、中风、胸痹、消渴等病变。

4. 劳逸失度 正常的劳动和体育锻炼，有助于气血流通，增强体质。合理的休息，可以消除疲劳，恢复体力和脑力，均有利于维持机体正常的生理活动，不会使人发病。但长时间的劳逸失度，则会成为致病因素而使人发病。

（1）过劳：包括劳力过度、劳神过度和房劳过度。

1）劳力过度：是指较长时期的过度体力劳动，积劳成疾；或大病初愈，又从事繁重的体力劳动而致病。劳力过度耗伤机体正气，主要以肺脾之气受损为著，出现少气懒言、四肢困倦、神疲乏力等症。

2）劳神过度：是指思虑太过，耗伤心血，损伤脾气，出现心悸、健忘、失眠多梦等心神失养及纳呆、腹胀、便溏等脾气受损之证。

3）房劳过度：是指性生活不节，房事太过，则耗伤肾精，出现腰膝酸软、眩晕耳鸣、精神萎靡、遗精、早泄、阳痿等病症。

（2）过逸：即过度安逸，是指长期不参加劳动，又不进行体育锻炼。过逸会使人体气血运行不畅，脾胃运化功能减弱，出现食欲缺乏、肢体软弱、甚则形体虚胖，动则心悸、气喘、汗出等，或继发他病。

二、中医诊法与辨证

中医诊法是中医诊断疾病，了解病情的基本方法。它包括望、闻、问、切四个方面，简称"四诊"。望、闻、问、切四诊是从不同角度收集和了解疾病相关情况的方法，必须将它们有机结合，做到"四诊合参"，才能全面、系统地了解病情，做出正确的判断。

（一）望诊

1. 望全身情况

（1）望神：是通过观察人体生命活动的整体表现来判断病情的方法。神是生命活动的总称，其概念有广义和狭义之分：广义的神，是指整个人体生命活动的外在表现，可以说神就是生命；狭义的神，指人的精神活动，可以说神就是精神。望神应包括这两方面的内容。

1）得神：神志清醒、语言清晰、面色荣润、表情自然、目光明亮、反应灵敏、动作灵活、体态自如、呼吸平稳、肌肉不削。得神是精力充沛、正气充足、五脏精气未伤的一种表现，见于病情轻浅的患者或正常人。

2）少神：精神不振、健忘、嗜睡、声低懒言、倦怠无力、动作迟缓，是精气轻损的一种表现。少神多见于体质虚弱的患者或病轻、恢复期患者。

3）失神：目光晦暗、瞳神呆滞、精神萎靡、反应迟钝、语言低弱或不清、动作迟缓，为病情较重的表现；若见到神志昏迷、言语失伦、呼吸异常，或循衣摸床、撮空理线，或卒倒而目闭口开、手撒、尿遗等，表示病情危重。失神是精气受损、脏腑衰弱的一种表现，多见于病情严重、预后不良的患者。

4）假神：病情危重忽见好转；或久病重病之人本已失神，但突然精神转佳，目光转亮，语言不休，想见亲人；或病重语言低微、断续，忽见语言清亮起来；或原来面色晦暗，突然颧赤如妆；或原本毫无食欲，突然食欲增加，均为假神之象。人们通常把它比喻为"回光返照"或"残灯复明"。假神是患者病情的本质变化与外部的症状不相符合的一种表现。如果垂危患者出现精神暂时好转的假象，是阴阳离决之先兆。

（2）望色：是观察皮肤色泽变化的诊断方法，包括望常色和病色两个方面，以面部色泽观察为主，皮肤色泽是脏腑精气外荣之象。

1）常色：是指正常人的面部色泽。我国正常人的面色红黄隐隐，明润含蓄。红黄隐隐是指皮肤黄里透红、红黄之间没有明确的界限；明润含蓄是指皮肤光明润泽、精彩内含而不显露。

2）病色：是指人体在疾病状态时的异常面部色泽。

青色主病：青色内应于肝，是足厥阴肝经之本色。主寒证、痛证、瘀血证和惊风证。

青为寒凝气滞，经脉瘀阻的面色；若是阴寒内盛，心腹疼痛，可见面色苍白而青；若是心气不足，推动血液运行无力，使得血液运行不畅，可见面色青灰、口唇青紫，多为气虚血瘀所致。在小儿若见高热，同时伴有面部青紫，尤以鼻柱明显，常是惊风的先兆；面青目赤，多为肝火；青赤而晦暗，多为郁火。脾病见青色，多属难治。

赤色主病：赤色内应于心，为手少阴心经之本色。主热证。

赤为血色，热盛而致脉络血液充盈则面色红赤，故面赤多见于热证。若满面通红，多属于外感发热，或脏腑阳盛的实热证；若仅见两颧潮红，则多属于阴虚而阳亢的虚热证；如久病或是重病而面色苍白却时而泛红如妆，多为戴阳证，是虚阳上越的危重证候。

黄色主病：黄色为脾虚、湿蕴的征象，主脾虚证、湿证。

面色淡黄，枯槁无泽，称为萎黄，多属脾胃气虚，营血不能上荣之故；如面、目、身俱黄，其中黄而鲜明如橘子色者，为"阳黄"，为湿热熏蒸之故；黄而晦暗如烟熏者，为"阴黄"，多属寒湿阻滞之故。黄而枯瘦者，胃病虚热也；黄而色淡者，胃病虚寒也。腹胀而面黄肌瘦者，虚证也；小儿面黄肿或青黄或乍黄乍白，腹大青筋，为疳积。

白色主病：白色为气血不荣之候，主虚证、寒证、失血、夺气。

阳气虚衰，气血运行迟滞，或耗气失血，而致气血不充，故见白色；若寒凝血涩，经脉收缩，也可导致面呈白色。白而虚浮，或苍白，或晦滞，多为阳虚；急性病突然面色苍白，伴冷汗淋漓，多为阳气暴脱的证候。淡白，多为气虚；白而无华，或黄白如鸡皮者，为血虚或夺血。里寒证剧烈腹痛或战栗时，亦可见面色苍白。肺胃虚寒，亦可见面色淡白。肝病见白色为难治之病。

黑色主病：黑色为阴寒水盛或气血凝滞的病色，主肾虚、寒证、水饮、瘀血。

若颧与面黑为肾病；面黑而干焦，多为肾精久耗，虚火灼阴；黑而浅淡者，为肾病水寒。凡黑而暗淡者，不论病之新久，总属阳气不振。眼眶周围发黑，往往是肾虚或有水饮，或为寒湿下注之带下；面黑而手足不遂，腰痛难以俯仰，为肾风骨痹疼痛。若面色黧黑，而肌肤甲错，为有瘀血。心病见黑色为难治之病。

（3）望形体：主要观察患者形体的强、弱、胖、瘦等情况。形体壮实，肌肉充实，皮肤润泽，说明内脏坚实，气血旺盛，是体质强壮的表现；形体衰弱，肌肉消瘦，皮肤干涩，说明内脏虚弱，气血衰少，是体质虚弱的表现；若形体肥胖而肌肉松软，气短乏力，多属阳气不足，脾虚有痰湿，故有"肥人多湿"之说；形瘦色苍，肌肉瘦削，皮肤干燥，多属阴血不足或阴虚有火，故有"瘦人多火"之说；若骨瘦如柴，肌肉干瘪，是脏腑精气衰竭之象。

（4）望姿态：主要观察患者的动静姿态与疾病有关的体位变化及肢体的异常动作。正常人能随意运动而动作协调，体态自然。疾病时，不同的疾病产生不同的病态，这些病态都是病理变化的外在表现。一般来讲，喜动者属阳证，喜静者属阴证。临床表现如下。

1）患者的卧位：如卧时身体能转侧，面常向外，多为阳、热、实证；卧时身重不能转侧，面常

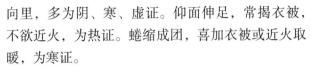

向里，多为阴、寒、虚证。仰面伸足，常揭衣被，不欲近火，为热证。蜷缩成团，喜加衣被或近火取暖，为寒证。

2）患者的坐位：坐位仰首而喘，呼吸困难，痰涎壅盛是肺实证；坐而俯首，气短不足以息，多是肺虚或肾不纳气证。坐卧不宁，为烦躁不安或腹满胀痛。

3）异常动作：如患者眼睑、口唇、手指、足趾不时颤动，多是急性热病，动风的先兆。四肢抽搐，多见风病（痫证、破伤风、小儿急慢惊风、狂犬病），抽而有力为实证，抽而无力为虚证。患者关节肿痛，肢体运动困难，多为风、寒、湿三邪侵犯肌体的痹证。患者项背强直，四肢抽搐，角弓反张，为肝风内动，热极生风。患者猝然昏倒，半身不遂，口眼㖞斜，一侧手足举动不遂或麻木不仁，语言不清，为中风。若是中风脱证，可见猝倒而口开，手撒遗尿；中风闭证可见牙关紧闭，两手握固。若夏天突然面色苍白，大汗淋漓，猝倒，是感受了暑热之气而致。若弯腰曲背，转动艰难，是腰腿痛；两手捧头，或用毛巾手帕系头，是头痛；突然以手护心，面色苍白，不敢行动，是心绞痛；以手托腮，是牙痛。

2. 望局部情况

（1）望头颈：望头颈与头发，主要是望头形、囟门、动态和头发的色泽变化。

1）望头颈：小儿头形过大或过小，伴有智力发育不全者，多属先天不足，肾精亏损；小儿囟门下陷者，多为津液损伤，脑髓不足，多属虚证；囟门高突者，多为痰湿内蕴或火邪上攻，多属实热证；囟门迟闭者，多属肾精不足；头颈强直或头摇不能自主者，多为风证或气血虚衰、脑神失养。

2）望头发：主要望发的质和色的变化。发黑浓密润泽，是肾气盛而精血充足的表现。如发稀疏易落，或干枯不荣，多为肾气亏虚，精血不足；若突然出现片状脱发，多属血虚受风，或痰瘀阻滞，气血不荣；青年白发，伴有肾虚症状者属肾虚，伴有失眠健忘症状者为劳神伤血所致，但也有因先天禀赋所致者，不属病态。小儿发结如穗，枯黄无泽，可见于疳积病。

（2）望五官：是对眼、耳、口、鼻、唇、齿龈、咽喉等头部器官的望诊。根据中医的脏象学说理论，五脏在内，与在外的五官九窍相连，而官窍又是人体与外界联系的通道，当官窍有病时，就可以了解相应的脏腑功能的盛衰。

1）望目：目为肝之窍，五脏六腑之精气皆上注于目。其中目眦血络属心，白睛属肺，黑睛属肝，瞳子属肾，眼胞属脾。望目除观察眼神外，还应注意望目的形态、颜色及动态等方面的变化。

望目色：全目赤肿，多是肝经风热；眼胞颜色晦暗，为肾虚；眼上下有青色晕者，多为劳欲太过，精神不爽或睡眠不足；上眼胞肿胀红赤，多是脾经风热；下胞肿胀红赤，多因胃火；眼胞皮红湿烂，多是脾火挟湿。目眦红赤为心火，淡白为气血亏虚。

望目形态：目胞浮肿，为水肿的表现。但健康人低枕睡眠后一时性眼胞微肿不属于病态。眼窝凹陷多是津液所伤或气血不足，可见于吐泻伤津或气血虚弱的患者。若久病、重病的患者眼窝深陷、甚则视不见人，为阴阳竭绝之候，多属病危。眼球突出，证兼喘满上气者，属肺胀，为痰浊阻肺、肺气不宣、呼吸不利所致。若眼球突出兼颈前微肿，急躁易怒为瘿病，因肝郁化火，痰气壅阻所致。

望目动态：

瞳孔缩小：多属肝胆火炽所致；亦可见药物中毒。如见瞳孔散大，多为精气衰竭。

瞪目直视：是患者两目固定前视，神志昏迷为患者脏腑精气将绝，属病危之候。

横目斜视：多属肝风内动。

昏睡露睛：多属脾胃虚弱，可见于吐泻伤津和慢惊风的患者。

胞睑下垂：又称睑废。双睑下垂者，多为先天不足、脾肾亏虚；单睑下垂者，多因脾气虚衰或外伤所致。

2）望唇、齿、龈：口唇为脾之外窍，故望口唇的异常变化可以诊察脾胃的病变。其主要观察其色、形、润燥的变化。

望唇色：唇色淡白，为血虚和失血，可见于大出血患者。唇色淡白如纸，唇四周绕起白晕，为亡血之候。妊娠期妇女唇色淡白主血亏，谨防难产。

唇色深红：为实证、热证。深红而干，属热盛伤津；樱桃红唇色者，多见于煤气中毒。久病者出现朱红口唇，多为虚阳外越，愈后不佳。

唇色青紫：常为寒凝血瘀。

唇色青黑：为寒盛、痛极。

望唇形：口唇干枯皱裂，多见外感燥邪，亦见于热炽津伤；口角流涎，多属脾虚湿盛或胃中有热，或见于虫积；若见口唇糜烂，多由脾胃蕴热上蒸所致；如见口歪斜，则为中风。

口唇润泽：可以见到唇裂、唇燥和唾液增多。

唇裂见口唇干燥焦裂，或裂开出血之证，多见外感燥热之证或脾经有热。

口中唾液分泌量多，津津不止，频频唾吐，多因脾肾阳虚，水液不化而上逆所致。大病后喜唾，提示胃中有寒。

望齿、龈，正常齿龈色红而津润。齿为骨之余，龈为胃之络。齿与龈的望诊，应注意色泽、润燥及形态变化。

牙齿干燥，多是胃热炽盛、津液大伤；齿燥如枯骨，多为肾精枯竭；牙龈红肿者，多属胃火上炎；牙龈出血而红肿者为胃火伤络；不红而微肿者，或为气虚，或为虚火伤络。

3）望咽喉：咽喉主要反映肺、胃的情况。望咽喉，应注意观察其颜色及形态的异常改变。

红肿：咽喉部位红赤主肺胃郁热；色深红多主火毒壅盛，搏结于咽喉，为实热证；红而娇嫩主肺肾阴虚火旺；其色红而暗滞，漫肿，多主痰浊凝滞，气滞血淤。

腐烂成脓：咽喉黏膜腐烂分散浅表，周围色红微肿，为热毒上攻，溃烂连片，主火毒壅盛，熏灼肌膜；溃烂微肿，其色赤黄，口秽，腹满便结，苔黄厚，主胃肠积热上蒸咽喉；久病溃烂，分散浅表，反复发作，为虚火上浮。

假膜：咽喉溃烂，表面覆盖一层黄白色或灰白色膜。假膜松厚，易拭去者，病情较轻；假膜坚韧，不易拭去，重剥出血，很快复生者，病情较重。

（3）望皮肤：皮肤居一身之表，为肌体御邪之屏障，内合于肺，为气血所荣。脏腑病变，可通过经络反映于肌表皮肤。望皮肤，应注意色泽、形态的变化及斑疹的鉴别。

1）皮肤形色变化：皮肤突变白色，状如斑点，无痛痒感，自面及颈项，日久延及全身，属"白驳风"，多由肺风流注皮肤之间，久之不去，令气血失和所致。皮肤大片红肿，色赤如丹者，多为实热火毒之气所致；皮肤面目皆黄，为黄疸；皮肤青紫色，可见于寒冷伤体或因外伤等原因致使皮肤脉络运行不畅，血脉阻滞见紫色。新生儿皮肤常有青紫或者黑色斑块，见于腰、背、臀部，多由于禀赋不足，气血未充，气滞血淤所致，如无其他不良症状，可随小儿生长而自行消失。皮肤虚浮肿胀，多属水湿泛滥之证；皮肤干瘪枯槁，多由津伤液耗所致。

2）斑疹：平铺于皮下，摸之不碍手者，谓之斑。色红疹点小如粟，高出于皮肤，摸之碍手（亦有不高出皮肤）谓疹。望斑疹主要观察其色泽与形态的变化。

斑疹的色泽：以鲜活润泽为顺。若深红如鸡冠色，多为热毒炽盛；色紫暗者，多为热毒盛极，阴液大伤。色淡红或晦暗，并见四肢冰凉，脉细弱者，为正气不足或阳气衰微之象。斑疹的形态：一般以分布均匀，稀疏者为邪浅病情轻；稠密，或根部紧束有脚，为热毒深重之象；疏密不匀，或先后不齐，或见即隐，多是邪气内陷之候。

（4）望舌

正常的舌象是：舌体柔软，运动灵活自如，舌色淡红润泽、不胖不瘦，舌苔均匀、薄白、干湿适中、不黏不腻。临床上常描述为"淡红舌、薄白苔"。

舌与脏腑的关系：舌为心之苗，又为脾之外候。由于舌通过经络直接或间接地联系于许多脏腑，所以脏腑的精气可上达于舌，同时脏腑的病变亦可从舌象变化反映出来。舌尖反映心肺的病变；舌边反映肝胆的病变；舌中反映脾胃的病变；舌根反映肾的病变。

1）望舌质（体）：包括望舌色、舌形、舌态等方面的内容。

望舌色：主要是观察舌质颜色的异常变化。①淡白舌：较正常舌色浅淡为淡白舌。主虚证、寒证。如舌淡白不泽或舌体瘦薄，则属气血虚；舌淡白少津，多属阳虚津亏；若淡白湿润，舌体胖嫩，多属虚寒证。②红舌：舌色较正常深，甚至呈鲜红色，为红舌。主热证，有虚实之分。若舌色鲜红、起芒刺或兼黄厚苔，多属实热证；舌色鲜红少苔或有裂纹或舌红无苔，则属虚热证；舌尖红者，为心火亢盛；舌边红者，为肝胆火旺。③绛舌：舌色深红为绛舌。绛舌主病有外感和内伤之分；外感热病见绛舌，为邪热已深入营血；内伤杂病见绛舌少苔、无苔或有裂纹，多属阴虚火旺，常见于久病、重病之人。若舌色绛红，舌面光如镜面，为胃津消亡；舌色绛红而干枯者，为肾阴枯涸。④紫舌：舌质色紫为紫舌，主热证、寒证、瘀血证。舌绛紫干枯少津，为热盛伤津、气血壅滞；舌淡紫或青紫湿润者，多为寒凝血瘀。舌面或舌边见紫色斑点、斑块，称瘀点或瘀斑，为血瘀证。

望舌形：舌形是指舌质的形状。①胖大舌：较正常舌体胖大为胖大舌，有胖嫩、肿胀之分。嫩舌多兼虚胖，称胖嫩舌；只胖不嫩者，称肿胀舌；若舌体胖嫩，色淡，多属脾肾阳虚、津液不化、水饮痰湿阻滞所致；如舌体肿胀满口，色深红，多属心脾热盛；若舌肿胖，色青而暗，多见于中毒。②瘦薄舌：舌体瘦小而薄，为瘦薄舌。瘦薄而色淡者多是气血两虚；瘦薄而色红绛且干者，多是阴虚火旺、津液耗伤所致。③裂纹舌：舌面上有各种明显的裂纹，为裂纹舌。若舌质红绛而有裂纹，多属热盛津伤，阴液亏损；舌色淡白而有裂纹，多为气血不足。④齿痕舌：舌体边缘有牙齿的痕迹，为齿痕舌。多由舌体胖大而受齿缘压迫所致。故齿痕舌常和胖大舌同见，多属脾虚。若舌质淡白而湿润，多为脾虚而寒湿壅盛。⑤芒刺舌：舌乳头增生、肥大、高起如刺，为芒刺舌。芒刺干燥，多属热邪亢盛，且热愈盛，则芒刺愈多。根据芒刺所生部位，可分辨邪热所在脏腑，如舌尖有芒刺，多属心火亢盛；舌边有芒刺，多属肝胆火盛；舌中有芒刺，多属胃肠热盛。

望舌态：舌态是指舌体的动态。①强硬：舌体失去柔和，屈伸不利，或不能转动者，为强硬舌。

多因热邪亢盛，灼伤阴津，舌脉失养或痰浊内闭所致。如舌红而强硬，兼神志不清，多属热扰心神；舌色红干而强硬，多主热盛伤津；如舌强不语，口眼㖞斜，常为中风之先兆。②萎软：舌体软弱，伸卷无力，转动不便，称为萎软舌，多因气血虚极，阴液亏耗，筋脉失养所致。若久病舌淡而萎，为气血俱虚；舌绛而萎，为阴亏已极。新病舌干红而萎者，则为热灼阴伤。③颤抖：舌体不自主地颤动、动摇不定者称为颤抖舌，多因阴血亏虚，筋脉失养，舌脉挛急，或因邪热亢盛，燔灼肝经，筋脉拘急所致。如舌质淡白而颤抖者，属血虚生风；舌红绛而颤抖者，为热极生风。④吐弄：舌伸长，吐露出口外者为吐舌；舌时时微出口外，立即收回口内，或舌舔口唇上下或口角左右，称为弄舌。吐舌和弄舌两者都是心脾有热，吐舌可见于疫毒攻心，或是正气已绝；弄舌多为动风先兆，或是小儿智能发育不良。⑤歪斜：舌体偏斜于一侧，称为歪斜，多是中风或是中风先兆。⑥短缩：舌体紧缩不能伸长，为短缩舌，多为危重证候。若舌淡或青而湿润短缩，多属寒凝筋脉；舌胖而短缩，属痰湿内阻；舌红绛干而短缩，多属热病伤阴。

2）望舌苔：包括望苔色和苔质两个方面。

望苔色：苔色的变化有白苔、黄苔、灰苔、黑苔几种。①白苔：一般常见于表证、寒证。苔白薄者，多为表证；苔白厚者，多为寒证；若舌上满布白苔，有如白粉堆积在舌上，扪之不燥，为"积粉苔"，由于外感秽浊邪气，毒热内盛所致，常见于瘟疫，亦见于内痈。②黄苔：主热证、里证。淡黄为热轻，深黄为热重，焦黄为热结。黄苔又主里证，是表邪入里化热，黄苔又常与红绛舌并见。若舌胖嫩而见苔黄滑润者，则应考虑阳虚水湿不化。③灰苔：浅黑色的舌苔，主里热证、寒湿证。灰色为浅黑色，常可发展为黑苔，故灰黑苔常同时并见。苔灰而干燥，热甚伤津，为外感热病；苔灰而润，为痰饮内停，或为寒湿内阻。④黑苔：多由灰苔或黄苔发展而来，常见于疾病的严重阶段。主里热极证、寒盛证。若焦黑而燥裂，甚则生芒刺，多为热极伤津；苔黑而润滑，则多属阳虚寒盛。

望苔质：主要观察舌苔的厚薄、润燥、腻腐、剥脱等变化。①厚薄：疾病初起，病邪在表，病情较轻者，舌苔多薄；而病邪传里，病情较重，或内有饮食痰湿积滞者，则舌苔多厚。舌苔由薄转厚，表示病情由轻转重，舌苔由厚变薄，表述病情由重变轻。②润燥：苔面干燥，是津液不能上承所致，多见于热盛津伤或阴液亏耗的病证。但也有因阳气虚，不能化津液上润而苔燥者。苔面有过多水分，多是水湿内停之证。舌苔由燥转润，表示病情好转；舌苔由润变燥，则表明津液已伤，热邪加重或是邪从热化。③腻腐：苔质颗粒粗大、疏松而厚，形如豆腐渣堆积于舌面，刮之易去为腐苔，多由阳热有余，蒸腾胃中腐浊邪气上升而成，常见于食积、痰浊等证。若苔质颗粒细腻致密，黏滑不易刮去，为腻苔，多见于湿浊、痰饮、食积等阳气被阴邪所抑的病变，如痰饮、湿温等病证。④剥脱：若舌苔骤然退去，不再复生，以致舌面光洁如镜，即为光剥舌，又称镜面舌，是胃阴枯竭，胃气大伤的表现。若是舌苔剥落不全,剥脱处光滑无苔,称为花剥苔,也属胃的气阴两伤之证。若花剥而兼有腻苔者,说明痰浊未化,正气已伤,病情较为复杂。

3)舌诊的临床意义

判断正气的盛衰:脏腑气血之盛衰,可在舌上反映出来。如舌质红润,为气血旺盛;舌质淡白,为气血虚衰;苔薄白而润,为胃气旺盛;舌光而无苔,为胃气衰败或是胃阴大伤。

分辨病位的深浅:在外感病中,舌苔的厚薄常可以反映病位的深浅。如舌苔薄,多为疾病的初期,病位尚浅;如苔厚,则为病邪渐入里,表示病位较深等。

区别病邪的性质:不同性质的病邪在舌象上能反映出不同的变化。如黄苔多是热;白苔多是寒;舌质有瘀点或瘀斑者,则是瘀血的表现。

推断病势的进退:由于舌苔变化反映正邪的消长与病位的深浅,所以观察舌苔可以推断病势的进退。这在急性热病中尤有其特殊的意义。如舌苔由白转黄、变黑,多是病邪由表入里,由轻变重,由寒化热;舌苔由润转燥,多是热盛而津伤;若舌苔由燥转润,由厚变薄,往往津液复生,是病邪渐退、疾病向愈的表现。

4)望舌的注意事项

光线:望舌时需要充足的自然光线,并且尽可能使光线直射于口内,如晚间望舌,要注意光线的变化,必要时还需白天复检。

伸舌姿势:伸舌时要求自然地将舌伸出口外,充分暴露舌体,舌尖略向下,舌面向两侧展平,不要蜷缩，也不要过分用力外伸，以免影响舌质的颜色。

染苔：某些食物或药物可使舌苔染上颜色，称之为"染苔"。如乌梅、橄榄等能使舌苔染黑；黄连、维生素等药物可将舌苔染黄；吸烟可将舌苔染灰等。临床如见到舌苔突然变化或是舌苔与病情不符，应注意询问其饮食及服药情况，以防染苔造成假象。

（5）望排出物：是观察患者的分泌物及排泄物的形、色、质、量的变化来诊察病情的方法。主要观察痰涎、呕吐物、二便。

1）望痰涎：痰色黄，黏稠，坚而成块者，属热痰，多为热邪煎熬津液之故；痰色白，清稀，或有灰黑点者，属寒痰，因寒邪伤及阳气，气不化津，湿聚为痰之故；痰清稀而多泡沫，多属风痰，因肝风挟痰，上扰清窍，往往伴有面青眩晕；痰中带血，色鲜红者，为热伤肺络，临床上以阴虚火旺者为多见。若咳吐脓血腥臭痰，或吐脓性痰如米粥者，属肺痈。痰白滑而量多，易咳出者，属湿痰。痰色黄，少而黏，难于咳出，甚者干咳无痰，或有少量泡沫样痰，属燥痰。咳吐涎沫，口张气短者，是肺痿。口中多涎，清稀自出者，多为脾胃阳虚；口流黏涎，多为脾蕴湿热。

2）望呕吐物：呕吐物清稀无酸臭味，或呕吐清水痰涎，多因胃阳不足，或寒邪犯胃，胃失和降所致。呕吐秽浊有酸臭味，多因邪热犯胃降。吐不消化、味酸腐的食物，多属伤食。呕吐黄绿苦水，多属肝胆郁热或湿热。吐血色暗红或紫暗有块，夹有食物残渣者，属胃有积热，或肝火犯胃，或胃腑血瘀所致。

3）望二便

望大便：大便干结，面红身热者，多属实热伤津。大便干结如羊屎，排出困难，为肠道津亏。大便清稀，完谷不化，或如鸭溏者，属寒湿困脾，或脾胃气虚，大肠传导失职。大便色黄如糜，有恶臭者，属湿热泄泻。便下稀粪如水，或兼恶风，发热者，是风泻。便红如桃酱，排便不畅，舌苔黄腻者，是胃肠蕴热，迫血下行。大便如脓涕，色白或红，兼见腹痛肛灼，里急后重者，为湿热痢疾。大便色黑如柏油样，兼面色无华，或脘腹隐痛者，为胃络出血。

望小便：小便清长量多，伴形寒肢冷，多属寒证。小便短黄量少，尿时灼热疼痛，多属热证。尿血，血色鲜红，尿道热涩疼痛，是热蓄膀胱，损伤血络之血淋。尿有砂石，尿赤涩痛，时时中断，为砂淋，多属湿热内蕴，煎熬尿中杂质结为砂石所致。尿浑浊如米泔水或滑腻如脂膏，为尿浊、膏淋，多因脾肾亏虚，清浊不分，或湿热下注，气化不利，不能制约脂液所致。

（二）闻诊

闻诊是通过听声音和嗅气味来诊断疾病的方法。听声音是应用听觉来诊察患者声音变化的一种诊断方法。

1. 听声音

（1）语声：通过听患者声音以及语言的变化可以了解病情。

1）语声强弱：一般来说，语声高亢洪亮，多言而躁动，属实证、热证；语声低微无力，少言而沉静，属虚证、寒证。

2）语言错乱："言为心声"，语言错乱多属心的病变。若神志不清，胡言乱语，声高有力，为谵语，常见于热扰心神的实证。神志不清，语言重复，时断时续，声音低弱者为郑声，属于心气大伤，精神散乱的虚证。若是语言粗鲁，狂妄叫骂，丧失理智的狂言，常见于狂证，是痰火扰心所致。喃喃自语，见人便止者为独语，常见于癫证，多是心气虚，精不养神的表现。而语言蹇涩，则多属于风痰上扰的病变。

（2）呼吸：呼吸音变化与肺功能失常密切相关。

1）气微与气粗：呼吸微弱，多是肺肾之气不足，属于内伤虚损；呼吸有力，声高气粗，多是邪热内盛，气道不利，属于实热证。

2）哮与喘：呼吸困难，短促急迫甚至鼻翼扇动，或张口抬肩不能平卧者称为喘。喘气时喉中有哮鸣音者称为哮。喘有虚实之分，若喘息气粗，声高息涌，唯以呼出为快者，属实喘，常因肺有实邪，气机不利所致；若喘声低微息短，呼多吸少，气不得续者，属虚喘，乃肺肾气虚，摄纳无力之故。

3）少气：呼吸微弱，气少不足以息者，称为"少气"，多因气虚所致。

（3）咳嗽：是肺失宣肃，气逆而上的一种症状。有声无痰谓之咳，有痰无声谓之嗽。

诊察咳嗽，首先应注意咳声和痰的色、质、量的变化；其次要参考发病的时间、病史及兼症等进行分辨，以鉴别病症的寒热虚实性质。一般来说，咳声重浊，多属实证。咳声低微气弱，多属虚证。若是干咳无痰或痰少而黏，不易咳出，属燥邪伤肺或是阴虚肺燥。

咳声短促呈阵发性、痉挛性，连声不断，咳声终止时有鹭鸶鸟叫样回声，并反复发作者，称为"顿咳"。其病程长而缠绵难愈，故又称百日咳。多因风邪与痰热搏结，阻遏气道所致，常见于小儿。咳声如犬吠，伴有语声嘶哑，吸气困难，是肺肾阴虚、火毒攻喉、闭塞气道所致，多见于白喉。

（4）呃逆、嗳气：俗称打嗝。呃声高亢而短，响亮亦有力，多属实热；呃声低沉而长，气弱无力，多属虚寒；日常的打呃，呃声不高不低，无其他不适，多为食后偶然触犯风寒，或因咽食急促所致，不属病态。若久病胃气衰败，出现呃逆，声低无力，属危证。

嗳气，俗称打饱呃，多见于饱食后，可由宿食不化，肝胃不和，胃虚气逆等原因引起。食后嗳出酸腐气味，多为宿食停滞，或消化不良；无酸腐气味者，则为肝胃不和或胃虚气逆所致。

（5）太息：又称"叹息"，是指情志抑郁，胸闷不畅时发出的长吁或短叹声。太息之后自觉宽舒，是情志不随、肝气郁结之象。

2. 嗅气味

（1）病体气味：嗅患者自身发出的气味，可以了解病情。

1）口气：口气臭秽，多属胃热或是消化不良，也见于龋齿、口腔不洁等；口气酸馊则多是胃有宿食；口气腐臭，多是内痈。

2）汗气：汗出腥膻，是风湿热邪久蕴皮肤，津液受到熏蒸所致。汗出臭秽，为暑热火毒炽盛之证。腋下随汗散发阵阵臊臭气味者，是湿热内蕴所致，可见于狐臭病。

3）二便：大便酸臭难闻，是肠有郁热；大便溏泄而腥，是脾胃虚寒；大便泄泻臭如败卵，矢气酸臭者，多为消化不良，宿食停滞。小便黄赤浑浊，有臊臭味者，是膀胱湿热；尿甜并有烂苹果样气味者，为消渴证。

4）经、带、恶露：月经臭秽属热证；月经气腥是寒证；带下黄稠而臭秽是湿热；带下色白、清稀而腥臭是寒湿；产后恶露臭秽者是湿热下注。

5）呕吐物：嗅呕吐物之气味，可以辨别病证的寒热性质。呕吐物清稀，无臭味者，多属胃寒；气味酸臭秽浊者，是胃热；呕吐脓血而腥臭，为内有溃疡。

（2）病室气味：是由病体本身或排出物所散发的。气味从病体发展到充斥病室，说明病情严重。临床上通过嗅病室气味，可推断病情及诊断特殊疾病。如病室有腥味，多为失血；病室有腐臭气，病者多患溃腐疮疡；病室尸臭，多为脏腑衰败，病情危笃；病室有尿臊气，见于肾衰；病室有烂苹果样气味，多为消渴危重病证；病室有蒜臭味，多见于有机磷农药中毒。

（三）问诊

问诊是通过询问患者或患者家属，以了解疾病的发生、发展、治疗经过和目前自觉症状及既往史的一种方法。

1. 问寒热 寒热即恶寒发热，是疾病中较为常见的症状。恶寒是患者的主观感觉，凡患者感觉怕冷，甚则加衣被、近火取暖，仍觉寒冷的，称为恶寒。若虽怕冷，但加衣被或近火取暖而有所缓解者，则称为畏寒。发热除指体温高于正常，或患者自觉全身或某一局部发热的，如"五心烦热"。寒热的表现形式有恶寒发热、但寒不热、但热不寒和寒热往来四种。

（1）恶寒发热：疾病初起恶寒与发热同时并见，多属外感表证，为外邪侵袭肌表，肌腠失煦则恶寒；卫阳失宣则发热。

1）表寒证：恶寒重，发热轻，即患者恶寒感觉明显，只有轻微的发热，是外感风寒的特征。

2）表热证：恶寒轻，发热重，即患者发热感觉明显，同时又感怕冷，是外感风热的特征。

3）伤风证：发热轻而恶风汗出，即患者有轻微的发热与恶风，是伤风的特征。

（2）但寒不热：在疾病发展过程中，患者唯感畏寒而不发热，常兼有面色苍白、肢冷蜷卧等，多属里虚寒证。但寒不热多因阳气虚于内，不能温煦肌表所致；慢性病日久不愈，体弱畏寒，脉沉迟无力，属虚寒证，是久病阳气虚衰，不能温煦肌表所致；突然发病，体质强壮，畏寒，脉实有力，属实寒证，是因寒邪直中脏腑，损伤脾胃之阳所致。可见病变部位冷痛。

（3）但热不寒：患者发热，体温较高，而不伴

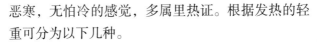

恶寒，无怕冷的感觉，多属里热证。根据发热的轻重可分为以下几种。

1）壮热：患者高热不退（体温39℃以上），无恶寒，仅见恶热，称为壮热，多为表邪入里化热，或阳热炽盛所致。兼见汗大出、口大渴、脉洪大等为"阳明病证"的里实热证。

2）潮热：发热如潮有定时，按时而发或按时而热更甚者（一般多在下午），即为潮热。临床常见有三种情况：一是阴虚潮热。每当午后或入夜即发热，且以五心烦热为特征，甚至有热自深层向外透发的感觉，故又称为"骨蒸潮热"。二是湿温潮热。以午后热甚，身热不扬，兼见头身困重等特征。三是阳明潮热。热势较高、日晡热甚，故又称"日晡潮热"。日晡指申时，即下午3～5时，此为阳明经气最旺之时，故兼有口渴饮冷、腹满而痛、大便秘结等症，因热邪结于阳明大肠所致。

3）低热：指发热时间较长，而热度仅较正常体温稍高（体温一般不超过38℃），或患者自觉发热而体温并不高者，可见于一些内伤病和温热病的后期。临床亦可见到气虚发热和小儿夏季热。

（4）寒热往来：恶寒与发热交替而作，是半表半里证的特征，是正邪斗争，互为进退的表现。寒热往来常兼有口苦、咽干、胸胁苦满等症状。若寒战与壮热交替，发有定时，一日一次或两三日一次者，则为疟疾。

2. 问汗 汗是阳气蒸化津液，从腠理达于体表而成。问汗可辨邪正盛衰、腠理疏密和气血盛亏。

问汗主要诊察有无汗出、汗出部位、时间、性质和汗量等。

（1）汗出的有无：在疾病发展过程中，特别对于外感病，必须问清汗的有无，用于分辨外感病邪的性质。如表实证，多见无汗，发热恶寒；表虚证，多见有汗，发热恶风。里热证，多见汗出，身热而口渴。

（2）汗出的时间：患者经常日间汗出不止，活动后更甚，称为自汗，多见于气虚证或阳虚证，常伴有气短乏力、怕冷等。患者入睡后汗出，醒后则汗止，谓之盗汗，多见于阴虚内热证，常兼有潮热、颧红等症。

（3）特殊汗出

1）大汗：即汗出量多，临床上有虚实之分。患者大热，汗出不已，量多，兼见面赤、口大渴、脉洪大，是实热证。患者冷汗淋漓，兼见面色苍白、四肢厥冷、脉微欲绝者，是亡阳证，常见于重病之人。

2）绝汗：是指病情在危重的情况下，汗出不止，如油如珠，每可导致亡阳或亡阴，故又称"脱汗"。

3）战汗：先见全身战栗，几经挣扎，继而汗出，是正邪相争，病变发展的转折点。如汗出热退，脉静身凉，是邪去正安的好转现象；若汗出而烦躁不安，脉来疾急，为邪胜正衰的危候。

（4）汗出部位：不同部位的汗出，其临床意义不同。

1）头汗：汗出仅限于头部，多由上焦邪热，

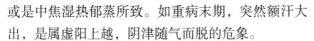

或是中焦湿热郁蒸所致。如重病末期，突然额汗大出，是属虚阳上越，阴津随气而脱的危象。

2）半身汗：半侧身体出汗，或见于左侧，或见于右侧，或见于上半身，或见于下半身，均为风痰或风湿之邪阻滞经脉，营卫不能流通，气血运行失常，阴阳不调所致。

3. 问疼痛

（1）疼痛的部位：问疼痛的部位，有利于了解病位所在。

1）头痛：头为诸阳之会，手足三阳经均直接循于头面，厥阴经上达巅顶，五脏六腑的经气皆上注于头，所以外感六淫，内伤七情，均可导致头痛。

根据头痛的部位辨别痛在何经：前额痛连眉棱骨者，多属阳明经头痛。头痛在两侧太阳穴附近者，多为少阳经头痛。后头部痛连项者，属太阳经头痛。头顶痛者，属厥阴经头痛。头痛连齿者，属少阴经头痛。

根据头痛的不同性质，辨别虚实：凡发病急、病程短、头痛剧、痛无休止者，多属外感头痛的实证，多是由于外感风、寒、暑、湿、火等邪气，以及痰浊、瘀血阻滞清窍所致；凡发病缓慢、病程长、头痛较缓、时痛时止者，多属内伤头痛的虚证，多是由于气血津液亏虚，不能上荣养于头，使脑海空虚所致。

2）胸痛：指胸部正中或偏侧疼痛，多为心肺病变。在询问时，应首先辨别胸痛的性质、部位和兼症。胸闷痛而痞满者，多为痰饮；胸胀痛而走窜者，多为气滞；痛而咳吐脓血者，多见于肺痈；胸痛喘促而伴有发热，咳吐铁锈色痰者，多属肺热；如见到胸痛、潮热、盗汗者，多属肺痨；胸痛彻背，背痛彻心者，多属胸痹。

3）胁痛：是指胁部的一侧或两侧疼痛。胁为肝胆二经分布的部位，所以胁痛多与肝胆病变密切相关。肝气不疏、肝火郁滞、肝胆湿热、气滞血瘀以及悬饮等病变，均可以引起胁痛。

4）脘痛：胃脘冷痛剧烈，得热痛减，多为寒邪犯胃。胃脘灼热疼痛，消谷善饥、口臭便秘者，多属胃火炽盛；胃脘隐痛、喜暖喜按、呕吐清水者，多属虚寒；胃脘刺痛者，多为胃中血瘀。

5）腹痛：寒凝、热结、气滞、食滞、虫积、血瘀等引起的腹痛多为实证；气虚、血虚、阳虚等引起的腹痛，属虚证。

6）腰痛：指腰脊正中或腰部两侧的疼痛，多因风、寒、湿阻塞经脉，或是瘀血阻络而导致的腰痛者，多为实证；因肾精不足，或是阴阳虚损不能温煦和滋养而导致腰痛者，为虚证。

7）四肢痛：四肢疼痛，或在关节，或在肌肉，或在经络，多由风寒湿热邪侵袭，阻碍气血运行引起。症见肢体关节、肌肉疼痛酸楚，疼痛呈游走性为行痹，多以风邪为主。症见肢体关节肌肉疼痛剧烈，逢寒则加剧，得热则痛缓者为痛痹，以感寒邪为主。症见肢体关节肌肉疼痛重着，肌肉麻木不仁者为着痹，以感湿邪为主。症见肢体关节红肿灼热疼痛者为热痹，以感热邪为主。

8）身痛：患者全身骨节、肌肉疼痛，多见于外感风寒表证。若久病周身疼痛，或妇女产后周身疼痛，多因营血不足、气血不和所致。若患者头身困重，脘闷、纳呆便溏者，为感受湿邪。若患者身重嗜卧、少气懒言、倦怠乏力者，为脾虚。

（2）疼痛的性质：问疼痛性质，可以了解病因、病性。

1）胀痛：属气滞，以胁肋部、胸脘及腹部为多见。胸胁胀痛，为肝郁气滞；胃脘胀痛，为中焦气滞；头部胀痛，多见于肝阳上亢或肝火上炎的病证。

2）刺痛：即疼痛如针刺，属瘀血，痛处固定不移，拒按，以胸胁、少腹、小腹、胃脘部出现为多。

3）绞痛：痛如刀绞、痛势剧烈，多因有形之实邪阻闭气机。如心血瘀阻引起的真心痛、蛔虫上窜引起脘腹绞痛、结石阻塞尿路引起的小腹绞痛。

4）灼痛：痛有灼热感而喜冷恶热，为灼痛，常见于两胁或脘部，多因火邪窜络，或阴虚阳亢所致。

5）冷痛：痛有冷感而喜暖，常见于头、腰、脘腹部，多因寒邪阻滞、凝结不通或阳气不足、脏腑经络失于温养所致。

6）隐痛：疼痛不剧，绵绵不止，持续时间较长，属虚症，多见于头、脘、腹、腰部等处，多因精血不足，经脉失养，气血运行缓慢所致。

7）空痛：指疼痛有空虚感，常见于头部及小腹部，多因精血亏虚所致。

8）窜痛：指痛处游走不定，痛在胸胁脘腹部等，多为气滞所致；痛在肢体关节而游走不定，称为游走痛，多见于风湿痹证。

9）重痛：疼痛并有沉重的感觉为重痛，多见于头部、四肢及腰部，常因湿邪困阻，影响气血运行所致。

4. 问睡眠　睡眠与人体卫气的循环和阴阳的盛衰有密切关系。睡眠失常主要有失眠和嗜睡两种变化。

（1）失眠：又称不寐，是以经常不易入睡，兼见心烦多梦、潮热盗汗、腰膝酸软者，多为心肾不交；或睡而易醒，兼见心悸、乏力、纳少者，多为心脾两虚；或时时惊醒，兼见眩晕胸闷、胆怯心烦、口苦恶心者，多为胆郁痰扰；彻夜不眠，兼见脘腹胀满、嗳腐吞酸者，多为胃气不和。

（2）嗜睡：又称多眠，以不论昼夜，时时欲睡，呼之即醒，醒之欲寐为证候特征。嗜睡多因机体阴盛阳虚或湿困脾阳所致，还可见于温病热入心包。临床有以下几种。

1）大病之后嗜睡：伴有精神疲乏者，是正气未复的表现。

2）困倦嗜睡：兼有头晕目沉，胸闷脘痞，四肢困重者，是痰湿困脾，清阳不升所致。

3）饭后嗜睡：伴有神疲倦怠，食少食欲缺乏者，多是中气不足，脾失健运所致。

4）极度衰惫嗜睡：伴有神志朦胧，困倦易睡，肢冷脉微者，多属心肾阳衰，多见于伤寒病后期的重症患者，是因心阳肾阳衰微，阴寒内盛，机能衰减所致。

5. 问饮食口味　问饮食情况，可了解脾胃的盛衰；问口味的变异，可知脏腑的虚实。

（1）口渴与饮水：口渴多饮，常见于热证；大渴喜冷饮，为热盛伤津；渴喜热饮，饮量不多或口渴欲饮，水入即吐，小便不利，多为痰饮内停；口渴而不多饮，多属热入营血；口干，但欲漱水不欲咽，可见于瘀血；多饮伴有小便量多，多见于消渴病。

（2）食欲与食量：食欲缺乏或不欲食，胃纳呆滞，多是脾胃功能失常的表现。若食少见于久病患者，兼有面色萎黄、形体消瘦、神疲倦怠等症者，属脾胃虚弱；而食少伴有胸闷、腹胀、肢体困重、舌苔厚腻者，则多见于脾虚水湿不运；若是厌恶食物，多见于伤食；妇女妊娠期亦可有厌食的反应，多因妊娠后冲脉之气上逆，胃失和降所致；厌油腻厚味，多见于肝胆脾胃湿热的病证；食欲过于旺盛，食后不久即感饥饿者，为消谷善饥，而身体反见消瘦，为胃火炽盛，或消渴；有饥饿感，不欲食，或是进食不多，称为饥不欲食，多是由于胃阴不足，虚火上扰所致；小儿嗜食生米、纸张、泥土等异物，多见于虫积、疳积证；妇女妊娠偏食某种食物，不属于疾病。

（3）口味：口苦，多为热证，常见于肝胆实热；口甜而腻，多属脾胃湿热；口中泛酸，多为肝胃蕴热；口中酸馊，多为食积内停；口淡乏味，常见于脾虚不运。

6. 问经带

（1）月经：询问月经周期、行经天数、经量、经色、经质及其兼症。并应询问月经初潮与停经年龄。

1）经期异常：正常月经周期一般为28天左右，持续时间为3~5天。若经期提前八九天以上者，为月经先期，多为血热迫血妄行，或气虚不能摄血；亦可为肝郁或血瘀。

若周期经常退后八九天以上者，为月经后期，多因血虚任脉不充或寒凝、气滞所致。若月经或前或后，为经行无定期，称经期错乱，多为肝气郁滞，气机不畅；或因脾肾虚损；或因瘀血阻滞所致。

2）经量异常：月经量多，多因血热、冲任受损；或气虚不能摄血；瘀血、异物内阻等所致。不在经期，忽然大量出血，或持续淋漓不断出血者，统称崩漏。来势急，血量多者为崩；来势缓，淋漓不断者为漏。多因血热迫血妄行，气虚不能摄血，阴虚而虚热内扰，瘀阻胞宫等所致。月经量少，多因血虚而血海空虚，或因寒凝、血瘀、痰湿阻滞所致。

在行经年龄，若停经3个月以上（妊娠除外），称为闭经，多由于气虚血少，血海空虚；或血脉不通；或血寒凝滞等所致。

3）经色、经质异常：正常月经的颜色是正红色，质地不稀不稠，不夹血块。若经色淡红，质稀，多为血少不足，属虚证；经色深红，质稠，属血热内炽，为实证；若经色紫暗，有块，乃寒凝血滞，或为血瘀。

4）行经腹痛：经行时腹部疼痛，甚至剧痛不能忍受，并随月经周期持续发作，称行经腹痛，简称"痛经"。经前或经期小腹胀痛或刺痛者，多属气滞或血瘀；小腹冷痛，遇暖则缓者，多属寒凝或阳虚；行经后小腹隐痛、腰酸痛者，乃气血亏虚，胞脉失养所致。

（2）带下：在正常情况下，妇女阴道内应分泌少量乳白色、无臭的分泌物，有滋润阴道的作用。若分泌物过多或缠绵不绝，即为带下病。问带下，应注意询问其带下的量、色、质和气味等。

带下色白，量多，质清稀，无臭气者，称为白带，多属脾肾阳虚，寒湿下注；带下色黄，量多，质黏稠且臭秽者，为黄带，多属湿热下注；带下色红，黏稠，或赤白相兼，微臭者，为赤带，多属肝经郁热。若绝经期后见赤带，且淋沥不断者，以肿瘤多见。

（四）切诊

切诊包括脉诊和按诊两个部分。切脉又称脉诊，主要切按患者的脉搏；按诊是对患者体表的某些部位，如肌肤、手足、胸腹、腧穴的触按。二者都是医师运用指端的触觉，在患者机体的一定部位进行触、摸、按、压，以了解病情的一种诊察方法。

1. 脉诊　又称"切诊""候脉""把脉"，是医师运用手指的触觉切按患者脉搏，探测脉象，借以了解病情，辨别病证的诊察方法，是四诊的重要组成部分。

（1）脉诊的部位：脉诊的常用部位是手腕部的寸口脉，即切按患者桡动脉腕后浅表部位。因其为手太阴肺经的会穴，是脉之大会，可以反映脏腑的生理和病理变化。"寸口"又称"气口"或"脉口"，分寸、关、尺三部。掌后高骨（桡骨茎突）的部位为"关"脉，关前（腕端）为"寸"，关后（肘端）为"尺"，两手各有寸、关、尺三部，共为六脉。三部脉分候脏腑。常用的划分方法是：右寸候肺，右关候脾胃，右尺候命门；左寸候心，左关候肝，左尺候肾（脉诊寸关尺部位见图 4-31）。

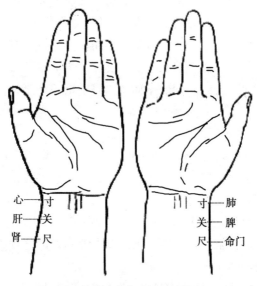

图 4-31　脉诊寸关尺部位图

（2）脉诊的方法：切脉时，让患者取坐位或仰卧位，手臂与心脏近于同一水平位，直腕仰掌，以使血流畅通。对成人切脉，用三指定位，先用中指在掌后高骨定关，然后用示指按在关前定寸，用环指按在关后定尺。三指应呈弓形，指头齐平，以指腹按触脉体。布指的疏密要与患者的身长相适应。身材高大，布指宜疏；身材矮小，布指宜密。小儿寸口部位甚短，不容三指以候寸、关、尺，可以用一指定关法，而不细分三部。3岁以下的小儿，可用望指纹代替切诊。

切脉时，常运用三种不同的指力以体察脉象，轻用力按在皮肤上为轻取；重用力按至筋骨为沉取；不轻不重，中等用力按到肌肉，此为中取。寸、关、尺三部，每部都有浮、中、沉三候，合称"三部九候"。

切诊时，应有一个安静的环境，若患者刚进行剧烈活动，应先让其休息片刻，然后再切脉。切脉时，医师要呼吸均匀、平静、态度认真，每次诊脉的时间应不少于1分钟，必要时切脉时间可延长至3～5分钟。

（3）正常脉象：又称"平脉"或"常脉"。平脉的至数是一呼一吸即一息，脉来4～5至（相当于70～80次/分），脉象和缓有力、节律均匀、不浮不沉、不大不小、不长不短、不快不慢，应指中和。平脉主要有有胃、有神、有根三个特点。

正常脉象与诸多因素密切相关。性别、年龄、体格、情绪、劳逸、饮食、季节、气候、地理、环境等均可对其产生影响。如小儿脉搏多数，老年人脉搏多弱，女性较男性脉搏略快，瘦人脉多浮，胖人脉多沉等。四季脉象则呈现春弦、夏洪、秋浮、冬沉的变化。此外，临床所见的斜飞脉、反关脉均为脉道的变异，不属于病脉。

（4）常见病脉与主病：疾病反映于脉象的变化，即为病脉。一般来说，除了正常生理变化范围以及个体生理特异之外的脉象，均属病脉。现将临床常见的病脉及其主病分述如下。

浮脉：轻取即得，重按稍减，主表证，有力为表实，无力为表虚。

沉脉：轻取不应，重按始得，主里证，有力为里实，无力为里虚。

迟脉：脉来迟慢，一息不足4至，主寒证，有力为实寒，无力为虚寒。

数脉：脉来急促，一息超过5至，主热证，有力为实热，无力为虚热。

虚脉：三部脉举寻按皆无力，为无力脉的总称，主虚证，多为气血两虚。

实脉：三部脉举寻按皆有力，为有力脉的总称，主实证。

洪脉：脉来如波涛汹涌，来盛去衰，多主热盛诸虚劳损，又主湿证。

细脉：脉细如线，软弱无力，但应指明显虚证，主湿证。

濡脉：浮而细软，多主虚证、湿证。

滑脉：往来流利，如盘走珠，主痰饮、食滞、实热，脉滑和缓者可见于孕脉。

涩脉：往来艰涩不畅，有如轻刀刮竹，主气滞、血瘀、精伤、血少。

弦脉：端直以长，如按琴弦，主肝胆病、痛证、痰饮。

紧脉：脉来绷直，应指紧张，状如牵绳转索，主寒证、痛证。

促脉：脉来急数而有不规则的间歇，主阳盛实热，气血痰饮宿食停滞，肿瘤，虚脱。

结脉：脉来缓慢而有不规则的间歇，主阴胜气结，寒痰血瘀。

代脉：脉来缓慢而有规则的间歇，主脏气衰微、风证、痛证、惊恐、跌仆损伤。

（5）相兼脉与主病

1）浮脉相兼与主病：浮紧脉，浮脉主表证，紧脉主寒证，浮紧脉主表寒证；浮数脉，浮脉主表证，数脉主热证，浮数脉主表热证。

2）沉脉相兼与主病：沉迟脉，沉脉主里证，迟脉主寒证，沉迟脉主里寒证；沉细脉，沉脉主里证，细脉主虚证，沉细脉主里虚证；沉细数脉，沉脉主里证，细脉主虚证，数脉主热证，沉细数脉主虚热证。

3）弦数相兼与主病：弦数脉，弦脉主肝胆证，数脉主热证，弦数脉主肝郁化火证，或肝胆湿热证。弦细脉主肝肾阴虚证，或肝郁脾虚证。弦紧脉主寒痛、寒滞肝脉证。弦迟脉主寒滞肝脉证。

4）滑脉相兼与主病：滑数脉主痰热证或食积内热证。

5）洪脉相兼与主病：洪数脉主气分热盛证。

6）细脉相兼与主病：细涩脉主血虚夹瘀。

总之，每种脉象都是通过脉位、脉势、脉形、脉率等表现出来，因某一方面突出而命名。临床上诊脉时，一定要综合诊察其变化，从而确定相兼病的主病，用于确诊疾病。

2. 按诊 是对患者的肌肤、手足、脘腹及其他病变部位施行触摸按压，以测知局部冷热、软硬、压痛、痞块或其他异常变化，从而推断疾病部位和性质的一种诊病方法。按诊包括按肌肤、按手足、按脘腹、按腧穴四个方面，分述如下。

（1）按肌肤：主要辨别肌肤的寒热、润燥、肿胀、疼痛等。

一般地说，热邪盛者身多热，阳气衰者身多寒。凡身热，按其皮肤，初按热甚，久按热反转轻者，是热在表；若久按其热更甚，热自内向外蒸发者，是热在里。

轻触肌表，如皮肤润泽者，多属津液未伤；干燥或甲错者，多属津液已伤，或内有瘀血。

重手按压肿胀，按之凹陷，不能即起者，为水肿；按之凹陷，举手即起者，为气肿。

肌肤濡软而喜按者为虚证；患处肿痛拒按者为实证。轻按即痛者病在表浅；重按方痛者病在深部。

在外科方面，触按病变部位，可辨别病证的阴阳属性以及是否成脓。如疮疡按之肿硬而不热，根盘平塌漫肿者，多属阴证；按之高肿灼手，根盘紧束者，多属阳证。按之固定，坚硬而热不甚者，未成脓；按之边硬顶软而热甚者，已成脓。轻按即痛者，脓在浅表；重按方痛者，脓在深部。至于肌肉深部脓肿，则以"应手"或"不应手"来决定有脓无脓。一手按压病灶，另一手静候深处有无波动

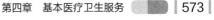

感，若有波动感应手，即有脓，根据波动感的大小可以测知脓的量。

（2）按手足：主要是了解手足的寒热。患者手足俱冷，多是阳虚阴寒证；手足俱热，多为阳热亢盛证。按掌心与掌背温凉，可测知病属外感或内伤。手心热，多为内伤，或伤于饮食；手背热，多属外感风寒表证。两足皆凉，多为阴寒证；两足心热，多为阴虚证。小儿指尖冷，主惊厥；中指独热，主外感风寒；中指尖独冷，为麻疹将发之兆。

（3）按脘腹：主要了解脘腹的痛与不痛，软与硬，有无痞块积聚，以辨别脏腑虚实和病邪性质及积聚的程度。

1）按脘部：脘部指胸骨以下部位，又称"心下"，按心下的软硬和有无压痛，可鉴别痞与结胸。心下按之硬而痛者，为结胸，属实证。心下按之濡软而不痛者，多为痞证。

2）按腹部：腹痛喜按为虚，拒按为实。腹胀满，叩之如鼓，小便自利的属气胀，按之如囊裹水，小便不利的是水臌。腹内如有肿块，按之坚硬，推之不移且痛有定处的，为积，多属血瘀；肿块时聚时散，或按之无形，痛无定处的，为瘕为聚，多属气滞。若腹痛绕脐，左下腹部按之有块累累，当考虑燥屎内结。腹有结聚，按之硬，且可移动聚散的，多为虫积。右侧少腹部按之疼痛，尤以重按后突然放手而疼痛更为剧烈的，多是肠痈。

（4）按腧穴：是通过对腧穴的按压，了解穴位变化，以判断疾病所属脏腑的诊察方法。

（五）八纲辨证

八纲，即阴、阳、表、里、寒、热、虚、实。八纲辨证是根据四诊收集的资料，进行分析综合，以概括病变的大体类别、部位、性质以及邪正盛衰等方面的情况，从而归纳为阴证、阳证、表证、里证、寒证、热证、虚证、实证八类基本证候。

1. 表里辨证　表里是说明病变部位深浅和病情轻重的一对纲领。一般地说，皮毛、肌肤和浅表的经络属表；脏腑、血脉、骨髓及体内经络属里。表证，即病在肌表，病位浅而病情轻；里证即病在脏腑，病位深而病情重。

（1）表证：属外感病的初期阶段，是指六淫邪气经皮毛、口鼻侵入时所产生的证候。表证具有起病急、病程短、病位浅和病情轻的特点。

临床表现：以发热恶寒（或恶风）、头痛、舌苔薄白、脉浮为基本证候，常兼见四肢关节及全身肌肉酸痛、鼻塞、咳嗽等症状。

（2）里证：是与表证相对而言，是病位深于内（脏腑、气血、骨髓等）的证候。里证临床表现多种多样，概括起来则以脏腑的证候为主。

临床表现：里证包括的范围极广，病位广泛，症状繁多，里证有病程长、不恶风寒、脉象不浮等特点，多有舌质及舌苔的改变。

（3）表证与里证的鉴别：列于表 4-17。

表4-17 表证与里证的鉴别

证型	病程	寒冷	内脏证候	舌象	脉象
表证	短	恶寒发热	不明显，以头身疼痛、鼻塞或打喷嚏等为常见症状	少有变化	浮脉
里证	长	但热不寒或但寒不热	明显，有头晕、目眩、心悸、咳喘等表现	多有变化	沉脉

2. 寒热辨证 寒热是辨别疾病性质的一对纲领，是用以概括机体阴阳盛衰的两类证候。一般地说，寒证是机体阳气不足或感受寒邪所表现的证候，热证是机体阳气偏盛或感受热邪所表现的证候。所谓"阳盛则热，阴盛则寒""阳虚则寒，阴虚则热"。辨别寒热是确定用药护理时使用温热药或寒凉药的依据，所谓"寒者热之，热者寒之"。

（1）寒证：是指感受阴寒之邪（如寒邪、湿邪）或阳虚阴盛、脏腑阳气虚弱、机能活动衰减所表现的证候。本证多因外感寒邪，或因内伤久病，耗伤阳气，阴寒偏盛所致。

临床表现：畏寒、形寒肢冷，口不渴或喜热饮，面色白，咳痰色白，腹痛喜暖，大便稀溏，小便清长。舌质淡，苔白，脉沉迟。

（2）热证：是感受热邪，或阳盛阴虚，表现为机体的功能活动亢进的证候。本证多因外感热邪，或素体阳虚，或寒邪入里化热，或情志内伤，郁而化火，或过食辛辣，蓄积为热，而使体内阳热过盛。

临床表现：恶热喜冷，口渴喜冷饮，面红目赤，烦躁不宁，痰涕黄稠，吐血衄血，小便短赤，大便干结，舌红，苔黄而干燥，脉数等。

（3）寒证与热证的鉴别：列于表4-18。

表4-18　寒证与热证的鉴别

证型	面色	寒热	四肢	口渴	二便	舌象	脉象
寒证	苍白	恶寒喜热	不温	不渴	小便清长，大便稀溏	舌淡，苔白润	迟
热证	红赤	恶热喜冷	灼热	口渴，喜冷饮	小便短赤，大便干结	舌红，苔黄干	数

3. 虚实辨证　虚实是用以概括和辨别正气强弱和邪气盛衰的两个纲领。一般而言，虚指正气不足，虚证便是正气不足所表现的证候；实指邪气过盛，实证便是由邪气过盛所表现的证候。辨别虚实是护理过程中采用扶正（补虚）或攻邪（泻实）的依据，所谓"虚者补之，实者泻之"。

（1）虚证：主要是正气虚，机体的脏腑、经络等组织器官及其生理功能减弱，抗御致病邪气的能力低下，所以邪正之间剧烈抗争的现象不明显，而导致一系列正气虚衰的病理变化。本证多见于素体虚弱，但因气血阴阳虚损的程度不同，所以临床又有气虚、血虚、阴虚、阳虚的区别。临床表现如下。

1）气虚证：是全身或某一脏腑功能减退的证候。临床表现为面白无华，少气懒言，语声低微，疲倦乏力，自汗，动则诸证加剧，舌淡，脉虚弱。

2）血虚证：是指血液不足，不能濡养脏腑、经脉、组织、器官而出现的证候。临床表现为面色苍白或萎黄，唇色淡白，头晕，视物模糊，心悸，失眠，手足麻木，妇女月经量少，月经延期或经闭，舌质淡，脉细无力等。

3）阴虚证：是机体阴液亏损的证候。临床表现为午后潮热，盗汗，颧红，咽干，手足心热，小便短黄，舌红少苔，脉细数。

4）阳虚证：是机体阳气不足的证候。临床表现为形寒肢冷，面色㿠白，神疲乏力，自汗，口淡不渴，尿清长，大便稀溏，舌淡苔白，脉弱。

（2）实证：是指邪气过盛、脏腑功能活动亢盛所表现的证候。由于邪气的性质及所在部位不同，临床表现各有差异。具体表现如发热，形体壮实，声高气粗，烦躁，胸胁脘腹胀满，疼痛拒按，大便秘结或热痢下重，小便短赤，苔厚腻，脉实有力等。

（3）虚证与实证的鉴别：列于表4-19。

4. **阴阳辨证**　阴阳是概括病证类别的一对纲领。阴阳又是八纲的总纲，它概括了其他三对纲领，即表、热、实属阳；里、寒、虚属阴。一切病证，尽管千变万化，但总的来说不外乎阴证和阳证两大类。

（1）阴证：是体内阳气虚衰，或寒邪凝滞的证候。其病属寒、属虚。机体反应多呈衰退的表现。

临床表现：面色苍白或暗淡，精神萎靡，身

重蜷卧，畏冷肢凉，倦怠乏力，语声低怯，口淡不渴，小便清长或短少，大便溏泄，舌质淡嫩，脉弱或沉迟无力。

（2）阳证：是体内热邪炽盛，或阳气亢盛的证候。其病属热，属实。机体反应多呈亢盛表现的证候。

临床表现：身热面赤，烦躁，气壮声高，口渴喜冷饮，呼吸气粗，大便秘结，小便短赤，舌红绛，苔黄，脉洪滑实等。

（3）亡阴证与亡阳证：亡阴与亡阳是疾病过程中的危重证候。一般在高热大汗或发汗太过，或剧烈吐泻、失血过多等阴液或阳气迅速亡失的情况下出现。

1）亡阴证：是指体内阴液大量消耗，而表现阴液衰竭的证候。主要临床表现：汗出而黏，呼吸短促，身热，手足温，烦躁不安，渴喜冷饮，面色潮红，舌红而干，脉细数无力。

2）亡阳证：是指体内阳气严重耗损，而表现为阳气虚脱的证候。主要临床表现：大汗淋漓，面色苍白，精神淡漠，畏寒肢冷，气息微弱，口不渴或渴喜热饮，舌淡，脉微欲绝。

亡阴可迅速导致亡阳，亡阳之后亦可出现亡阴，只不过是先后主次的不同而已。

（4）阴证与阳证的鉴别：列于表4-20。

表 4-19　虚证与实证的鉴别

证型	病程	精神	疼痛	声音	大便	小便	舌象	脉象
虚证	长	萎靡不振	喜按	声低息微	稀溏或滑泄	清长或失禁	舌胖淡嫩	细弱
实证	短	兴奋躁动	拒按	声高气粗	秘结或下利	不利或淋沥涩痛	舌质苍老，苔厚	实大有力

表 4-20　阴证与阳证的鉴别

证型	精神	面色	寒热	口渴	语声气息	二便	舌象	脉象
阴证	萎靡不振	苍白或晦暗	畏寒肢冷	口淡不渴或渴喜热饮	声低气微	尿清便溏	舌淡苔白润	沉迟无力
阳证	烦躁不安	红	肌肤灼热	口渴喜冷饮	声高气粗	尿赤便秘	舌红苔苔黄	洪滑数有力

（黄　萍　曹　鹏　罗婧婷　许必芳）

三、方药基本知识

（一）中药基本知识

中药是我国传统药物的总称，是在中医理论指导下用以防病治病的天然药物及其简单的加工品。中药包括植物药、动物药、矿物药及部分化学、生物制品类药物。其中植物药占大多数，应用也最广泛，故古代将中药称为"本草"。

1. 中药的采收与贮藏 中药大都是植物药材，采收要掌握各种植物的生长规律及采收时节，选择有效成分含量最多时采集，通常以入药部分的成熟程度为依据。药物贮存保管的目的主要是防止霉变、虫蛀、鼠咬、变质而降低药效。剧毒药物及贵重药品宜另外贮存，专人保管，以免发生事故。

2. 中药的炮制 是药物在应用前或制成各种剂型之前的加工处理过程。中药炮制方法很多，常用的有修制法、水制法、火制法、水火共制法和其他制法（发芽、发酵、制霜等）。

3. 中药的性能 又称药性，是对中药作用的基本性质和特征的高度概括，是依据用药后的机体反应归纳出来的，主要包括四气、五味、归经、升降浮沉、毒性。

（1）四气：又称四性，即中药的寒、热、温、凉四种药性。一般来说，凡能减轻或消除热证的药物，多属于凉性或寒性；凡能减轻或消除寒证的药物，多属于温性或热性。

（2）五味：是辛、甘、酸、苦、咸五种味道。此外，还有淡味和涩味，但通常将淡味附于甘味，

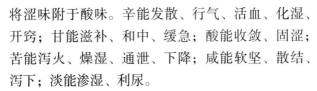

将涩味附于酸味。辛能发散、行气、活血、化湿、开窍；甘能滋补、和中、缓急；酸能收敛、固涩；苦能泻火、燥湿、通泄、下降；咸能软坚、散结、泻下；淡能渗湿、利尿。

（3）归经：是药物对于机体某部位的选择性作用。它是以脏腑、经络理论为基础，以所治具体病证为依据总结出来的用药理论，如枇杷叶能治咳喘而归肺经。

（4）升降浮沉：是药物在人体内作用的四种趋势。具体而言，病位在上、在表者宜升浮不宜沉降；病位在下、在里者宜沉降不宜升浮；病势上逆者，宜降不宜升；病势下陷者，宜升不宜降。

（5）毒性：中药毒性主要是指药物的毒性反应及副作用。

4. 中药的用法　主要包括配伍、禁忌、剂量、煎服法等内容。

（1）配伍：根据病情及用药规律，将两种或两种以上药物配合应用，称为配伍。

1）单行：指用单味药物治疗疾病。

2）相须：将两种以上性能和功效相似的药物配合应用，以增强疗效。

3）相使：指在性能功效上有某种共性的药物配合应用，以一种药物为主，另一种药物为辅，辅药能提高主药的疗效。

4）相畏：指一种药物的毒性反应或副作用能被另一种药物减轻或消除。

5）相杀：指一种药物能减轻或消除另一种药物的毒性反应或副作用。相畏与相杀实际上是一种配伍关系的两种不同提法。

（6）相恶：指两种药物合用后，相互牵制而使原有疗效降低，甚至丧失。

（7）相反：指两种药物合用后，能产生剧烈的不良反应。

相须、相使有利于提高疗效，是临床常用的配伍方法；相畏、相杀在应用毒性药物时应酌情考虑；相恶、相反属配伍禁忌。

（2）禁忌

1）配伍禁忌：在用药配伍时，相恶、相反的药物为配伍禁忌。古人概括为"十八反""十九畏"。①十八反：甘草反甘遂、大戟、芫花、海藻；乌头反贝母、瓜蒌、半夏、白蔹、白及；藜芦反人参、沙参、丹参、玄参、细辛、芍药；②十九畏：硫黄畏朴硝；水银畏砒霜；狼毒畏密陀僧；巴豆畏牵牛子；丁香畏郁金；川乌、草乌畏犀角；牙硝畏三棱；官桂畏赤石脂；人参畏五灵脂。

2）妊娠禁忌：损害胎元或引起胎漏、胎动不安、堕胎小产的药物为妊娠禁忌药物。妊娠期间应禁用毒性药或药性峻猛有损胎元的药物，如水蛭、麝香、砒霜。慎用祛瘀通经、行气破滞、攻下导积、辛热滑利的药物，如桃仁、红花、大黄、附子、肉桂。

3）服药饮食禁忌：是药后调护的重要方面，俗称"忌口"。一般原则有两方面：一是忌食有刺激性及不易消化的食物，如生冷、油腻、腥膻、煎炸的食物；二是忌食对某些病证不利的食物，如消渴病忌糖。

（3）剂量：用药的重量称为剂量。除剧毒药、峻烈药、精制药及某些贵重药以外，一般单味中药常用内服剂量为3～10 g；部分药物的常用量较大，为15～30 g；新鲜药物的常用剂量加倍，为30～60 g。

（4）煎服法：中药煎服法正确与否，对疗效会产生很大影响，因此需高度重视。

1）汤剂的煎法：汤剂是最常用的剂型，应根据药物性质及病情的差异，采取不同的煎药方法。煎药以砂锅为佳，忌用铁、铜等金属器具。一般情况下，煎药前先加冷水浸泡20～30分钟，每剂药煎煮2～3次，第一煎水量以超过药面3～5 cm为宜，第二煎、第三煎则可略少，加水至超过药面2～3 cm为宜。用火一般遵循"先武后文"的原则。一般药第一煎沸后煮15～30分钟，解表药第一煎沸后煮5～10分钟，滋补药第一煎沸后煮30～60分钟。

某些药物因质地、性质不同，煎法比较特殊，处方上应加以注明，如先煎、后下、包煎、另煎、冲服、烊化、泡服。①先煎：质坚、介壳、矿物类药物，如龟板、石决明、生石膏，打碎先煎；②后下：气味芳香或久煎会丧失有效成分的药物，如薄荷、木香、钩藤，先浸泡，当其他药煎好前4～5分钟时入锅；③包煎：细小种子、粉末状、花粉类药物，如车前子、滑石、蒲黄，用纱布包好，再与其他药同煎；④另煎：某些贵重药，如人参、鹿茸、羚羊角片，切成小片单煎取汁，再与其他药混合服用；⑤烊化：胶质、黏性大且易溶的药物，如阿胶、鹿角胶、芒硝，单独溶化，趁热与煎好的药汁混合均匀口服；⑥冲服：某些芳香、贵重药及不耐高温且难溶于水的药物，如三七、麝香，研细末或取汁，用药液或温开水冲服；⑦泡服：某些不耐高温煎煮的药物，如胖大海、番泻叶，用开水泡服。

2）服药方法：中药的服药方法分为口服给药、含漱给药、滴鼻给药、皮肤给药、肛门给药、阴道给药及注射给药等。口服给药最常见，一般宜在饭前1小时服药，以利于药物尽快吸收。对胃肠道有刺激性的药物宜饭后服用；呕吐患者宜少量频服或稍加姜汁同服；急性病则不规定时间服用。服药量，一般每日一剂，一剂分2~3次服用。一般汤剂都宜温服。

5. 常用中药 根据药物的主要功效分为解表药等22种不同的中药。

（二）方剂基本知识

1. 方剂的组成原则 方剂是根据治法选择合适的药物及剂量配伍而成的用药方法。方剂的组成，根据其在方中的作用和地位不同，概括为君药、臣药、佐药、使药。

（1）君药：针对主病（或主证）起主要作用。

（2）臣药：加强君药的作用；治疗兼病或兼证。

（3）佐药，佐助：加强君药、臣药的作用，或治疗次要兼证；佐制：消除或减缓君药、臣药的毒性和烈性。

（4）使药，引经：引领方中各药到达病所；调和：调和方中各药的药性、药味。

2. 方剂的变化规律　方剂的组成虽有原则，但应根据病情等予以灵活变化，才能收到更好的效果。方剂的变化主要是药味加减、配伍变化、药量变化和剂型更换。

3. 常用剂型　剂型是指根据病情和药物特点将药物制成一定的形状、类型。传统剂型有汤剂和膏、丹、丸、散等，现代剂型有片剂、胶囊、注射剂等。汤剂是将中药饮片加水等煎煮去渣取汁而成的液体剂型，由于其药物的组成能根据病情灵活加减变化，且起效速度快，因此是最常用的剂型之一。

4. 常用方剂　根据方剂的主要功效不同，可将方剂分为解表剂等 17 类。

（乔　敏　白　洁）

四、中医药养生保健

中医药养生保健是以中医理论为基础，集各代、各地、各族人民养生保健智慧为一体，融会道、儒、释的博大精深的体系。近年来，随着时代的发展和"健康中国"战略的实施，以及中医学发展的趋势和医疗卫生工作重心的前移，中医药养生保健技术的推广和实施具有重要的理论和现实意义。

（一）基本概念与理论

1. 基本概念

（1）养生：就是保养人的生命，即人类为了自身良好的生存与发展，有意识地根据人体生长衰老不可逆的量、质变化规律所进行的一切物质和精神的身心养护活动。这种活动贯穿于出生前后，病前、病中和病后的全过程。

（2）保健：就是保护人的健康，即人类为了保护和增进人体健康、防治疾病所采取的综合性措施。

中医药养生保健具有悠久的历史，其中具有里程碑意义的著作是《黄帝内经》，它构建了中医养生的理论体系，包括基本观点、基本法则和诸多养生方法。强调养生不仅是一个用治疗方法来解决的医学问题，也是一个如何正确处理生活方式的问题，更是一个社会问题。

2. **基本理论**　中医药养生保健是在中医理论的指导下发展起来的，人们总结和发现某些中医理论对养生保健具有相对重要的指导意义，因而逐渐形成了中医药养生保健的基本理论。

（1）生命与健康：中医认为，生命存在的性质是物质性的，生命由物质化生，生命活动的本质就是物质的运动。精、气、神是生命的三大要素，精是生命的物质基础，气是生命的动力，神是生命的主宰，三者密不可分，协调统一，共同维持"形与神俱"的健康生命状态。"形与神俱"具体有形体、心理、道德和社会四个维度。形体健康的标准有：形体壮实，面色红润，眼睛有神，呼吸微徐，二便正常，牙齿坚固，双耳聪敏，腰腿灵便，声音洪亮，须发润泽，食欲正常，脉象缓匀等。精神心理健康的标准有：精神愉快，记忆良好，心态平和，

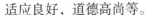

适应良好，道德高尚等。

（2）寿夭衰老：养生的宗旨是"却病益寿""尽享天年"。所谓"天年"，即自然寿数，古人认为"上寿百二十年"，就是说人寿限可以达到120岁。能享尽"天年"，自然衰老而死者称为"寿"；不及"天年"，早衰而死者称为"夭"。寿夭衰老的原因、过程与机制较为复杂。目前主要从先天禀赋和后天因素讨论。

1）先天禀赋：中医认为，先天禀赋的强弱是人体寿夭衰老的决定性因素，因为只有五脏坚固，形气协调，血脉和畅，各部器官正常并和合互济，体质壮实坚强，才能长寿；反之，则夭亡。

2）后天因素：包括地理环境、社会因素、行为因素、疾病损伤等。不同的地理环境有不同的多发病、地方病。当有害的环境因素长期作用于人体，或者超过一定限度，就要危害健康，促使衰老。不同的社会环境所形成不同的生活方式和人际关系，以及不同的欲望追求和心态环境，是产生众多疾病与寿夭不同的直接原因。行为因素包括个人起居、劳逸、嗜好、欲望等各方面的行为方式，适度则有利于健康，过度则有损健康，甚至导致夭亡。疾病损伤与寿夭之间的关系非常密切，疾病促进衰老，衰老诱发疾病，在古代以伤寒、瘟疫为主，而在现代则以一些慢性疾病为主。

（3）预防与治未病：中医养生强调治未病。所谓治未病，就是采取一定的措施防止疾病的发生、发展和复发，与现代医学预防有一定的相似性。一般认为，治未病主要包括未病先防、既病防变、愈后防复三个方面。

3. 基本原则

（1）天人相应：是贯穿整个中医学的根本原则。在中医养生保健中，也必须遵循此原则，具体包括积极主动，顺应自然；协调内外，调内为主；因时之序，顺应天时。

（2）形神共调：养形和养神密不可分，相辅相成，相得益彰。在形神关系中，"神"起着主导作用，脏腑的功能活动、气血津液的运行和敷布必须受神的主宰。因此，中医药养生保健要求以"养神"为第一要义，在养神的前提下，进而养好形。

（3）动静结合："动"包括劳动和运动，主要指形体的运动。形体的运动可使精气流通，气血畅达，增强抗御病邪的能力，提高生命活力。"静"是相对"动"而言，包括精神上的清静和形体上的相对安静状态。心神之静不是提倡无所用心，而是指精神专一、摒除杂念、心无所妄。

（4）协调平衡：首先，要保持精神情志的协调平衡；其次，要维持作息劳逸的协调平衡状态。这样既能因势利导，维持协调平衡而保持生命的常态，又能通过补弊纠偏，以恢复生命的常态。

（5）综合调摄：日常养生必须从整体着眼，全面考虑天人、形神、阴阳、气血、经络、脏腑、官窍等各个环节和部分，运用避风寒、节劳逸、戒色欲、正思虑、薄滋味、动形体、针灸推拿、药物等手段，从不同方面，使用各种不同技术，对机体进行全面调理和保养。

中医药养生保健技术丰富多彩，各有所长，从起居、动静、药食、针灸、保健按摩等多种途径和多种方式，均可进行养生保健实践活动，本节主要介绍常用的沐浴养生保健技术和药食养生保健技术。

（二）沐浴养生保健技术

沐浴养生保健属于中医外治法的范畴。"沐"意为洗头，"浴"意为洗身。沐浴养生保健是指在中医理论指导下，利用水、药物、温泉、泥沙、空气等天然因素，作用于体表，循行经络，内达脏腑，从而达到疏通经络、祛风散寒、调和气血、平衡脏腑功能，实现治疗疾病、强身健体和美容养颜的目的。其优势在于给药途径独特，疗效迅速、显著，适用范围广，安全、毒性反应及副作用小等。此处主要介绍常用的热水浴和药浴技术。

1. **热水浴** 是利用一定温度的水作用于体表，疏通经络，排除体内风、寒、湿、火等邪气，以达到养生防病、强健身体、治疗疾病目的的方法。在热水浴中，可以通过添加各种辅助剂，以增强热水浴的保健效果，常用的热水浴方法如下。

（1）酒浴：在温热的洗澡水中加入白酒或黄酒，再行洗浴，称为酒浴。酒具有祛风散寒之功效，在帮助人体祛除风寒、风湿的同时，还可以增加皮肤血液供应，使皮肤光滑、柔润、富有弹性。酒浴对神经痛、风湿性关节炎、外感风寒等疾病都具有显著的辅助治疗作用。

（2）醋浴：在热洗澡水中加入食用醋，再行洗浴，称为醋浴。醋浴有活血止痛、祛风止痒的功效；同时，由于酸味的收敛作用，可使扩张的毛孔收缩，从而改善粗糙的皮肤。

（3）盐浴：洗浴时，用食盐在肩、腰、腹、足等部位加以搓擦，充分按摩，至皮肤呈赤红色后用清水冲净，然后再进入浴缸在温水中浸泡20分钟。盐浴可以活血化瘀、消脂减肥、解除身体疲劳。

（4）艾叶浴：在洗浴水中加入艾叶，称为艾叶浴，可祛骨节风寒，治四肢麻木、腰臂疼痛，使人神清气爽、红光满面。

2. 药浴 是用一定浓度的药液，通过洗浴或浸泡机体，使药液中的有效成分直接作用于病变部位或通过皮肤吸收，起到疏通经络、祛风散寒、调和气血、消肿止痛、止痒等作用，从而发挥药物对疾病的治疗和强身健体作用的沐浴方法。

药浴是一种独特的给药途径，在我国已有几千年的历史，洗全身浴称为"药水澡"；局部洗浴有"烫洗""熏洗""坐浴""足浴"等，以烫洗最为常用。药浴用药与内服药一样需要辨证，因时、因地、因人而异。

（1）药浴用具：熏洗局部、头、面使用陶瓷（铁）盆、桶等；全身洗浴使用浴盆；全身、肢体洗浴使用木桶。

（2）注意事项

1）禁忌：急性传染病、严重心脏病、严重肾病、主动脉瘤、有出血倾向的疾病、恶性肿瘤、眼部新鲜出血性疾病等禁药浴。妇女妊娠期、月经期、饱食、饥饿及过度劳累慎行药浴。

2）注意事项：注意保暖，以防感冒；熏洗药液温度以35～45℃为宜，过凉和过热都不可；痈、

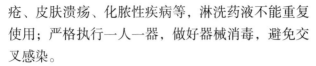

疮、皮肤溃疡、化脓性疾病等，淋洗药液不能重复使用；严格执行一人一器，做好器械消毒，避免交叉感染。

（3）应用举例

1）痰湿咳嗽

药物组成：鱼腥草150 g，麻黄50 g，细辛50 g。

使用方法：将上药用纱布包好，放入适量开水中浸泡20～30分钟，然后取药液放入浴盆中，加入适量热水，浸泡全身1小时左右。

适应证：咳嗽痰多，胸闷痞满，食少体倦，大便稀溏，舌苔白腻。

2）关节肿痛

药物组成：桃仁10 g，乳香10 g，没药10 g，红花7 g，独活15 g，羌活12 g，防己25 g，苏木30 g。

使用方法：将上药煎煮后倒入盆中，将患病关节在药液中浸泡，或用毛巾蘸取药液擦洗患处。

适应证：风、寒、湿所致的关节肿痛。

（三）药食养生保健技术

明代药物学家李时珍总结说："善食者养生，不善食者伤身。"食物、药物的功效应用要从它的性味、归经、升降浮沉甚至颜色来综合考虑。

1. 饮食养生保健 目的在于通过合理而适度地补充营养，以补益精气，并通过饮食调配，纠正脏腑阴阳之偏颇，从而增进机体健康、抗衰延寿。饮食养生包含的内容非常广泛，民间有"一方水土养一方人""冬吃萝卜夏吃姜"之说，这说明饮食养生保健包含了食物的季节性、地域性、规律性及食品的清洁卫生等。按照中医理论，做到顺应自然大道，合理调整饮食结构，注意饮食宜忌和习惯，根据身体需要，合理膳食，均衡营养，才能增进健康。

（1）饮食规律：就是饮食要有节制，即饮食不可饥饱无度，而且进餐要有规律，概而言之，进食要定时、定量。

1）定时：是指进食宜有较为固定的时间。《黄帝内经·灵枢》"平人绝谷"说："胃满则肠虚，肠满则胃虚，更虚更满，故气得上下，五脏安定，血脉和利，精神乃居。"指出只有定时进食，使胃肠保持更虚更满的功能活动，才能使肠胃之气上下通畅，保证食物的消化及营养物质的摄取和输布正常进行。

2）定量：是指进食宜饥饱适中。人体对饮食的消化、吸收、输布主要靠脾胃来完成，进食定量、饥饱适中、恰到好处，则脾胃足以承受，人便可及时得到营养供应，以保证各种生理功能活动的需要。

（2）饮食卫生：饮食卫生养生保健的重要内容归纳起来，主要有以下两个方面。

1）饮食宜新鲜：汉代医家张仲景在《金匮要略》中指出："秽饭、馁肉、臭鱼，食之皆伤人。"并有"禽兽鱼虫禁忌并治"和"果实菜谷禁忌并治"两篇告诫人们腐败不洁、变质的食物不宜食用。新鲜、清洁的食物才是人体所需要的，其营养成分很容易被消化、吸收，对人体有益。食物清洁，可以防止病从口入，避免被细菌或毒素污染的食物进入机体而发病。

2）宜以熟食为主：在人类取得火种以后，吃熟食便成为人类的饮食习惯，故饮食以熟食为主是饮食卫生的重要内容之一，肉类尤须煮烂。《备急千金要方》"道林养性"说"勿食生肉，伤胃，一切肉须煮烂"。这对老年人尤为重要。实际上，大部分食物均不宜吃，需要经过烹调加热后变成熟食方可食用，其目的在于使食物更容易被机体消化和吸收。同时，食物在加工变热的过程中得到了清洁、消毒，除掉了一些致病因素。

（3）饮食保健：主要包括进餐时的情绪，进餐的方式，进餐前后的保健内容。

1）进食宜缓：进食应该从容缓和，细嚼慢咽。这样既有利于各种消化液的分泌，食物易被消化和吸收，又能稳定情绪，避免急食暴食，保护肠胃。尤其是老年人，牙齿不好，细嚼慢咽更有必要。

2）食宜专致：《论语》"乡党"中说："食不语。"就是要人们在吃饭时专心致志，将头脑中的各种琐事尽量抛开，把注意力集中到饮食上来。这样既可品尝食物的味道，又有助于消化和吸收。倘若进食时头脑中仍思绪万千，或边看书报边吃饭，没有把注意力集中在饮食上，那么也不会激起食欲，纳食不香，自然影响消化和吸收。久之，则易影响人体健康。

3）进食宜乐：古有"食后不可便怒，怒后不可便食"之说。这是因为愉快的情绪有利于胃的消化，可使食欲增加，即中医所说的肝疏泄畅达则脾胃健旺。反之，情绪不好，恼怒嗔恚，则肝失条达，抑郁不舒，致使脾胃受其制约，影响食欲，妨碍消化功能。

进食时要使情绪舒畅乐观，可以从以下几个方面着手：创造宁静、整洁的进食环境；进食的气氛要轻松愉快；适当聆听轻松柔和的乐曲。

（4）食后养生：进食之后，为了帮助消化食物，亦应做一些必要的调理，如食后摩腹、散步、漱口。

1）食后摩腹：具体方法是吃完食物以后，自左而右，连续做二三十次不等。这种方法有利于腹腔血液循环，可促进胃肠消化功能，是一种简便易行、行之有效的养生法。

2）食后散步：进食后不宜立即卧床休息，切忌饱后急行。宜做一些从容缓和的活动，有利于胃肠蠕动，促进消化和吸收，其中散步是最好的活动方式。如果在饭后边散步边摩腹，则效果更佳。

3）食后漱口：食后还要注意口腔卫生。进食后，口腔内容易残留一些食物残渣，若不及时清除，往往容易引起口臭，或发生龋齿、牙周病。

2. 药物养生保健　自古医食同源，药物与食物养生是密不可分的。现今医学模式已经由原来的以治疗为主的模式转变为以预防为主，逐渐形成治疗、养生、保健相结合的医学模式。这为药物养生保健提供了理论依据。常用的养生保健中药大致可以分为补气药、养血药、补阳药和滋阴药四类。

（1）补气药：包括人参、西洋参、党参、太子参、黄芪、白术、山药及蜂蜜等。

（2）养血药：包括当归、熟地黄、阿胶、制何首乌、白芍、龙眼肉及丹参等。

（3）补阳药：包括附子、鹿茸、肉苁蓉、淫羊藿、冬虫夏草、补骨脂、海马及杜仲等。

（4）滋阴药：包括百合、黄精、石斛、沙参、女贞子、银耳、枸杞子、桑椹及黑芝麻等。

药物和食物的区别在于，药物的偏性较食物更加明显，因此更需要辨证服用。

（刘四顺　白　洁）

第六节　全科医学基础知识

一、全科医学概述

全科医学诞生于 20 世纪 60 年代，是在西方国家通科医生在长期诊疗实践的基础上，结合了现代生物医学、行为科学、社会科学、心理学等学科的最新研究成果，指导全科医生从事基层医疗卫生服务的知识和技能体系。其产生与发展的原因主要是世界人口老龄化加剧、人类疾病谱和死因谱的变化、现代医学模式转变、构建理想医疗体系和降低医疗成本等。

（一）全科医学产生的背景

1. 世界人口老龄化　老龄化社会是指老年人口占总人口达到或超过一定比例的人口结构模型。联合国的传统标准是一个地区 60 岁以上老年人口达到总人口的 10%，新标准是 65 岁老年人口占总人口的 7%。20 世纪下半叶以来，老龄人口越来越多，许多国家成为老龄化国家。据联合国人口司发布的截至2021年世界人口老龄化数据，老龄人口比例最大的国家依次是日本、意大利和葡萄牙；据世界卫生组织预测，2015年至2050年期间，全球60岁以上人口的数量将从9亿人上升至20亿人（在全球总人口中的比例将从12%升至22%）。如何提高老年人的生活质量，满足其医疗需求，成为世界各国及医学界共同关注的问题。

老有所医是保证老年人生活质量的关键。老年人体弱多病，不仅是疾病的高发人群，也是慢性非传染性疾病患病的主要人群，甚至也是残疾（视力、听力、智力、肢体、精神和综合残疾）人数最多的人群，全方位、综合性地实施对老年人日常医疗保健的照顾是国际社会和医学界共同关注的问题。

2. 疾病谱和死因谱的变化　20世纪50年代以后，威胁人类健康的主要疾病不再是烈性传染病和感染性疾病，慢性非传染性疾病、心脑血管疾病、肿瘤成为威胁人类健康的主要原因。世界各国都出现了心脏病、脑血管病、恶性肿瘤和意外伤害（交通事故居多）占据疾病谱和死因谱主要位置的现象。慢性病多是终身性疾病，常伴有严重并发症和残疾，导致患者生命质量低下，给个人、家庭和社会造成沉重的经济负担。其中80%的慢性病死亡发生在低收入和中等收入国家，既是全球性的严重威胁，也是导致个人贫困、影响国家经济发展的一个原因。

由于全球疾病谱和死因谱发生了重大变化，过去以消灭和控制急慢性传染病、寄生虫病为重点的第一次卫生革命已成为历史。现在是以防治慢性疾病为主的第二次卫生革命，迫切要求医疗服务相应变化，因为这些疾病的病因和发病机制复杂，涉及多种内、外因素，与人的性格、行为与生活方式、心理因素乃至经济生活条件、自然社会环境、是否定期进行健康检查等多种因素都有关系。而且，慢性病的医疗目的也不是治愈，而是照顾，是长期、连续、共同参与的生物-心理-社会的整体性和全方位照顾。

3. 医学模式和医学目的转变　限于当时社会认知和科技水平，医学的传统目的是对抗疾病与死亡，以救死扶伤为己任。随着社会的发展，科技的进步，人类对健康深入、全面的认识和健康需求的提高，于20世纪70年代诞生了生物-心理-社会医学模式，充实、完善了之前的生物医学模式。为了理解疾病的决定因素，达到合理的治疗和卫生保健模式，必须要考虑患者、患者生活的环境，以及社会因素、医生的作用和卫生保健制度。人们对健康和疾病的了解不仅仅包括对疾病的生理、病理（生物医学）解释，还包括了解患者（心理因素）、患者所处的环境（自然因素和社会因素）和医疗保健体系（社会体系）。

现代医学模式是指导卫生保健工作的正确思想和科学方法。随着医学模式的转变，10余个发达程度不同的国家，经过从20世纪80年代中期至20世纪90年代中期约10年的研究，提出了新的医学目的：不仅注重防治疾病和损伤、解除疾病的疼痛和痛苦、照顾并治愈患者、防止过早死亡，更要加强照顾、关怀和护理、促进和维持整体健康、提供临终关怀，显示出高度的人性化策略。

4. 医疗成本与费用的增加 近几十年来，由于专科医疗的发展，医疗高新技术的投入，新药的研制成本等因素使世界各国均面临医疗成本和费用飞涨的问题。有资料显示，85%左右的卫生资源消耗在15%的危重患者治疗，而只有15%的卫生资源用于大约85%人群的基层和公共卫生服务。医疗费用上涨而收效甚微，与人类总体健康状况改善之间的成本效益矛盾日渐突出，投入的成本与实际的产出相去甚远，政府、社会不堪重负，个人和家庭因得不到及时、方便、经济的基本医疗怨声载道。世界家庭医生组织（WONCA）的著名学者Dixon教授说过："任何国家的医疗保健系统若不是以受过良好的训练、采用现代方法的全科医生为基础，便注定要付出高昂的失败的代价"。

20世纪50年代后期，以上四个原因使通科医疗的重要性重新受到重视，并且被赋予了新的内涵。发达国家医学界反应迅速，英国、美国、加拿大、澳大利亚等国相继建立全国性全科医生学会。20世纪60年代末期，美国、加拿大将该学会更名为家庭医生学会，提供的医疗实践称为家庭医疗，其理论知识基础称为家庭医学，美国于1969年批准全科医疗为第20个医学专科，标志着全科医疗的专业化被正式确认。

（二）全科医学三个基本概念

1. 全科医学的定义 全科医学是面向社区和家庭，整合临床医学、预防医学、康复医学和人文社会学科有关内容于一体的综合性临床医学二级专业学科。其理念强调以人为中心，以家庭为单位，以整体健康的维护和促进为方向，兼顾个人与群体的长期负责式照顾。其内容宽泛，涵盖不同年龄、性别、各个器官系统、各类健康问题与疾病，不仅涉及内科学、外科学、妇产科学和儿科学等临床学科的基本内容，还涉及行为科学、心理学、预防医学等学科，是多学科横向连接融合的临床专科。

全科医学是全科医疗的理论知识体系，在北美洲又称为家庭医学。

2. 全科医疗的定义 全科医疗是应用全科医学理论的医疗实践，由全科医生为个人、家庭提供的，以解决常见健康问题为主的一种基层医疗服务。全科医疗是以门诊为主的一种专科医疗，是目前世界各国公认的基层医疗的最佳模式。

全科医疗的服务对象包括个人、家庭和社区。个人对象囊括了健康的、亚健康的、患病的、高危的，以及生命周期不同阶段，或发病不同阶段的所有情况。

首诊服务是全科医疗作为基层医疗的一种服务模式。它是指患者在需要就诊时，首先选择全科医生诊疗（危急重症除外）。全科医生高度负责，处理健康问题，如有特殊或严重问题，在经其确认后才可转诊至大型综合性医院诊疗。国外全科医疗首诊服务比较成功的原因有两点：一是严格、完善的医疗保健体系和机构设置，以及成熟配套的会诊、转诊机制。二是比较完善与配套的医疗保险体系。全科医疗是世界许多国家医疗卫生保健系统和社会医疗保险体系的基础。全科医生成为这两种体系的"守门人"，即健康问题的"守门人"和医疗费用控制的"守门人"。

首诊服务最显著的优势是引导患者合理分流，实施分级医疗。其重大意义是促进卫生资源合理利用，避免过度服务和不合理就医形成的浪费，在一定程度上起到了降低医疗费用的目的。同时使大型综合性医院集中精力从事急危重症、疑难病症的诊疗和科研教学工作。基层医疗负责常见病、多发病，以及预防、保健、康复等服务。所以，全科医疗与专科医疗是分工合作、各司其职、互相补充、互补互助的关系。

3. 全科医生的定义 全科医生是经过全科医学专门培训，为个人、家庭、社区提供长期负责式照顾，服务在基层卫生机构的高素质新型临床医生。

全科医生在美国、加拿大等国家又称家庭医生。一是与历史上的通科医生相区别，指家庭医生比通科医生素质更高、技术更好、能力更强。二是指家庭医生具有独特的态度、技能和知识，能够向家庭及其成员提供健康照顾，服务于家庭。世界卫生组织曾专门指出，全科医生与家庭医生没有本质区别，只是称呼不同。

目前，各国对全科医生的定义大同小异，但是均有以下三个共同点：一是经过毕业后全科医学的专门训练；二是能够为个体及其家庭成员、社区及其居民提供综合的、方便的、连续的、协调的、负责的健康照顾，范围涉及生理、心理和社会等方面的健康问题；三是能够协调会诊、转诊医疗资源，以及医疗保险、社区帮助等资源，在所有与健康相关的问题上成为服务对象的健康代理人。

另外，各国对于全科医生的培养也极其重视，不仅强调专业知识与专业技能，同时强调全科医生需要具有强烈的人文情感、科学精神、管理能力三方面的基本素养。要求全科医生承担临床医生、"守门人"、管理者、沟通者、协调者的角色，成为高素质五星医生。

二、全科医学基本原则与方法

全科医学基本原则与方法通常概括为 9 个方面，即以人为中心的照顾，以家庭为单位的照顾，以社区为基础的照顾，以预防为导向的照顾，采用团队合作方式，实施综合性、连续性、协调性、可及性服务。由于全科医学重视对服务对象的关心、关怀和照顾，所以又称为照顾医学；临床医学侧重于治疗、治愈，相对称为治愈医学。

（一）以人为中心的照顾

以人为中心的照顾是全科医学的宗旨和核心，是遵从现代生物 - 心理 - 社会医学模式，体现人文情感，尊重人、尊重生命的价值观。

以人为中心的照顾指导思想是重视人胜于重视病，重视心理胜于重视病理。在诊疗过程中，要把患者看作是有感情、有个性、有社会关系的复杂生命，而不是疾病的载体（携带病菌、患病的人）。全面考虑人的生理、心理和社会需求，不仅要查找生理心理病因、寻找有病的器官、系统，更重要的是维护、促进人体和心理的整个健康，提高生命质量。因此，全科医生必须重视与患者的交流与沟通，关注患者的感受与需求，了解和理解患者，尊重患者的权利，调动患者主动参与和配合的积极性，提供个性化、人性化的照顾，使其积极参与健康维护和疾病控制的全过程。

（二）以家庭为单位的照顾

家庭是社会的细胞，更是个人的归属和重要的支持，是全科医生可利用的重要资源。以家庭为单位的照顾包含以下三个方面。

1. 家庭的健康照顾 个人和家庭存在着相互作用、相互影响的关系。家庭可以通过遗传、社会化、环境和情感反应等途径影响家庭成员的健康。通过家庭，往往能了解患者的病因及恶化因素，有助于发现有意义的病史和真正的病因——真正的患者往往并非限于就诊者本人，而是其他家庭成员，甚至整个家庭。患者的治疗，更需要家庭参与和支持。全科医生要了解和分析服务家庭的类型、结构和功能，针对家庭因素实施照顾，改善、增强患者的就医、遵医行为。

2. 家庭生活周期照顾 家庭从其产生到消亡，一般要经过新婚期、生育期、学龄期、孩子离家创业期、空巢期等不同的阶段。家庭成员在不同阶段有不同的角色和责任、压力和危机，也有不同的健康问题，需要家庭成员适应角色转变，承受压力，妥善处理危机和健康问题。全科医生应能识别家庭发展阶段与问题，适时对家庭成员提供咨询和健康教育，协助家庭生活周期的调适，不断解决所遭遇的各种健康问题，使其顺利过渡、成熟发展。

3. 以家庭为单位的照顾 以家庭为单位的照顾特征为全科医生的有效工作奠定了基础。针对家庭了解和关心健康问题，进行健康教育，提供健康及相关问题、心理问题的咨询与指导，开设家庭病床，开展家庭治疗等服务，为社区人群及个体的整体性服务奠定坚实的基础。

（三）以社区为基础的照顾

社区是全科医疗服务的主要场所。以社区为基础的照顾体现在：一是要了解社区环境与背景，包括社区的自然、经济资源，社区的地理、生活、社会环境，社区的人群，以及历史、文化等要素；二是明确社区主要健康问题，社区人群的健康需求，既要利用社区的背景去把握个体患者的相关问题，又要对从个体患者身上反映出来的群体问题有足够的敏感性，注重个体和群体健康照顾相结合的原则；三是充分发挥和调动社区的一切积极性因素，利用社区资源，动员社区参与，实施社区干预。

（四）以预防为导向的照顾

预防服务是基层医疗最基础的服务，重点提供三级预防服务。

全科医疗以预防为导向的照顾主要体现在：一是协助政府或社区组织进行健康促进。二是开展临床预防，包括健康教育、免疫接种、周期性健康检查和疾病筛查，以及化学预防。三是机会性预防，即在其日常临床诊疗活动中，及时对个体患者及其家庭提供随时随地的个性化预防服务。

（五）综合性照顾

综合性照顾是全科医学综合性、整体性服务的体现，表现为"全方位""立体化"服务，也称为"全人照顾"。

综合性照顾具体表现在：①服务对象的范围涵盖个人、家庭与社区，各年龄及性别。②服务范围涉及生理、心理和社会文化各个方面，包含健康的、亚健康的以及各疾患类型。③服务内容包括防、治、保、康、健康教育、计划生育技术"六位一体"，利用一切可利用的方式与工具，包括现代医学、传统医学或替代医学。

（六）连续性照顾

连续性照顾是全科医疗区别于专科医疗的主要特征，关键点是医患关系的连续性，责任的连续性是核心。

连续性照顾包括三个方面：①针对人的生命周期的照顾，从婚育、出生、婴幼儿、儿童、青少年、中老年直到死亡的人生各个阶段的照顾。②疾病周期（健康 - 疾病 - 康复）的照顾。③任何时间、地点的照顾，无论何时何地，随时提供服务。

（七）可及性照顾

可及性照顾是指在地理上接近、使用上方便、关系上亲切、结果上有效、价格上便宜，能够促使人们在生活中极为容易充分利用的服务。

（八）协调性照顾

协调性照顾是全科医生动用各级各类资源帮助患者及其家庭的服务，主要有三个方面：①协调卫生资源，如会诊、转诊。②协调社区资源，联系社区机构、人员，获得帮助与支持。③协调患者家庭资源，帮助家属了解、理解患者，指导家属帮助、支持患者。

（九）团队合作

团队合作是指以全科医生为核心，由不同的医护人员组合，共同为服务对象提供服务的工作方式，团队合作正在成为各国全科医疗大力提倡的服务方式。

全科医生团队可由全科医生、社区护士、公共卫生护士、康复医生、营养医生、心理医生、口腔医生、中医医生、理疗师、接诊员、社会工作者及护工等人员组成。全科医生是团队管理和学术的核心，承担着团队建设、业务发展和管理的任务。

三、全科医生临床诊疗思维策略

思维是人们对现象进行分析、综合、判断、推理的认知活动过程。全科医生建立正确的临床思维模式，是提高疾病诊断与鉴别诊断能力的基础。

（一）临床思维基本内涵

临床思维是指运用医学科学、自然科学、人文社会科学和行为科学的知识，以患者为中心，通过充分的沟通和交流，进行病史采集、体格检查和必要的实验室检查，得到第一手资料，结合其他可利用的最佳证据和信息，结合患者的家庭和人文背景，根据患者的症状等多方面信息进行批判性的分析、综合、类比、判断和鉴别诊断，形成诊断、治疗、康复和预防的个性化方案，并予以执行和修正的思维过程和思维活动。全科医生的临床诊断思维是以患者为中心的系统思维，是以问题为导向、以证据为基础的临床思维。

临床诊断思维基本方法有以症状为切入点的诊断思维、以疾病为切入点的诊断思维、以系统为切入点的诊断思维，其中，以症状为切入点的诊断思维方法是最为常用的方法。临床思维中常常应用的推理基本方法有模型辨认、假设演绎、穷尽推理或归纳法、概率法等方式和方法，以及对诊断假设进行验证的方法。新近循证医学方法强调慎重、准确和明智地应用当前所能获得的最好的研究依据，同时结合医生的个人专业技能和多年临床经验，考虑患者的价值和愿望，将三者完美地结合，制定出治疗措施。强调任何临床医疗决策应建立在最佳科学研究证据基础上。另外，国家和社会医学团体在某些领域组织一批学术造诣较高的流行病学专家、临床专家、统计学家、社会医学家、医学信息工作者等，共同协作，收集、分析文献资料，评价最佳研究成果，形成某疾病的综合性临床指南，为指导、建立正确的临床思维提供了最新依据。

在临床思维过程中，还要注意建立批判性思维，在临床推理过程中不迷信，要批判性地运用书本知识和前人经验，批判性地识别患者状况和现有处理方案，批判性地看待高科技检查结论，不唯书、不唯上，只唯实，强调自身独立思考。

（二）临床诊疗基本步骤

1. **详细询问病史**　询问病史是医生的基本技能。全科医生应学会与各类患者有效沟通，详细询问相关细节，敏锐查询关键因素和环节，切实了解病情发生与发展的过程，并能解释相关症状与体征。

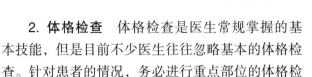

2. **体格检查**　体格检查是医生常规掌握的基本技能，但是目前不少医生往往忽略基本的体格检查。针对患者的情况，务必进行重点部位的体格检查或者全身全面的体格检查。这是公认的、最简便易行的确认病情和判断病情的方式和方法。

3. **诊断与鉴别诊断**　进行正确的诊断与鉴别诊断是全科医生最重要、最基本的技能。遵循前述策略与原则，努力提高自身诊断与鉴别诊断能力应该成为全科医生一生的职业追求。

4. **辅助检查**　在充分考虑病史和体格检查以外，对于不能解释或者不能判断的情况，可以适当采用一些辅助检查，帮助进行诊断与鉴别诊断。对于辅助检查的结论，需要结合病史和体征综合分析，单纯依靠辅助检查结论是目前临床误诊率较高的原因之一。

（三）临床诊疗注意事项

1. **注意识别或排除可能威胁患者生命的关键问题**　全科医生需要具备两个重要技能：一是在疾病早期，能够将严重的、威胁生命的疾病从一般问题中识别出来并及时转诊的能力；二是识别与确认健康问题性质的能力，既是生物源性，又是心理、社会源性。

2. **诊断鉴别分类，判断轻重缓急**　全科医生依据病史、体征等信息，需要做出最可能的初步诊断，同时排除严重疾病。依据判断结果分别进行相应的处理，对于危急重症，给予适当处理，同时立刻转诊。

3. **坚持全人照顾策略**　对于未转诊的患者，要全面、综合、整体地看待患者的病史、病情及变化，综合分析其生理、心理、社会方面的因素，坚持循证医学的观点，批判性形成结论及拟定相关处理计划。

四、家庭医生签约服务

（一）签约服务医患关系的模式

全科医学综合性、连续性、协调性服务的原则和特点决定了患者与医生之间需要建立一种稳固的医患关系，而且需要不断维护与发展。签约服务是医患关系建立与发展的基础。

现代医患关系模式研究提出了比较"理想化"的契约型医患关系，也称为"道德模式"或"信托模式"，是签约服务的理论依据。这种医患关系是建立在平等基础上的契约关系，医师尊重患者的医疗权利，一视同仁地提供医疗服务，恪守职责、钻研技术，以高尚的医德、精湛的医术全心全意地为患者服务，不辜负患者的信任。患者充分尊重医师的劳动，并高度信任，视医生为自己的"健康经纪人"或"健康代理人"，密切配合诊治，共同完成维护健康的任务。同时，签约服务要求在提供服务的过程中，服务方必然向对方做出并遵守必要的承诺，双方还可以在法律认可的范围内进行平等协商，由此构成了契约关系。

（二）家庭医生签约服务的基本内涵

1. 家庭医生为签约服务第一责任人 现阶段，家庭医生主要包括基层医疗卫生机构注册全科医生（含助理全科医生和中医类别全科医生），以及具备能力的乡镇卫生院医师和乡村医生等。基层医疗卫生机构可通过签订协议，聘任符合条件的公立医院医师和中级以上职称的退休临床医师，特别是内科、妇科、儿科、中医医师等，作为家庭医生在基层提供签约服务，并提供服务场所和辅助性服务。国家鼓励符合条件的非政府办医疗卫生机构（含个体诊所）提供签约服务，并享受同样的收付费政策。

2. **团队签约服务**　签约服务形式采用全科医疗的团队合作的服务原则。家庭医生团队主要由家庭医生、社区护士、公共卫生医师（含助理公共卫生医师）等组成，上级医院可以选派医师（含中医类别医师）提供技术支持和业务指导。每个家庭医生团队最好都有能够提供中医药服务的医师，或者乡村医生，有条件的地区也可吸收药师、健康管理师、心理咨询师、社（义）工等加入团队。家庭医生是团队长，负责团队成员的任务分配和管理。

3. **签约服务基本内容**　家庭医生团队为居民提供基本医疗、公共卫生和约定的健康管理服务。基本医疗服务涵盖常见病和多发病的中西医诊治、合理用药、就医路径指导和转诊预约等。公共卫生服务涵盖国家基本公共卫生服务项目和规定的其他公共卫生服务。健康管理服务主要是针对居民健康状况和需求，制定不同类型的个性化签约服务内容，可包括健康评估、康复指导、家庭病床服务、家庭护理、中医药"治未病"服务及远程健康监测等。

（覃琥云　刘　萍　蒋　虎）

第五章

临床基本实践技能

第一节　临床常用基本技能

一、生命体征监测

生命体征是用于判断患者的病情轻重和危急程度的指征。生命体征测量包括体温、脉搏、呼吸、血压、血氧饱和度的测量。通过对生命体征的测量，可以及时、准确地掌握患者的客观资料，发现病情变化，为患者的诊断、治疗提供依据，同时有效地为患者提供医疗服务。

（一）监测内容

生命体征监测内容包括体温、脉搏、呼吸、血压。

（二）监测操作规范

1. 操作前准备

（1）评估患者：评估患者的病情、意识及合作程度。评估体温测量部位和皮肤状况。了解患者用药情况、基础血压。测量血压、脉搏的部位，动脉搏动情况。

（2）用物准备：治疗盘、听诊器、血压计、体温计、消毒液及容器、生命体征监测本、笔、有秒针的表、生活废物桶及医用废物桶、手消毒剂、抽纸或纱布1块（必要时备少许棉絮）。

2. 具体操作规范

（1）检前准备：站在患者右侧，向患者问候，告之查体注意事项。

（2）测量体温：擦干腋窝，将体温计放在患者左腋窝深处紧贴皮肤5分钟，取出体温计，观察刻度后甩下水银。正常值36~37℃，低热37.3~38℃，中热38.1~39℃，高热39.1~41℃。

（3）检查脉搏：至少计数30秒。

（4）观察呼吸频率：计数30秒。

（5）测量血压：右上臂检测法。检查血压计：先检查水银柱是否处于或低于"0"点。肘部置位正确：肘部置于与心脏同一水平。血压计气袖绑扎部位正确、松紧度适宜：气袖均匀紧贴皮肤缠于上臂，其下缘在肘窝以上2~3 cm，肱动脉表面。听诊器胸件放置部位正确：胸件置于肱动脉搏动处（不能塞在气袖下）。测量过程流畅，读数正确：向气袖内充气，边充气边听诊，肱动脉搏动声消失，水银柱再升高20~30 mmHg后，缓慢放气，双眼观察汞柱，根据听诊音和汞柱位置读出血压值。正常值90~139/60~89 mmHg；高血压：收缩压≥140 mmHg和（或）舒张压≥90 mmHg；脉压增大：>40 mmHg，见于主动脉瓣关闭不全、动脉导管未闭、动静脉瘘、甲状腺功能亢进、严重贫血和老年动脉硬化

（能举出 3 个以上）；脉压减小：<30 mmHg，见于休克、主动脉瓣狭窄、心力衰竭、心包积液、缩窄性心包炎等（能举出 3 个以上）。

3. 注意事项

（1）体温：①婴幼儿、意识不清或不合作患者测体温时，医务人员不宜离开。②婴幼儿、精神异常、昏迷、不合作、口鼻手术或呼吸困难患者，禁忌测量口温。③进食、吸烟、面颊部做冷敷及热敷的患者，应当推迟 30 分钟后测量口腔温度。④腋下有创伤、手术、炎症、极度消瘦的患者，不宜测腋下温度；腋下出汗较多的患者需擦干后再进行测量；沐浴后需待 20 分钟后再测腋下温度。⑤腹泻、直肠或肛门手术，心肌梗死患者不宜用直肠测量方法。⑥体温和病情不相符合时重复测温，必要时可同时采取两种不同的测量方式测温，作对照。

（2）脉搏：①当脉搏细弱难以触诊时，可用听诊器听诊心率 1 分钟代替。②偏瘫患者选择健侧肢体测量脉搏。除桡动脉外，可测颞动脉、肱动脉、颈动脉、股动脉、腘动脉、足背动脉等。③不可用拇指诊脉。

（3）呼吸：测量呼吸时，宜取仰卧位。

（4）血压：①血压测量应在患者平静时进行，遵循四定原则：定时间、定体位、定部位、定血压计。测量肢体的肱动脉与心脏处于同一水平位置，卧位时平腋中线，坐位时平第四肋。②偏瘫患者选择健侧上臂测量。③定期检测、校对血压计，使之处于备用状态，测量前检查血压计。如发现血压听不清或异常时，应重测；先驱尽袖带内空气，使汞柱降至"0"，稍休息片刻再测量，必要时作对照复查。

二、手卫生

手卫生是医务人员洗手、卫生手消毒和外科手消毒的总称。本节介绍洗手及卫生手消毒。

（一）洗手

洗手指医务人员用流动水和洗手液（肥皂）揉搓冲洗双手，去除手部皮肤污垢、碎屑和部分微生物的过程。有效的洗手可清除手上99%以上的各种暂住菌，是防止医院感染传播最重要的措施之一。

1. 操作步骤

（1）准备：打开水龙头，调节合适的水流和水温。

（2）湿手：在流动水下充分淋湿双手。

（3）涂剂：关上水龙头，取清洁剂均匀涂抹至整个手掌、手背、手指和指缝。

（4）揉搓：认真揉搓双手，至少15秒。

（5）冲净：打开水龙头，在流动水下彻底冲净双手。

（6）干手：关闭水龙头，擦干双手或烘干双手；必要时取护手液护肤。

2. 注意事项

（1）明确选择洗手方法的原则：当手部有血液或其他体液等肉眼可见污染时，应用清洁剂和流动水洗手；当手部没有肉眼可见污染时，可用速干手消毒剂消毒双手代替洗手，揉搓方法与洗手方法相同。

（2）遵循洗手流程，揉搓面面俱到：洗手方法正确，手的各个部位都应洗到、冲净，尤其要认真清洗易污染部位。

（3）牢记 WHO "手卫生的五个重要时刻"，掌握洗手指征。

五个重要时刻：①接触患者前；②进行无菌操作前；③接触体液后；④接触患者后；⑤接触患者周围环境后。

洗手指征：①直接接触每个患者前后；②从同一患者身体的污染部位移动到清洁部位时；③接触患者黏膜、破损皮肤或伤口前后；④接触患者血液、体液、分泌物、排泄物、伤口敷料等之后；⑤接触患者周围环境及物品后；⑥穿、脱隔离衣前后，脱手套之后；⑦进行无菌操作、接触清洁及无菌物品之前；⑧处理药物或配餐前。

（二）卫生手消毒

卫生手消毒指医务人员用手消毒剂揉搓双手，以减少手部暂居菌的过程。外科手术前医护人员用流动水和洗手液揉搓冲洗双手、前臂至上臂下 1/3，再用手消毒剂清除或者杀灭手部、前臂至上臂下 1/3 暂居菌和减少常居菌的过程。

1. 操作步骤

（1）洗手：按洗手步骤洗手并保持手干燥。

（2）涂剂：取速干手消毒剂于掌心，均匀涂抹至整个手掌、手背、手指和指缝，必要时增加手腕及腕上 10 cm。

（3）揉搓：按照揉搓洗手的步骤揉搓双手，直至手部干燥。

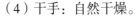

（4）干手：自然干燥。

2. 注意事项

（1）先洗手再干燥：遵照洗手步骤洗手并保持手部干燥。

（2）涂剂揉搓全覆盖：速干手消毒剂揉搓双手时间至少 15 秒，方法正确。

（3）牢记消毒时机：接触患者的血液、体液和分泌物后；接触被传染性致病微生物污染的物品后；直接为传染病患者进行检查、治疗、护理后；处理传染病患者污物之后。

（4）符合消毒要求：卫生手消毒后监测细菌菌落数 $\leqslant 10\ CFU/cm^2$。

（来平英　梁小利）

三、无菌技术

无菌技术是在医疗、护理操作过程中，保持无菌物品、无菌区域不被污染，防止病原微生物入侵人体的一系列操作技术。无菌技术作为预防医院感染的一项重要而基础的技术，医护人员必须正确、熟练地掌握，在技术操作中严守操作规程，以确保患者安全，防止医源性感染的发生。

（一）无菌技术基本理论知识

1. 无菌技术相关概念

（1）无菌技术：指在医疗、护理操作过程中，防止一切微生物侵入人体，防止无菌物品和无菌区域被污染的操作技术。

（2）无菌物品：指经过灭菌处理后保持无菌状态的物品。

（3）无菌区：指经灭菌处理后未被污染的区域。

（4）非无菌区：指未经灭菌处理或经灭菌处理后又被污染的区域。

（5）相对无菌区：指无菌物品自无菌容器内一经取出，就认为是相对无菌，不可再放回。无菌区域边缘向内 3 cm 为相对无菌区。

（6）污染物品：指未经过灭菌处理，或灭菌处理后又被污染的物品。

2. 无菌技术操作原则

（1）明确无菌物品、无菌区与有菌区的概念：进行无菌操作时，必须明确无菌物品、无菌区与有菌区的概念，凡没有戴无菌手套进行无菌操作时，如输液、注射，手不得触及无菌区或跨越无菌区；凡戴无菌手套进行无菌操作时，如导尿、穿刺，手不得触及有菌物品及有菌区。

（2）操作前准备：环境清洁、宽敞。操作室定期清扫并消毒，操作前 30 分钟停止清扫，减少人员走动，防止尘埃飞扬；操作台清洁、干燥、平坦，物品摆放合理。操作者着装整洁。操作前修剪指甲、洗手、戴帽子及口罩，必要时穿无菌衣，戴无菌手套。

（3）操作中保持无菌

1）明确无菌区与非无菌区：操作者身体应与无菌区保持一定距离；手臂应保持在腰部或操作台面以上，不可跨越无菌区；避免面对无菌区咳嗽、谈笑、打喷嚏。

2）正确取用无菌物品：取放无菌物品应面向无菌区；用无菌持物钳取无菌物品，未经消毒的手或物品不可触及无菌物品或跨越无菌区；无菌物品一经取出，即使未用，也不可放回无菌容器中。

3）正确处理污染物品：物品疑有污染或已被污染不可使用，应予更换或重新灭菌。

（4）无菌物品的管理

1）无菌物品与非无菌物品分开放置，并有明显标志。

2）无菌物品应存放于无菌包或无菌容器中，不可暴露于空气中。

3）无菌包或无菌容器外需标明物品名称、灭菌日期，并按失效期先后顺序摆放；定期检查无菌物品保存情况，无菌包在干燥、未污染的情况下，有效期为 7 天。如过期或受潮，应重新灭菌。

（5）防止交叉感染：一套无菌物品只供一位患者使用，以防交叉感染。

3. 常见错误

（1）帽子、口罩盖不全头发和口鼻。

（2）无菌物品的存放不能按照失效期先后顺序摆放。潮湿无菌包不能从供应室领回的第一环节及时发现并挑出。

（3）无菌操作时未戴手套手跨越无菌区，戴无菌手套的手不自觉地触摸口罩、眼镜等。

（4）无菌操作时操作者手臂高于肩部或低于

腰部。

（5）取出的无菌溶液未用，自认为怕浪费又倒回瓶中。

（6）抱侥幸心理，怀疑污染的无菌物品不重新更换。

4. 手卫生　详见本节二、手卫生。

（二）无菌技术基本操作方法

1. 无菌持物钳使用方法

（1）目的：无菌持物钳用于夹取和传递无菌物品，保持无菌物品的无菌状态。

（2）种类：临床上常用的有卵圆钳、三叉钳、长镊子、短镊子四种。

1）卵圆钳：用于夹取刀、剪、钳、镊、治疗碗及弯盘等，不能持重物。

2）三叉钳：用于夹取盆、盒、瓶、罐等较重的物品。

3）镊子：用于夹取棉球、棉签、针头、注射器、缝针等小物品。

（3）准备

1）操作者准备：着装整洁，修剪指甲，洗手，戴口罩。

2）环境准备：操作室整洁、宽敞、安全；操作台清洁、干燥、平坦，物品放置合理。

3）用物准备：无菌持物钳、盛放无菌持物钳的容器。

（4）操作步骤：列于表 5-1。

表 5-1 无菌持物钳使用方法

操作流程	操作要点
查对	检查并核对名称、有效期、灭菌标识，确保在有效期内
取钳	打开容器盖，手持无菌持物钳上 1/3 处，闭合钳端，将钳移至容器中央，垂直取出，关闭容器盖。不可从盖孔中取、放无菌持物钳
使用	保持钳端向下，不可倒转向上；到距离较远处取物时，应将持物钳和容器一起移至操作处，就近使用，防止无菌持物钳在空气中暴露过久而污染
放钳	使用后闭合钳端，打开容器盖，从容器中央垂直放回，关闭容器盖。第一次使用后应记录开启日期、时间，并签名

（5）注意事项

1）无菌持物钳、镊使用过程中应始终保持钳端向下。取放时钳端应闭合，不可触及液面以上容器内壁和容器边缘。

2）无菌持物钳、镊只能夹取无菌物品，不能夹取油纱布，不能用于换药或消毒皮肤，以防交叉感染。

3）取远处无菌物品时，应同容器一起搬移到物品旁使用，以免无菌持物钳在空气中暴露过久而污染。

2. 无菌容器使用方法

（1）目的：无菌容器用于存放无菌物品，并使其在一定时间内保持无菌状态。

（2）准备

1）操作者准备：衣帽整洁，修剪指甲、洗手、戴口罩。

2）用物准备：常用的无菌容器有无菌盒、无菌罐、无菌盘、贮槽等，内放无菌棉球、纱布、器械等。

3）环境准备：环境整洁，操作区域宽敞、干燥，物品摆放合理。

（3）操作步骤：列于表5-2。

表5-2 无菌容器使用方法

操作流程	操作要点
检查开盖	检查无菌容器外标签、灭菌日期，查看化学指示带是否有效。打开无菌容器盖，将盖内面向上放于稳妥处或内面向下握于手中，手不可触及盖的边缘和内面
夹取物品	用无菌持物钳从无菌容器中夹取物品，不可触及容器边缘
用毕盖严	随时将盖内面向下移至容器口上方盖严，防止无菌物品在空气中暴露过久而污染
手持容器	手托住容器底部，手指不可触及容器的边缘和内面

（4）注意事项

1）使用无菌容器时，不可污染容器盖的内面和边缘，避免手臂和物品跨越已打开容器的上方。

2）无菌容器打开后，记录开启日期和时间，有效使用时间为24小时。

3. 取用无菌溶液方法

（1）目的：取用无菌溶液，并使其在一定时间内保持无菌状态。

（2）准备

1）操作者准备：衣帽整洁，修剪指甲、洗手、戴口罩。

2）用物准备：无菌溶液、启瓶器、弯盘、换药碗、消毒液、笔、表等。

3）环境准备：环境整洁，操作区域宽敞、干燥，物品摆放合理。

（3）操作步骤：列于表 5-3。

表 5-3　取用无菌溶液操作方法

操作流程	操作要点
检查	取无菌溶液瓶，擦去瓶外灰尘。先核对标签（标签上的药名、浓度、剂量、生产日期和失效期等），再检查瓶盖有无松动，瓶子有无裂痕，最后检查液体性质（有无变质、沉淀、变色、浑浊等），符合要求方可使用
开外盖	用启瓶器打开液体瓶的铝盖
取瓶塞	无翻胶瓶塞，用 75% 乙醇消毒瓶塞，再用无菌纱布包住瓶塞拉出，或将一手的拇指、示指和中指用 75% 乙醇消毒待干后，配合取出瓶塞；有翻胶瓶塞，用双手拇指或拇指与示指于瓶标签侧将橡胶塞边缘向上翻起，一手拇指、示指和中指配合将橡胶塞拉出
冲洗瓶口	手握溶液瓶标签侧，先倒少量溶液旋转冲洗瓶口于弯盘内

续表

操作流程	操作要点
倒溶液	再由原处倒所需溶液量至无菌容器内，倾倒高度距容器不小于 6 cm
盖瓶塞	倒后立即塞上瓶塞，弃纱布于弯盘中；有翻胶瓶塞，分别用 2% 碘酊和 75% 乙醇从瓶口开始螺旋向上消毒至瓶塞上边缘，盖好瓶塞
记录	在瓶标签上注明开瓶时间及签名

（4）注意事项

1）取用无菌溶液时，不可将无菌敷料、器械直接伸入瓶内蘸取或接触瓶口倒液。

2）已经倒出的液体不可再倒回瓶中，以免污染剩余的无菌液体。

3）打开的无菌溶液，如未被污染，有效使用时间是 24 小时。

4）取用无翻胶瓶塞液体时，防止纱布碎屑或纤维进入液体内。

4. 无菌包使用方法

（1）目的：无菌包用于存放无菌物品并使其在一定时间内保持无菌状态。

（2）准备

1）操作者准备：衣帽整洁，修剪指甲、洗手、戴口罩。

2）用物准备：包布选用质厚、致密、未脱脂的双层棉布；包内物品有治疗巾、敷料、治疗碗、器械等；其他如化学指示卡、标签、无菌持物钳及容器、笔。

3）环境准备：环境整洁，操作区域宽敞、干燥，物品摆放合理。

（3）操作步骤：列于表 5-4。

表 5-4　无菌包灭菌准备和使用方法

操作流程	操作要点
（1）包扎法	
放置物品	将待灭菌的物品放在包布的中央，化学指示卡放于其中
包扎封包	将近侧一角向上折叠盖在物品上，折盖左右两角并尖端外翻，最后一角折叠盖好物品后，用化学指示胶带或粘住搭扣封包
标记灭菌	贴化学指示胶带，注明物品名称及灭菌日期。送灭菌处理
（2）开包法	
核对检查	取出无菌包，查看无菌包的名称、日期、化学指示胶带的颜色，包装有无潮湿和破损
开包取物	将无菌包放于清洁、干燥、平坦处，撕开搭扣和粘胶带，依次打开包的外角、左右角和内角。如为双层包布，则内层用无菌持物钳打开，检视化学指示卡颜色，用无菌持物钳取出所需物品，放在准备好的无菌区内。如需要一次性将包内无菌物品全部取出，可将无菌包托在手上打开，另一手抓住包布四角，稳妥地将包内物品放入无菌区
原折包好	如包内物品一次未用完，按无菌原则原折痕包好，粘好搭扣
记时签名	注明开包日期、时间并签名

（4）注意事项

1）打开无菌包时，手不可触及包布的内面，操作时手臂勿跨越无菌区。

2）无菌包过期、潮湿或包内物品被污染时，须重新灭菌，包布如有破损不可使用。

3）打开的无菌包，如包内物品未一次用完，有效期为 24 小时。

5. 铺无菌盘操作方法

（1）目的：将无菌治疗巾铺在清洁、干燥的治疗盘内，形成一个无菌区，用于短时间放置无菌物品。

（2）准备

1）操作者准备：衣帽整洁，修剪指甲、洗手、戴口罩。

2）用物准备：无菌持物钳、无菌治疗巾包、治疗盘、无菌罐（内置纱布块）、卡片、笔。

3）治疗巾准备：①横折法，将治疗巾横折后再纵折，折成 4 折，再重复一次。②纵折法，将治疗巾纵折两次成 4 折，再横折两次，开口边向外。

4）环境准备：环境整洁，操作区域宽敞、干燥，物品摆放合理。

（3）操作步骤：列于表 5-5。

表 5-5　铺无菌盘操作方法

操作流程	操作要点
（1）单层底铺盘法	
开无菌包	取无菌包，检查名称、灭菌日期、指示胶带，检查有无潮湿及破损，打开无菌包

续表

操作流程	操作要点
取无菌巾	用无菌持物钳取出一块治疗巾，放于清洁、干燥的治疗盘内，如包内治疗巾未用完，按原折痕包好，注明开包日期和时间
铺无菌巾	双手指捏住无菌巾上层两角的外面，轻轻抖开，双折铺于治疗盘上，内面为无菌面，将上层向远端呈扇形折叠，开口边缘向外，治疗巾内面构成无菌区
置物盖巾	放入无菌物品后，手持上层两角的外面，拉平盖于无菌物品上，上下两层边缘对齐，将开口处向上翻折两次，两侧边缘向下翻折一次
记时签名	记录无菌盘名称、铺盘时间并签名

（2）双层底铺盘法

取巾铺盘	取出无菌治疗巾，双手指捏住无菌巾上层两角的外面，轻轻抖开，由远及近3折成双层底和上层盖布，铺于治疗盘上。上层盖布扇形折叠，开口边向外
置物盖巾	放入无菌物品后，将上层无菌巾拉平，盖于无菌物品上边缘对齐

（4）注意事项

1）铺无菌盘的区域及治疗盘必须清洁、干燥，避免无菌巾潮湿。

2）操作者的手、衣袖及其他非无菌物品不可触及和跨越无菌面。

3）注明无菌盘的名称、日期和时间，有效时间为4小时。

6. 戴、脱无菌手套方法

（1）目的：确保医疗护理无菌操作安全，防止交叉感染。

（2）准备

1）操作者准备：衣帽整洁，修剪指甲、洗手、戴口罩。

2）用物准备：无菌手套包或一次性无菌手套、弯盘、无菌持物钳、无菌缸（内置纱布块）。

3）无菌手套包准备：①将手套包布和手套袋打开，置于操作台面上；②在手套内面均匀涂上滑石粉；③将手套开口处向外反折 7~10 cm，掌心向上分别放入手套袋的左右；④按无菌包打包或置于贮槽，贴好标签，注明型号和灭菌日期，送灭菌处理。

（3）操作步骤：列于表 5-6。

表 5-6　戴、脱无菌手套方法

操作流程	操作要点
（1）戴手套法	
核对检查	核对手套袋外的号码、灭菌日期，检查有无破损和潮湿，一次性手套检查手套的生产日期、有效期及手套型号及有无漏气，从标记"撕开处"将手套袋撕开，取出手套内袋放于操作台上
取戴手套	1）分次提取手套法 一手提起手套袋开口处外层，另一手伸入袋内，捏住手套反折部取出，对准戴上；用未戴手套的手同法提起另一口袋，已戴手套的手指插入另一手套的反折处内面（即手套外面），取出手套，同法将手套戴好

操作流程	操作要点
取戴手套	2）一次提取手套法 双手同时提起手套袋开口处上层，分别捏住两只手套的反折部分，取出手套，将两只手套掌心相对，先戴一只手，再用已戴手套的手指插入另一手套的反折面（可将示指、中指、环指分开呈三角形，以免手套边卷曲而污染），同法将手套戴好
检查调整	将手套反折部套在工作服的衣袖上，手指交叉轻推与手贴合，检查无破损
准备操作	用无菌纱布擦去手套外面的滑石粉，或用生理盐水冲净，方可使用
（2）脱手套法	
	冲净手套表面的污渍和血渍，用戴手套的手捏住另一手套腕部外面翻转脱下，已脱下手套的手插入另一手套内，将其翻转脱下，放入医用垃圾袋内，洗手

（4）注意事项

1）戴手套时，应避免手套外面（无菌面）触及任何非无菌物品。

2）未戴手套的手不可触及手套的外面，已戴手套的手不可触及手套内面。

3）戴手套和进行无菌操作时，如手套破损，应立即更换。

4）戴手套后，双手应在操作台面和腰部以上，视线范围以内，避免污染。

5）脱手套时，应洗净污渍，从手套翻转处脱下，不可强拉手指和手套边缘，以免损坏。

（王学军　杨　莉　苗泓丽）

四、注射法

注射法是指借助注射器一类的医疗器械将液体（或生物制剂等）注入人体，以达到诊断、治疗、预防疾病的目的的技术。

注射给药适用于需要药物迅速发挥作用或因各种原因不宜口服给药的患者。但注射给药会造成患者一定程度的组织损伤，引起疼痛，可产生感染等潜在并发症。且药物吸收快，一些药物不良反应出现迅速，处理相对困难。注射法包括皮内注射、皮下注射、肌内注射、静脉注射、动脉注射、采血及静脉输液，临床上常用的注射法为前四种。

（一）注射原则

注射原则是注射给药的总则，执行者必须严格遵守。

1. 严格遵守无菌操作原则

（1）环境：清洁、干燥、宽敞，避免尘埃飞扬，符合无菌操作基本要求。

（2）操作者：注射前修剪指甲并洗手，戴口罩，保持衣帽整洁；注射后洗手。

（3）注射器：一次性注射器的包装应密封、无破损，在有效期内。注射器针尖、针头的针梗、针栓内壁、乳头、空筒内壁、活塞体和活塞轴必须保持无菌（注射器见图 5-1 所示）。

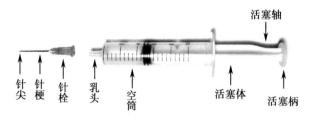

图 5-1 注射器

（4）棉签和消毒溶液：均在有效期内，使用中保持无菌。

（5）注射部位：按要求消毒皮肤，并保持无菌。临床常规消毒方法如下。①2%碘酊 +75%乙醇：用棉签蘸 2%碘酊，以注射点为中心由内向外螺旋式涂擦消毒，直径大于 5 cm，待干（约 20秒），用 75%乙醇以同法脱碘，范围略大于碘酊消毒范围，乙醇待干后即可注射。②0.5%聚维酮碘：用棉签蘸 0.5%聚维酮碘以同法消毒 2 次，无须脱碘。③安尔碘：用棉签蘸安尔碘以同法消毒 2 次，无须脱碘。

2. 严格执行查对制度 严格执行"三查、八对"。仔细检查药物质量，如发现药物有变质、浑浊、沉淀、变色，药物有效期已过或安瓿有裂隙等现象，均不可使用。同时需注意药物配伍禁忌。

3. 严格执行消毒隔离制度 注射时做到一人一套物品，包括注射器、针头、止血带、小垫枕，不可重复使用，避免交叉感染；使用后的物品须按消毒隔离制度和一次性用物处理原则进行处理，不可随意丢弃。

4. 选择合适的注射器和针头 根据药物的剂量、黏稠度和刺激性强弱选择合适的注射器和针头。注射器应完好无裂缝，不漏气；针头应锐利、无钩、不弯曲，型号合适；注射器和针头的衔接必须紧密。

5. 注射药物现用现配 注射药物按规定临时抽取，现配现用，及时注射，防止药效下降或被污染。

6. 排尽空气 注射前，应排尽注射器内的空气，避免空气进入血管形成空气栓塞。排气时，注意防止浪费药液和针头污染。

7. 选择合适的注射部位 注射部位应避开神经和血管（动、静脉注射除外），不可在有炎症、瘢痕、硬结及患皮肤病部位进针。需长期注射的患者，应经常更换注射部位。

8. 掌握合适的进针角度和深度 根据各种注射法的要求选择合适的进针角度和深度，切勿将针梗全部刺入，以防断针。

9. 检查回血 进针后、注射药液前，抽动注射器活塞，检查有无回血（皮内注射除外）。动、静脉注射必须见到回血才能推药。皮下注射、肌内注射时，如回抽有回血，须拔出针头重新进针，切不可将药液注入血管内。

10. 应用无痛注射技术

（1）心理方面：解除患者的思想顾虑，分散其注意力，指导并协助患者取合适的体位，使肌肉放松，易于进针。

（2）药液方面：注射刺激性较强的药物时，应选择细长针头，做深部注射。当须同时注射几种药物时，应先注射无刺激性或刺激性弱的药物，再注射刺激性强的药物，以减轻疼痛。

（3）注射方面：注射时，做到"两快一慢一匀速"，即进针快、拔针快、推药慢且均匀。

（二）注射用物

1. 治疗车上层

（1）治疗盘内

皮肤消毒液：常用2％碘酊与75％乙醇；或0.5％聚维酮碘；或安尔碘等。

无菌持物镊：浸泡于消毒液内或放于灭菌后的干燥容器内。

注射药物：按医嘱准备。常用的注射药剂型有溶液、油剂、混悬剂、结晶、粉剂。

注射器和针头：注射器由乳头、空筒、活塞（包括活塞体、活塞轴、活塞柄）构成。针头分针尖、针梗和针栓三部分。临床上应根据药物的剂量、黏稠度和刺激性的强弱选择合适的注射器和针头（各种注射器和针头规格列于表5-7）。

表5-7　各种注射法选用注射器和针头的规格

注射法	注射器	针头
皮内注射	1 ml	4～5号
皮下注射	1 ml、2 ml	5～6号
肌内注射	2 ml、5 ml	6～7号
静脉注射	5 ml、10 ml、20 ml、30 ml、50 ml 或100 ml	6～9号（或头皮针）
静脉采血	2 ml、5 ml、10 ml，视采血量而定	6～16号

其他物品：无菌治疗巾或无菌纱布（放于敷料罐内）、消毒棉签、砂轮、启瓶器、弯盘等。静脉注射时，另加止血带、小垫枕、胶布。

（2）治疗盘外：备注射本或注射卡，这些是注射给药的依据，便于查对。

2. 治疗车下层 利器盒、黄色医疗垃圾筐（放置的物品见本部分知识链接）和黑色生活垃圾筐（放置未被药液污染的物品及未接触患者的物品）。

（三）药液抽吸

药液抽吸应严格按照无菌操作原则和查对制度进行。

1. 目的 遵医嘱准确抽吸药液，为各种注射作准备。

2. 评估

（1）给药目的、药物性能及给药方法。

（2）用物准备是否齐全。

（3）治疗室内的环境是否清洁，光线是否充足。

3. 准备

（1）操作者准备：着装（衣、帽、鞋）整洁，修剪指甲、洗手、戴口罩。

（2）用物准备：同注射前用物准备。

（3）环境准备：清洁，光线充足，符合无菌操作基本要求。

4. 操作步骤 列于表5-8。

表 5-8 药液抽吸

操作流程	操作要点
检查	核对药物名称与注射卡,检查药物质量及有效期
吸药	(1)自安瓿内吸药 轻弹安瓿顶端,将药液弹至体部,用砂轮在安瓿颈部划一锯痕,消毒安瓿及拭去玻璃细屑,折断安瓿。检查并取出注射器和针头,将针头斜面向下放入安瓿内的液面下抽动活塞,吸取药液(图5-2A) (2)自密封瓶内吸药 用启瓶器去除铝盖中心部分,常规消毒瓶塞及周围,待干。用无菌等渗盐水或注射用水或专用溶媒将粉剂、结晶药充分溶解(如为流体剂型,则省去此步骤)。检查注射器后,向瓶内注入与所需药液等量空气,倒转药瓶,使针头斜面在液面下,吸取所需药液量。以示指固定针栓,拔出针头(图5-2B)
排气	将针头垂直向上,先回抽活塞,使针头内的药液流入注射器内,并使气泡集中在乳头根部,再轻推活塞,排出气体(图5-2C)
备用	将原空安瓿(密封瓶/针头保护套)套在针头上。再次核对后,放于无菌巾或无菌棉垫内备用
整理	整理治疗台,清理用物,洗手

5. 注意事项

(1)严格遵守无菌操作原则,执行查对制度。

(2)药液做到现用现抽吸,避免药液污染和效价降低。

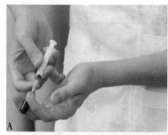
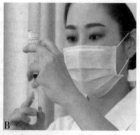
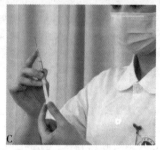

图 5-2　药液抽吸
A.自安瓿内吸药；B.自密封瓶内吸药；C.排气

（3）根据药液性质抽取药液：结晶和粉剂需溶解后方可抽吸；混悬液应先摇匀再吸取；油剂可稍加温或双手对搓药品后，用稍粗针头吸取。

（4）吸药时，手不能触及注射器和针头的无菌部位；不可将针栓插入安瓿内，以防污染药液。针头在进入和取出安瓿时，针尖、针梗不可触及安瓿口外缘。

（5）排气时，示指固定针栓，不可触及针梗；轻推活塞柄排气，不可浪费药液，以免影响药量的准确性。

（四）常用注射法

1. 皮内注射　是将药液注入人体表皮与真皮之间。

（1）目的

1）药物过敏试验，以观察有无过敏反应。

2）预防接种，如卡介苗预防接种。

3）局部麻醉的前驱步骤。

（2）评估

1）患者的病情、治疗情况、"三史"（用药史、过敏史、家族史）。

2）患者的意识状态、心理状态，对皮内注射给药的认知及合作程度。

3）患者注射部位的皮肤情况，根据注射目的选择注射部位（表 5-9）。

表 5-9　皮内注射部位

注射目的	注射部位
药物过敏试验	前臂掌侧的下段内侧。因该处皮肤较薄，易于注射；且皮肤颜色浅，便于观察药物过敏的皮肤反应
预防接种	常选用上臂三角肌下缘
局部麻醉的前驱步骤	实施局部麻醉处的皮肤

（3）准备

1）操作者准备：着装整洁，修剪指甲，洗手，戴口罩；熟悉药物的用法及药理作用。

2）患者准备：了解皮内注射的目的、方法、注意事项及配合要点；取舒适体位并暴露注射部位。

3）用物准备：同注射前准备用物，皮内注射需备 1 ml 注射器、4½ 针头。如做药物过敏试验，需备 0.1% 盐酸肾上腺素及 2 ml 注射器。

4）环境准备：清洁、安静，光线充足。

（4）操作步骤：列于表 5-10。

表 5-10 皮内注射

操作流程	操作要点
检查	核对医嘱及注射卡，检查药液质量并吸取药液
核对	携用物至患者床旁，核对患者床号、姓名，向患者解释操作目的和过程
体位	协助患者取合适的体位，选择并暴露注射部位
消毒	75%乙醇消毒注射部位皮肤，待干
核对	再次核对，排尽空气
进针	一手绷紧皮肤，另一手以持锥法持注射器，示指固定针栓，针头斜面向上与皮肤呈 5° 刺入皮内（图 5-3A）
推药	一手拇指固定针栓，另一手推注药液 0.1 ml，使局部皮肤隆起呈半球状皮丘，皮肤发白并显露毛孔（图 5-3B）
拔针	注药毕，快速拔针，计时
核对	拔针后再次核对床号、姓名
交代	告知患者注意事项：勿离开病室或注射室；等待 20 分钟后观察结果；勿揉擦注射局部；如有不适，立即通知医护人员
整理	清理用物，协助患者取舒适卧位，致谢
记录	密切观察患者用药后反应，洗手，记录

（5）评价

1）患者理解皮内注射的目的并能配合，整个操作过程无不适。

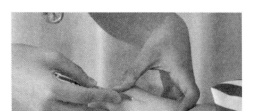

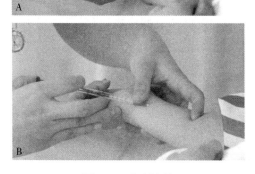

图 5-3　皮内注射
A. 进针；B. 推药

2）操作者技术熟练，皮丘符合要求，与患者沟通有效。

（6）注意事项

1）做药物过敏试验前，必须询问患者的"三史"（用药史、过敏史、家族史），并备好急救药品，以防发生意外。如对所用药物过敏，严禁做药物过敏试验并与医生联系，做好标记。

2）药物过敏试验禁用含碘消毒剂，防止脱碘不彻底或患者对碘过敏，影响对局部反应的观察。

3）进针角度不宜过大，以免将药液注入皮下，影响药物作用的效果及对局部反应的观察和判断。

4）拔针后切勿按揉局部，以免影响对结果的观察。

5）皮试结果不确定时，可做对照试验：在另一前臂相同部位注射 0.1 ml 生理盐水，20 分钟后对照观察反应。

2. 皮下注射　是将药液注入人体皮下。

（1）目的：用于某些不宜经口服给药，又需在短时间内发挥药效的药物治疗，如肾上腺素、胰岛素。

1）预防接种注射。

2）局部给药：如局部麻醉、封闭疗法。

（2）评估

1）患者的病情、治疗情况、肢体活动能力。

2）患者的意识状态、心理状态，对皮下注射给药的认知及合作程度。

3）患者注射部位的皮肤情况，根据皮下注射目的选择注射部位（表 5-11）。

表 5-11　皮下注射部位

注射目的	注射部位
用于某些不宜经口服给药的治疗	上臂外侧（中 1/3）、腹部、后背、臀部、大腿前侧及外侧（图 5-4）
预防接种	上臂三角肌下缘
局部给药，如局部麻醉	实施局部麻醉处的皮肤

（3）准备

1）操作者准备：着装整洁，修剪指甲，洗手，戴口罩；熟悉药物的用法及药理作用。

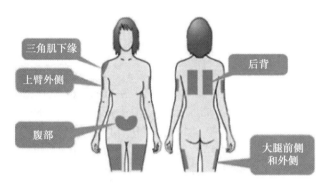

三角肌下缘

上臂外侧

腹部

后背

大腿前侧和外侧

图 5-4 皮下注射部位

2）患者准备：了解皮下注射的目的、方法、注意事项及配合要点，取舒适体位，并暴露注射部位。

3）用物准备：同注射前准备用物，皮下注射需准备 1~2 ml 注射器、5~6 号针头。

4）环境准备：清洁、安静，光线充足，必要时使用屏风遮挡。

（4）操作步骤：列于表 5-12。

表 5-12 皮下注射

操作流程	操作要点
检查	核对医嘱及注射卡，检查药液质量并吸取药液
核对	携用物至患者床旁，核对患者床号、姓名，向患者解释操作目的和过程
体位	协助患者取合适的体位，选择并暴露注射部位
消毒	常规消毒注射部位皮肤，待干
核对	再次核对，排尽空气

续表

操作流程	操作要点
进针	一手拇指向下绷紧皮肤，夹一干棉签于环指与小指之间；另一手以持锥法持注射器，示指固定针栓，针头斜面向上与皮肤呈30°~40°，快速将针梗的1/2~2/3刺入皮下（图5-5A）
抽回血	一手固定注射器，另一手抽动活塞
推药	如无回血，缓慢、均匀注入药液（图5-5B）
拔针	注药毕，用干棉签轻压穿刺点，快速拔针后按压片刻
核对	拔针后再次核对床号、姓名
交代	嘱有不适，立即通知医护人员
整理	清理用物，协助患者取舒适卧位，致谢
记录	密切观察患者用药后反应，洗手，记录

（5）评价

1）患者理解皮下注射的目的及药物作用相关知识并能配合，无不适。

2）操作者技术熟练、规范，进针部位、深度以及注入药物剂量准确，与患者沟通有效。

（6）注意事项

1）针头刺入角度不宜大于45°，以免刺入肌层。

2）尽量避免应用对局部组织刺激性强或剂量较大的药物做皮下注射。

3）需要长期皮下注射者，应有计划地更换注

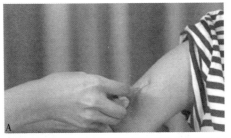

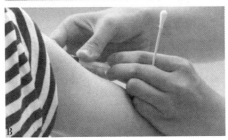

图 5-5　皮下注射
A. 进针；B. 推药

射部位，轮流注射，以促进药物充分吸收，利于局部组织的修复。

4）注射少于 1 ml 的药液时，应选择 1 ml 注射器，以保证注入药液剂量准确。

3. 肌内注射　是将药液注入人体肌肉组织。

（1）适应证

1）不宜或不能口服或静脉注射，且要求短时间内迅速发挥药效者。

2）注射刺激性较强或药量较大的药物，不宜皮下注射者。

（2）评估

1）患者病情、治疗情况、肢体活动能力。

2）患者的意识状态、心理状态，对肌内注射给药的认知及合作程度。

3）患者注射部位的皮肤及肌肉组织状况，根据肌内注射目的选择注射部位（表 5-13）。

表 5-13　肌内注射部位

部位	定位
臀大肌：起自髂骨翼外面和骶骨背面，肌束平行斜向外下方止于股骨上部。坐骨神经被臀大肌覆盖	十字法：从臀裂顶点向左或向右划一水平线，然后自髂嵴最高点做一垂线，将一侧臀部分为四个象限，其外上象限避开内角（髂后上棘与股骨大转子连线）为注射部位（图 5-6A）
	连线法：取髂前上棘与尾骨连线的外上 1/3 处为注射部位（图 5-6B）
臀中肌、臀小肌：可用于小儿、危重或不能翻身的患者	三横指法：髂前上棘外侧三横指处（以患者自体手指宽度为标准）
	构角法：掌根置于股骨大转子上，示指尖和中指尖尽量分开，分别置于髂前上棘和髂嵴下缘处，此时示指、中指和髂嵴之间构成一个三角形区域，此区域即为注射部位（图 5-6C）
股外侧肌：适用于多次注射者	取大腿中段外侧，膝关节上 10 cm，髋关节下 10 cm，宽约 7.5 cm 的范围
上臂三角肌：适合小剂量注射	上臂外侧，肩峰下 2 ~ 3 横指处

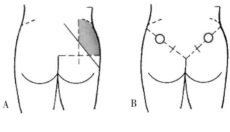

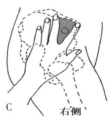

图 5-6 臀部肌内注射定位方法

A. 十字法；B. 连线法；C. 构角法

（3）准备

1）操作者准备：着装整洁，修剪指甲，洗手，戴口罩；熟悉药物的用法及药理作用。

2）患者准备：了解肌内注射的目的、方法、注意事项及配合要点；取舒适体位，并暴露注射部位。为了使注射部位肌肉放松，减轻疼痛与不适，肌内注射时患者可采用以下体位（表 5-14）。

表 5-14 肌内注射体位及姿势

体位	姿势
侧卧位	上腿伸直，下腿稍弯曲，使注射一侧臀部肌肉放松
坐位	为门诊患者接受注射时常用的体位。可供上臂三角肌或臀部肌内注射。如为后者，患者坐的位置要稍高一些，便于操作

续表

体位	姿势
俯卧位	足尖相对，足跟分开，头偏向一侧
仰卧位	自然平卧，肌肉放松。常用于危重及不能翻身的患者，采用臀中、小肌注射较为方便

3）用物准备：同注射前准备用物，肌内注射需准备 2～5 ml 注射器，6～7 号针头。

4）环境准备：环境清洁、安静，光线充足，必要时使用屏风遮挡。

（4）操作步骤：列于表 5-15。

表 5-15 肌内注射操作步骤

操作流程	操作要点
检查	核对医嘱及注射卡，检查药液质量并吸取药液
核对	携用物至患者床旁，核对患者床号、姓名，向患者解释操作目的和过程
体位	协助患者取合适体位，选择并暴露注射部位
消毒	常规消毒注射部位皮肤，待干
核对	再次核对，排尽空气
进针	一手环指与小指之间夹一干棉签，拇指和示指绷紧皮肤；另一手握笔式持注射器，中指固定针栓，针头与皮肤呈 90°，快速刺入 2.5～3 cm（相当于针梗的 2/3）（图 5-7）
抽回血	一手固定注射器；另一手抽动活塞
推药	如无回血，缓慢、均匀注入药液
拔针	注药毕，用干棉签轻压穿刺点，快速拔针后按压片刻

续表

操作流程	操作要点
核对	拔针后再次核对床号、姓名
交代	嘱如有不适，立即通知医护人员
整理	清理用物，协助患者取舒适卧位，致谢
记录	密切观察患者用药后的反应，洗手，记录

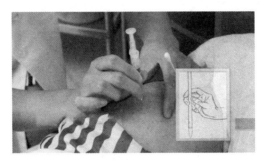

图 5-7　进针

（5）评价

1）患者理解肌内注射的目的及药物作用相关知识并能配合，无不适。

2）操作者技术熟练、规范，能按无痛注射法进行操作。进针部位、深度以及注入药物剂量准确，与患者沟通有效。

（6）注意事项

1）2岁以下婴幼儿不宜选用臀大肌注射。因为婴幼儿在独立行走之前，臀部肌肉发育不完善，进行臀大肌注射有损伤坐骨神经的危险，一般应选择臀中、小肌注射。

2）两种药物同时注射时，注意配伍禁忌。

3）需长期肌内注射者，应经常更换注射部位，选用细长针头，并注意观察局部对药物的吸收情况。如吸收差，有硬结，可做局部热敷、理疗等处理。

4）勿将针梗全部刺入，以免发生断针。若针梗折断，应先稳定患者情绪，嘱患者保持原体位不动，防止断针移动，迅速用无菌血管钳取出断针。如断端全部埋入肌肉内，应速请外科处理。

4. 静脉注射 是将药液由静脉注入人体。

（1）适应证

1）药物不适于口服、皮下或肌内注射，又需迅速发挥药效时。

2）静脉高营养治疗。

3）诊断、试验检查时，由静脉注入造影剂作诊断性检查，如肝、肾、胆囊造影检查。

（2）评估

1）患者病情、治疗情况、肢体活动能力。

2）患者的意识状态、心理状态，对静脉注射给药的认知及合作程度。

3）患者注射部位的皮肤、静脉充盈度和静脉管壁弹性情况，根据静脉注射目的选择注射部位（表 5-16）。

表 5-16 静脉注射部位

部位	血管
四肢浅静脉	上肢常选用手背浅静脉及肘部浅静脉（贵要静脉、正中静脉、头静脉）；下肢常选用大隐静脉、小隐静脉和足背静脉

续表

部位	血管
头皮静脉：适用于小儿	临床常用的头皮静脉有颞浅静脉、额前正中静脉、耳后静脉和枕后静脉
股静脉	位于股三角内，髂前上棘和耻骨结节连线的中点为股动脉定位，股动脉的内侧 0.5 cm 处为股静脉

（3）准备

1）操作者准备：着装整洁，修剪指甲，洗手，戴口罩；熟悉药物的用法及药理作用。

2）患者准备：了解静脉注射的目的、方法、注意事项及配合要点；取舒适体位并暴露注射部位。

3）用物准备：同注射前准备用物，静脉注射需视药量选择注射器规格（5 ml、10 ml、20 ml、30 ml、50 ml、100 ml）、6 ~ 9 号针头或头皮针。

4）环境准备：环境清洁、安静，光线充足，必要时使用屏风遮挡。

（4）操作步骤：列于表 5-17。

表 5-17　静脉注射

操作流程	操作要点
检查	核对医嘱及注射卡，检查药液质量并吸取药液
核对	携用物至患者床旁，核对患者床号、姓名，向患者解释操作目的和过程
体位	协助患者取合适的体位，选择并暴露注射部位

续表

操作流程	操作要点
消毒	常规消毒注射部位皮肤，待干（股静脉注射，还需要消毒操作者一手的示指和中指）
核对	再次核对，排尽空气
进针	（1）四肢浅静脉注射 一手绷紧静脉下端皮肤；另一手持锥法持注射器，示指固定针栓，针尖斜面向上与皮肤呈15°～30°自静脉上方或侧方刺入皮下，再沿静脉走向潜行刺入静脉 （2）小儿头皮静脉注射 患儿家属固定患儿头部，操作者一手拇指、示指固定静脉两端；另一手持头皮针使其沿静脉向心方向平行进入血管 （3）股静脉注射 患者取仰卧位，两腿伸直，略外展、外旋，必要时在穿刺侧腹股沟下垫一沙袋或软枕，已消毒的一手的示指、中指扪及股动脉；另一手持锥法或握笔法持注射器，针头与皮肤呈45°或90°，在股动脉内侧 0.5 cm 处刺入
抽回血	一手固定注射器；另一手抽动活塞
推药	如有回血，缓慢、均匀地注入药液
拔针	注药毕，用干棉签轻压穿刺点，快速拔针后用无菌纱布按压局部 3～5 分钟
核对	拔针后再次核对床号、姓名
交代	嘱如有不适，立即通知医护人员
整理	清理用物，协助患者取舒适卧位，致谢
记录	密切观察患者用药后的反应，洗手，记录

（5）评价

1）患者理解静脉注射的目的及药物作用相关知识并能配合，无不适。

2）操作者技术熟练、规范，进针部位、深度以及注入药物剂量准确，与患者沟通有效。

（6）注意事项

1）严格执行查对制度，遵守无菌操作原则和消毒隔离原则。

2）根据患者的病情、年龄和药物的性质，掌握推注药物的速度，并注意倾听患者的主诉，观察局部情况及病情变化。

3）需长期静脉注射者，要有计划地使用和保护静脉，由远心端向近心端选择静脉。

4）注射对组织有强烈刺激性的药物，应另备装有生理盐水的注射器和头皮针，先用生理盐水注射器穿刺成功，确认针头在静脉内后，再更换吸有药物的注射器进行注射，防止药物溢出血管外而造成组织坏死。

5）股静脉穿刺时，如抽出鲜红色血液，提示针头刺入股动脉，应立即拔出针头，用无菌纱布紧压穿刺处 5～10 分钟，直至不出血。

知识链接　注射医疗废物的分类收集

1. 注射医疗废物的收集装置　利（锐）器盒，黄色包装袋（均为医院警示标识的防渗漏、防锐器穿透专用包装袋或容器）。

2. 注射废物分类收集　①损伤性废物：用

过的注射器针头、输液器针头、玻璃安瓿放入利器盒,按损伤性废物处理。②感染性废物:使用过的一次性注射器、棉签、密封瓶、止血带分别装入黄色包装袋中,按感染性废物处理。

(汤杜娟)

五、静脉输液技术

静脉输液是利用大气压和液体静压形成的输液系统内压高于人体静脉压的原理,将一定量的无菌溶液或药物由静脉直接输入体内的一种治疗方法。

静脉输液是临床上重要的治疗措施,能迅速和有效地纠正水、电解质代谢紊乱及酸碱平衡失调,恢复内环境稳态,还可以输注药物,达到治疗疾病的目的。但同时输液也会存在一定的风险,可能使患者产生不同程度的不良反应。因此,操作者必须严格执行操作规程,熟练、准确地进行操作,密切观察不良反应,切实保证患者输液治疗安全和有效。

(一)静脉输液原则

在进行静脉输液操作前,操作者应根据患者的具体情况来确定溶液的种类和量,通常需遵循输液原则。

1. **先晶后胶** 一般先输入一定量的晶体溶液扩容,并可缓解血液浓缩,有利于微循环。但晶体溶液扩容作用短暂,而胶体溶液分子量大,不易透过血管壁,扩容作用持久。故在查明患者情况后,应尽快补充胶体溶液。

2. 先盐后糖　一般先输入无机盐等渗溶液，利于稳定细胞外渗透压和恢复细胞外液容量。但糖溶液滴注后会导致应激性低血糖，反而使患者病情加重，故要先输入盐溶液，后输入糖溶液。

3. 先快后慢　对于体液失衡者，早期输液速度应快。待病情基本稳定后逐步减慢输液速度。输液时要根据药物的性质、患者的病情、年龄，以及心脏、肺、肾功能调节输液速度。

4. 宁酸勿碱　过快补碱会使患者病情加重，引起反常性酸中毒。

5. 见尿补钾　尿量≥30 ml/h 时可适当补钾。需遵循"四不宜"：不宜过早，见尿补钾；不宜过浓，浓度≤0.3%；不宜过快，成人一般 30～40 滴/分；不宜过多，成人每日补钾总量≤5 g，小儿 0.1～0.3 g/kg。

（二）常用输液部位

静脉输液时，应根据患者的病情缓急、输液的性质和量、病程长短、年龄、意识状态、体位、即将进行的手术部位等选择静脉输液部位。对于长时间需输液的患者，原则上应先从四肢远心端静脉开始穿刺，逐渐向近心端移动，有计划地保护静脉穿刺部位。常用的输液部位如下。

1. 周围静脉　一般成人多选择四肢浅表静脉进行输液。上肢常用手背静脉网、贵要静脉、头静脉、肘正中静脉；下肢常用足背静脉网、小隐静脉、大隐静脉。

2. 头皮静脉　通过头皮浅表静脉进行输液，小儿多选此部位，如颞浅静脉、额静脉、耳后静脉及枕静脉。

3. 颈外静脉、锁骨下静脉 需要长期持续输液或需要静脉高营养的患者，多选此部位。

（三）常用静脉输液法

临床上应根据患者的病情、治疗情况、溶液种类、输液时间及静脉情况来选择不同的静脉输液方法。常用的静脉输液法有密闭式周围静脉输液法、静脉留置针输液法、头皮静脉输液法、颈外静脉输液法、外周中心静脉导管（PICC）经外周静脉至中心静脉输液法。

1. 密闭式周围静脉输液法 是指将无菌输液器插入原装输液瓶，将溶液输入周围静脉的方法。

（1）目的

1）纠正水、电解质代谢紊乱和酸碱失衡。

2）增加循环血量，改善微循环。

3）输入药物，治疗疾病。

4）补充营养，供给热量，促进组织修复。

（2）评估

1）患者的年龄、病情、心脏及肺功能状况。

2）患者的意识状态、心理状态，对周围静脉输液的认知及合作程度。

3）患者穿刺部位皮肤情况、血管状况。

4）输液的目的、药物性质、作用及不良反应。

（3）准备

1）操作者准备：着装整洁，修剪指甲，洗手，戴口罩。

2）患者准备：了解密闭式周围静脉输液法的目的、方法、注意事项及配合要点；排空大小便，取舒适体位。

3）用物准备：①治疗车上层：治疗盘，内放置密闭式一次性输液器、加药用注射器及针头、药物、遵医嘱备溶液、消毒止血带、一次性手套、无菌棉签、弯盘、开瓶器、输液贴或胶布、瓶套、输液卡、小垫枕、砂轮、手消毒剂、治疗巾。治疗盘外放置：输液巡视卡、输液执行单。必要时，备夹板、绷带、输液架等。②治疗车下层：锐器盒、医疗垃圾筐、生活垃圾筐。

4）环境准备：环境清洁、安静、宽敞，光线充足。

（4）操作步骤：列于表 5-18。

表 5-18 密闭式周围静脉输液法

操作流程	操作要点
备液	根据医嘱填写输液卡，准备药液，核对输液卡和药液名称、浓度、剂量、有效期、用法，检查药液（有无浑浊、沉淀、絮状物、变色），将输液标签贴于输液瓶或输液袋上。必要时备瓶套
加药	开启液体瓶铝盖中心部分（或拉开输液袋的易拉环），常规消毒瓶塞，遵医嘱加入药物
贴签	在输液标签上注明床号、姓名，加入药物的名称、浓度、剂量、时间及加药者签名，将标签倒贴于液体瓶（袋）上
插孔	检查输液器，打开包装袋，关闭调节器，拧紧针头，取出插入端，将输液管（和通气管）的连接针头（瓶塞穿孔器／插瓶针）插入瓶塞至针头根部
核对	携用物至患者床旁，核对床号、姓名，查看腕带，进行解释

续表

操作流程	操作要点
体位	协助患者取舒适卧位。消毒双手，查对药物
排气	将输液瓶挂于输液架上。操作者一手持针翼和调节器，稍抬高滴管下端输液管；另一手倒置并挤捏茂菲氏滴管，使溶液流至滴管 1/2～2/3 满时，转正滴管（图 5-8A），打开调节器、排气（第一次排气使液体顺输液管缓慢下降直至乳头处），关闭调节器。对光检查，挂妥输液管
核对	再次核对患者及药物
消毒	选择粗、直、富有弹性、避开关节及静脉瓣的静脉（如需长期输液，注意保护及合理使用静脉），应从远心端至近心端选择静脉，肢体下垫小枕，在穿刺点上方约 6 cm 处扎止血带（图 5-8B）。常规消毒皮肤 2 次。2 次消毒中间备输液贴或胶布
穿刺	取下护针帽，排气（第二次排气直至排尽导管和针头内的空气）。避免药液浪费。关闭调节器，再次确认无气泡。左手绷紧皮肤，右手持针柄，针尖斜面向上，以 15°～30° 从静脉上方或侧方刺入皮下，再沿静脉方向潜行刺入（图 5-8C），见回血后放平针头再送入少许
固定	一手固定针柄；另一手松止血带，嘱患者松拳，松调节器，确认液体滴入通畅、患者无不适后，使用第一条胶布固定针柄；第二条灭菌输液贴盖住针孔及暴露的针梗；第三条胶布固定硅胶管。必要时，用夹板绷带固定肢体。取出止血带、小垫枕

续表

操作流程	操作要点
调速	根据病情、年龄、药物性质等调节滴速或遵医嘱调节滴速（图5-8D）：一般成人40～60滴/分，儿童20～40滴/分；心脏及肺功能良好者，输液速度可酌情加快；严重脱水、血容量不足、输入脱水药等，在病情允许的情况下需快速输液
核对、记录	核对患者、药物，消毒双手，在输液巡视（执行）卡上记录输液时间、滴速并签名，挂输液巡视卡
整理、宣教	协助患者取舒适卧位，整理床单位。向患者说明所输药物，告知输液中的注意事项：不可自行调节滴速。若出现溶液不滴、注射部位异常或全身不适等，均应及时呼叫
观察	加强巡视，观察输液部位状况，及时排除输液故障，保证输液通畅
更换药液	更换液体瓶时，核对无误后，常规消毒瓶塞（或撕去瓶口贴），从上一瓶中拔出输液管插瓶针插入下一瓶中（若输液器和通气管分离，应先插通气管）。每次换瓶后，及时在输液卡上记录
核对、拔针	确认输液结束。核对患者、药物，撕下胶布，关闭调节器（或折叠近针头根部硅胶管以避免回血），先轻按穿刺点上方的输液贴，快速拔针后用力按压，拇指指腹沿静脉走向纵向按压针头进皮肤点和进静脉点）3～5分钟，直至不出血
整理记录	协助患者取舒适卧位，整理床单位。按规定分类处理用物、洗手、记录

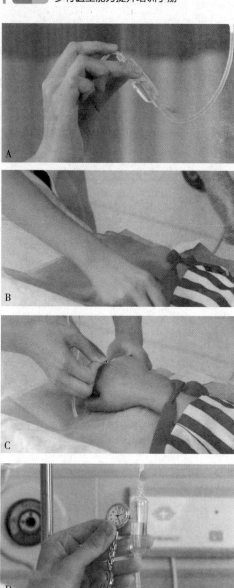

图 5-8 密闭式周围静脉输液法
A. 排气；B. 扎止血带；C. 穿刺；D. 调节滴速

（5）评价

1）患者理解密闭式静脉输液法的目的并能配合，整个操作过程无不适。

2）操作者操作规范、熟练，与患者沟通有效。

（6）注意事项

1）严格执行查对制度，严格遵守无菌操作原则。

2）根据病情、输液原则、药物性质合理安排输液顺序，加入药物时需注意药物的配伍禁忌。

3）根据患者的病情、年龄和药物性质调节滴速。对年老体弱、婴幼儿，心脏、肺、肾功能不良者，输入高渗药物、含钾药物、血管活性药物者，严格控制滴速。心脏及肺功能良好者，输液速度可酌情加快；严重脱水、血容量不足、输入脱水药等，在病情允许的情况下需快速输液。

4）输液中加强巡视。密切观察输液是否通畅、固定是否牢靠，滴速如何，余液多少（以便及时加药、接瓶或拔针）。观察输液局部皮肤有无肿胀、疼痛，耐心听取患者主诉，判断有无局部及全身的异常表现，及时处理和记录。

5）输液前，必须排尽输液管及针头内的气体，防止空气栓塞；在输液过程中，及时更换输液瓶；加压输液时，必须有操作者看护，输液完毕后及时拔针。

6）需连续输液者，每24小时更换输液器。

7）严禁在输液的肢体抽血化验或测量血压。

2. 静脉留置针输液法　是将留置针置入静脉血管内保留一段时间，可多次将大量无菌溶液或药物输入静脉的一种输液方法。静脉留置针输液法可保护静脉，减少患者疼痛，适用于需长期输液、静脉穿刺较困难的患者。

（1）目的：同密闭式周围静脉输液法。

（2）评估：同密闭式周围静脉输液法。

（3）准备：同密闭式周围静脉输液法。另备型号合适的静脉留置针 1 套及无菌透明敷贴（规格 6 cm × 7 cm）。封管需另备：5 ~ 10 ml 注射器 1 支，12 500 U 肝素钠 1 支及生理盐水 250 ml，或 10 ml 生理盐水 1 支。

（4）操作步骤：备液、加药、贴签、插孔、核对、体位同密闭式周围静脉输液法，其余列于表 5-19。

表 5-19　静脉留置针输液法

操作流程	操作要点
排气	将输液瓶挂于输液架上，排尽输液管和头皮针内的空气。打开留置针外包装，显露肝素帽，再将输液器上的头皮针插入肝素帽内，排尽肝素帽和留置针内的空气，关闭调节器，放妥（图 5-9A）
核对	再次核对患者及药物
消毒	扎止血带，选择合适的静脉。松止血带，于穿刺部位下铺治疗巾，第一次消毒穿刺部位皮肤，直径 8 cm（大于所用透明敷贴面积）（图 5-9B），待干。打开透明敷贴外包装，并在其中一条纸质胶布上注明置管日期和时间，另备胶布 1 ~ 2 条。戴一次性手套，再次消毒

操作流程	操作要点
穿刺	在穿刺点上方 10 cm 处扎止血带，去除护针帽，检查针尖和外套管尖端完好。转动针芯以松解针芯和外套管，并使针尖斜面向上，再次排气冲管。嘱患者握拳。左手绷紧皮肤，右手持针翼（蝶形针翼夹住两翼），一般于静脉上方进针，针头与皮肤呈 15°~30° 缓缓地直刺静脉，见回血后以 5°~10° 推进 0.2 cm 左右。一手固定留置针；另一手退出针芯约 0.5 cm 后固定，将外套管全部送入静脉（图 5-9C）
固定	按压导管尖端处静脉，抽出针芯，松止血带，嘱患者松拳，打开调节器。确认输液通畅，以 75% 乙醇消毒皮肤和针翼（避开针孔），待皮肤干燥后用透明敷贴固定留置针，以写有留置时间的胶布 U 形固定留置针延长管，使肝素帽高于外套管头端，再妥善固定头皮针（图 5-9D），取出止血带和治疗巾
调速、核对、记录、整理、宣教、观察、更换药液同密闭式周围静脉输液法	
核对	确认患者输液完毕后，实施封管
正压封管	关闭调节器，取下胶布，将头皮针拔出少许至只留针尖斜面在肝素帽内，将头皮针与输液器分离，连接抽有肝素钠封管液的注射器，先以脉冲方式推注 2~5 ml 封管液，再以一手稳妥固定肝素帽，边拔头皮针边快速推注封管液正压封管。用夹子夹闭留置针硅胶管近针头端
宣教	完成封管后详细告知患者注意事项

续表

操作流程	操作要点
再次输液	核对无误，常规消毒肝素帽及其周围皮肤，松开夹子，将抽有生理盐水的注射器连接输液头皮针，刺入肝素帽内，抽到回血后，推注 5 ~ 10 ml 生理盐水冲管。分离注射器，将头皮针与输液器紧密衔接进行输液。也可直接将输液头皮针插入肝素帽内，再次输液。打开调节器，酌情调节滴速进行输液
停液、拔管	核对，小心揭开胶布和无菌透明敷贴，常规消毒皮肤和穿刺点，关闭调节器。置无菌输液贴（无菌干棉签）于穿刺点上，轻压穿刺点，迅速拔出套管针。按压进针点至无出血（按压时间长于一般头皮针）
整理记录	同密闭式周围静脉输液法

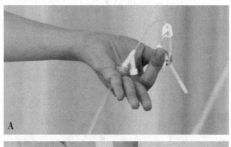

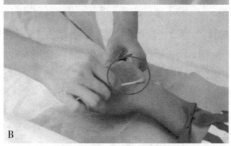

图 5-9　静脉留置针输液法
A. 排气；B. 消毒

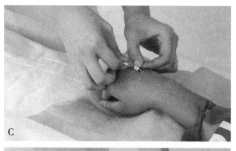

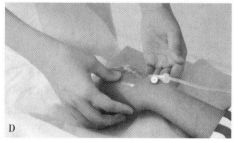

图 5-9（续图）

C. 穿刺；D. 固定

（5）评价：同密闭式周围静脉输液法。

（6）注意事项

1）使用静脉留置针时，必须严格遵守无菌技术操作规程；正确选择留置针，在能满足输液治疗的情况下，用最短、最细的导管留置。

2）静脉留置针患者应注意保护肢体，不输液时避免肢体下垂。能够下床活动的患者，避免使用下肢静脉留置，以防止有回血堵塞留置针。

3）加强巡视，防止发生并发症，如静脉炎、导管堵塞、静脉血栓、液体渗漏及皮下血肿。如发现穿刺部位有炎症，立即停止使用，并拔出留置针，局部作相应处理。每次输液开始和输液完毕均应冲洗留置针，如发现针头已被血凝块堵塞，不可强行冲洗，防止血凝块脱落形成栓塞，应停止使用并拔出留置针。

4）留置针一般可保留 3~4 天，最长不超过 7 天，留置期间密切观察穿刺部位局部情况和生命体征变化。如有异常，及时拔管并予相应处理。

5）封管液可选用生理盐水 5~10 ml 或稀释肝素液 3~5 ml，目前临床也有用正压来福接头代替肝素帽胶塞，可不用封管液封管。

3. 头皮静脉输液法 小儿头皮静脉丰富，分支较多，互相沟通成网，无静脉瓣，浅表易见，不易滑动。另外，头皮静脉穿刺便于患儿保暖和肢体活动，不易拉脱，故婴幼儿静脉输液首选头皮静脉。临床常选择颞浅静脉、额静脉、耳后静脉和枕静脉。

（1）目的：同密闭式周围静脉输液法。

（2）评估

1）患儿年龄、病情、意识状态。

2）穿刺部位皮肤及其毛发情况、血管状况。

3）患儿家属对头皮静脉输液的理解及配合程度。

（3）准备

1）操作人员准备：着装整齐，洗手，戴口罩。

2）用物准备：同密闭式周围静脉输液法，另备 4~5 号头皮针、5~10 ml 注射器和 75% 乙醇，按需要抽取 0.9% 氯化钠 5~10 ml，备皮用具。

3）环境准备：病室安静、清洁、光线充足、温度适宜。

（4）操作步骤：备液、加药、贴签、插孔、核对、体位、排气、再次核对同密闭式周围静脉输液法，其余列于表 5-20。

表 5-20　头皮静脉输液法

操作流程	操作要点
消毒	患儿取舒适体位，助手或家属固定患儿的头部和肢体，操作者位于患儿头端、戴手套。选择相对粗、直、清晰的血管。酌情剃去局部毛发，使用 75% 乙醇消毒局部皮肤，待干
穿刺	用抽取 0.9% 氯化钠注射液 5 ml 的注射器与头皮针连接、排气。左手拇指、示指固定血管两端；右手持针柄，针尖斜面向上沿静脉方向平行刺入，见回血后再进针少许，注入少量 0.9% 氯化钠溶液，确认针头在血管内，分离注射器，将头皮针与输液器连接后，打开调节器，见液体通畅后固定
固定	一手固定针柄；另一手松止血带。嘱患者松拳，松调节器，确认液体滴入通畅、患者无不适后，使用第一条胶布固定针柄；第二条灭菌输液贴盖住针孔处；第三条胶布固定硅胶管。必要时，用夹板绷带固定肢体。取出止血带、小垫枕
调速	根据病情、年龄、药物性质等调节滴速或遵医嘱调节滴速，一般儿童 20 ~ 40 滴 / 分
核对、记录	核对患者、药物，消毒双手，在输液巡视（执行）卡上记录输液时间、滴速并签名，挂输液巡视卡
安置患儿	协助患儿取舒适卧位，整理床单位
整理记录	按规定分类处理用物、洗手、记录

（5）评价

1）患儿输液过程安全、顺利。

2）操作者动作轻、稳、准，操作规范，关爱患儿。

（6）注意事项

1）小儿头皮静脉呈浅蓝色、无搏动、血流向心、血管壁薄，易被压瘪、易固定、回血呈暗红色，穿刺后患儿无痛苦，回血正常，推药阻力小。注意婴幼儿头皮静脉与动脉的鉴别。

2）消毒皮肤不使用碘酊。因碘剂对皮肤刺激性大，脱碘不彻底可影响血管的清晰度。

3）根据病情、年龄、药物性质及治疗要求调节滴速。一般不超过 20 滴 / 分。

4）在输液过程中，注意观察患儿病情变化及输液情况。

4. 颈外静脉输液法　是临床常用的中心静脉输液法。颈外静脉为颈部最大的浅表静脉，行径表浅，位置恒定，易于固定。穿刺时，一般取下颌角与锁骨上缘中点连线的上 1/3 处的颈外静脉外侧缘为穿刺点。穿刺点不可过高或过低，过高因靠近下颌角妨碍操作，过低易损伤锁骨下的胸膜及肺尖。因此，可用于特殊情况下输液，但不可以多次穿刺。临床上多采用静脉留置针穿刺。

（1）适应证

1）长期持续输液，周围静脉穿刺困难者。

2）周围循环衰竭的危重患者，需测中心静脉压（CVP）者。

3）大量失血、失液，需快速扩充血容量，提高血压者。

4）长期静脉内滴注高渗药物、强刺激性药物或进行静脉内高营养治疗的患者。

5）心搏骤停插入心脏起搏导管者。

（2）评估：同密闭式周围静脉输液法。

（3）准备

1）操作人员准备：着装整齐，洗手，戴口罩。

2）患者准备：了解输液的目的、方法、配合要求及注意事项。

3）用物准备：①无菌穿刺包，内置穿刺针 2 根（长约 6.5 cm，内径 2 mm，外径 2.6 mm）、硅胶管 2 条（长 25 ~ 30 cm，内径 1.2 mm，外径 1.6 mm）、5 ml 注射器 2 副、6 号针头 2 个、尖头刀片、镊子、纱布、洞巾、弯盘。②1% 普鲁卡因注射液、透明敷贴、肝素锁、无菌手套、胶布、火柴、酒精灯。③其余用物同密闭式周围静脉输液法。

4）环境准备：环境安静、整洁、宽敞，光线适宜，符合无菌操作要求。

（4）操作步骤：备液、加药、贴签、插孔、核对、体位、排气、再次核对同密闭式周围静脉输液法，其余列于表 5-21。

表 5-21 颈外静脉输液法

操作流程	操作要点
消毒	协助患者去枕仰卧，头偏向对侧，肩下垫薄枕，使头低肩高，颈部伸展平直。穿刺者站于穿刺部位顶侧，选择穿刺点，并正确定位。常规消毒皮肤，范围 15 cm×15 cm 左右。打开无菌穿刺包，戴手套，铺洞巾（助手协助）。穿刺者取 5 ml 注射器抽吸麻醉药，在穿刺部位行局部浸润麻醉

操作流程	操作要点
穿刺	助手以手指按压颈静脉三角处,使静脉充盈。穿刺者左手绷紧穿刺点上方皮肤,右手持穿刺针与皮肤呈45°进针,进皮肤后压低为25°沿静脉方向穿刺,可边进针,边回抽。见回血后立即用一手拇指按住针栓孔;另一手持导引钢丝从针孔送入。必要时刺破皮肤后用扩张器扩张管腔。固定导丝,退出穿刺针,插入中心静脉导管20 cm左右至上腔静脉,抽出导丝,抽到回血,撤去洞巾,接肝素帽,插入头皮针,打开调节器输液
固定	用无菌透明敷贴密闭式固定导管,胶布固定头皮针或输液管,在胶布上注明置管时间
封管	输液完毕后,关闭调节器,取下胶布,拔出输液针头,常规消毒肝素帽胶塞,将抽好封管液的注射器针头刺入胶塞内进行正压封管
再次输液	核对无误,常规消毒肝素帽及其周围皮肤,将输液头皮针插入肝素帽内,打开调节器,调节滴速进行输液
拔针、按压	停止输液时,戴手套,动作轻柔。末端接上注射器,边抽吸,边拔管,局部加压数分钟直至无出血,消毒穿刺部位并覆盖无菌纱布
整理记录	协助患者取舒适卧位,整理床单位。按规定分类处理用物、洗手、记录

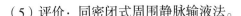

（5）评价：同密闭式周围静脉输液法。

（6）注意事项

1）如外套管内有回血，应及时推注封管液，避免外套管堵塞。

2）术后 2～3 天注意有无针孔渗血、渗液；严密观察有无气、血栓及静脉炎等并发症。

3）输液过程中，若溶液不滴，及时检查外套管是否滑出血管外或扭曲。

4）每日常规消毒穿刺点及周围皮肤，并更换敷料。

知识链接 经外周中心静脉置管输液法

经外周插管的中心静脉导管，也称外周中心静脉导管（PICC）。由于 PICC 头部位于中心静脉，血流量大，药物输入后被"血管内稀释"。PICC 是利用导管从外周手臂的静脉进行穿刺，导管直达靠近心脏的大静脉，可避免化疗药物对外周血管的破坏和对局部组织的刺激。同时还能减少患者反复穿刺的痛苦，有效地提高护理质量及工作效率。该法常用于化疗、胃肠外营养等需静脉输注高渗性、有刺激性药物，为患者提供中、长期静脉输液治疗。

（汤杜娟）

六、清创缝合术

清创缝合术是一项外科基本手术操作，包括清创和缝合两个步骤。其中清创是指充分清除开放性伤口内的异物，切除坏死、失活或严重污染的组织，控制伤口出血，解除炎症组织造成的压力，尽可能地将污染伤口变为清洁伤口，争取为伤口愈合创造良好的环境；缝合是指任何开放性损伤，均应争取尽早进行清创后闭合创口，有利受伤部位功能和形态的恢复，以达到一期愈合的目的。

（一）基本原则

（1）无菌原则。

（2）尽量去除坏死、无功能的组织，保留正常、有功能的组织。

（3）争取达到组织最完美的对合。

（二）适应证

各种类型开放性损伤视为新鲜伤口。开放性伤口一般分为清洁、污染和感染 3 类。严格地讲，清洁伤口是很少的；意外创伤的伤口难免有程度不同的污染；如污染严重，细菌数量多且毒力强，8 小时后可变为感染伤口；头面部伤口局部血运良好，伤后 12 小时仍可按污染伤口行清创术。

当具备以下条件者，应行清创缝合术。

（1）伤后 6～8 小时以内者。

（2）伤口污染较轻，不超过伤后 24 小时者。

（3）头面部伤口，一般在伤后 24～48 小时以内者，争取清创后一期缝合。

（三）禁忌证

污染严重或化脓感染伤口，不宜一期缝合，仅清创后敞开引流。

（四）术前准备

（1）清创前须对伤情进行全面了解，包括受伤过程、全身情况、伤处局部情况、必要的辅助检查等。如有休克，应先抢救，待休克好转后争取时间进行清创；如颅脑、胸部、腹部有严重损伤，应先予处理；有活动性大出血者，应先行止血；如四肢有开放性损伤，应注意是否同时合并骨折，进行 X 线检查协助诊断。

（2）应用镇痛药。

（3）如伤口较大，污染严重，应预防性应用抗生素。

（4）注射破伤风抗毒素。

（5）用物准备，包括清创包、无菌手套、敷料、局部麻醉药、肥皂水、生理盐水、过氧化氢溶液、聚维酮碘、缝针缝线、绷带及止血带等。

（6）大部分清创缝合术首选局部麻醉，复杂的、难度大的、患者配合度差的清创缝合术应在手术室全身麻醉下进行。

（五）手术步骤

1. 清洗去污

（1）清洗皮肤：用无菌纱布覆盖伤口，先用软毛刷蘸无菌肥皂水反复刷洗伤口周围皮肤 2～3 次，然后用无菌生理盐水冲洗肥皂泡沫，最后用无菌敷料擦干皮肤，并剪去毛发。

（2）清洗伤口：伤口周围皮肤清洗后，术者更换手套，首先揭去覆盖伤口的纱布；其次用大量生理盐水反复、彻底冲洗伤口，清除肉眼可见的血凝块、异物及游离的失活组织；再次用过氧化氢溶液、聚维酮碘溶液分别冲洗及浸泡伤口；最后用无菌生理盐水清洗残存的聚维酮碘溶液等，用无菌纱布拭干创口及周围皮肤，按照常规消毒皮肤，铺无菌巾单。

2. **清创** 顺序由外向内，由浅入深。

（1）皮肤清创：对于严重挫伤失去血液供应的皮肤，应彻底切除，切除范围视皮肤坏死的界限而定，直至有鲜血渗出为止。对挫伤不重的皮缘，用有齿镊夹住皮肤的边缘，切除 1~2 mm 污染的皮缘即可。对深部组织损伤较重而皮肤创口较小的伤口，应适当延长皮肤切口，以充分显露伤口深部的组织损伤。对潜行性皮肤剥脱伤，可将皮肤纵行切开，以清理皮下组织间隙的坏死组织、血肿及异物。清创后的创面应用生理盐水反复淋洗，防止组织干燥、坏死或再度污染。

（2）皮下组织清创：皮下脂肪组织血液循环较差，挫伤后清创不彻底易发生液化、坏死，导致感染。清创时，应注意皮下组织挫伤后形成的盲袋，一定要扩创。

（3）肌肉及肌腱组织的清创：肌肉组织的清创要切至有出血和收缩反应为止，一切失去活力的肌肉碎块、游离条索均应切除。肌肉已经严重坏死的非重要肌腱可以切除，但重要肌腱应予以保留。对肌肉或肌腱表面的污染，可切除少许肌膜或腱周膜。

（4）血管、神经损伤的处理：微小血管的出血加压数分钟后即可止血，不必结扎；较大血管必须结扎止血。任何神经损伤均应保留。

（5）骨折的处理：应当保留骨膜附着及有软组织相连的骨块，对骨折的污染表面应用刀片或骨凿凿去少许皮质，如同时有粉碎性骨折，应尽量保留骨折片。已有骨膜游离的小骨片，则应予清除。

3. **修复伤口**　彻底清理伤口后，重新消毒铺巾，更换无菌器械和手套，彻底止血。根据污染程度、伤口大小和深度等具体情况，决定伤口是开放还是缝合，是一期缝合还是延期缝合。清创越早，效果越好，应尽可能在受伤后 6~8 小时内施行。未超过 12 小时的清洁伤口可一期缝合；大而深的伤口，在一期缝合时应放置引流条；污染重或特殊部位不能彻底清创的伤口，应延期缝合，即在清创后先于伤口内放置引流，待伤口组织无感染或水肿时再缝合。头、面部血供好，愈合力强，只要无明显感染，均应争取一期缝合。

（1）缝合目的：使创缘相对合，消灭无效腔，促进早期愈合。在愈合能力正常的情况下，预后是否完善，常取决于缝合方法和操作技术的优劣。

（2）缝合基本原则：保证缝合创面或伤口良好对合，缝合应分层进行，按组织的解剖层次进行缝合，使组织层次严密，不要卷入或缝入其他组织，不要留残腔，防止积液、积血及感染。缝合的创缘距及针间距必须均匀一致。

注意缝合处的张力：结扎缝合线的松紧度应以切口边缘紧密相接为准，不宜过紧。缝合线和缝合针的选择要适宜。

（3）缝合方法

1）单纯缝合法：是最基本的缝合方法，是使切口创缘的两侧直接平行对合的一类缝合方法，多用于皮肤、皮下组织、肌肉、腱膜及腹膜等的缝合。

2）内翻缝合法：将缝合组织内翻，多用于胃肠道吻合和膀胱缝合等。

3）外翻缝合法：缝合时使组织边缘向外翻转，常用于血管、腹膜、松弛皮肤等的缝合。

（4）缝合基本步骤

1）进针：缝合时，左手执有齿镊，提起皮肤边缘；右手执针持，用腕臂力由外旋进，顺针的弧度刺入皮肤，经皮下从对侧切口皮缘穿出。

2）拔针：可用有齿镊顺针前端沿针的弧度外拔，同时持针器从针后部顺势前推。

3）出针、夹针：当针要完全拔出时，阻力已很小，可松开持针器，用镊子夹针继续外拔，持针器迅速转位再夹针体，将针完全拔出，由第一助手打结，第二助手剪线，完成缝合步骤。

（六）术中注意事项

（1）清创应尽早施行，清创越早，效果越好。

（2）伤口清洗是清创术的重要步骤，必须反复用大量生理盐水冲洗，务必使伤口清洁后再行清创术。

（3）清创时应仔细、彻底地探查，勿遗漏。

（4）清创时，既要彻底切除已经失去活力的组织，又要尽量爱护和保留存活的组织，尽可能保留重要的血管、神经和肌腱，这样才能避免伤口感染，促进愈合，保存功能。

（5）止血要彻底，以免术后血肿形成。

（6）缝合时勿残留无效腔，避免张力过大，以免造成缺血或坏死。

（七）术后处理

（1）根据全身情况输液或输血。

（2）合理应用抗生素，防止伤口感染，促进炎症消退。

（3）注射破伤风抗毒素。

（4）抬高伤肢，促进血液回流。

（5）注意伤肢血运，伤口包扎松紧是否合适，伤口有无出血等。

（6）一般应根据引流物情况，在术后 24~48 小时内拔除伤口引流条。

（7）伤口出血或发生感染时，应立即拆除缝线，检查原因，进行处理。

（8）告知患者换药、拆线时间及其他特殊注意事项。

（顾晓慧　聂　海　王学军）

七、换药术

换药又称更换敷料，包括检查伤口，除去脓液和分泌物，清洁伤口及覆盖敷料。换药是预防和控制创面感染，消除妨碍伤口愈合因素，促进伤口愈合的一项重要外科操作。

（一）操作目的

1. 清洁伤口换药　更换伤口敷料，保持伤口无菌。

2. 污染伤口换药　去除伤口污染物，预防与控制伤口可能继发的感染。

3. 感染伤口换药　清创，控制伤口感染，促进伤口愈合。

（二）操作原则

（1）遵守无菌操作原则。

（2）彻底清除失活、坏死的组织。

（3）保持、促进肉芽生长。

（4）促进伤口愈合。

（三）操作间隔时间及次数

1. 术后清洁伤口　如无特殊反应，3～5天后第一次换药。

2. 感染伤口　如分泌物较多，应每日换药一次。

3. 新鲜肉芽创面　隔1～2天换药一次。

4. 严重感染或置引流的伤口及粪瘘等　应根据引流量的多少决定换药次数，以便及时清除脓液和分泌物。

5. 特殊伤口　"烟卷"引流伤口每日换药1～2次，并在术后12～24小时转动"烟卷"，并适时拔除引流；橡皮片引流常在术后48小时内拔除；橡皮管引流伤口术后2～3天换药，引流3～7天更换或拔除。

（四）操作准备

1. 环境准备　换药前半小时内不要扫地，避免室内尘土飞扬。

2. **物品准备**　尽可能使用换药车（上层放无菌物品，下层放换药后的污染物品）；无菌治疗碗2个，盛放无菌敷料；弯盘1个，盛放污染敷料；镊子2把；剪刀1把；2%碘酊和75%乙醇或聚维酮碘、生理盐水、过氧化氢溶液；棉球、纱布、引流条、胶布、绷带等或一次性使用无菌换药包1个。

3. **患者准备**　让患者取舒适的卧位或坐位，利于暴露伤口。冬天应注意保暖。

（五）操作方法

1. **一般换药法**

（1）去除敷料：先用手取下伤口外层绷带及敷料。撕胶布时要动作轻柔，需紧贴皮面（即与皮肤表面平行）向相反方向慢慢取下，切不可垂直地向上暴力拉掉，以免产生疼痛或将表皮撕脱。还可用一只手指伸至敷料边缘与皮肤之间，轻柔地用手指向外推压皮肤或分离胶布与皮肤的黏合部分。若遇胶布黏着毛发时，可剪去毛发。

伤口内层敷料及引流物，应用无菌镊取下，揭起时应沿伤口长轴方向进行。若内层敷料与创面干结成痂，则可将未干结成痂的敷料剪去，留下已干结成痂的敷料；若创面内敷料被脓液浸透，可用生理盐水浸湿，待敷料与创面分离后再轻轻地顺创口长轴揭去。在换药过程中，两把换药镊要保持其中一把始终处于相对无菌状态，不可污净不分，随意乱用。

取下的污秽敷料均应放在弯盘内，不得随意丢弃，以防污染环境或交叉感染。

（2）创周皮肤处理：用手执镊法，左手持敷料镊在换药弯盘中取棉球，递至右手接触伤口的镊子中，拧干棉球，敷料镊要高于消毒镊，两把镊子不可碰触。去除敷料后，用聚维酮碘或乙醇棉球在创口周围由内向外消毒，范围距切口 3 ~ 5 cm，擦拭 2 ~ 3 遍，注意勿使消毒液流入伤口内。若创周皮肤粘有较多胶布痕迹及污垢，则用松节油棉棒擦去。

（3）创面处理：用生理盐水棉球自内向外轻柔地拭去创面分泌物，擦洗创周皮肤的棉球不得再擦拭创口内面。在拭去创面分泌物时，切忌反复用力擦拭，以免损伤创面肉芽或上皮组织；擦拭创面所用棉球不应过湿，否则不但不易清除分泌物，反而使脓液外流，污染皮肤或被褥，可用换药镊将棉球中过多的药液挤掉。

脓腔深大者，使用棉球擦洗时应防止棉球脱落在创口内。

创面拭净后，应彻底移除伤口内线头、死骨、腐肉等异物。

最后用聚维酮碘或乙醇棉球消毒创周皮肤。根据伤口情况选择凡士林纱布或盐水纱布等覆盖，或放入引流管、纱布引流条等。

（4）包扎固定：创面处理完毕，可覆盖无菌干纱布，使用胶布粘贴固定，距离切口边缘 3 cm 以上，贴胶布方向应与肢体或躯干长轴垂直。创面大，渗液多的创口，可加用棉垫，若胶布不易固定，须用绷带包扎。

（5）换药后注意事项：换药完毕，整理患者床单位。将污秽敷料倒入污物桶内，换药用过的盘和器械放入洗涤池中洗净，消毒后备用。

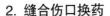

2. 缝合伤口换药

（1）无引流的缝合伤口：多为无菌伤口，常于术后3天左右检查伤口，注意观察有无缝线反应、针孔脓疱、皮下或深部感染；有无积液、积血，必要时试行穿刺抽液。

1）无菌缝合伤口：用聚维酮碘或乙醇棉球消毒缝合的切口及周围皮肤，消毒范围略大于纱布覆盖范围，然后覆盖4~6层无菌纱布。

2）切口缝线反应：术后2~3天内创口一般均有轻度水肿，针孔周围及缝线下稍有红肿，如范围不大，程度不重，伤口常规消毒后无须特殊处理。

3）针孔脓肿：为缝线反应的进一步发展。针孔处有脓液，针孔周围暗红、肿胀。较小的脓肿，可先用无菌镊刺破并用无菌干棉球挤压出脓液，然后涂以聚维酮碘即可；脓肿较大者或感染较深者，应提前拆除此处缝线。

4）伤口感染或化脓：局部肿胀，皮肤明显水肿并有压痛，伤口周围暗红，范围超过两侧针孔，甚至有波动感出现。可先用针头刺穿抽脓，或用探针由缝线处插入检查。确定为伤口化脓后，应尽早部分或全部拆除缝线；有脓液时将伤口敞开，清除脓液和伤口内异物（如线头）；清洗后放置合适的引流物。若伤口扩开后分泌物不多或仅有血性分泌物，则于清洗或清除异物后，用蝶形胶布拉拢创口即可，以后酌情换药；伴有全身症状者，可适当使用抗生素，配合局部理疗。

5）疑有创口积血、积液：可用针头由周围正常皮肤处穿刺，针尖潜入积血、积液处抽吸；或用探针、镊子由创口缝合处插入，稍加分离而引流，并置入引流条，换药至创口愈合。

（2）放置引流的缝合伤口：手术后缝合伤口放置的引流物多为橡皮片或橡皮管，前者多在术后24～48小时取出，可在拔除橡皮片时换药；后者可按常规换药，在覆盖纱布的一侧剪一个Y形或弧形缺口，包绕引流管的根部。若在此之前有过多渗出液，应随时更换湿透的外层敷料。

（六）操作须知

（1）在整个换药过程中，按清洁、污染、感染、隔离伤口依次进行，严格执行无菌操作技术，遵守规范。

（2）为不同的患者换药要进行手卫生，然后方可给另一患者换药。

（3）换药时，应查看各种敷料、消毒液是否在有效期内，包装是否完整。各种无菌棉球、敷料从容器内取出后，不得放回原容器内，污染的敷料应立即放在医疗废物桶内，不得随便乱丢。

（4）换药时，应注意清除伤口内的异物、线头、死骨、腐肉等，并核对引流物的数目，换药动作必须轻柔，注意保护健康的肉芽组织及上皮。

（王学军　邓　静）

八、测血糖

（一）测血糖

1. 常用血糖值　血糖测定是指测定血浆中葡萄

糖的含量。静脉血糖水平是诊断糖尿病或糖耐量异常或空腹血糖调节受损的主要依据。《2022年中国高血糖防治指南》规定：成年人空腹血糖数值为 3.9 ~ 6.1 mmol/L；餐后 1 小时血糖数值为 6.7 ~ 9.4 mmol/L，最多不超过 11.1 mmol/L；餐后 2 小时血糖数值需 ≤ 7.8 mmol/L；餐后 3 小时血糖数值需恢复至正常水平。

糖尿病的诊断标准列于表 5-22。

表 5-22　糖尿病的诊断标准

诊断标准	静脉血浆葡萄糖或 HbA1c 水平
典型糖尿病症状	
加上随机血糖	≥11.1 mmol/L
或加上空腹血糖	≥7.0 mmol/L
或加上 OGTT 2 小时血糖	≥11.1 mmol/L
或加上 HbA1c	≥6.5%
无糖尿病典型症状者，须改日复查确认	

OGTT. 口服葡萄糖耐量试验；HbA1c. 糖化血红蛋白 A1c；典型糖尿病状包括烦渴多饮、多尿、多食、不明原因体重下降；随机血糖指不考虑上次用餐时间，一日内任意时间的血糖，不能用来诊断空腹血糖受损或糖耐量减低；空腹状态指至少 8 小时没有进食；急性感染、创伤或其他应激情况下可出现暂时性血糖升高，不能以此时的血糖值诊断糖尿病，须在应激消除后复查，再确定糖代谢状态；推荐在采用标准化检测方法且有严格质量控制（美国国家糖化血红蛋白标准化计划、中国糖化血红蛋白一致性研究计划）的医疗机构，可以将 HbA1c≥6.5% 作为糖尿病的补充诊断标准。

2. 血糖检测方式及临床应用　为了解患者的血

糖水平，需对患者进行血糖测定，目前常用的血糖检测方式及临床应用列于表 5-23。

表 5-23　血糖检测方式及临床应用

检测方式		临床应用
静脉血浆血糖	空腹血糖 糖负荷后血糖 随机血糖	诊断糖尿病的依据
毛细血管血糖		可快速检测血糖，为临床诊断及治疗提供参考，是自我血糖检测的主要手段
糖化血红蛋白 A1c		反映既往 2~3 个月血糖控制状况，是临床决定是否需要调整治疗方案的重要依据，也可以作为糖尿病诊断的依据之一
糖化清蛋白		反映检测前 2~3 周的平均血糖，评价患者短期糖代谢控制情况

本节仅介绍快速血糖仪测量血糖法。

（1）目的：快速了解血糖水平，为调整饮食、运动疗法和药物治疗等提供依据。

（2）评估：患者双手手指皮肤的颜色、温度、清洁度等情况；患者的病情、进食、运动及用药情况，有无酒精过敏史；患者对该操作的理解及合作程度。

（3）准备

1）工作人员准备：仪表端庄，衣帽整洁，修剪指甲，洗手，戴口罩。

2）用物准备：血糖仪、匹配的血糖试纸、穿刺针、75%乙醇、棉签、医嘱单、血糖记录本、治疗车、手消毒剂、医用垃圾桶及生活垃圾桶。

3）环境准备：环境温度及湿度适宜、光线充足、安静、整洁。

4）患者准备：患者了解测血糖的目的、过程和注意事项，愿意配合。

（4）操作步骤：列于表 5-24。

表 5-24　快速血糖仪测血糖

操作流程	操作要点
核对，解释	核对患者，向患者解释操作目的、方法及配合方法，取得患者配合
取体位，选部位	协助患者取舒适卧位，选择采血部位
备针	准备好采血针头，根据要求将采血针头装入采血笔备用
消毒，待干	使用无菌棉签蘸取 75%乙醇消毒皮肤，待干
开机，插纸	打开血糖仪，听到滴声后，即可连接血糖试纸，显示"OK"，即处于备用状态
采血	将采血笔固定在手指欲采血部位（指腹两侧），按下按钮；可根据患者局部皮肤情况调整采血笔针头刺入的深度
测量	轻轻挤压手指，将血糖仪倾斜接触血滴，使足够血液吸入，滴声响后，等待屏幕上显示血糖的测定值
按压止血	用无菌棉签按压穿刺点，直到不出血为止。告知患者所测血糖值及目前要注意的事项

续表

操作流程	操作要点
整理	协助患者取舒适体位
	整理用物：从血糖仪中取下用过的试纸，
	放入医疗垃圾桶内，用过的针头放入利
	器盒内
	关闭血糖仪
洗手、记录	洗手，记录血糖值

（5）评价：血糖值测量准确，患者满意度高。

（6）注意事项

1）血糖试纸密闭保存，避免长时间暴露在空气中，造成测试区酶被氧化，导致血糖测试结果不准确。

2）测量血糖时，避免使用含碘消毒液，以免影响血糖测试结果。

3）采血时，应避开手指皮肤有破损、硬结、瘀斑等异常部位。

（来平英）

九、吸氧

氧气吸入法（吸氧）是常用的抢救措施之一，是指通过给氧提高患者的动脉血氧分压（PaO_2）和血氧饱和度（SaO_2），预防和纠正各种原因引起的缺氧状态。

（一）缺氧程度的判断

根据缺氧的临床表现及血气分析检查，判断缺氧的程度（表5-25）。

表 5-25　缺氧程度判断

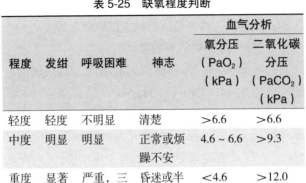

程度	发绀	呼吸困难	神志	氧分压（PaO_2）（kPa）	二氧化碳分压（PaCO_2）（kPa）
				血气分析	
轻度	轻度	不明显	清楚	>6.6	>6.6
中度	明显	明显	正常或烦躁不安	4.6～6.6	>9.3
重度	显著	严重，三凹征明显	昏迷或半昏迷	<4.6	>12.0

（二）吸氧适应证

血气分析是用氧的客观指标。动脉血氧分压（PaO_2）正常值为 10.6～13.3 kPa，当患者的动脉血氧分压低于 6.6 kPa（50 mmHg）时，应给予吸氧。

1. 呼吸系统疾病　如肺炎、肺气肿、肺不张、支气管哮喘、气胸。

2. 心肺功能不全　肺部充血致呼吸困难者，如心力衰竭、心包积液。

3. 各种中毒引起的呼吸困难　如药物中毒、一氧化碳中毒。

4. 昏迷患者　如脑血管意外或颅脑损伤致昏迷患者，使中枢受抑制而引起缺氧。

5. 其他　严重贫血、麻醉恢复阶段、休克及分娩时产程过长或胎心音异常等。

（三）供氧装置

1. 氧气管道装置（中心供氧装置）　病室墙壁有氧气管道接口。用氧时，将氧气流量表接在氧气管道接口上，接上湿化瓶，连接氧气管，打开流量表开关即可。中心制氧是采用高新技术，清除空气中的氮气和其他物质，以高纯度的氧气供医院患者使用。

2. 氧气筒及氧气表装置

（1）氧气筒：为圆柱形无缝钢筒，筒内能耐高压 [压力达 14.7 MPa（150 kg/cm²）]，容积 40 L，约能容纳氧气 6000 L。氧气筒顶部有一总开关，控制氧气的出入。使用时，将总开关向逆时针方向旋转 1/4 周，即可有足够的氧气流出；停用时，向顺时针方向旋紧即可。氧气筒颈部的侧面有一气门，与氧气表相连，是氧气自筒中输出的途径。

（2）氧气表：由压力表、减压器、流量表、湿化瓶及安全阀组成。压力表可测知氧气筒内的压力，以 MPa（kg/cm²）表示。减压器是一种弹簧自动减压装置，将来自氧气筒内的压力减至 2~3 kg/cm²（0.2~0.3 MPa），使流量平稳，保证安全。流量表用于测量每分钟氧气的流出量，流量表内有浮标，从浮标上端平面所指的刻度，可知每分钟氧气的流出量，用 L/min 表示。湿化瓶内装 1/3~1/2 蒸馏水或冷开水，通气管浸入水中，出气管和鼻导管相连。瓶内的水可湿润氧气，以免患者呼吸道黏膜受干燥气体的刺激。安全阀的作用是当氧流量过大、压力过高时，安全阀内部活塞自动上推，过多的氧气由四周小孔流出，以确保安全。

（3）装表法：氧气表装在氧气筒上，以备急用。方法：将氧气筒置于氧气架上，打开总开关，使少量气体从气门处流出，随即迅速关上，避免灰尘吹入氧气表。然后将氧气表稍向后倾，置于氧气筒气门上，用手初步旋紧，再用扳手拧紧，使氧气表直立于氧气筒旁。接湿化瓶，先打开总开关，再打开流量开关，检查氧气流出是否通畅，各连接部位有无漏气，关紧流量开关，推至病房待用。因此，装表法可简单地归纳为一吹（尘）、二上（表）、三紧（拧紧）、四查（检查）。

3. 氧气枕代替供氧装置　在抢救危重患者或转移患者的途中，可用氧气枕代替供氧装置。同时，氧气枕也适用于家庭氧疗。氧气枕为一长方形橡胶枕，枕的一角有橡胶管。操作方法：将氧气枕灌满氧气，接上湿化瓶，连接导管，调节氧流量，让患者头枕氧气枕，借重力使氧气流出。

（四）给氧方法

临床上根据患者病情、年龄、缺氧状况选择不同的氧气吸入方法。

1. 鼻导管给氧法　有两种，列于表 5-26。

表 5-26　鼻导管给氧法

分类	适应人群	操作方法
单侧鼻导管法	此法因刺激鼻腔黏膜，患者不易耐受，导管容易被分泌物堵塞，因而目前临床不常用	将一细导管从一侧鼻孔经鼻腔到达鼻咽部，末端连接氧气。鼻导管插入的长度为鼻尖至耳垂的 2/3
双侧鼻导管法	是一种简单、舒适的给氧方法，适用于长期吸氧的患者，临床常用	先清洁鼻腔，将双侧鼻导管与橡胶管连接，调节适量氧流量，将双侧鼻导管插入双侧鼻孔约 1 cm，再将导管绕过耳后，固定于下颌处

（1）目的：纠正各种原因引起的缺氧，提高动脉血氧分压（PaO_2）和动脉血氧饱和度（SaO_2），增加动脉血氧含量（CaO_2）。促进组织的新陈代谢，维持机体生命活动。

（2）评估

1）患者的年龄、病情、治疗情况。

2）患者的意识状态、心理状态、对氧气吸入的认知及合作程度。

3）患者的缺氧状况，鼻腔情况。

（3）准备

1）操作者准备：仪表端庄，衣帽整洁，修剪指甲，洗手，戴口罩。

2）用物准备（以氧气筒供氧系统的双侧鼻导管给氧法为例）：①氧气筒。②治疗车上层：治疗盘，内置压力表、通气管、湿化瓶（内装冷开水或蒸馏水 1/3 ~ 1/2）、吸氧管、治疗碗（内盛冷开水）、棉签、纱布、无菌小镊、弯盘、安全别针。治疗盘外置扳手、吸氧记录单、笔、表、手消毒剂等。③治疗车下层：医用垃圾桶、生活垃圾桶。

3）患者准备：患者了解吸氧的目的、方法、注意事项及配合要点。体位舒适，情绪稳定，愿意配合。

4）环境准备：温度及湿度适宜、光线充足、安静、整洁、远离火源和热源。

（4）操作步骤：列于表 5-27。

表 5-27 氧气筒供氧系统的双侧鼻导管给氧法

操作流程	操作要点
核对、解释	物品备齐，携用物至患者床旁，核对床号、姓名，向患者及家属解释吸氧目的、方法、注意事项及配合要点
冲气门	打开氧气筒总开关，使少量气体流出，吹去气门处灰尘，随即关好总开关（图 5-10A）
装氧气表	将氧气表稍后倾接于氧气筒的气门上，用手旋紧，再用扳手旋紧，使氧气表与地面垂直
检查漏气	检查流量表是否关闭，打开总开关，打开流量表开关，检查衔接处有无漏气，关紧流量表开关
连接	连接通气导管和湿化瓶，连接橡胶管
再次检查	旋开流量调节阀，检查氧气流出是否通畅、有无漏气以及全套装置是否适用，最后关上流量调节阀
清洁鼻腔	用湿棉签清洁两侧鼻孔，避免分泌物堵塞
调节流量	连接吸氧管，开流量表开关，调节氧流量（图 5-10B）[氧浓度和氧流量的换算公式：吸氧浓度（%）= 21+4× 氧流量（L/min）]，鼻导管放入水中有水泡，确认氧气流出通畅
插管固定	将鼻导管轻轻插入鼻孔，安置患者于舒适卧位，告知用氧注意事项
整理、记录	整理用物，洗手，记录用氧时间和氧流量，并签全名
观察	观察氧疗的效果，缺氧症状是否改善
停止用氧	取下吸氧管，关闭流量表，关闭氧气筒总开关，打开流量表放出余气，关上流量表开关（图 5-10C）
清洁鼻腔	帮助患者清洁鼻部，安置舒适卧位
整理、记录	整理用物，洗手，记录停氧时间和用氧效果

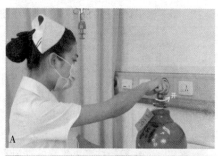

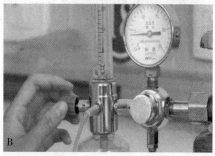

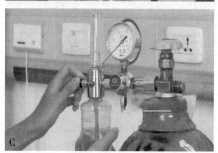

图 5-10　氧气筒供氧系统的双侧鼻导管给氧法
A.冲气门；B.调节氧流量；C.停止用氧

（5）评价

1）患者缺氧症状改善，生命体征平稳，感觉舒适，患者及家属了解安全用氧知识。

2）操作者操作规范，未发生呼吸道黏膜损伤及其他意外，与患者沟通有效。

（6）注意事项

1）用氧前，检查氧气装置有无漏气，是否通畅。

2）严格操作规程，注意用氧安全，做好"四防"，即防火、防热、防油、防震。氧气筒应放于阴凉处，周围严禁烟火及易燃品，至少距明火 5 m，距暖气 1 m；氧气筒搬运时避免倾倒、撞击；氧气、氧气表开关及螺旋口等严禁涂油，防止引起燃烧、爆炸。

3）吸氧时，应先调节氧流量，再插管应用；需要调节氧流量时，应先将患者吸氧管取下，调节氧流量后再连接；停止吸氧时，应先取下吸氧管，再关流量表。以免一旦关错开关，大量氧气突然冲入呼吸道而损伤肺组织。

4）在用氧过程中，应密切观察患者的缺氧症状有无改善，定时测量脉搏、血压，观察其精神状态、皮肤颜色和温度、呼吸方式等，以便选择恰当的用氧浓度。

5）持续吸氧的患者，应保持管道通畅。在吸氧过程中，保持呼吸道通畅，及时清理呼吸道分泌物。持续单侧鼻导管用氧者，每日更换鼻导管 2 次以上，双侧鼻孔交替插管；鼻塞给氧应每日更换鼻塞；面罩给氧应每 4 ~ 8 小时更换一次面罩。

6）氧气筒内氧不可用尽，压力表指针降至 0.5 MPa（5 kg/cm^2）时，即不可再用，以免灰尘进入筒内，再次充气时引起爆炸。对未用或已用空的氧气筒，应分别悬挂"满"或"空"的标志，以便及时更换，避免急救时搬错，影响抢救速度。

2. 鼻塞法 鼻塞是一种用塑料制成的球状物。鼻塞法是将鼻塞塞入一侧鼻孔鼻前庭内，供给患者氧气的方法。此法可两侧鼻孔交替使用，使用方便，患者感觉舒适，适用于长期吸氧的患者。

3. 面罩法 是将面罩置于患者的口鼻部，用松紧带固定后供给氧气的方法。氧气自下端输入，呼出的气体从面罩两侧孔排出。由于口、鼻部都能吸入氧气，效果较好。给氧时，必须有足够的氧流量，一般需 6～8 L/min。面罩法可用于张口呼吸、病情较重、氧分压明显下降者。但会影响患者谈话、进食、饮水、服药等活动，且翻身易移位。

4. 氧气头罩法 将患者头部置于头罩内，罩面上有多个孔，可以保持罩内一定的氧浓度、温度和湿度。头罩与颈部之间要保持适当的空隙，防止二氧化碳潴留及重复吸入。此法简单、无刺激、透明的头罩便于观察病情，能根据病情调节氧浓度，主要用于小儿。

5. 氧气帐法 是将患者的头胸部置于塑料帐幕内吸入氧气的方法。因设备复杂、造价高，故仅用于烧伤和新生儿抢救。

（五）氧疗的副作用及预防

适当吸氧能改善患者的缺氧状况，当氧浓度低于 25% 时，与空气中氧含量（20.93%）相似，无治疗价值。当氧浓度高于 60%，持续时间超过 24 小时，则会发生氧中毒。因此，医护人员应了解氧疗可能带来的副作用并加以预防（表 5-28）。

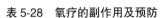

表 5-28 氧疗的副作用及预防

副作用	临床表现	预防
氧中毒：吸入高浓度、高流量氧气	恶心、呕吐、烦躁不安、进行性呼吸困难、脉搏减弱、血压下降，甚至昏迷	避免高浓度氧持续吸入，经常做血气分析，动态观察氧疗效果
肺不张：吸入高浓度氧气	烦躁，呼吸、心率增快，血压上升，继而出现呼吸困难、发绀、昏迷	控制给氧浓度，鼓励患者做深呼吸，多咳嗽和经常改变卧位，及时排痰
呼吸抑制：常见于慢性呼吸衰竭患者吸入高浓度氧	呼吸中枢抑制加重，甚至呼吸停止	低流量、低浓度持续给氧，维持 PaO_2 在 8 kPa（60 mmHg）左右
呼吸道干燥	呼吸道黏膜干燥，分泌物黏稠、结痂、不易咳出	加强吸入气体的湿化，定期做雾化吸入
晶状体后纤维组织增生：仅见于新生儿，以早产儿多见	眼球的视网膜血管对高氧分压非常敏感，由于视网膜血管收缩，引起晶状体后纤维组织增生，从而导致不同程度的视力丧失或失明	应控制给氧浓度在 41% 以下，控制 PaO_2 在 13.3～16.0 kPa（100～120 mmHg），控制给氧时间，定期监测视力

（汤杜娟）

十、隔离技术

隔离是控制传染病流行和预防医院感染的重要措施，2009年12月1日起实施的《医院隔离技术规范》是当前医院隔离工作的指南。

隔离是采用各种方法、技术，防止病原体从患者及携带者传播给他人的措施。

（一）手的清洁与消毒

医护人员的手直接或间接地接触患者和污染物品，很易引起医院感染。手的清洁与消毒是预防医院感染最重要的措施之一。

1. 手的清洁 俗称洗手，是将双手涂满清洁剂并对其表面按顺序进行强而有力的短时揉搓，然后用流动水冲洗的过程。有效的洗手可以清除手上99%以上的暂住菌。

（1）目的：除去手上的污垢及大部分病原微生物，避免污染无菌物品及清洁物品，避免交叉感染。适用于各种操作前、后手的清洁。

（2）评估：手卫生状况，准备进行的操作和患者情况。

（3）准备

1）护士准备：着装整洁，修剪指甲，取下手表，卷袖过肘。

2）用物准备：流动水洗手设备（采用感应式、脚踏式或肘式开关），清洁剂、消毒小毛巾、纸巾或红外线干手机，盛放小毛巾或纸巾的容器。

3）环境准备：环境整洁、宽敞、安全，物品放置合理。

（4）操作步骤：列于表5-29。

表 5-29　七步洗手法

操作流程	操作要点
湿手	打开水龙头，调节水流、水温，湿润双手
揉搓	取适量洗手液或肥皂液于掌心。按七步洗手法洗手：手指并拢，掌心对掌心揉搓；手指交错，掌心对手背揉搓，交替进行；手指交错，掌心对掌心揉搓，交替进行；两手相握，互搓指背，交替进行；拇指在掌中旋转揉搓，交替进行；指尖并拢，在另一手掌心旋转揉搓，交替进行；一手握另一手手腕，旋转揉搓，至腕上 10 cm，交替进行。每个部位最少揉搓 10 次，揉搓双手至少 15 秒
冲洗	冲洗时，肘关节高于腕关节，使流水自腕部流向指尖
干手	用小毛巾或纸巾自上而下擦干双手或使用干手机烘干

（5）注意事项

1）洗手指征：直接接触每个患者前后；从同一患者身体的污染部位移动到清洁部位时；接触患者黏膜、破损皮肤或伤口前后；接触患者的血液、体液、分泌物、排泄物、伤口敷料等之后；穿、脱隔离衣前后；摘手套后；进行无菌操作，接触清洁、无菌物品之前；接触患者周围环境及物品后；处理药物或配餐前。

2）医务人员洗手与卫生手消毒应遵循以下原则：当手部有血液或其他体液等肉眼可见的污染

时，应用肥皂、皂液和流动水洗手；手部没有肉眼可见污染时，宜使用速干手消毒剂消毒双手代替洗手。

3）手上不戴饰品。注意洗净指甲、指尖、指缝和指关节等易污染的部位。

4）擦手的毛巾应一用一消毒。

2. 手的消毒技术

（1）目的：除去手上的污垢及病原微生物，避免感染与交叉感染，避免污染无菌物品和清洁物品。手的消毒方法有流动水刷手法、浸泡消毒法、消毒液擦拭法。

下列情况应进行手的消毒：

1）实施侵入性诊疗操作前。

2）诊疗、护理免疫力低下的患者和新生儿前。

3）接触血液、体液、分泌物和排泄物以及被其污染的物品后。

4）接触被致病性微生物污染的物品后。

5）接触传染病患者或病原携带者后。

6）离开隔离病房和脱隔离衣后。

（2）准备

1）护士和环境准备：同洗手法。

2）用物准备：流动水洗手设备。若无洗手设备，可备消毒液和清水各一盆。治疗盘内：消毒液、盛放消毒液的容器、清洁干燥小毛巾或纸巾。刷手法，另备肥皂液或洗手液、消毒手刷、盛用过刷子的容器。

（3）操作步骤：流动水刷手法列于表5-30。

表 5-30 流动水刷手法

操作流程	操作要点
湿手	打开水龙头，调节水流、水温，湿润双手
刷手、冲洗	取手刷蘸取肥皂液或洗手液，依次刷洗前臂、腕部、手背、手掌、手指、指缝、指尖，一只手 30 秒，用流动水冲净泡沫，使污水从前臂流向指尖；换手刷，用同样方法刷洗另一只手；重复刷洗双手一次，两次共 2 分钟
干手	用小毛巾或纸巾自上而下擦干或使用干手机烘干

浸泡消毒法：适用于无洗手池设备的双手消毒，列于表 5-31。

表 5-31 浸泡消毒法

操作流程	操作要点
浸泡	将双手浸在盛有消毒液的盆中，用小毛巾或手刷反复擦洗 2 分钟，再在清水盆内洗净
干手	用小毛巾或纸巾自上而下擦干或使用干手机烘干

消毒液擦拭法：多应用于重症监护室、急诊室、病房、门诊等缺乏水或用水不便时。取免洗手消毒剂 2 ml，按七步洗手法，揉搓至消毒液干燥，双手无须再烘干或冲洗。

（4）注意事项

1）洗手时身体勿靠近水池，以免隔离衣污染水池边缘或溅湿工作服。

2）按照操作对象、性质选择合适的消毒方法，消毒范围应超过被污染的范围。

3）使用流动水冲洗时，腕部应低于肘部，使污水从前臂流向指尖，并可避免水流入衣袖，弄湿工作服。

（二）开关水龙头法

1. 脚踏开关水龙头 用脚踏开关，可避免引起交叉感染。

2. 长臂水龙头 当手污染时，用肘部或刷子开关龙头。

3. 一般水龙头 当手污染时，用刷子敲开，刷手毕，用清洁手关上水龙头。

（三）口罩、帽子的使用

1. 目的

（1）帽子：防止工作人员的头发、头屑散落污染无菌或清洁物品；防止灰尘、病原微生物污染头发。

（2）口罩：提供屏蔽保护，防止感染性血液、体液溅到医护人员口腔及鼻腔黏膜。保护患者和工作人员，避免互相传染，减少交叉感染的发生；防止飞沫污染无菌物品、伤口或清洁食物等。

2. 评估 患者的病情、采取的隔离种类。

3. 准备

（1）操作者准备：着装整洁，修剪指甲，洗手。

（2）用物准备：帽子、口罩、污物袋。

（3）环境准备：环境清洁、安全。

4. 操作步骤 列于表5-32。

表5-32　口罩、帽子的使用

操作流程	操作要点
洗手	按七步洗手法洗手
戴帽子	取出清洁、合适的帽子戴上，帽子应遮住全部头发
戴口罩	（1）戴纱布口罩（图5-11）：将口罩罩住鼻、口及下颌，上方带子系于头顶中部，下方带子系于颈后 （2）戴外科口罩（图5-11） 1）将口罩罩住鼻、口及下颌，上方带子系于头顶中部，下方带子系于颈后 2）将双手指尖放在鼻夹上，从中间位置开始，用手指向内按压，并逐步向两侧移动，根据鼻梁形状塑造鼻夹 3）调整系带的松紧度 （3）戴医用防护口罩 1）一手托住口罩，有鼻夹的一面向外 2）将口罩罩住鼻、口及下颌，鼻夹部位向上紧贴面部 3）用另一手将下方系带拉过头顶，放在颈后双耳下 4）将上方系带拉过头顶中部 5）将双手指尖放在金属鼻夹上，从中间位置开始，用手指向内按鼻夹，并分别向两侧移动和按压，根据鼻梁的形状塑造鼻夹 6）将双手完全盖住口罩，快速呼气，检查密合性
取口罩	洗手后取下口罩，先解开下面的系带，再解开上面的系带，用手指捏住系带将口罩丢入医疗垃圾袋内，注意不要接触口罩污染面。如是纱布口罩，取下后将污染面向内折叠，放于胸前小口袋或小塑料袋内。每日更换或根据接触传染病类型每次更换
取帽子	洗手后取下帽子

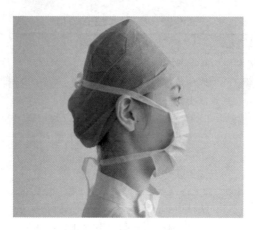

图 5-11　戴口罩、帽子

5. 注意事项

（1）进入污染区和洁净区环境前、进行无菌操作前等应戴帽子；工作帽大小适宜，头发全部塞入帽内，不得外露；帽子保持清洁、干燥，每次或每日更换。

（2）应根据不同的操作要求选用不同种类的口罩：一般诊疗活动，可佩戴纱布口罩或外科口罩；手术室工作或护理免疫功能低下的患者、进行体腔穿刺等操作时，应戴外科口罩；接触经空气传播或近距离接触经飞沫传播的呼吸道传染病患者时，应戴医用防护口罩。

（3）口罩使用时应遮住口鼻，不可用污染的手接触口罩。

（4）保持口罩清洁、干燥；口罩潮湿或受到患者血液、体液污染后，应及时更换；纱布口罩使用4~8小时应更换；一次性口罩使用时间不超过4小时；若接触严密隔离患者，应每次更换。

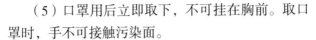

（5）口罩用后立即取下，不可挂在胸前。取口罩时，手不可接触污染面。

（四）护目镜、防护面罩的使用

护目镜是防止患者血液、体液等具有感染性物质溅入人体眼部的用品。防护面罩是防止患者的血液、体液等具有感染性物质溅到人体面部的用品。下列情况应使用护目镜或防护面罩：

（1）在进行诊疗、护理操作，可能发生患者血液、体液、分泌物等喷溅时。

（2）近距离接触经飞沫传播的传染病患者时。

（3）为呼吸道传染病患者进行气管切开、气管插管等近距离操作，可能发生患者血液、体液、分泌物喷溅时，应使用全面型防护面罩。

戴护目镜、防护面罩前，应检查有无破损，佩戴装置有无松脱；佩戴后应调节舒适度；取护目镜、防护面罩时，应捏住靠头或耳的一边，放入回收容器内。如需重复使用，应进行清洁和消毒。

（五）穿、脱一次性连体防护服、隔离衣法

1. 目的　保护工作人员和患者，防止病原体传播，避免交叉感染。

下列情况应穿隔离衣：

（1）接触经接触传播的感染性疾病患者，如传染病患者、多重耐药菌感染等患者时。

（2）对患者实施保护性隔离，如大面积烧伤、骨髓移植患者的诊疗和护理时。

（3）可能受到患者血液、体液、分泌物、排泄物喷溅时。

2. 评估

（1）患者病情、隔离种类及措施。

（2）环境清洁、宽敞。

（3）隔离衣清洁、干燥、无破损，长短、大小合适。

（4）洗手、消毒用物齐全。

3. 准备

（1）操作者准备：穿好工作服，洗手，戴帽子、口罩，取下手表，卷袖过肘，冬季卷过前臂中部。

（2）用物准备：一次性防护服或隔离衣、挂衣架、消毒洗手设备、污衣袋。

（3）环境准备：环境整洁、宽敞、安全，物品放置合理。

4. 操作步骤

（1）穿、脱一次性连体防护服

穿防护服：先穿下衣，再穿上衣，然后戴好帽子，最后拉好拉链。

脱防护服：将拉链拉到底，向上提拉帽子，使帽子脱离头部，脱袖子，由上向下边脱边卷，污染面向内，直至全部脱下后置于医疗废物袋内。

每次当班使用一套，在诊室相对洁净区穿着。

（2）穿、脱隔离衣（表5-33）。

表5-33　穿、脱隔离衣

操作流程	操作要点
（1）穿隔离衣	
取衣	查对隔离衣。手持衣领取下隔离衣（图5-12A），将隔离衣清洁面朝向自己（图5-12B），衣领两端向外折齐，对齐肩缝，露出肩袖内口

操作流程	操作要点
穿袖	一手持衣领；另一手伸入一侧袖筒内，持衣领的手上拉衣领，使另一手露出袖口；换手持衣领，依上法穿好另一手（图 5-12C、D）。双手上举抖袖，露出双手
系领扣	双手持衣领，自衣领中央顺衣领边缘由前向后将衣领系好或扣好（图 5-12E）
系袖带	扣好袖口或系上袖带（图 5-12F），此时双手已污染，不能接触隔离衣清洁面
系腰带	将隔离衣一边（约在腰下 5 cm 处）渐向前拉，见到衣后缘则捏住衣襟边缘（图 5-12G），同法捏住另一侧衣襟边缘（图 5-12H）。两手在背后将隔离衣的衣襟边缘对齐（图 5-12I），向一侧折叠，一手按住折叠处；另一手解开腰带活结，将腰带拉至背后，压住折叠处，将腰带在背后交叉，回到腰前打一活结（图 5-12J）

（2）脱隔离衣

解腰带	解开腰带，在前面打一活结（图 5-13A）
解袖	解开两袖袖口，在肘部将部分衣袖塞入工作服衣袖内（图 5-13B），充分暴露双手
消毒双手	用刷手法或浸泡法消毒双手
擦干双手	用毛巾自上而下擦干双手或烘干双手
解衣领	解开领带或领扣
脱衣袖	一手伸入另一侧衣袖内，拉下衣袖过手至遮住手（图 5-13C），再用衣袖遮住的手在外面握住另一衣袖的外面并拉下袖子（图 5-13D），两手在袖内交替退出，至双手握住肩缝对齐

续表

操作流程	操作要点
挂衣	一手将隔离衣一边向另一边折叠，使污染面折向内。手持衣领，将隔离衣两边缘对齐，用夹子夹住衣领挂在衣钩上（图5-13E） 若需换洗隔离衣，需解开腰带，脱下后将清洁面向外，卷好投入污物袋中
洗手	按七步洗手法洗手

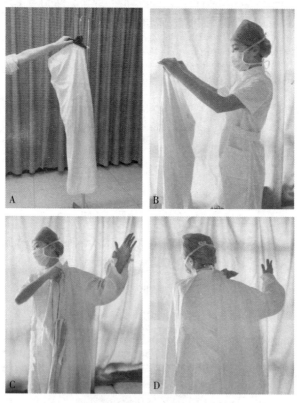

图5-12 穿隔离衣

A.取隔离衣；B.清洁面朝自己；C.穿上一袖；D.穿上另一袖

图 5-12（续图）

E. 系领扣；F. 扣袖口；G. 将一侧衣边捏至前面；H. 同法捏
另一边；I. 将两侧衣边对齐；J. 系上腰带

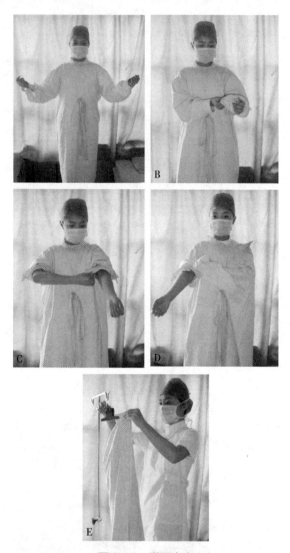

图 5-13　脱隔离衣

A. 松开腰带在前面打一活结；B. 将衣袖向上塞在上臂衣袖内；C. 洗手后拉袖口内的清洁面；D. 手放袖内拉另一袖污染面；E. 提领对齐挂衣钩

5. 注意事项

（1）穿隔离衣前，应将操作者所有用物备齐。

（2）隔离衣长短要合适，需全部遮盖工作服。

（3）穿、脱隔离衣时，保持衣领及隔离衣清洁面不被污染。

（4）穿隔离衣后，只限在规定区域内活动，不得进入清洁区。

（5）消毒手时，不能沾湿隔离衣，隔离衣不可触及其他物品。

（6）脱下的隔离衣若挂在半污染区，清洁面朝外；若挂在污染区，则污染面朝外。

（7）隔离衣应每日更换，如有潮湿或被污染，应立即更换。

（六）避污纸的使用

1. 目的　用避污纸隔着取物品或做简单的操作，保持双手或物品不被污染，以省略消毒手程序。

2. 评估　患者病情、隔离种类、要进行的操作内容。

3. 准备

（1）操作者准备：着装符合隔离要求。

（2）用物准备：避污纸，污物桶。

（3）环境准备：环境整洁、宽敞、安全，物品放置合理。

4. 操作步骤

（1）使用时，应从页面抓起避污纸，不可掀页撕取，以保持避污纸一面为清洁面。

（2）使用后，避污纸应弃于污物桶内，集中焚烧处理。

5. 注意事项 使用避污纸时，应从页面抓取，以保持一面清洁。

（七）污物袋的使用及处理

凡被污染而无须回收的物品，可集中于不透水的塑料袋或双层布的污物袋中，封口或扎紧袋口，袋上应有"污染"标记，送指定地点焚烧处理。可再用的物品按上述袋装标记后，按先消毒后清洁的原则处理。

医疗废物的消毒处理

2012年《医疗机构消毒技术规范》对医疗废物的消毒要求进行了规范，处理必须符合国家有关法律法规的规定。

1. 医疗废物的分类 医疗废物分6类：生活垃圾、感染性废弃物（排泄物，手术或感染伤口的敷料，使用过的一次性注射器、输液器、输血器等）、病理性废弃物、锋利物、药物性废弃物、放射性废弃物。

2. 医疗废物的收集 医院内设置3种以上颜色的污物袋，用于对医疗废物进行分类收集。黑色袋装生活垃圾；黄色袋装医用垃圾；放射性废弃物的袋装须有特殊标记；利器不能与其他废弃物混放，须放入利器盒中。

3. 一次性无菌医疗用品（如注射器、输液器、输血器）使用后的处理 必须在产生科室初步毁形、分类、消毒（用0.1%含氯消毒液浸泡60分钟以上）、暂时存放，待回收。

4. 其他　每日定时由专人用密闭专车到各科回收废物，放于医院指定的场地临时存放，按当地卫生行政部门规定集中回收，统一处理，禁止重复使用和回流市场。注意，在转运过程中，不得泄漏、抛撒、流失，并且应做好处置人员的个人防护。

（来平英）

十一、污染垃圾清运处理

医疗废物指医疗卫生机构在医疗、预防、保健以及其他相关活动中产生的，具有直接或者间接感染性、毒性以及其他危害性的废物。医疗废物分为感染性废物、病理性废物、损伤性废物、药物性废物、化学性废物五大类。医疗废物分类目录列于表5-34。

十二、冷疗法与热疗法

冷疗法与热疗法是临床工作中常用的物理治疗方法，可以缓解患者痛苦，增进患者舒适，对某些疾病有一定的治疗作用。由于冷疗法与热疗法技术简单、易于操作，被广泛应用于医院、家庭和社区。医务人员应熟练掌握常用冷疗法与热疗法，充分发挥冷疗法与热疗法的效应，防止医源性和温度性损伤的发生，以达到增进疗效、减轻损伤的目的。

表 5-34 医疗废物分类目录

类别	特征	常见组分或废物名称	收集方式
感染性废物	携带病原微生物，具有引发感染性疾病传播危险的医疗废物	1. 被患者血液、体液、排泄物等污染的除锐器以外的废物 2. 使用后废弃的一次性使用医疗器械，如注射器、输液器、透析器 3. 病原微生物实验室废弃的病原体培养基、标本、菌种和毒种及其容器；其他实验室及科室废弃的血液、血清、泌物等标本和容器 4. 隔离传染病患者或者疑似传染病患者产生的废弃物	1. 收集于符合《医疗废物专用包装袋、容器和警示标志标准》（HJ421）的医疗废物包装袋中 2. 病原微生物实验室废弃的病原体培养基、标本、菌种和毒种和保存液及其容器，应在产生地点进行压力蒸汽灭菌或者使用其他方式消毒，然后按感染性废物收集处理 3. 隔离传染病患者或疑似传染病患者产生的医疗废物应当使用双层医疗废物包装袋盛装

续表

类别	特征	常见组分或废物名称	收集方式
病理性废物	诊疗过程中产生的人体废弃物和医学实验动物尸体等	1. 手术及其他医学服务过程中产生的废弃的人体组织、器官 2. 病理切片后废弃的人体组织、病理蜡块 3. 废弃的医学实验动物的组织和尸体 4. 16周胎龄以下或重量不足500 g的胚胎组织等 5. 确诊、疑似传染病或携带传染病病原体的产妇的胎盘	1. 收集于符合《医疗废物专用包装袋、容器和警示标志标准》（HJ421）的医疗废物包装袋中 2. 确诊、疑似传染病或携带传染病病原体的产妇的胎盘应使用双层医疗废物包装袋盛装 3. 可进行防腐或者低温保存
损伤性废物	能够刺伤或割伤人体的废弃的医用锐器	1. 废弃的金属类锐器，如针头、缝合针、针灸针、探针、穿刺针、解剖刀、手术刀、手术锯、备皮刀、钢钉和导丝 2. 废弃的玻璃类锐器，如盖玻片、载玻片、玻璃安瓿 3. 废弃的其他材质类锐器	1. 收集于符合《医疗废物专用包装袋、容器和警示标志标准》（HJ421）的利器盒中 2. 利器盒达到3/4满时，应当封闭严密，按流程运送、贮存

类别	特征	常见组分或废物名称	收集方式
药物性废物	过期、淘汰、变质或被污染的废弃药物	1. 废弃的一般性药品 2. 废弃的细胞毒性药物和遗传毒性药物 3. 废弃的疫苗及血液制品	1. 少量的药物性废物可以并入感染性废物中，但应在标签中注明 2. 批量废弃的药物性废物，收集后应交由具备相应资质的医疗废物处置单位等进行处置危险废物处置
化学性废物	具有毒性、腐蚀性、易燃性、反应性的废弃的化学物品	列入《国家危险废物名录》中的废弃危险化学品，如甲醛、二甲苯；非特定行业来源的危险废物，如含汞血压计、含汞体温计、废弃的牙科汞合金材料及其残余物	1. 收集于容器中，粘贴标签并注明主要成分 2. 收集后应交由具备相应资质的医疗废物处置单位或危险废物处置单位等进行处置

（未平英）

（一）冷疗法

冷疗法是指用低于人体温度的物质，作用于机体的局部或全身，达到止血、止痛、降温、消炎等目的的治疗方法。

冷疗法分为局部冷疗法和全身冷疗法两种。常用的局部冷疗法有冰袋、冰囊、冰帽、冰槽、冷敷与湿敷和化学制冷袋等；常用的全身冷疗法有酒精擦浴和温水擦浴等。

1. 冰袋及冰囊的使用

（1）目的：降温、止血、减轻疼痛、消肿、控制炎症扩散。

（2）评估

1）患者的年龄、病情、体温、治疗情况、意识状态、是否对冷过敏等。

2）患者局部皮肤状况、循环状况，如皮肤颜色、温度、有无硬结、有无感觉障碍。

3）患者的心理状态、活动能力及配合程度。

（3）准备

1）操作者准备：着装整齐，洗手，戴口罩。

2）患者准备：了解冰袋/冰囊冷疗的作用、方法、注意事项及配合事项；排空大小便，取舒适卧位。

3）用物准备：冰袋及冰囊（图 5-14）、布套、帆布袋、毛巾、木槌、冰块、盆及冷水、漏勺及手消毒剂。

（4）操作步骤：列于表 5-35。

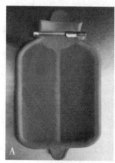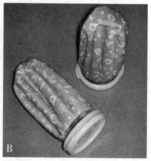

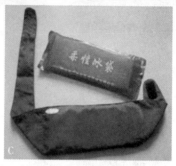

图 5-14 冰袋及冰囊

A. 冰囊；B. 新型冰囊；C. 冰袋

表 5-35 冰袋及冰囊的使用

操作流程	操作要点
装冰袋	（1）检查冰袋及冰囊有无破损、漏气 （2）将冰块倒入帆布袋，用木槌敲成核桃大小，倒入盆内用冷水冲去棱角 （3）用漏勺将小冰块装入冰袋及冰囊1/2～2/3满，驱出袋内空气，夹紧袋口 （4）用毛巾擦干冰袋及冰囊，检查无漏水后套上布套
核对解释	备齐物品，携至患者床旁，核对医嘱、患者姓名及床号，向患者解释操作目的及配合要点，检查用冷部位皮肤情况

操作流程	操作要点
放置冰袋	（1）将冰袋及冰囊置于需冷敷部位，忌压部位采用悬吊式 （2）高热患者降温时，将冰袋置于前额、头顶、颈部外侧、腋下、腹股沟等大血管流经处；鼻出血患者将冰囊置于鼻部；扁桃体摘除术后，将冰囊置于颈前颌下
观察效果	观察局部血液循环情况、体温变化及冷疗用物是否漏水，倾听患者主诉。如局部皮肤出现青紫、麻木感，应立即停止使用，严格执行交接班制度
撤除冰袋	用冷 30 分钟后撤除冰袋及冰囊，协助患者取舒适卧位，整理床单位
洗手记录	洗手，记录用冷部位、时间、效果和反应
整理用物	倒空冰袋及冰囊，倒挂晾干，吹入少量空气后夹紧袋口，置于阴凉处备用；布套清洁后晾干备用

（5）注意事项：在用冷过程中，应注意听取患者主诉，密切观察患者病情变化及用冷部位皮肤变化，如出现苍白、青紫、麻木等情况，应积极停止用冷并给予相应处理。要特别注意观察老年人、婴幼儿、昏迷等患者的冷疗。

为防止继发反应的发生，冷疗时间不得超过 30 分钟。如需要长期用冷，可间隔 1 小时重复使用。

冷疗用于高热患者降温时，用冷 30 分钟后应测体温并记录，当体温降至 39℃以下时，无须继续用冷。

冰袋需用布类包裹，不可与皮肤直接接触。用时注意观察冰袋或冰囊有无漏水，冰块融化后应及时更换，保持布套干燥。

冷疗禁忌证：①慢性炎症或深部化脓病灶；②循环障碍；③组织损伤、破裂；④对冷过敏者；⑤冷疗的禁忌部位：枕后、耳郭、阴囊处，由于皮肤薄，血液供应少，易引起冻伤；心前区，用冷可致反射性心率减慢、心房颤动、心室颤动及房室传导阻滞；腹部，用冷易出现腹痛、腹泻；足底，用冷可致反射性末梢血管收缩而影响散热或引起一过性冠状动脉收缩。

（6）评价：操作方法正确、熟练，动作轻柔，患者感觉舒适、安全，无不良反应，达到冷疗目的。

护患沟通有效，患者理解并配合操作。

新型冰袋

目前新型医用冰袋主要分为两类，可替代传统冰袋的作用，具有方便、易用的特点。

一次性冰袋（图5-15A），其制冷原理是通过用力压破水囊，使水与无机盐类颗粒迅速发生反应，产生制冷效果。对于需要进行物理降温的野外救护、家庭急救有较好效果。

超级冰袋（图5-15B），由高分子聚合物制成，是一种凝胶状冰冻介质，常用于临床患者的局部降温。使用前，需放入冰柜内冷冻蓄冷12小时；使用后，冰袋表面进行擦拭消毒后即可反复使用。

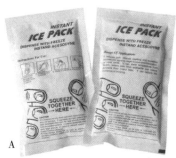

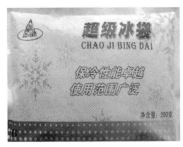

图 5-15　新型冰袋

A. 一次性冰袋；B. 超级冰袋

2. 冰帽及冰槽的使用

（1）目的：头部降温，降低脑细胞代谢，减少脑细胞需氧量，预防脑水肿。

（2）评估

1）患者的年龄、病情、体温、治疗情况、意识状态、是否对冷过敏等。

2）患者头部状况、有无感觉障碍等。

3）患者的心理状态、活动能力及配合程度等。

（3）准备

1）操作者准备：着装整洁，洗手，戴口罩。

2）患者准备：了解冰帽及冰槽冷疗的目的、方法、注意事项及配合要点；排空大小便，取舒适卧位。

3）用物准备：冰帽及冰槽、帆布袋、海绵垫、木槌、冰块、盆及冷水、漏勺、肛表、水桶、手消毒剂。若用冰槽，需准备不脱脂棉球和凡士林纱布。

（4）操作步骤：列于表5-36。

表5-36　冰帽及冰槽的使用

操作流程	操作要点
备齐用物	（1）检查冰帽及冰槽有无破损、漏水 （2）将冰块倒入帆布袋，用木槌敲成核桃大小，倒入盆内，用冷水冲去棱角 （3）用漏勺将小冰块装入冰帽1/2～2/3满，驱出冰帽内空气，旋紧冰帽口，用毛巾擦干冰帽，检查无漏水，备用；同法将小冰块装入冰槽
核对解释	备齐用物，携至患者床旁，核对医嘱、患者姓名及床号，解释操作目的及配合要点，检查用冷部位皮肤情况
放置冰帽及冰槽	（1）冰帽降温：将患者头部置于冰帽中，将海绵垫垫于后颈部、枕部、双耳郭处；将排水管放于水桶内，注意水流情况 （2）冰槽降温：将患者头部置于冰槽中，用未脱脂棉球塞入双耳道，以防冰水流入耳内；用凡士林纱布遮盖双眼，保护角膜
观察效果	（1）每30分钟测一次生命体征并记录；患者肛温应维持在33℃左右，肛温不低于30℃，以防心房颤动、心室颤动、房室传导阻滞等并发症发生 （2）注意观察患者局部皮肤及全身反应，倾听患者主诉

续表

操作流程	操作要点
撤除冰帽	用冷 30 分钟后撤除冰帽及冰槽，协助患者取舒适卧位，整理床单位
洗手记录	洗手，记录用冷部位、时间、效果和反应
整理用物	冰帽处理同冰袋，将冰槽内的冰水倒空，消毒备用

（5）注意事项

1）密切观察患者：观察体温和心率的变化，肛温不可低于 30℃，以防发生心房颤动、心室颤动或房室传导阻滞等并发症。观察患者头部皮肤无发紫、麻木，尤其注意耳郭、后颈和枕部皮肤，以防冻伤。

2）观察冰帽、冰槽、冰块情况：冰帽或冰槽有无漏水、冰块是否融化。如有，及时更换或添加，以保证冷疗效果。

3）为防止继发反应，冷疗时间不宜超过 30 分钟。如需要长期用冷，应间隔 1 小时重复使用。

（6）评价

1）操作方法正确、熟练，患者无冻伤，无不良反应，达到冷疗目的。

2）操作者与患者或家属沟通有效，得到理解与配合。

3. 冷敷与湿敷

（1）目的：降温、止血、消肿、止痛。

（2）评估：同冰袋及冰囊使用方法，注意有无开放性伤口。

（3）准备

1）操作者准备：着装整洁，洗手，戴口罩。

2）患者准备：患者及家属了解冷敷与湿敷的目的、方法、注意事项及配合要点；排空大小便，取舒适卧位。

3）用物准备：盆内盛冰水、敷布2块、钳子2把、凡士林、纱布、棉签、弯盘、塑料薄膜、棉垫或毛巾、一次性治疗巾、手消毒剂。如有伤口，应准备无菌换药用物。

（4）操作步骤：列于表5-37。

表 5-37　冷敷与湿敷

操作流程	操作要点
核对解释	携用物至患者床旁，核对医嘱、患者姓名及床号，向患者及家属解释操作的目的、方法，取得患者配合
准备患处	（1）协助患者取舒适卧位，暴露治疗部位，必要时使用围帘或屏风遮挡 （2）在治疗部位下方垫一次性治疗巾，将凡士林涂于患处，并盖上一单层纱布
湿敷患处	（1）将敷布浸入冰水中，双手各持1把钳子，将敷布拧至不滴水 （2）抖开敷布，将敷布折叠敷于患处，上盖塑料薄膜及棉垫或毛巾 （3）每3～5分钟更换一次敷布，治疗时间以15～20分钟为宜
观察效果	注意观察患者局部皮肤及全身反应，倾听患者主诉

操作流程	操作要点
整理用物	治疗毕撤去用物，用纱布擦去凡士林；协助患者取舒适卧位，整理床单位
洗手记录	记录冷敷的部位、时间、效果和患者反应

（5）注意事项

1）用冷过程中密切观察患者局部皮肤变化及患者反应，防止冻伤及不良反应。

2）若为物理降温，在冷敷与湿敷30分钟以后应测量体温，并将结果记录于体温单上。

3）湿敷部位若为开放性伤口，须按无菌技术要求处理伤口。

（6）评价

1）操作者与患者及家属沟通有效，得到理解及配合。

2）操作方法正确，达到冷疗目的，患者感觉舒适、安全，无不良反应发生。

4. 温水擦浴及酒精擦浴

（1）目的：为高热患者降温。

（2）评估

1）患者的年龄、病情、体温、治疗情况、意识状态、是否对酒精过敏等。

2）患者皮肤、循环状况，有无感觉障碍等。

3）患者的心理状态、活动能力及配合程度。

（3）准备

1）操作者准备：着装整洁，洗手，戴口罩。

2）患者准备：患者及家属了解酒精或温水擦

浴的目的、方法、注意事项及配合要点；排空大
小便。

　　3）用物准备：热水袋、冰袋及布套，大浴巾、
小毛巾各2块，盆（内盛25%～35%酒精200～
300 ml或温水2/3满，温度为32～34℃）、清洁衣
裤、手消毒剂，必要时备屏风、便器。

　　4）环境准备：病室整洁、安静、舒适、安全。
酌情关闭门窗，必要时使用屏风或围帘遮挡患者。

　　（4）操作步骤：列于表5-38。

表5-38　温水及酒精擦浴

操作流程	操作要点
核对解释	备齐用物，携至患者床旁，核对医嘱、患者姓名及床号，向患者及家属解释操作目的及方法，取得患者配合
安置体位	（1）松开床尾被盖，协助患者取舒适卧位，按需给予便器 （2）头部放冰袋，足底放热水袋
擦浴上肢	（1）协助患者脱去上衣，露出一侧上肢，大浴巾垫于擦浴部位，小毛巾浸入酒精（温水）中拧至半干，缠于操作者手上成手套状，以离心方向擦拭，再用大毛巾拭干 （2）顺序：颈部外侧→肩→上臂外侧→前臂外侧→手背；侧胸→腋窝→上臂内侧→肘窝→前臂内侧→手心 （3）同法擦浴对侧，每侧擦拭3分钟，全程不超过20分钟
擦浴背部	（1）协助患者取侧卧位，背向操作者，露出背部，身下垫大浴巾，分上、中、下三部分纵向擦拭背部，再用大浴巾拭干 （2）协助患者平卧，更换上衣

续表

操作流程	操作要点
擦浴下肢	（1）协助患者脱裤，露出近侧下肢，身下垫大浴巾 （2）同上肢擦浴法，依次擦拭：髋部→下肢外侧→足背；腹股沟→下肢内侧→内踝；臀部→下肢后侧→腘窝→足跟。每侧各擦浴3分钟，擦拭完毕更换裤子，协助患者取舒适卧位
严密观察	擦浴过程中随时观察患者情况，倾听患者主诉。若出现寒战、面色苍白、脉搏及呼吸异常，应立即停止擦浴并及时处理
整理记录	（1）撤除用物，协助患者取舒适卧位，整理床单位 （2）洗手，记录擦浴时间、效果和患者反应 （3）30分钟后测量体温并记录

（5）注意事项

1）擦浴前头部置冰袋，有助于降温，并可防止头部充血引起头痛；热水袋置于足底，有助于足部血管扩张减轻头部充血，使患者感觉舒适。

2）擦浴时，要随时观察患者情况，询问其感受，如有异常，应立即停止操作，并通知医生给予处理。

3）擦浴应以拍拭方式进行，在腋窝、肘窝、腹股沟、腘窝等血管丰富处，适当延长时间，有利于散热。

4）禁擦后颈部、胸前区、腹部、足底等处，以免引起不良反应。

5）血液病患者、新生儿、对酒精过敏者禁忌使用酒精擦浴。

（6）评价

1）操作方法正确，达到擦浴目的，患者感觉舒适、安全，无不良反应。

2）与患者或家属沟通有效，得到理解与配合。

（二）热疗法

热疗法是利用高于人体温度的物质，作用于身体局部或全身，以达到促进血液循环、消炎、解痉和缓解疲劳作用的治疗方法。

热疗法分为干热疗法和湿热疗法两种。常用的干热疗法有热水袋、烤灯等；湿热疗法有热湿敷、热水坐浴、局部浸泡等。

1. 热水袋的使用

（1）目的：保暖、解痉、镇痛。

（2）评估

1）患者的年龄、病情、治疗情况、意识状态。

2）患者局部皮肤、循环状况，对热的耐受度，有无感觉障碍等。

3）患者的心理状态、活动能力及配合程度等。

（3）准备

1）操作者准备：着装整洁，洗手，戴口罩。

2）患者准备：了解使用热水袋的目的、方法、注意事项及配合要点。

3）用物准备：热水袋、布套、水温计、毛巾、盛有热水的水壶及手消毒剂。

4）环境准备：病室整洁、安静、舒适、安全，酌情关闭门窗、拉上围帘。

（4）操作步骤：列于表 5-39。

表 5-39 热水袋使用方法

操作流程	操作要点
备热水袋	（1）检查热水袋有无破损、漏气 （2）测量水温，调节水温至 60 ~ 70℃ （3）取下塞子，放平热水袋，一手持热水袋口边缘；另一手向袋内灌入热水，边灌边提高热水袋 （4）当热水灌至 1/2 ~ 2/3 满时，将热水袋口逐渐放平，驱出袋内空气，旋紧塞子 （5）用毛巾擦干热水袋外的水迹，倒提并轻轻抖动，检查无漏水后装入布套内
核对解释	携用物至患者床旁，核对医嘱、患者姓名及床号，解释操作目的及配合要点
置热水袋	协助患者取舒适卧位，将热水袋置于所需部位，袋口朝向患者身体外侧
密切观察	注意观察局部皮肤情况及患者反应，倾听患者主诉
撤热水袋	用热 30 分钟后撤去热水袋，协助患者取舒适卧位，整理床单位
整理用物	倒空热水袋，倒挂晾干，吹入少量空气后旋紧塞子，置阴凉处备用；布套清洁后晾干备用
洗手记录	洗手，记录用热部位、时间、效果及患者反应，必要时应做好床旁交班

（5）注意事项：婴幼儿、老年人、昏迷、麻醉未醒、末梢循环不良、感觉障碍等患者使用热水袋时，水温应在 50℃以内，以防烫伤。

在热水袋使用过程中，应密切观察皮肤颜色，如出现皮肤潮红，患者主诉疼痛，应立即停止使用，并在局部涂凡士林以保护皮肤。

禁用冰袋代替热水袋，以防袋口漏水烫伤患者。

（6）评价

1）患者感觉温暖、舒适，无烫伤发生，达到热疗目的。

2）与患者及家属沟通有效，得到理解及配合。

2. 烤灯的使用　烤灯是利用光线的辐射作用产生热量，使人体局部温度升高，血管扩张，局部血液循环加速，促进组织代谢，改善局部组织营养状况。

（1）目的：消炎、消肿、解痉、镇痛；促使创面干燥、结痂；保护肉芽组织生长，促进伤口愈合。

（2）评估

1）患者的年龄、病情、治疗情况、意识状态。

2）患者局部皮肤状况、有无伤口、对热的耐受程度、有无感觉障碍等。

3）患者的心理状态、活动能力及配合程度等。

（3）准备

1）操作者准备：着装整洁，洗手，戴口罩。

2）患者准备：了解使用烤灯的目的、方法、注意事项及配合要点。

3）用物准备：红外线灯或鹅颈灯，必要时备有色眼镜或湿纱布。

4）环境准备：病室整洁、安静、温度适宜，酌情关闭门窗、拉上围帘。

（4）操作步骤：列于表 5-40。

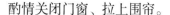
表 5-40　烤灯使用方法

操作流程	操作要点
检查烤灯	检查烤灯的性能，确认烤灯功能正常
核对解释	携烤灯至患者床旁，核对医嘱、患者姓名及床号，解释操作目的及配合要点
安置体位	协助患者取舒适卧位，暴露治疗部位，必要时使用围帘或屏风遮挡
调节灯距	（1）照射面部、颈部、前胸部时，给患者戴有色眼镜或用湿纱布遮盖双眼 （2）将灯头移至治疗部位的斜上方或侧方，有保护罩的灯头可垂直照射，灯距 30 ~ 50 cm，以患者感觉温热为宜，照射时间 20 ~ 30 分钟
密切观察	注意观察患者局部皮肤及全身反应，倾听患者主诉
撤除烤灯	照射完毕，关闭开关，移开烤灯，协助患者取舒适卧位，整理床单位
洗手记录	洗手，记录照射部位、时间、效果、局部反应及患者反应

（5）注意事项

1）治疗中应密切观察患者全身及局部反应，如患者出现发热、心悸、头晕等不适或照射部位皮肤出现紫红色，应立即停止照射，在发红处涂凡士林保护皮肤。

2）面部、前胸部照射时，可让患者戴有色眼镜或用湿纱布遮盖眼睛。

3）治疗完毕，嘱患者在室内休息 15 分钟后方可外出，以防感冒。

（6）评价

1）患者感觉舒适、安全，局部皮肤无烫伤，达到使用烤灯的目的。

2）与患者或家属沟通有效，得到理解与配合。

3. 热湿敷

（1）目的：解痉、消炎、消肿、镇痛。

（2）评估

1）患者的年龄、病情、治疗情况、意识状态。

2）患者局部皮肤状况、有无伤口、对热的耐受程度、有无感觉障碍等。

3）患者的心理状态、活动能力及配合程度等。

（3）准备

1）操作者准备：着装整洁，洗手，戴口罩。

2）患者准备：了解热湿敷的目的、方法、注意事项及配合要点，排空大小便。

3）用物准备：①治疗盘内：敷布 2 张、长柄钳子 2 把、凡士林、棉签、纱布、弯盘、塑料薄膜、棉垫或毛巾、一次性治疗巾、水温计；②治疗盘外：热水瓶、盆（内盛热水，水温 50～60℃），手消毒剂，必要时备热水袋、大毛巾。如有伤口，应准备无菌换药用物。

4）环境准备：病室整洁、安静、温度适宜，酌情关闭门窗，必要时使用围帘或屏风遮挡。

（4）操作步骤：列于表 5-41。

表 5-41 热湿敷法

操作流程	操作要点
核对解释	备齐用物，携至患者床旁；核对医嘱、患者姓名及床号，解释操作目的及配合要点
准备患处	协助患者取舒适卧位，暴露治疗部位，必要时使用围帘或屏风遮挡
湿敷患处	（1）在治疗部位下垫一次性治疗巾，在患处涂凡士林后盖单层纱布 （2）将热水倒入盆内，用水温计测水温（50～60℃），将敷布浸入热水中，双手各持一把钳子，将浸在热水中的敷布拧至半干 （3）抖开敷布，放手腕掌侧皮肤试温，无烫感 （4）将敷布折叠敷于患处，敷布上可加盖塑料薄膜及棉垫或毛巾。若治疗部位不忌压，可在棉垫或毛巾上放置热水袋并加盖大毛巾 （5）每 3～5 分钟更换一次敷布，及时更换盆内热水，热敷时间以 15～20 分钟为宜
观察效果	观察局部皮肤反应，倾听患者主诉
整理用物	（1）治疗完毕，撤去用物，用纱布擦去凡士林，盖好治疗部位 （2）协助患者取舒适卧位，整理床单位及用物，按规定消毒处理后放回原处
洗手记录	洗手，记录热湿敷的部位、时间、效果、局部反应及患者反应

（5）注意事项

1）如热敷部位有开放性伤口，应按无菌操作原则进行，热敷后按外科换药法处理伤口。

2）在热湿敷过程中，随时与患者交流，并检查敷布的温度和患者皮肤颜色，每3～5分钟更换一次敷布，维持适当的温度。

3）面部热敷者，嘱患者热敷后15分钟方可外出，以防感冒。

（6）评价

1）患者感觉舒适、安全，局部无烫伤、感染发生，达到热湿敷目的。

2）操作方法正确、熟练，动作轻柔。

3）与患者或家属沟通有效，得到理解与配合。

4. 热水坐浴

（1）目的：消炎、消肿、镇痛、减轻充血。常用于会阴、肛门疾病及手术后。

（2）评估

1）患者的年龄、病情、治疗情况、意识状态。

2）患者局部皮肤状况、有无伤口、对热的耐受程度、有无感觉障碍等。

3）患者的心理状态、活动能力及对该操作的理解及配合程度。

（3）准备

1）操作者准备：着装整洁，洗手，掌握沟通技巧。

2）患者准备：了解热水坐浴的目的、方法、注意事项及配合要点；排便，清洗会阴部。

3）用物准备：①治疗盘内：遵医嘱备药物、水温计、无菌纱布、弯盘、浴巾；②治疗盘外：热水（水温40～45℃），手消毒剂，必要时备换药用物；坐浴椅、消毒坐浴盆、屏风。

4）环境准备：调节室温，关闭门窗，必要时使用围帘或屏风遮挡。

（4）操作步骤：列于表 5-42。

表 5-42　热水坐浴法

操作流程	操作要点
配药调温	遵医嘱配制药物，将热水倒入坐浴盆内 1/2 满，调节水温，浴盆放于坐浴椅上
核对解释	备齐用物，携至患者床旁；核对医嘱、患者姓名及床号，向患者解释操作目的及配合要点
协助坐浴	（1）协助患者脱裤至膝部，暴露治疗部位 （2）指导患者用纱布蘸坐浴液擦拭臀部皮肤，适应水温后再坐入盆中，待臀部完全泡入水中，用浴巾遮盖腿部 （3）注意保暖，及时添加热水及药物，坐浴时间以 15～20 分钟为宜
观察效果	注意观察患者面色、脉搏、呼吸有无异常，倾听患者主诉
整理用物	（1）坐浴完毕，用纱布擦干臀部 （2）协助患者穿好裤子并卧床休息，交代注意事项，整理床单位 （3）整理用物，消毒处理后放回原处
洗手记录	洗手，记录治疗时间、药物、效果、局部反应及患者反应

（5）注意事项

1）会阴、肛门部位有伤口者，准备无菌坐浴盆和溶液，坐浴结束后按换药法处理伤口。

2）坐浴过程中确保患者安全，随时观察患者的面色、呼吸及脉搏情况，如诉头晕、乏力、心悸等不适，应立即停止坐浴，扶其上床休息，并观察病情变化。

3）女性患者月经期、妊娠后期、产后2周内、阴道出血、盆腔急性炎症期不宜坐浴，以免引起感染。

（6）评价

1）患者感觉舒适、安全，局部皮肤无烫伤，无感染发生，达到热水坐浴的效果。

2）操作方法正确、熟练，动作轻巧。

3）与患者或家属沟通有效，得到理解与配合。

5. 局部浸泡法

（1）目的：清洁、消炎、镇痛、消毒伤口等。常用于手、足、前臂和小腿等部位感染。

（2）评估

1）患者的年龄、病情、治疗情况、意识状态。

2）患者局部皮肤状况、有无伤口、对热的耐受程度、有无感觉障碍等。

3）患者的心理状态、活动能力及配合程度。

（3）准备

1）操作者准备：着装整洁，洗手，戴口罩。

2）患者准备：了解局部浸泡法的目的、方法、注意事项及配合要点；排空大小便。

3）用物准备：长镊子、纱布、遵医嘱备药物、水温计、盆、热水（水温43～46℃），手消毒剂，必要时备换药用物。

4）环境准备：病室整洁、温度适宜，酌情关闭门窗。

（4）操作步骤：列于表5-43。

表 5-43　局部浸泡法

操作流程	操作要点
配药调温	遵医嘱配制浸泡溶液，将热水倒入浸泡盆内 1/2 满，调节水温，以患者可耐受的温度为准，加入所需药物配制成浸泡溶液
核对解释	备齐用物，携至患者床旁；核对医嘱、患者姓名及床号，向患者解释操作目的及配合要点
协助浸泡	（1）暴露治疗部位，指导患者将患肢慢慢浸入盆中，如有伤口，可用无菌长镊夹持无菌纱布，轻轻擦拭创面 （2）及时添加热水及药物，添加热水时，应将患者肢体移出浸泡盆，治疗时间为 15~20 分钟
观察效果	注意观察局部皮肤情况及患者反应，倾听患者主诉
整理用物	（1）浸泡完毕，用毛巾擦干肢体 （2）有伤口者，按无菌技术处理伤口，预防感染 （3）协助患者穿好衣裤，取舒适卧位，整理床单位
洗手记录	洗手，记录浸泡部位、时间、药物、效果、局部反应及患者反应

（5）注意事项

1）有伤口者，应注意保持用物无菌，浸泡后使用无菌换药技术处理伤口。

2）浸泡过程中随时观察局部皮肤情况，若局部出现发红、疼痛等，应立即停止浸泡并给予相应处理。

（6）评价

1）患者感觉舒适，局部皮肤无烫伤，浸泡后局部炎症和疼痛减轻。

2）操作熟练，动作轻巧，无菌观念强。

3）与患者或家属沟通有效，得到理解与配合。

（来平英）

第二节　常用急救技术

一、心肺复苏

心搏骤停是指各种原因引起的在未能预计的情况和时间内心脏突然停止搏动，从而导致有效心泵功能和有效循环突然中止，引起全身组织细胞严重缺血、缺氧和代谢障碍，如不及时抢救，即可立刻失去生命。

心搏骤停是临床中最危重的急症，可迅速导致患者死亡，应尽早进行高质量的心肺脑复苏，维持有效的呼吸和循环功能，保证脑的血供，以增加患者存活的机会，改善复苏后生存质量。心搏骤停一旦发生，如得不到即刻、及时的抢救复苏，4~6分钟后会造成患者脑和其他重要器官组织的不可逆损害，因此心搏骤停后的心肺复苏必须在现场立即进行。在日常生活中，总有可能遇到身边有人出现心搏骤停的紧急情况，学习掌握心肺复苏，可以在等待救护车来的这段时间内很好地开展急救行动，争分夺秒地挽救生命。

（一）病因

1. 心源性因素　冠状动脉粥样硬化性心脏病（简称冠心病）是成人猝死的主要原因，约80%心源性猝死是由冠心病及其并发症引起的。急性病毒性心肌炎、原发性心肌病、先天性心脏病、风湿性心脏病以及危险性心律失常也常导致心搏骤停。

2. 非心源性因素　窒息等原因导致呼吸停止；严重的电解质代谢紊乱与酸碱平衡失调；各种严重创伤；各种药物中毒或过敏反应；麻醉、手术意外；电击、雷击和溺水等意外伤害；诊断性操作（如血管造影、心导管检查）均有可能造成心搏骤停。

（二）临床表现

心搏骤停后，心泵功能丧失，血流停止，血氧浓度显著降低，全身组织器官均缺血、缺氧，但体内各脏器对缺血、缺氧的耐受能力是不同的。正常体温时，中枢神经系统对缺血、缺氧的耐受程度最差，所以在缺血、缺氧时，最先受到损害的是脑组织。一般心搏骤停3~5秒，患者即可出现头晕、黑矇；心搏骤停10秒左右，可引起晕厥，随即意识丧失，或发生阿-斯综合征，伴全身性抽搐，由于尿道括约肌和肛门括约肌松弛，可同时出现大小便失禁；心搏骤停发生20~30秒时，由于脑中尚存的少量含氧血液可短暂刺激呼吸中枢，呼吸可呈断续或无效呼吸状态，伴颜面苍白或发绀；心搏骤停60秒左右，可出现瞳孔散大；心搏骤停4~6分钟，脑组织即发生不可逆的损害，数分钟后即可从临床死亡过渡到生物学死亡。

1. 心搏骤停的临床表现

（1）意识突然丧失或短暂抽搐。

（2）大动脉搏动消失，触摸不到颈动脉搏动。

（3）叹息样呼吸或呼吸停止。

（4）面色苍白或发绀。

（5）双侧瞳孔散大，对光反应消失。

心搏骤停三联征：突发意识丧失、大动脉搏动消失、呼吸停止。

2. 心搏骤停的心电图表现

（1）心室颤动：简称室颤，是心搏骤停最常见的类型。心室肌发生极不规则、快速而不协调的颤动。心电图表现为 QRS 波群消失，代之以大小不等、形态各异的颤动波，频率为 200～400 次/分。

（2）无脉性室性心动过速：因心室颤动而猝死的患者常先有室性心动过速，大动脉没有搏动。

（3）心室停搏：是指心肌失去机械收缩能力，丧失排血功能。此时，心室没有电活动，心电图往往呈一条直线，或偶有 P 波。

（4）无脉性电活动：是指心脏有持续的电活动，但没有有效的机械收缩，丧失排血功能。心电图可表现为不同种类的电活动，但往往测不到脉搏。

（三）心搏骤停患者的急救和急救生存链

心肺复苏（CPR）是针对心搏、呼吸骤停所采取的急救措施，用胸外心脏按压或其他方法形成暂时的人工循环并最终恢复心脏自主搏动，用人工呼吸代替自主呼吸并最终恢复自主呼吸，达到挽救生命的目的。脑复苏是心肺功能恢复后，针对保护和恢复中枢神经系统功能的治疗，加强对脑细胞损伤的防治和促进脑功能的恢复。脑功能的恢复程度决定患者的生存质量。

为成功挽救心搏骤停患者的生命，需要很多环节紧紧相扣。1992年10月，美国心脏协会（AHA）正式提出"生存链"的概念。根据国际心肺复苏（CPR）与心血管急救（ECC）指南，成人生存链是指对突然发生心搏骤停的成年患者采取一系列规范有效的救护措施，将这些救护措施以环链形式序列连接起来，就构成了一个挽救生命的"生存链"。2020年美国心脏协会心血管急救成人院外心搏骤停生存链包括：①识别并启动急救反应系统；②即时高质量心肺复苏；③快速除颤；④基础及高级急救医疗服务；⑤高级生命支持和骤停后护理；⑥康复。

成人院内心搏骤停生存链包括：①监测和预防；②识别和启动应急反应系统；③即时高质量心肺复苏；④快速除颤；⑤高级生命支持和骤停后护理；⑥康复。生存链中各环节必须环环相扣，中断任何一个环节，都可能影响患者的预后。

（四）急救处置

1. 操作前准备

（1）操作者准备：着装整洁，态度严肃，反应敏捷。

（2）物品准备：开口器、舌钳、口咽通气管、纱布、弯盘及手电筒等。

（3）环境准备：综合分析，判断环境。在眼睛看、耳朵听、鼻子闻等综合分析的基础上，判断环境是否安全。如环境安全，可以进入现场救人；若环境不安全，先解除不安全因素或将患者脱离危险环境，同时根据现场条件尽可能做好自身防护。

2. 步骤

步骤一：判断、呼救、体位

（1）轻拍患者双肩，靠近耳边大声呼叫，观察患者有无反应，判断意识；婴儿通过拍击足底判断反应。

（2）若患者无反应，须立即启动急救反应系统，向他人快速求救并获取自动体外除颤器（AED）。

（3）同时判断大动脉搏动和呼吸。成人检查颈动脉，方法是并拢右手的示指和中指，从患者的气管正中部位向旁滑移 2～3 cm，在胸锁乳突肌内侧轻触颈动脉搏动。儿童可检查股动脉，婴儿可检查肱动脉或股动脉。在触摸大动脉搏动的同时，通过观察口唇、鼻翼和胸腹部起伏等情况，判断有无呼吸或是否无效呼吸，时间控制在 5～10 秒内。

（4）置患者于复苏体位，即仰卧于硬质平面上，头、颈部应与躯干保持在同一轴面上，将双上肢放置在身体两侧，解开衣服，暴露胸壁。急救人员位于患者一侧，近胸部。

步骤二：胸外心脏按压

（1）按压部位：成人和儿童的按压部位在胸部正中，胸骨的下半部，两乳头连线中点的胸骨处；婴儿按压部位在两乳头连线中点下一指处。

（2）按压手法：一手掌根部放于胸骨下半部，另一手掌根部放在此手背上，双手掌根重叠，两手手指交叉相扣，手指尽量向上，避免触及胸壁和肋骨。按压者身体稍前倾，双肩在患者胸骨正上方，肩、肘、腕关节呈一条直线。按压时以髋关节为支点，应用上半身的力量垂直向下用力快速按压。儿童可用单手按压，婴儿用两个手指按压。

（3）按压深度：利用上身重量垂直下压，使胸骨下陷至少 5~6 cm，儿童及婴儿按压深度至少达到胸廓前后径的 1/3，儿童大约为 5 cm，婴儿大约为 4 cm。

（4）按压频率：儿童和成人一样，为 100~120 次 / 分（15~18 秒完成 30 次胸外按压）。

（5）按压和放松时间：按压和放松的时间相等，按压与放松时间比为 1∶1。按压期间，保证胸廓完全回弹。

（6）尽量减少胸外按压间断，或尽可能将中断控制在 10 秒以内，按压 30 次后，进入下一步骤。

步骤三：开放气道

（1）清理呼吸道：首先检查并清除患者口腔中分泌物、呕吐物、固体异物、义齿等，使头偏向一侧，取下单颗或活动义齿。

（2）仰头举颏法：适用于没有头部和颈部创伤的患者。方法是将左手肘关节着地，小鱼际置于患者前额，使患者头后仰；右手示指与中指置于下颌角处，抬起下颏（颌），使下颌角和耳垂的连线与地面呈一定角度，成人 90°，儿童 60°，婴儿 30°。

（3）托举下颌法：此法用于疑似头、颈部创伤者。操作者站在患者头部，肘部放置在患者头部两侧，双手同时将患者两侧下颌角托起，将下颌骨前移，使其头后仰。

如怀疑患者存在颈椎损伤，开放气道时应注意使用颈托等器具对颈椎进行保护。

步骤四：人工呼吸

（1）如果患者没有呼吸或无效呼吸，应立即做口对口（鼻）、口对面罩、口咽通气管等人工呼吸。无论采用何种方法，每次通气应维持1秒以上，使胸廓明显隆起，保证有足够的气体进入肺部。

（2）首次吹气2次，每次持续1秒，看到胸廓有明显的隆起。

（3）不要过度通气。每次吹气量500~600 ml，10次/分（每6秒一次）。

（4）吹气方法（口对口）：一手捏住患者鼻孔，口唇紧紧包绕患者口唇，缓慢吹气两次，同时观察患者胸部是否起伏，吹气毕放开鼻孔，让气体自然由口鼻逸出。

（5）按压:呼吸=30:2，5个循环后检查有无大动脉搏动。

《2020美国心脏协会心肺复苏及心血管急救指南》指出，单人复苏时，成人、儿童和婴儿胸外心脏按压和人工呼吸的比例为30:2；如有2名医护人员配合施救，成人比例仍为30:2，儿童和婴儿比例为15:2。持续完成5个循环或2分钟后，对患者进行评估。

步骤五：早期除颤

心搏骤停患者最常见的心律失常是心室颤动，除颤是终止心室颤动最迅速、最有效的方法。心搏骤停如果发生在院内，可以使用手动除颤仪。手动除颤仪几乎都是双相波，除颤能量为200 J，使用单相波除颤仪，除颤能量为 360 J。心搏骤停在发生院外且现场有 AED，施救者应从胸外按压开始心肺复苏，并尽快在 3 ~ 5 分钟内使用 AED。在等待除颤仪的过程中持续进行心肺复苏。AED 是一种便携式医疗设备，它可以诊断特定的心律失常，并且给予电击除颤，是可被非专业人员使用的用于抢救心源性猝死患者的医疗设备。AED 的使用方法如下。

（1）打开电源开关，根据语音提示操作。

（2）AED 电极片安置部位：心尖部电极安放在左腋前线第 5 肋间隙外侧，心底部电极放置在胸骨右缘，锁骨之下。婴儿及儿童使用 AED 时应采取具有特殊电极片的 AED，安放电极片的部位可同成年人，也可在胸前正中及背后左肩胛处。电极片安放时，应避开皮肤破损处、皮下起搏器等，如患者胸毛过多或皮肤有汗液导致电极片不能与皮肤紧密贴合，则应先剃除毛发或擦净汗液。

（3）救护人员用语言告知周边人员不要接触患者，等候 AED 分析心律是否需要电除颤。

（4）AED 确认为可除颤心律并且发出提示后，再次确定所有人员未接触患者，等待充电完成。

（5）充电完成后，按下放电键除颤。电极片在除颤后不去除，直至送到医院。

（6）继续 CPR 2 分钟，AED 将再次自动分析心律，医护人员可根据 AED 上显示的心电图决定下一步操作。

步骤六：判断心肺复苏是否有效

（1）颈动脉搏动：停止按压后，触摸颈动脉有搏动，说明患者自主循环已恢复；如停止按压，颈动脉搏动亦消失，则应继续进行胸外按压。

（2）自主呼吸出现：如果复苏有效，可出现自主呼吸，胸廓起伏。

（3）瞳孔：复苏有效时，瞳孔由散大开始缩小，对光反射恢复。

（4）面色及口唇：复苏有效时，可见面色及口唇由发绀转为红润。

（5）神志：复苏有效时，可见患者有眼球运动，睫毛反射与对光反射出现，甚至手足开始抽动，发出呻吟等。

（五）注意事项

1. **按压者的更换**　如有多个按压者，可每 2 分钟更换，换人时间应在 5 秒内完成，尽量减少按压中断时间。对于没有高级气道接受心肺复苏的心搏骤停患者，要提高心脏按压在整个复苏中的比例，目标为至少 60%。

2. **预防胃胀气**　防止胃胀气的发生，吹气时间要长，气流速度要慢，从而降低最大吸气压。

3. **院前心肺复苏的终止**

（1）患者恢复有效的自主循环和自主呼吸。

（2）由更专业的生命支持抢救小组接手。

（3）医生确认患者已死亡。临床死亡判断标准：①患者对任何刺激无反应；②无自主呼吸；③无循环特征，无脉搏，血压测不出；④心肺复苏 30 分钟后心脏自主循环仍未恢复，心电图呈一条直线（3 个以上导联）。

（六）转诊指征

心搏骤停患者在基础生命支持复苏成功后，应尽早在基础生命支持的基础上，转到医院进行高级心血管生命支持以及心搏骤停后治疗，即通过应用辅助设备、特殊技术和药物等提供更有效的呼吸、循环支持，以恢复自主循环或维持循环和呼吸功能的进一步支持治疗。

（曾学燕）

二、海姆利希手法

气道异物梗阻在日常生活中非常多见，常发生于进食时。异物进入呼吸道后，大的异物停滞在气道口，小的异物易嵌顿于支气管。严重的患者因缺氧可很快出现发绀，最终引起意识丧失和心搏、呼吸骤停。早期识别气道梗阻是抢救成功的关键。如超过4分钟，就会危及患者的生命。而且即使抢救成功，患者也常因脑部缺氧过久而致失语、智力障碍、瘫痪等后遗症。而超过10分钟，其损伤几乎不可恢复。

（一）气道异物梗阻的原因

气道梗阻的常见异物有果冻、糖果、花生米、话梅、药片、瓜子、纽扣等，常见的原因有以下几种。

1. 饮食不慎　婴幼儿和儿童，特别是1～3岁的儿童，会厌软骨发育不成熟，反射功能差，防御咳嗽力弱，常有饮食时嬉闹和口含异物的习惯，易将口腔中的物品误吸入呼吸道导致梗阻。成人气道梗阻大多发生在进餐时，因进食急促，尤其是在摄入大块的、咀嚼不全的硬质食物时，若同时大笑或讲话，极易使一些食物团块滑入呼吸道引起梗阻。部分老年人可因咳嗽、吞咽功能差，稍有不慎，可使食物或活动义齿误入呼吸道而引起梗阻。

2. **酗酒** 大量饮酒时，由于血液中乙醇浓度升高，使咽喉部肌肉松弛而吞咽失灵，食物团块极易滑入呼吸道。

3. **昏迷** 各种原因所致的昏迷患者，因舌根后坠，气道自我保护能力下降，易发生胃内容物反流，阻塞或误吸入呼吸道导致气道梗阻。

4. **其他** 如自缢或精神病患者，故意将异物送入口腔而插进呼吸道。

（二）临床表现

呼吸道部分或完全梗阻后，患者常常突发呛咳、声音嘶哑、呼吸困难及发绀等。

1. **特殊表现** 由于异物进入气道时感到极度不适，患者常常不由自主地以一手呈 V 状紧贴于颈前咽喉部，以示痛苦和求救。

2. **气道部分阻塞** 患者出现咳嗽、喘气或咳嗽弱而无力，呼吸困难，张口吸气时有高调鸡鸣音或犬吠声，面色苍白，口唇发绀。

3. **气道完全阻塞** 患者突发气短，无法发音、讲话，不能咳嗽，不能呼吸，面色青紫、发绀，如不及时处理，数分钟即意识丧失，昏倒在地，可引起心搏骤停导致死亡。

（三）急救处置

气道阻塞患者常突然发病，病情危重，短时间可危及生命。急救的原则是立即解除气道梗阻，保持呼吸道通畅。

第一目击者必须能识别气道梗阻的表现，特别是在没有明显原因的情况下，如在就餐过程中，患者突然面色发绀、意识不清、停止呼吸，容易误认为是心脏病发作。这时，目击者应及时询问患者"气道内是否有异物？"清醒的患者会点头告知。现场急救应使用简单易行、实用性强、不借助医疗设备的方法，立即将气道异物排出，畅通气道，使呼吸气体得以出入。

1. 自救法

（1）用力咳嗽：异物仅造成不完全性呼吸道阻塞，患者尚能发音、讲话，有呼吸和咳嗽时，应鼓励患者自行咳嗽和尽力呼吸，不应干扰患者自己力争排出异物的任何动作。自主咳嗽所产生的气流压力比人工咳嗽高 4~8 倍，通常用此方法排除呼吸道异物的效果较好。

（2）腹部冲击法：患者一手拳置于自己上腹部，在脐和剑突中间，另一手紧握该拳，用力向内、向上做 4~6 次快速连续冲击。

（3）上腹部倾压椅背：患者将上腹部迅速倾压于椅背、桌角、铁杆和其他硬物上，然后做迅猛向前倾压的动作，以造成人工咳嗽，驱出呼吸道异物。

2. 大于 1 岁儿童和成人气道异物梗阻的互救法

（1）如果患者只表现出轻度的气道梗阻症状，则鼓励继续咳嗽，但要严密观察患者的病情变化。

（2）拍背法：如果患者表现为严重的气道梗阻症状，但意识尚清楚，可取立位或坐位。急救者站在患者的侧后位，一手置于患者胸部以支撑患者；另一手掌根在患者两肩胛骨之间进行 4～6 次大力拍击。拍击时应注意，患者头部要保持在胸部水平或低于胸部水平，充分利用重力使异物驱出体外，拍击应快而有力。

（3）腹部冲击法（海姆利希手法）：又称海姆立克法。①意识清楚的患者，取立位或坐位。急救者站于患者身后，用双臂环抱其腰部，嘱患者弯腰、头部前倾。急救者一手握空心拳，拳眼置于患者腹正中线脐上 2 横指处；另一手紧握该拳压紧腹部，并用力快速向内、向上冲压 4～6 次，以此造成人工咳嗽，驱出异物。注意施力方向，防止胸部和腹内脏器损伤。②对意识不清的患者，可将患者放置于仰卧位，使头后仰，开放气道。急救者骑跨在患者髋部，手掌根部置于腹正中线脐上 2 横指处，两手交叉，掌根重叠，快速向内、向上用力向腹部冲击 4～6 次，检查口腔，直至异物排出，切勿偏斜或移动，以免损伤肝、脾等器官。

3. 胸部冲击法　适用于肥胖患者或妊娠后期孕妇，急救者的双手无法环抱患者腰部时。①意识清楚的患者取立位或坐位。急救者站于患者背侧，双臂经患者腋下环抱其胸部。一手的手拳拇指侧顶住患者胸骨中下部；另一手紧握该拳，向后做 4～6 次快速连续冲击。注意不要将手拳顶住剑突，以免造成骨折或内脏损伤。②意识不清的患者取仰卧位，屈膝，开放气道。急救者跪于患者一侧，相当于患者的肩胛水平，用掌根置于其胸骨中下部，向下作 4～6 次快速连续冲击。每次冲击须缓慢，间歇清楚，但应干脆利索。

4. 婴幼儿气道梗阻的现场急救　主要包括背部拍击法和胸部冲击法。

（1）背部拍击法：以急救者大腿为支撑，将患儿俯卧于急救者的一侧手臂上，确保患儿头低于躯干，一手固定婴儿下颌角并打开气道，用另一手的掌根部用力拍击患儿两肩胛骨之间的背部5次。使呼吸道内压力骤然升高，有助于松动其异物和排出体外。

（2）胸部冲击法：拍击患儿背部4～6次不能解除气道梗阻时，将患儿翻转为仰卧位，头略低于躯干。以大腿为支撑，急救者用两手指按压两乳头连线中点，给予胸部冲击按压，重复4～6次。如仍不能解除梗阻，继续交替拍击背部和冲击胸部，直至异物排出或患儿失去知觉。

如果患者呼吸、心搏停止，则按心肺复苏流程操作。

（四）注意事项

（1）尽早、尽快识别气道梗阻是抢救成功的关键。

（2）施行海姆利希手法急救操作时，应突然用力才有效，用力方向和位置一定要正确，否则有可能造成肝、脾、心包损伤或骨折。

（3）为饱餐后的患者实施海姆利希手法急救时可能会出现胃内容物反流，应及时清理口腔，防止误吸。

（五）健康宣教

（1）纠正不良的饮食习惯，如边吃饭边说话，边吃饭边饮水。

（2）避免让孩子在进食时走路、玩耍或者运动。

（3）避免让孩子口含硬币、弹珠、纽扣等物品。

（4）患过脑血管疾病的老年人和患有痴呆的老年人，以及平时经常发生呛咳的患者，进食时要细嚼慢咽。另外，不能自行饮食的人，一定要把固体食物弄成小块；喂饭的时候要确认上一口已经完全咽下了，才能接着吃下一口。

（六）转诊指征

（1）在抢救的同时应及时拨打120急救电话，以求在最短的时间内将患者转诊至医院。

（2）当各种手法无效时，应根据现场条件采用合适的方式先开放气道保障通气，并尽快送往医院。

（3）现场心肺复苏成功后，应立即转诊到医院进一步进行高级生命支持治疗。

（曾学燕）

三、骨折固定现场急救与转诊

骨折是指骨的完整性和连续性中断。

（一）病因

骨折可由创伤或骨骼疾病所致，后者如骨髓炎、骨肿瘤所致骨质破坏，受轻微外力即可发生骨折，称为病理性骨折。

由创伤导致的骨折主要包括：①直接暴力作

用于受伤部位，如车轮撞击小腿，撞击处发生胫腓骨骨干骨折。②间接暴力，通过传导使肢体受力部位的远处发生骨折，如跌倒时以手掌撑地，暴力向上传导，导致桡骨远端骨折。③疲劳性骨折，长期、反复、轻微的外力可致肢体某一特定部位骨折，如远距离行军致第 2、3 跖骨及腓骨下 1/3 骨干骨折。

（二）临床表现

1. 全身表现

（1）休克：主要原因是出血，特别是骨盆骨折、股骨骨折、多发性骨折。

（2）发热：出血量较大的骨折，血肿吸收时可出现低热，体温一般不超过 38℃。

2. 局部表现

（1）骨折的一般表现：局部疼痛、肿胀、功能障碍。

（2）骨折的特有体征：畸形、异常活动、骨擦音或骨擦感。

（三）诊断思路

具有骨折的特有体征之一者，即可诊断为骨折。值得注意的是，有些骨折如裂缝骨折、嵌插骨折、脊柱骨折、骨盆骨折，没有典型的骨折的特有体征，应常规进行 X 线检查，必要时行 CT、MRI 检查，以便确诊。

（四）辅助检查

1. 骨折的 X 线检查　凡疑为骨折者，应常规进行 X 线检查，即使临床上已表现为明显骨折者，X 线检查也是必要的，可以了解骨折的类型、骨折端移位情况，对于骨折的治疗具有重要指导意义。

2. CT检查 如骨盆、髋、骶骨、骶髂关节、胸骨、脊柱等部位骨折，CT能提供更多的诊断信息。但须将患者送至有条件的医院进行。

3. MRI检查 对软组织层次显示和观察椎体周围韧带、脊髓损伤情况和椎体挫伤较好，但须将患者送至有条件的医院进行。

（五）急救治疗

1. 抢救休克 检查患者的全身情况，如处于休克状态，应注意保暖，减少搬动，有条件时立即输液、输血；合并颅脑损伤处于昏迷者，注意保持呼吸道通畅。

2. 包扎伤口 开放性骨折，伤口出血者应加压包扎止血。不能止血时，可使用止血带止血，并记录扎止血带时间。创口用无菌敷料包扎，减少污染。若骨折端戳出伤口，且已污染，严禁复位，应送至医院清创后再复位。

3. 妥善固定 凡疑有骨折者，均按骨折处理。

4. 迅速转运 经初步处理，妥善固定后，将患者尽快转运至医院进行治疗。

（六）固定

固定对骨折、关节严重损伤、肢体挤压伤和大面积软组织损伤等能起到很好的固定作用。可以临时减轻痛苦，减少并发症，有利于伤员转运。固定时，应松紧适度，牢固可靠。固定技术分外固定和内固定两种。院外急救多受条件限制，只能做外固定。目前最常用的外固定有小夹板、石膏绷带、外展架等。

1. 几种固定技术

（1）颈椎骨折固定：①使伤者的头颈与躯干保持直线位置。②用棉布、衣物等将伤者颈部、头两侧垫好，防止左右摆动。③用木板置于患者头至臀下，然后用绷带或布带将额部、肩和上胸、臀固定于木板上，使之稳固。

（2）锁骨骨折固定：用绷带在肩背做8字形固定，并用三角巾或宽布条于颈上吊托前臂。

（3）肱骨骨折固定：用代用夹板2～3块固定患肢，并用三角巾、布条将其悬吊于颈部。

（4）前臂骨折固定：用两块木板，一块放于前臂上，另一块放于背面，但其长度要超过肘关节，然后用布带或三角巾捆绑托起。

（5）股骨骨折固定：用2块木板将大腿、小腿一起固定。置于大腿前后的两块木板长达腰部，并将踝关节一起固定，以防这两部位活动引起骨折错位。

（6）小腿骨折固定：腓骨骨折在没有固定材料的情况下，可将患肢固定在健肢上。

2. 注意事项

（1）遇有呼吸、心搏停止者，应先行复苏。有出血、休克者，先止血、抗休克。病情有根本性好转后进行固定。

（2）如为开放性骨折，必须先止血，再包扎，最后再进行骨折固定，此顺序不可颠倒。

（3）下肢或脊柱骨折时，应就地固定，尽量不要移动伤员。

（4）四肢骨折固定时，应先固定骨折近端，再固定骨折远端。如固定顺序相反，可导致骨折再度移位。

（5）院外固定时，对骨折后造成的畸形禁止整复，不能将骨折断端送回伤口内，只要适当固定即可。

（6）代用品的夹板要长于两头的关节并一起固定。夹板应光滑，夹板靠皮肤一面最好用软垫垫起并包裹两头。

（7）固定四肢时，应尽可能暴露手指（足趾）以观察有无指（趾）尖发紫、肿胀、疼痛、血液循环障碍等。

（8）固定应牢固而松紧适宜。

（七）转运

1. 转运方法

（1）轮椅法：运送不能行走的患者。

（2）单人搬运法：适用于病情许可的儿童或体重较轻的成人。

（3）两人、三人搬运法：适用于不能自己活动，体重较重者。

（4）多人搬运法：适用于不能自己活动，体重较重、伤情复杂者。

2. 注意事项

（1）多人搬运时，动作要协调一致。上坡时患者头在前，下坡时患者头在后，以免患者头低垂而不适。

（2）搬运骨折患者时，应在车上垫木板，并做好骨折部位的固定。

（3）注意观察患者的面色及脉搏改变。

（4）脊柱骨折由各种暴力使颈椎、胸椎、腰椎、尾椎骨折或错位，以及脊髓损伤，易致残疾，甚至危及生命，须注意正确的转运方法：伤者两下肢伸直，两上肢垂于身体两侧。3~4名急救者在伤者一侧，两人托臀和双下肢，另两人分别托头、腰背部，置伤者于担架或门板上；不要使伤者躯干扭曲，千万不能一人抬头一人抬足；用枕头、沙袋、衣物垫于腰和颈部两侧，如果颈椎、腰椎脱臼错位或骨折，应将颈下、腰下垫高，保持颈或腰过伸的状态。

（八）转诊指征

（1）骨折移位成角明显、伴有韧带损伤，需手术复位内固定或二期手术修复韧带。

（2）骨折部位合并血管、神经、肌腱、肌肉等损伤（脊柱骨折伴有神经损伤造成肢体瘫痪），需急诊手术修复血管、神经和肌腱。

（3）开放性骨折需急诊手术的情况。

（4）骨折处需专科医师手法复位固定的情况。

（5）其他复杂性骨折合并其他脏器损伤需进一步完善检查、进一步治疗的情况。

以上骨折情况确诊后，建议及时将患者转送至上一级医院继续救治。

（梁永庆　林红斌　袁　浩）

四、急性阑尾炎急救与转诊

急性阑尾炎是最多见的急腹症。Fitz 于 1886 年首先正确地描述本病的病史、临床表现和病理所见，并提出阑尾切除术是本病的合理治疗方案。目前，由于外科技术、麻醉、抗生素的应用及护理等方面的进步，绝大多数患者能够早期就医、早期确诊、早期手术，收到良好的治疗效果。

（一）临床表现

1. **腹痛**　典型的急性阑尾炎患者腹痛开始的部位多在上腹部、剑突下或脐周围，经 6～8 小时下移，最后固定于右下腹部。这种腹痛部位的变化临床上称为转移性右下腹痛。

2. **胃肠道反应**　恶心、呕吐最为常见。早期呕吐多为反射性，晚期呕吐则与腹膜炎有关。

3. **全身反应**　部分患者自觉全身疲乏、四肢无力，或头痛、头晕。病程中自觉发热，体温多在 37.5～38℃。化脓性和穿孔性阑尾炎时，体温较高，可达 39℃ 左右，极少数患者出现寒战、高热，体温可升到 40℃ 以上。

4. **腹膜刺激征**

（1）包括右下腹压痛、肌紧张和反跳痛。压痛是最常见的、最重要的体征。

（2）腹部包块：化脓性阑尾炎合并阑尾周围组织及肠管的炎症时，大网膜、小肠及其系膜与阑尾炎可相互粘连形成团块；阑尾穿孔所形成的局限性脓肿，均可在右下腹触到包块。

5. **间接体征**

（1）结肠充气试验［罗夫辛（Rovsing）征］：患者取仰卧位，用右手压迫左下腹，再用左手挤压近侧结肠，结肠内气体可传至盲肠和阑尾，引起右下腹疼痛者为阳性。

（2）腰大肌试验〔腰大肌（psoas）征〕：患者取左侧卧位，右大腿后伸，引起右下腹疼痛者为阳性，说明阑尾位于腰大肌前方，盲肠后位或腹膜后位。

（3）闭孔内肌试验（obturator 征）：患者取仰卧位，使右髋和右大腿屈曲。然后被动向内旋转，引起右下腹疼痛者为阳性，提示阑尾靠近闭孔内肌。

（4）经肛门直肠指检：引起炎症阑尾所在位置压痛。压痛常在直肠右前方。当阑尾穿孔时，直肠前壁广泛压痛。当形成阑尾周围脓肿时，有时可触及痛性肿块。

6. 血常规　白细胞总数和中性粒细胞有不同程度的升高，总数大多在 1 万~ 2 万，中性粒细胞占 80%~ 85%。

7. 尿常规　多数患者正常，但当发炎的阑尾直接刺激输尿管和膀胱时，尿中可出现少量红细胞和白细胞。

8. X 线检查　合并弥漫性腹膜炎时，为除外溃疡穿孔、急性绞窄性肠梗阻，立位腹部平片是必要的。

9. 腹部 B 超检查　病程较长者应行右下腹 B 超检查，了解是否有炎性包块。

（二）诊断要点

（1）转移性右下腹痛是急性阑尾炎的重要特点。

（2）右下腹有固定的压痛区和不同程度的腹膜刺激征。

（3）化验检查白细胞总数和中性粒细胞数可轻度或中度增加，粪便常规和尿常规可基本正常。

（4）影像学检查立位腹部平片观察膈下有无游离气体等其他外科急腹症存在。右下腹 B 超检查了解有无炎性包块，对判断病程和决定手术有一定的帮助。

（5）青年女性和有停经史的已婚妇女，对急性阑尾炎诊断有怀疑时，应请妇科会诊，以排除异位妊娠和卵巢滤泡破裂等疾病。

（三）治疗方案及原则

1. 治疗原则

（1）急性单纯性阑尾炎条件允许时可先行中西医结合的非手术治疗，但必须仔细观察，如病情有发展，应及时中转手术。经保守治疗后，可能遗留有阑尾腔狭窄，且再次急性发作的机会很大。

（2）化脓性、穿孔性阑尾炎原则上应立即实施急诊手术，切除病理性阑尾术后应积极抗感染，预防并发症。

（3）发病已数日且合并炎性包块的阑尾炎暂行保守治疗，促进炎症尽快恢复，待 3～6 个月后如仍有症状，再考虑切除阑尾。保守治疗期间如脓肿有扩大并可能破溃时，应急诊引流。

（4）高龄患者、小儿及妊娠期急性阑尾炎，原则上应急诊手术。

（5）AIDS/HIV 感染患者阑尾炎其临床症状及体征与免疫功能正常者相似，但不典型，此类患者白细胞不高，常被延误诊断和治疗。B 超或 CT 检查有助于诊断。阑尾切除术是主要的治疗方法，强调早期诊断并手术治疗，可获较好的短期生存，否则穿孔率较高（占40%）。因此，不应将AIDS/HIV感染者视为阑尾切除的手术禁忌证。

2. 非手术治疗　主要适用于急性单纯性阑尾炎、阑尾脓肿、妊娠早期和妊娠后期急性阑尾炎、高龄合并有主要脏器病变的阑尾炎。

（1）基础治疗：包括卧床休息，控制饮食，适当补液和对症处理等。

（2）抗菌治疗：选用广谱抗生素和抗厌氧菌的药物。

3. 手术治疗　主要适用于各类急性阑尾炎、反复发作的慢性阑尾炎、阑尾脓肿保守治疗3～6个月后仍有症状者及非手术治疗无效者。

（四）转诊指征

（1）阑尾炎一旦确诊，应及时转诊至上级医院进行手术治疗。

（2）诊断不明的腹痛，应转诊进一步检查，以防误诊、漏诊，尤其急性腹痛，如重症胰腺炎、肠梗阻、胃肠穿孔，如果没有得到及时救治，会危及生命。

（3）伴休克、水及电解质代谢紊乱和酸碱平衡失调病情严重的患者，应在乡镇、社区医院测量并记录血压、心率、呼吸等生命体征，给予补液、扩容、使用升压药、补充电解质等处理，维持生命体征稳定，同时积极护送转诊。

（4）功能性腹痛伴抑郁，处理后效果不明显者，可转精神专科治疗。

（五）注意事项

急性阑尾炎表现不典型时，容易与其他腹部疾患相混淆，因此容易漏诊，应提高警惕。若患者症状及体征典型，则应进行剖腹手术，而非继续完善影像学检查。若患者临床表现不足以支持诊断，则应行 CT 检查（儿童行腹部超声检查）。术前给药第三代头孢菌素，若阑尾已穿孔，术后应继续使用。

五、急性胆囊炎急救与转诊

急性胆囊炎是胆囊管梗阻和细菌感染引起的炎症。约 95% 以上患者有胆囊结石，称结石性胆囊炎；5% 患者无胆囊结石，称非结石性胆囊炎。

（一）急性结石性胆囊炎

目前认为，初期的炎症由于胆囊结石直接损伤受压部位的黏膜引起，细菌感染在胆汁淤滞的情况下出现。

1. 临床表现 女性多见，50 岁前为男性的 3 倍，50 岁后为男性的 1.5 倍。急性发作主要是上腹部疼痛，开始时仅有上腹胀痛不适，逐渐发展至呈阵发性绞痛；夜间发作常见，饱餐、进食肥腻食物常诱发发作。疼痛放射到右肩、肩胛和背部，伴恶心、呕吐、厌食、便秘等消化道症状。如病情发展，疼痛可为持续性、阵发加剧。患者常有轻度至中度发热，通常无寒战，可有畏寒。如出现寒战、高热，表明病变严重，如胆囊坏疽、穿孔或胆囊积脓，或合并急性胆管炎。10%~20% 的患者可出现轻度黄疸，可能是胆色素通过受损的胆囊黏膜进入血液循环，或邻近炎症引起奥迪括约肌痉挛所致。10%~15% 的患者可因合并胆总管结石导致黄疸。

2. 体格检查　右上腹胆囊区可有压痛，程度个体有差异。当炎症波及浆膜时，可有腹肌紧张及反跳痛，墨菲征阳性。有些患者可触及肿大的胆囊并有触痛。如胆囊被大网膜包裹，则形成边界不清、固定压痛的肿块；如发生坏疽、穿孔，则出现弥漫性腹膜炎表现。

3. 辅助检查　白细胞升高，老年人可不升高。血清丙氨酸转移酶、碱性磷酸酶常升高，约 1/2 患者血清胆红素升高，1/3 患者血清淀粉酶升高。B超检查可见胆囊增大、胆囊壁增厚（>4 mm），明显水肿时见"双边征"，囊内结石显示强回声，其后有声影；对急性胆囊炎的诊断准确率为 85%~95%。CT、MR 检查均可协助诊断。

4. 诊断和鉴别诊断　根据典型的临床表现，结合实验室和影像学检查，诊断一般无困难。需要作出鉴别的疾病包括消化性溃疡穿孔、急性胰腺炎、高位阑尾炎、肝脓肿、胆囊癌、右侧肺炎、胸膜炎和肝炎等。

5. 治疗　急性结石性胆囊炎最终需争取择期手术。

（1）非手术治疗：可作为手术前的准备。方法包括禁食、输液、营养支持、补充维生素，纠正水、电解质代谢紊乱及酸碱失衡。抗感染可选用对革兰氏阴性菌及厌氧菌有效的抗生素和联合用药。需并用解痉止痛、消炎利胆药物。对老年患者，应监测血糖及心脏、肺、肾等器官功能，治疗并存疾病。治疗期间应密切注意病情变化，随时调整治疗方案。如病情加重，应及时手术治疗。大多数患者经非手术治疗能控制病情发展，待日后行择期手术。

（2）急诊手术适应证：①发病在48～72小时内者；②经非手术治疗无效或病情恶化者；③有胆囊穿孔、弥漫性腹膜炎、并发急性化脓性胆管炎、急性坏死性胰腺炎等并发症者。

（3）手术方法：①胆囊切除术，首选腹腔镜胆囊切除，也可应用传统的或小切口胆囊切除。②部分胆囊切除术，如估计分离胆囊床困难或可能出血者，可保留胆囊床部分胆囊壁，用物理或化学方法破坏该处的黏膜，将胆囊其余部分切除。③胆囊造口术，对高危患者或局部粘连解剖不清者，可先行造口术减压引流，3个月后再行胆囊切除术。④超声或CT引导下经皮经肝胆囊穿刺引流术（PTGD）可降低胆囊内压，急性期过后再择期手术，适用于病情危重又不宜手术的化脓性胆囊炎患者。

（二）急性非结石性胆囊炎

急性非结石性胆囊炎发生率占急性胆囊炎的5%～10%，胆囊内并无结石存在。病因尚未明确，通常在严重创伤、烧伤、腹部非胆道手术后（如腹主动脉瘤手术、脓毒症等危重患者）发生，约70%患者伴有动脉粥样硬化；也有认为是长期肠外营养、艾滋病的并发症。本病病理变化与急性结石性胆囊炎相似，但病情发展更迅速。致病因素主要是胆汁淤滞和缺血，导致细菌繁殖且供血减少，更容易出现胆囊坏疽、穿孔。

本病多见于男性老年患者，临床表现与急性胆囊炎相似。腹痛症状常因患者伴有其他严重疾病而被掩盖，易误诊和延误治疗。对危重的严重创伤及长期应用肠外营养支持的患者，出现右上腹疼痛并伴有发热时，应警惕本病的存在。如果右上腹压痛及腹膜刺激征，或触及肿大胆囊、墨菲征阳性，应及时作进一步检查。发病早期B超检查不易诊断，CT检查有帮助，而肝胆系统核素扫描约97%患者可获得诊断。

因本病易坏疽穿孔，一经诊断，应及早手术治疗。可选用胆囊切除或胆囊造口术，或PTGD治疗。未能确诊或病情较轻者，应在严密观察下行积极的非手术治疗，一旦病情恶化，及时施行手术。

（三）健康教育

（1）注意饮食习惯，忌食高胆固醇、高脂肪食物。

（2）遵医嘱坚持按时服用利胆药物。

（3）生活起居要有规律，不要过度劳累，保持心情舒畅。

（四）转诊指征

急性胆囊炎有急诊手术指征者以及出现下列情况时，需及时转诊至上级医院。

（1）诊断不明的腹痛，应转诊进一步检查，以防误诊、漏诊，尤其急性腹痛（如重症胰腺炎、肠梗阻、胃肠穿孔），如果没有得到及时救治，会危及生命。

（2）伴休克、水及电解质代谢紊乱、酸碱失衡的病情严重患者，应在社区医院测量并记录血压、心率、呼吸等生命体征，给予补液、扩容、使用升压药、补充电解质等，维持生命体征稳定，同时积极护送转诊。

（3）若患者有强烈手术意愿，并处于急性发作期，可转至上级医院治疗。

（张立羽）

六、胆道蛔虫病急救与转诊

胆道蛔虫病是常见的外科急腹症，以儿童及青少年多见，农村比城市多见。随着卫生设施的改善，肠道蛔虫病发病率明显下降。因蛔虫有钻孔习性，喜碱性环境，当胃肠功能紊乱、饥饿、发热、妊娠、驱虫不当等致肠道内环境发生改变时，蛔虫可窜至十二指肠。如遇奥迪括约肌功能失调，蛔虫可钻入胆道，机械刺激可引起奥迪括约肌痉挛，导致胆绞痛和诱发急性胰腺炎。蛔虫将肠道的细菌带入胆道，造成胆道感染，严重者可引起急性化脓性胆管炎、肝脓肿；如经胆囊管钻至胆囊，可引起胆囊穿孔。进入胆道的蛔虫可为一条至数十条不等，奥迪括约肌长时间痉挛致蛔虫死亡，其残体日后可成为结石的核心。

（一）临床表现

本病临床特点是剧烈的腹痛与较轻的腹部体征不相称，所谓"症征不符"。常突发剑突下阵发性钻顶样剧烈绞痛。痛时患者辗转不安、呻吟不止、大汗淋漓，可伴有恶心、呕吐或吐出蛔虫。疼痛常放射至右肩胛或背部。腹痛可突然缓解，间歇期可全无症状。疼痛可反复发作，持续时间不一。

当合并胆道感染时，症状同急性胆管炎，如有黄疸出现，一般均较轻。严重者表现同梗阻性化脓性胆管炎。

（二）体格检查

体格检查仅有右上腹或剑突下轻度深压痛。如合并胆管炎、胰腺炎、肝脓肿，则有相应的体征。

（三）辅助检查

首选B超检查，多能确诊，可显示胆道内有平行强光带及蛔虫影。上消化道钡餐常可见十二指肠乳头有蛔虫影，内镜逆行胰胆管造影（ERCP）在该处常可见蛔虫，并可在镜下钳夹取出。

（四）诊断

根据症状、体征和检查，诊断一般不难，但须与胆石症相鉴别。

（五）治疗

1. 非手术治疗

（1）解痉止痛：口服33%硫酸镁及解痉药可缓解奥迪括约肌痉挛。剧痛时，可注射抗胆碱类药（如阿托品），必要时可加用哌替啶。

（2）利胆驱虫：酸性环境不利于蛔虫活动，发作时可用食醋、乌梅汤使虫静止，通过减轻刺激达到止痛目的；经胃管注入氧气也有驱虫和镇痛作用。当症状缓解后，可行驱虫治疗，常用四咪唑（驱虫净）、枸橼酸哌嗪（驱蛔灵）或左旋咪唑。驱虫后继续服用利胆药物可能有利于虫体残骸排出。

（3）抗感染：可选用对肠道细菌及厌氧菌敏感的抗生素，预防和控制感染。

（4）纤维十二指肠镜取虫：ERCP 检查时如发现虫体在十二指肠乳头外，可钳夹取出。对于儿童，尤其需要保护奥迪括约肌功能，如须作奥迪括约肌切开，宜慎重。

2. 手术治疗　对于经积极非手术治疗未能缓解，或者合并胆管结石，或有急性重症胆管炎、肝脓肿、重症胰腺炎等合并症者，可行胆总管切开探查、T形管引流手术。术中应用胆道镜检查，以去除蛔虫残骸。术后仍需要服药驱除肠道蛔虫。

（六）健康教育

蛔虫病是世界上最普遍的肠道寄生虫感染，预防蛔虫病需要良好的卫生习惯及适当的卫生条件。预防策略包括：处理食物前用肥皂和清水彻底洗手；在进食前，洗涤、去皮和（或）烹饪所有生蔬菜和水果；在以人粪作为肥料的地区，不要吃生的或未清洁的蔬菜；不户外随地排便。一旦发生肠道蛔虫感染，应积极遵医嘱行驱虫治疗，以有效地预防胆道蛔虫病。

（七）转诊指征

（1）蛔虫病患者经非手术治疗效果不佳，出现急诊手术指征时，需及时转诊至上级医院。

（2）诊断不明的腹痛，应转诊进一步检查，以防误诊、漏诊。尤其急性腹痛如重症胰腺炎、肠梗阻、胃肠穿孔等，如果没有得到及时救治，会危及生命。

（张立羽）

七、毒蛇咬伤现场急救与转诊

毒蛇咬伤是指人体被毒蛇咬伤，其毒液由伤口进入体内，而引起的一种急性全身性中毒性疾病。世界上有 3000 余种蛇，其中毒蛇约 650 种。我国的蛇类有 170 余种，其中毒蛇占 28%。我国常见的毒蛇有银环蛇、金环蛇、蝮蛇、尖吻蝮蛇、烙铁头、竹叶青、眼镜王蛇、蝰蛇以及海蛇等。一般来说，毒蛇的体表特征是头呈三角形，尾短而钝，身体斑纹色彩鲜明。据统计，我国每年被毒蛇咬伤者约 10 万人次，其发病率南方地区偏高。

（一）病因

蛇毒是一种复杂的蛋白质混合物，含有多种毒性蛋白。新鲜蛇毒为黏稠液体，呈弱酸性，透明或淡蓝色，含水量约为 65%，比重 1.030～1.080，加热 65℃以上容易被破坏。

蛇毒的主要成分有神经毒、血循毒和酶类，各种成分的多少或有无，因蛇的种类不同而不同。

1. **神经毒**　主要作用于延髓和脊神经节细胞，阻断神经肌肉接头引起弛缓性麻痹，终致周围性呼吸衰竭，引起缺氧性脑病、肺部感染及循环衰竭。含神经毒的毒蛇主要有银环蛇、金环蛇、海蛇。

2. **血循毒**　主要存在于尖吻蝮蛇、蝰蛇及眼镜蛇的蛇毒中，会对心血管和血液系统产生多方面的毒性作用。

3. **酶类**　蛇毒含有丰富的酶类。目前已知的蛇酶有 20 余种，其毒性较大的主要有蛋白水解酶、磷脂酶 A、透明质酸酶和三磷酸腺苷酶，可引起局部组织坏死、出血，干扰心血管系统的功能等。

（二）临床表现

根据蛇毒的主要毒性作用，毒蛇咬伤的临床表现可归纳为以下 4 类。

1. **神经毒损害**　被眼镜蛇咬伤后，局部伤口反应较轻，仅有微痒和轻微麻木、疼痛或感觉消失。1～6 小时后出现全身中毒症状。首先感到全身不适、四肢无力、头晕、视物模糊，继则胸闷、呼吸困难、恶心和晕厥。接着出现神经症状并迅速加剧，主要为眼睑下垂、视物模糊、斜视、语言障碍、吞咽困难、流涎、眼球固定和瞳孔散大。重症患者呼吸由浅而快且不规则，最终出现中枢性或周围性呼吸衰竭。

2. **血循毒损害**　被蝰蛇和竹叶青蛇咬伤后，症状大都在 0.5～3 小时出现。局部有红、肿、疼痛，常伴有水肿、出血和坏死。肿胀迅速向肢体上端扩展，并引起局部淋巴结肿痛。全身中毒症状有恶心、呕吐、口干、出汗，少数患者有发热。部分被以血循毒为主的蛇类如蝰蛇科的尖吻蝮蛇、竹叶青蛇咬伤后引起全身广泛出血，包括颅内和消化道出血。大量溶血引起血红蛋白尿，出现血压下降、心律失常、循环衰竭和急性肾衰竭。

3. **肌肉损害**　被海蛇咬伤后，局部仅有轻微疼痛，甚至无症状。约 30 分钟至数小时后，患者感觉肌肉疼痛、僵硬和进行性无力；腱反射消失、眼睑下垂和牙关紧闭；横纹肌大量坏死，释放出钾离子引起严重心律失常；产生肌红蛋白可堵塞肾小

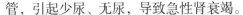

管，引起少尿、无尿，导致急性肾衰竭。

4. 混合毒损害 一些眼镜蛇、眼镜王蛇、蝮蛇毒液兼有神经毒和血循毒，根据临床表现有时很难鉴别是哪一类毒蛇咬伤，这时要注意分清临床表现的主次。眼镜王蛇、泰国眼镜蛇咬伤以神经毒为主，中华眼镜蛇咬伤以局部组织坏死为主，蝮蛇咬伤则以血循毒为主。

（三）辅助检查

1. 血常规 可有白细胞升高。

2. 血生化 可出现心肌生化标记物升高、血淀粉酶升高、血肌酐及尿素氮升高，高血钾。

3. 动脉血气分析 有酸中毒、低氧血症等。

4. 其他 不明致伤原因，有条件时可做酶联免疫吸附试验（ELISA）或乳胶凝集试验（蛇毒抗原-抗体反应试验）以确定蛇毒种类。

（四）诊断

根据致伤蛇外观、伤后临床表现及齿痕等，蛇咬伤的诊断一般并不困难，特别是已确认为某种蛇咬伤或已捕获到致伤蛇。第一，应鉴别系毒蛇咬伤或无毒蛇咬伤，毒蛇一般头大颈细，头部呈三角形，尾短而突然变细，身上花纹色彩鲜艳，上颌长有成对毒牙。无毒蛇一般头呈钝圆形，颈不细，尾部细长，体表花纹不很明显。第二，须明确致伤蛇种为何种类型毒蛇，用 ELISA 方法测定伤口渗液、血清、脑脊液和其他体液中的特异蛇毒抗原，15～30 分钟即可明确系何种毒蛇，但国内临床上暂未常规使用。毒蛇咬伤有时尚须与毒蜘蛛或其他昆虫咬伤相鉴别。

（五）治疗

急诊处理原则：立即排出和破坏伤口局部毒液，排出已吸收毒素。明确毒蛇种类后，尽快使用抗蛇毒血清，防治并发症。

1. 现场急救和伤口处理 保持安静，如一时不能确定是否毒蛇咬伤，应先按毒蛇咬伤进行初步处理和密切观察。尽量限制患肢活动，尽可能及早用流动水冲洗伤口，并尽快将患者转送至医院。局部包扎是简单、有效的现场自救方法，即被毒蛇咬伤后，立即用绷带（或绳子、带子）在伤口的近心端肢体，伤口肿胀范围的上方绷扎，每隔 20～30 分钟放松绷带一次，每次 1～2 分钟。一般在到达医院开始有效治疗（如注射抗毒蛇血清、伤口处理）15～20 分钟后方可去除绷扎。伤口处理：及时冲洗伤口，可以起到破坏、中和、减少毒素的目的。冲洗液可选用生理盐水、肥皂水、过氧化氢溶液、1∶5000 高锰酸钾溶液等。冲洗后，可行局部皮肤切开排毒，以齿痕为中心做十字形或纵形切口，长 2～3 cm，深达皮下，但不伤及肌膜，使含毒的淋巴液和血液外渗。创口冲洗并用负压吸引。伤口较深或有污染时，应及时清创。糜蛋白酶可破坏蛇毒毒素中的蛋白质成分，特别是神经毒素。依地酸二钠可与蛇毒酶的活性中心的金属离子螯合而使毒素失去作用。

2. 抗蛇毒血清 作为中和蛇毒的特效解毒药，疗效肯定，被毒蛇咬伤后，有条件者应尽早使用。如能确定是被何种毒蛇咬伤，应首选单价特异性抗蛇毒血清，效果较好。

（六）健康宣教

1. 生活起居 被毒蛇咬伤后，立即采取坐位或卧位。不要惊慌失措，不奔跑，不乱动肢体，使伤肢下垂，以免加快血液循环，增加毒素的吸收。移除肢体上可能的束缚物，如戒指、手镯，以免加重伤肢肿胀。将伤肢制动后平放，并辅以局部降温措施。

2. 饮食 鼓励患者多饮白开水，促进毒素排出，切不可饮酒精类饮料，以防加速毒素扩散。夏季可多食西瓜、绿豆汤等利尿类食物以促进毒素排出。宜给低脂、高蛋白、富含营养，易消化的清淡饮食。

3. 预防措施 在毒蛇分布区，尤其在夜间外出时，要穿厚的长裤、长袜、鞋子，戴帽子，利用木棒和手电筒，"打草惊蛇"，以避免被咬伤。改造环境，破坏毒蛇栖息地，灭鼠灭蝗，以断绝毒蛇食物来源。

（七）转诊指征

（1）明确为毒蛇咬伤后，在立即进行急救处理的同时，应尽快将患者转送至医院。

（2）需要继续系统综合治疗者应转诊。

（3）中毒患者病情严重，在基层医院治疗困难，应转诊。

八、蜂蜇伤现场急救与转诊

蜂蜇伤由蜂尾部的毒刺刺伤皮肤所引起。蜂尾部的毒刺与毒腺相连，蜇人后，毒腺中的毒素通过毒刺注入人的皮肤，引起局部或全身反应，严重者患者可因过敏性休克而死亡。

（一）病因

蜂蜇伤多因黄蜂、蜜蜂、马蜂、胡蜂蜇伤所致。蜂毒成分为多种酶、多肽类、非酶类蛋白质、氨基酸和生物碱的混合物。

（二）临床表现

1. **轻度中毒**　蜂蜇伤后，仅表现为局部红、肿、疼痛、瘙痒，少数有水疱或皮肤坏死，一般来说，数小时后症状即消失自愈。

2. **中度中毒**　蜂蜇伤中毒重者可迅速出现全身中毒症状，如发热、头痛、呕吐、腹痛、腹泻、烦躁不安，甚至肌肉痉挛、昏迷、休克、肺水肿及急性肾衰竭，最后可因心脏、呼吸麻痹而死亡。

3. **过敏反应**　蜂蜇伤者对蜂毒过敏时可出现皮肤荨麻疹，鼻通气不畅，口唇及眼睑肿胀、喉痒、水肿、呼吸困难、心率增速、恶心、呕吐、腹痛、腹泻等。严重者血压下降，发生过敏性休克。

（三）诊断

根据患者有蜂蜇史，局部疼痛及明显的肿胀症状，一般不难诊断。但要注意与其他虫咬皮炎相鉴别。

（四）治疗

1. **现场急救**　如有蜂的尾刺留在皮内，先拔出蜂刺，随后冲洗伤口，黄蜂的毒液为碱性，伤口可用酸性物质（如食醋、3％硼酸、1％醋酸）冲洗，以中和毒液。蜜蜂的毒液为酸性，伤口可用碱性物质（苏打、氨水、肥皂水及碱水等）冲洗。用鲜马齿苋、小蓟、蒲公英局部湿敷，可有去毒止痒作用。

有局部剧痛者，用冰敷或用 0.1% 利多卡因或 0.5%～1% 普鲁卡因局部封闭，伤口局部可涂抹含糖皮质激素的乳膏。重症患者可在伤口近心端扎止血带，每隔 15 分钟放松一次，结扎时间不宜超过 2 小时，尽快到医院就诊。

2. 药物治疗

（1）肾上腺皮质激素：糖皮质激素具有抗毒、抗炎、抗免疫作用，因此可用于治疗蜂毒所致的溶血。应用 1∶1000 肾上腺素 0.3～0.5 ml，皮下注射。

（2）外用药物：可涂抹含有糖皮质激素类的外用乳膏，如氢化可的松乳膏，也可以将蛇药片用凉水调成糊状后涂抹在伤口局部。

3. 综合对症支持治疗 肝受损者可用保肝药物及支链氨基酸；消化道出血用质子泵抑制药及 H_2 受体阻断药、生长抑素及输血处理；肾衰竭给予改善肾功能药物、利尿、限水、限钠；DIC 采用抗凝血药治疗；对脑功能保护可应用脱水药、脑细胞激活药及激素等。由于机体处于高分解代谢和负氮平衡，可输血浆、清蛋白、免疫球蛋白等。

（五）健康宣教

养蜂人在取蜜时或去野外工作时要穿长袖衣衫，不要穿鲜艳服装，必要时戴面罩及手套、披肩，以免蜂蜇伤。不要追捕蜂，以防激怒而被蜇伤，不要随意丢弃食品及含糖饮料。教育儿童不要戏弄蜂巢，如发现蜂巢，要彻底捣毁，捣毁时要加强个人防护。

（六）转诊指征

重度蜂蜇伤，对蜂毒过敏患者，应尽快转往医院进行治疗。

九、烧伤现场急救与转诊

热烧伤是指由热力所引起的皮肤及其深部组织的损伤。热烧伤是一种急诊常见的意外损伤,轻微的热烧伤一般预后良好,大面积的热烧伤病情危重,需紧急救治。

(一)病因

热力所引起的组织损伤,主要是指与热水、热汤、热油、水蒸气、火焰、高温气体、灼热固体等直接接触,可引起皮肤烧伤。同时需要重视的是,热蒸汽、烟雾等除引起皮肤损伤外,还可造成呼吸道损伤。

(二)临床表现

1. **烧伤面积估算** 目前比较通用的是以烧伤皮肤面积占全身体表面积的百分数来计算,即中国九分法(表5-44)。

表5-44 中国九分法

部位		占成人体表面积(%)		占儿童体表面积(%)
头部	发部	3	9×1	9+(12-年龄)
	面部	3		
	颈部	3		
双上肢	双上臂	7	9×2	9×2
	双前臂	6		
	双手掌	5		

续表

部位		占成人体表面积（%）	占儿童体表面积（%）
躯干	躯干前	13	9×3 9×3
	躯干后	13	
	会阴部	1	
双下肢	臀部	5*	9×5+1 9×5+1-（12-年龄）
	双大腿	21	
	双小腿	13	
	双足	7*	

*. 指成年女性的臀部和双足各占6%。

此外，还有一种简便的计算方法。不论性别、年龄，将患者的手指并拢，其手掌掌面面积约占体表面积的1%，以此计算小面积烧伤；大面积烧伤时，用100减去用患者手掌测量的未受伤皮，以此估计烧伤面积。

2. 烧伤深度判断 采用三度四分法，分为Ⅰ度、Ⅱ度（浅Ⅱ度、深Ⅱ度）、Ⅲ度。

（1）Ⅰ度烧伤：仅伤及皮肤表皮浅层，生发层健在，局部发红、微肿、无水疱。

（2）浅Ⅱ度烧伤：伤及表皮的生发层与真皮乳头层（真皮浅层），局部红肿明显，大小不一的水疱形成，内含淡黄色澄清液体，创面红润、潮湿、疼痛明显。

（3）深Ⅱ度烧伤：伤及皮肤真皮层，水疱破裂或去疱皮厚，创面微湿、红白相间、痛觉迟钝。

（4）Ⅲ度烧伤：全皮层烧伤甚至达到皮下、肌肉或骨骼。创面无水疱，呈焦黄色，甚至炭化，痛觉消失、局部皮温低，皮肤无弹性。

深Ⅱ度烧伤、Ⅲ度烧伤愈合较慢并留下瘢痕。烧伤区的皮肤皱缩、变形，影响功能。

3. 烧伤伤情分类　对于烧伤的严重程度，主要根据烧伤面积、深度及是否有并发症进行判断。

（1）轻度烧伤：总面积在 10% 以下的Ⅱ度烧伤。

（2）中度烧伤：Ⅱ度烧伤总面积达 11%~30%，或Ⅲ度烧伤面积在 10% 以下。

（3）重度烧伤：烧伤总面积 31%~50%；Ⅲ度烧伤面积在 11%~20%；或烧伤面积虽不足 30%，但全身情况较重或已经有休克、复合伤、呼吸道吸入性损伤或化学物质中毒等并发症者。

（4）特重度烧伤：烧伤面积 50% 以上；Ⅲ度烧伤面积在 20% 以上；已有严重并发症。

（三）诊断

根据烧伤病史、临床表现，可以明确诊断。需要特别注意的是，对烧伤严重程度的判断和对烧伤原因的鉴别，须排除电和化学物质所致的损伤。

（四）治疗

1. 现场急救

（1）评估周围环境：在确认周围环境安全的条件下实施救援。

（2）迅速脱离热源：尽快扑灭火焰、脱去着火或沸液浸渍的衣物。脱衣物时，切忌粗暴剥脱，以免造成水疱脱皮。对于创面，可用干净敷料或布织物保护伤处，避免再污染和损伤。

（3）保护呼吸道：烧伤常伴呼吸道吸入热蒸汽、烟雾和一些化学物质所致的吸入性损伤，应特别注意保持呼吸道通畅。尤其注意在热源处忌奔跑、呼叫，以免风助火势，烧伤头面部和呼吸道。

（4）估计伤情，组织抢救：轻度烧伤（特别是四肢烧伤），尽可能立即用冷水（水温一般为 15～20℃）连续冲洗或浸泡（0.5～1 小时），可迅速降低热源对组织的持续烧伤，并可减轻疼痛，减少渗出和水肿；对头面部烧伤，应立即检查有无角膜烧伤，并优先冲洗，禁用手或手帕揉擦；大面积严重烧伤，须立即建立静脉通道，予以补液、抗休克治疗。

2. **急诊治疗**　小面积的浅表烧伤按外科原则，清创、保护创面，能自然愈合。大面积深度烧伤的全身反应重，须积极处理。

（1）轻度烧伤：主要是处理创面。剃净创面周围毛发，清洁创面周围健康皮肤，清除异物。

Ⅰ度烧伤创面无须处理，用流动清水冲洗或浸泡伤口后可外敷清凉药物。浅Ⅱ度烧伤，水疱完整者，应予保存；水疱大者，可用消毒空针抽取水疱液，消毒包扎。若水疱已经撕破，用无菌纱布、油性敷料包扎。面部、颈部与会阴部烧伤不适合包扎，可予以暴露。若是关节部位的Ⅱ度烧伤或Ⅲ度烧伤，必须用夹板固定关节，关节活动可使创伤恶化。

（2）中度以上烧伤：估算烧伤面积、深度，评估病情。严重者应运送至有烧伤专科的医院。

吸氧、呼吸支持，维持呼吸道通畅。气道吸入伤的提示：①面部烧伤；②烧焦眉毛和鼻毛；③口咽部咳出含炭末的痰；④受困于火灾现场的病史；⑤头部和躯干暴露于大火；⑥呼吸困难，肺部可能有哮鸣音。若存在任何上述现象，均提示急性气道吸入性损伤。即刻要求切实的气道支持治疗，并将患者转送至烧伤中心。

建立静脉通道，开始输液。补液是防治烧伤休克最重要的措施，常根据患者的烧伤面积和体重按下列公式预估补液量。伤后第1个24小时：成人每1%体表面积的烧伤（Ⅱ度、Ⅲ度）每公斤体重补充胶体液0.5 ml和电解质液1 ml（广泛深度烧伤和小儿烧伤其比例可改为1∶1），此外加上基础水分2000 ml。伤后前8小时内输入一半，后16小时补入另一半。举例：一位烧伤面积60%、体重50 kg的患者，第一个24小时补液总量为60×50×1.5+2000=6500 ml，其中胶体液为60×50×0.5=1500 ml，电解质液为60×50×1=3000 ml，水分为2000 ml。伤后前8小时内输入总量的一半，即6500×1/2=3250 ml，伤后16小时补入总量的另一半（3250 ml）。伤后第2个24小时，胶体与电解质溶液为第1个24小时的1/2量，基础水分量不变（2000 ml）。上述补液公式只是估计量，应随时调整。

留置导尿。观察每小时尿量、尿比重、pH，注意有无血红蛋白尿、肌红蛋白尿。每小时尿量以30～50 ml为宜，每公斤体重每小时不低于1 ml。

镇静、止痛。如口服镇痛片或注射哌替啶；若合并气道吸入伤或颅脑损伤，忌用吗啡，以免引起呼吸抑制。

创面污染重或深度烧伤者注射破伤风抗毒血清，常规给予破伤风抗毒血清 1500～3000 U 注射。

积极防治烧伤脓毒血症。

积极进行肠内或肠外营养支持，若情况允许，应尽量使用肠内营养。

尽量减少瘢痕和挛缩，进行功能康复。

（五）转诊指征

建议已经确定下列类型的烧伤患者转诊至上级医院或烧伤中心继续治疗：

（1）年龄小于 10 岁或大于 50 岁的患者，非全层及全层烧伤面积大于总体表面积的 10%。

（2）其他年龄组患者，非全层及全层烧伤面积大于总体表面积的 20%。

（3）非全层及全层烧伤累及面部、眼、耳、手、足、生殖器、会阴部，或累及关节表面皮肤。

（4）任何年龄的全层烧伤面积大于总体表面积的 5%。

（5）严重烧伤导致急性肾衰竭和其他并发症；吸入性损伤。

（6）烧伤患者既往存在的疾病可能使处理更复杂，延迟恢复或影响死亡率。

（7）烧伤患者合并创伤，造成患病率和死亡率增加，可先在创伤中心治疗，稳定后转至烧伤中心。

（8）儿童烧伤应从没有合格人员、条件或设备的医院转至具有条件的烧伤中心。

（9）烧伤患者需要特殊的社会、情感或长期康复支持，包括涉嫌虐待和忽视儿童的病例。

需要注意的是，任何患者的转送必须与烧伤中心医师合作；所有相关信息包括检验、体温、脉搏、补液、尿量等，必须记录于烧伤／创伤治疗记录单上，随患者一同转送。任何转诊或接诊医师认为重要的其他信息也应随患者一同转送。

十、溺水现场急救与转诊

溺水又称淹溺，指人淹没于水或其他液体中，液体和水中污泥、杂草等堵塞呼吸道或反射性引起喉、气管、支气管痉挛发生通气障碍而窒息，导致机体缺氧和二氧化碳潴留，处于临床死亡［即呼吸和（或）心搏停止］的状态。浸没后暂时性窒息，尚有大动脉搏动，经处理后至少存活24小时或浸没后经紧急心肺复苏存活者称为近乎溺水。突然浸没至少低于体温5℃的水后出现心脏停搏或猝死称为淹没综合征，此为急性呼吸窘迫综合征（ARDS）的一种类型，是指淹没一段时间恢复后因肺泡毛细血管内皮损伤和渗漏引起肺部炎症反应、肺泡表面活性物质减少或灭活而出现的呼吸窘迫。

根据机制不同分为2种。

1. 干性溺水　入水后，因受强烈刺激（惊慌、恐惧、骤然寒冷等），引起喉部痉挛，以致呼吸道完全梗阻，造成窒息，呼吸道和肺泡无或很少液体吸入。

2. 湿性溺水　人淹没于水中，由于缺氧，不能坚持屏气而被迫深呼吸，从而使大量水进入呼吸道和肺泡，阻滞气体交换，引起全身缺氧和二氧化碳潴留。由于溺水的水所含的成分不同，引起的病变也有差异，通常分为淡水溺水和海水溺水两类。本部分主要讲解淡水溺水。

（一）病因

溺水常见于游泳、划船意外等意外落水等。因跳水后头撞硬物，可发生颅脑损伤；下水前饮酒或服用损害脑功能的药物；水中运动时间较长过度疲劳或受冷水刺激发生肢体抽搐或肢体被植物缠绕等，可加重溺水伤害。

（二）临床表现

1. 症状　溺水者出现神志丧失、呼吸停止、大动脉搏动消失，处于临床死亡状态。近乎溺水者临床表现个体差异较大，与溺水持续时间长短、吸入水量、吸入物质的性质和器官损伤的严重程度有关。可有头痛、剧烈咳嗽、胸痛、呼吸困难、咳粉红色泡沫样痰。溺水 1～2 分钟，主要是一过性窒息的缺氧表现，患者神志多清醒，有呛咳，呼吸频率加快，胸部闷胀不适，四肢酸痛无力。溺水 3～4 分钟，出现神志模糊、烦躁、呼吸困难、心率慢、血压降低、皮肤冷、发绀。溺水 5 分钟以上，出现神志昏迷，口鼻血性分泌物，皮肤发绀重，呼吸憋喘或微弱、呼吸节律不整，心音不清，甚至瞳孔散大、呼吸和心搏停止。

江、河、湖、池中的水一般属于低渗，统称为淡水。淡水进入呼吸道后，影响通气和气体交换；水损伤气管、支气管和肺泡壁的上皮细胞，并使肺泡表面活性物质减少，引起肺泡塌陷，进一步阻滞气体交换，造成全身严重缺氧；淡水进入血液循环，稀释血液，引起低钠、低氯和低蛋白血症；血中的红细胞在低渗血浆中破碎，引起血管内溶血，导致高钾血症，诱发心室颤动，甚至心搏停止；溶血后过量的游离血红蛋白堵塞肾小管，引起急性肾衰竭。

2. 体征 口腔和鼻腔充满泡沫或泥污，皮肤发绀、球结膜充血。呼吸表浅，双肺可闻及干啰音、湿啰音，偶有喘鸣音。脉搏细弱或不能触及，心音微弱或消失，血压不稳、心律失常。腹部膨隆，四肢厥冷及意识障碍。

（三）临床诊断

根据患者溺水病史和临床表现，即可明确诊断。需要特别注意的是：溺水事件的长短，有无头部及颅脑损伤。尤其是跳水或潜水溺水者，可伴有头部或颈椎损伤。

（四）辅助检查

1. 实验室检查 外周血白细胞总数和中性粒细胞增高，尿蛋白阳性。吸入淡水较多时，可出现低钠、低氯、低蛋白血症及溶血。

2. X 线检查 首次胸部 X 线呈多种征象并存，典型表现有局限性斑片状影，广泛的棉絮状影，主要分布于两肺下叶，肺水肿和肺不张可同时存在。

（五）治疗

1. 现场急救

（1）保持呼吸道通畅：大声呼救请求帮助，尽快将溺水者从水中救出。清除口腔及鼻腔中的污水、污物及分泌物。患者取头低俯卧位，迅速按压背部，使呼吸道和胃内水倒出。如淡水溺水，低渗性液体很快渗入血液循环，肺内残留不多，因此时间不宜过长（1分钟即可）。

（2）心肺复苏：溺水者如存在意识完全丧失伴大动脉搏动消失，心搏停止的诊断可完全成立，应立即进行心肺复苏，同时拨打120急救电话，特别是呼吸支持。复苏期间注意避免误吸。转送过程中不应停止心肺复苏。需注意低温可干扰溺水者颈动脉搏动的检测，如无确切证据支持心搏停止，不宜进行胸外按压，不必要的胸外按压可造成心搏存在者的心室颤动。

2. 急诊处理　进入医院后，给予进一步评估、监护和生命支持。

（1）供氧：原则是尽可能维持合适氧供，维持尽可能低的气道压。吸入高浓度氧或高压氧治疗，必要时可采取人工机械通气。清醒患者可使用面罩或鼻罩持续气道正压吸氧。

（2）维持平衡：淡水溺水时，因血液稀释，应适当限制入水量，适当补充氯化钠溶液、血浆和清蛋白。注意纠正高钾血症、酸中毒。

（3）防治急性肺损伤：早期、短程、足量应用糖皮质激素可防止溺水后发生的炎性反应、急性肺损伤、急性呼吸窘迫综合征。

（4）防治脑缺氧损伤：酌情应用甘露醇、呋塞米等降低颅内压，缓解脑水肿。

（5）防治低体温：体温过低者，可采用体外和体内复温措施，使中心体温达 30～35℃。

（6）对症治疗：必要时，可给予氢化可的松、碳酸氢钠，可有效地防治继续溶血和急性肾衰竭。防治多器官功能障碍、感染等。

（六）健康宣教

游泳前不宜进食，所有游泳者应在限定范围内游泳并应由有经验者陪同。下水前做好充分的准备活动，在水温较低的水域容易引起腿足抽搐，应警惕。避免在情况复杂的自然水域游泳，或在浅水区域潜泳或跳水。由于酒精能损害判断能力和自我保护能力，下水作业前不要饮酒。有慢性或潜在疾病者，不宜从事水上工作或运动。不应让婴儿、儿童、老年人、残疾人独自留在浴池中。

溺水后存活的关键因素是溺水的时间、水温、溺水者年龄及复苏抢救的速度。如沉溺在冷水中，由于潜水反射，使得心率减慢，外周血管收缩，可使得更多的动脉血供应心脏和大脑；同时，低温时组织耗氧减少，延长了溺水者可能的生存时间，因此即便沉溺长达 1 小时，也应积极抢救。

（七）转诊指征

凡是溺水患者，现场急救后，均应将其尽快转送至有条件的上级医院观察和治疗；尤其是近乎溺水者，即使被认为危险期已度过，因为近乎溺水者可在溺水发生后 72 小时死于继发的并发症。

十一、电击伤现场急救与转诊

电击伤俗称触电，是人体直接接触一定量的电流，造成全身和局部损伤或功能障碍。电流流量转化为热量还可造成电烧伤。雷电即闪电，是一瞬间的超高压直流电造成人的一种特殊电击伤。

（一）病因

电击常见原因是人体直接接触电源，或在高压电和超高压电场中。意外电击常发生于缺乏安全用电知识，安装和维修电器，电线不按规程操作，电线上悬挂衣物。意外事故中电线折断落到人体上，以及雷雨时树下躲雨或用铁柄伞而被闪电击中，都可引起电损伤。绝大多数电击发生于青少年男性或电工。

（二）临床表现

1. 局部表现　电流通过人体直接引起电灼伤。电击创面最突出的特点为皮肤的创面很小，一般限于与电源接触的部位和附近组织，但实际上皮肤下的深度组织损伤却很广泛且较重。胸壁电击伤可深达肋骨及肋间肌并导致气胸；腹壁损伤可致内脏坏死或中空脏器穿孔、坏死；触电时肌肉群强直性收缩可致骨折或关节脱位。

高压电击的严重烧伤常见于电流出入部位，皮肤"入口"处的灼伤较"出口"严重，"入口"与"出口"可能都不止一个，烧伤部位组织炭化或坏死成洞，组织解剖结构清楚。因肌肉组织损伤、水肿和坏死，可使肌肉筋膜下组织压力增加，出现神经和血管受压，脉搏减弱，感觉及痛觉消失，发生前臂腔隙综合征。闪电损伤时，由于电流沿着或穿过皮肤造成Ⅰ度或Ⅱ度烧伤，皮肤上出现微红的树枝样或细条状条纹。伤者佩戴指环、手表、项链或腰带处可以有较深的烧伤。大约半数电击者有单侧或双侧鼓膜破裂、视力障碍、白内障。

2. 全身表现　轻度电击，患者出现心悸、头晕、头痛、痛性肌肉收缩和面色苍白等。高压电击特别是雷击时，患者常发生意识丧失、休克、心搏和呼吸骤停。部分患者有心肌和心脏传导系统损伤。大面积体表烧伤或组织损伤处体液丢失过多时，可出现低血容量性休克。直接肾损伤或肌肉组织坏死产生肌球蛋白尿、肌红蛋白尿及溶血后的血红蛋白尿都能促发急性肾衰竭。

有些严重电击伤患者受伤当时症状可能不严重，1小时后却可突然出现恶化。部分患者触电后，心搏和呼吸极其微弱，甚至暂时停止，处于"假死状态"，须仔细鉴别，不可轻易放弃对触电患者的抢救。同时，临床上应特别重视伤者有多重损伤的可能性，包括强直性肌肉损伤、内脏器官损伤和体内外烧伤等。

3. 并发症和后遗症 常于电击后 24 ~ 48 小时出现。如心肌损伤、严重心律失常；吸入性肺炎、肺水肿；消化道出血或穿孔、麻痹性肠梗阻；DIC或溶血；急性肾衰竭等。

电击后数日到数月，出现横断性脊髓炎、多发性神经炎或瘫痪；角膜烧伤、视网膜脱离或白内障和视力障碍等。

（三）临床诊断

根据患者触电病史和现场情况，即可明确诊断。需要特别注意的是，应了解有无从高处坠落或被电击抛开时所发生的并发症，检查颈髓损伤、骨折和内脏损伤等。

（四）辅助检查

1. 实验室检查 常有心肌生化标志物升高，血淀粉酶升高，血肌酐、尿素氮升高，高血钾，出现血红蛋白尿、肌红蛋白尿等。

2. 心电图 可见各种心律失常、急性心肌损伤变化、非特异性 ST-T 改变。

3. X 线检查 注意了解患者有无骨折。

（五）治疗

1. 现场急救

（1）评估：周围环境是否安全。

（2）脱离电源：发生电击后，确保现场救助者自身的安全，立即将电源电闸关闭，切断电源；或应用绝缘物（干木棒、干竹竿等）将患者与电线或电器分离；或用木制长柄的刀斧、剪刀等砍断或剪断带电电线。切忌救助者以手直接推拉患者。

（3）生命体征评估：评估电击原因、部位、电压情况、局部烧伤程度；患者的意识、心律失常及其恢复情况；对心搏骤停者，积极评估复苏效果。

（4）心肺复苏：患者脱离电源后，立即检查其有无意识、心搏、呼吸，对心搏、呼吸骤停者，立即行心肺复苏，不能轻易终止，同时拨打 120 急救电话。

2. 急诊治疗

（1）补液：建立静脉通道，给予液体复苏，迅速恢复循环血量，补液量较同等面积烧伤者要多，维持适当尿量（50～75 ml/h）。

（2）碱化尿液：静脉输注碳酸氢钠碱化尿液，使血液 pH 维持在 7.45 以上，预防急性肾衰竭。

（3）创面处理：积极清理创面，电灼伤创面消毒包扎，减少感染。待坏死区域边界明确，予以清创，去除坏死组织。肢体经高压电热灼伤后，大块软组织水肿、坏死和小营养血管内血栓形成，可使远端肢体发生缺血性坏死，应酌情及时进行筋膜松解术，以减轻周围组织压力，改善远端血液循环。

（4）防治感染：继发感染者，给予抗生素治疗。常规注射破伤风抗毒素 1500 U 或破伤风免疫球蛋白 250 U。

（六）健康宣教

由于电击伤往往可能引起比较严重的损伤，因此应大力宣传安全用电知识和触电现场的抢救方法。定期对线路和电器设备进行检查和维修。避免带电操作，救火时应切断电源。雷雨时，切忌在田野中行走或在大树下躲雨，不应进行游泳或其他水上运动。医疗用电器仪表应使用隔离表压器，使漏电电流控制在 10 μA 以下。高压电周围应配置防护栏，并标有明显警示标志。

（七）转诊指征

由于电击伤可能引起全身多器官组织功能障碍，故须严密监测患者的病情变化，建议尽快转至上一级医院救治，不要随意移动伤者。若须移动时，应使伤者平躺在担架上，并在背部垫以平硬阔木板，继续抢救，中断时间不应超过 30 秒。呼吸、心搏停止者，要继续进行人工呼吸和胸外心脏按压，在医院医务人员未接替前，救治不能终止。

十二、有机磷农药中毒现场急救与转诊

有机磷农药是我国使用广泛、用量最大的杀虫药，主要包括敌敌畏、对硫磷、乐果、美曲膦酯（敌百虫）等。急性有机磷农药中毒是指有机磷农药

短时大量进入人体后造成的以神经系统损害为主的一系列伤害。临床上主要表现为胆碱能兴奋或危象，并在其后发生中间综合征以及迟发性周围神经病。每年全世界有数百万人发生有机磷农药中毒，其中约有30万人死亡，且大多数发生在发展中国家。

（一）病因

有机磷农药进入人体的主要途径有3种。经口进入：误服或主动口服（见于轻生者）；经皮肤及黏膜进入：多见于炎热天气喷洒农药时有机磷落到皮肤上，由于皮肤出汗及毛孔扩张，加之有机磷农药多为脂溶性，故容易通过皮肤及黏膜吸收进入体内；经呼吸道进入：空气中的有机磷随呼吸进入体内。口服毒物后多在10分钟至2小时内发病。经皮肤吸收发生的中毒，一般在接触有机磷农药后数小时至数日内发病。

（二）临床表现

1. 胆碱能神经兴奋及危象

（1）毒蕈碱样症状：主要是副交感神经末梢兴奋所致的平滑肌痉挛和腺体分泌增加。临床表现为恶心、呕吐、腹痛、多汗、流涎、腹泻、尿频、大小便失禁、心率减慢和瞳孔缩小、支气管痉挛及分泌物增加，严重者出现可肺水肿。

（2）烟碱样症状：乙酰胆碱在横纹肌神经肌肉接头处过度蓄积，使面、眼睑、舌、四肢和全身横纹肌发生肌纤维颤动，甚至全身肌肉强直性痉挛。患者常有全身紧束和压迫感，而后发生肌力减退和瘫痪。严重者可有呼吸肌麻痹，造成周围性呼吸衰竭。此外，由于交感神经节受乙酰胆碱刺激，其节后交感神经纤维末梢释放儿茶酚胺使血管收缩，引起血压增高、心搏加快和心律失常。

（3）中枢神经系统症状：中枢神经系统受乙酰胆碱刺激后，患者有头晕、头痛、乏力、共济失调、烦躁不安、谵妄、抽搐和昏迷等症状。

2. 中间综合征 少数病例在急性中毒后 1 ~ 4 天急性中毒症状缓解后，患者突然出现以脑神经支配的肌肉以及肢体近端肌肉、呼吸肌无力或麻痹为特征的临床表现，称为中间综合征。

3. 有机磷迟发性神经病 有机磷农药急性中毒一般无后遗症。个别患者在急性中毒症状消失后 2 ~ 3 周可发生迟发性神经病，主要累及肢体末端，且可发生下肢瘫痪、四肢肌肉萎缩等神经系统症状。

4. 其他表现 敌敌畏、美曲膦酯、对硫磷、内吸磷等接触皮肤后可引起过敏性皮炎，并可出现水疱和脱皮，严重者可出现皮肤化学性烧伤，影响预后。有机磷农药滴入眼部可引起结膜充血和瞳孔缩小。另外，患者可出现心脏、肺、肝、肾功能损害和急性胰腺炎等表现。

（三）实验室检查

1. 全血胆碱酯酶活性测定 胆碱酯酶是有机磷农药中毒的特异性标志酶。胆碱酯酶活力降至正常人均值的 50% ~ 70% 为轻度中毒，30% ~ 50% 为中度中毒，30% 以下为重度中毒，但酶的活性下降程度与病情及预后不完全一致。

2. 其他 血、尿、胃内容物或洗胃液中检测出有机磷农药，尿中有对硝基酚或三氯乙醇均有助于诊断。

（四）诊断

1. 病史　患者有有机磷农药接触史，如口服、农业生产中皮肤接触或吸入有机磷农药雾滴等病史。

2. 临床表现及实验室检查　支持诊断。

（五）治疗

1. 现场急救　尽快清除毒物是挽救患者生命的关键。对于皮肤染毒者，应立即去除被污染的衣服，并在现场用大量清水或肥皂水反复冲洗。对于意识清醒的口服毒物者，应立即在现场反复实施催吐。实施现场处理后，应尽快送患者前往医院（或拨打120急救电话）进行进一步治疗。

2. 清除体内毒物

（1）洗胃：彻底洗胃是切断毒物继续吸收的最有效方法。口服中毒者无论中毒时间长短、病情轻重、有无并发症，都应用清水、2%碳酸氢钠溶液（美曲膦酯忌用）或1∶5000高锰酸钾溶液（对硫磷忌用）反复洗胃，直至洗清为止。由于毒物不易排净，需保留胃管，定时反复洗胃。

（2）灌肠：有机磷农药重度中毒，呼吸受到抑制时，不能用硫酸镁导泻，避免镁离子大量吸收加重呼吸抑制。

（3）吸附剂：洗胃后，让患者口服或胃管内注入活性炭。活性炭在胃肠道内不会被分解和吸收，可减少毒物吸收，并能降低毒物的代谢半衰期，增加其排泄率。

（4）血液净化：对治疗重度中毒者具有显著效果，包括血液灌流、血液透析及血浆置换等，可有效地清除血液中和组织中释放入血的有机磷农药，提高治愈率。

3. 联合应用解毒药和胆碱酯酶复能药

（1）阿托品：原则是及时、足量、重复给药，直至达到阿托品化。阿托品化是指瞳孔较前逐渐扩大，对光反射存在，流涎、流涕明显减少或停止，面颊潮红，皮肤干燥，心率加快而有力，肺部啰音明显减少或消失。达到阿托品化后，应逐渐减少药量或延长用药间隔时间，防止阿托品中毒或病情反复。

（2）碘解磷定：对重度中毒患者，给予肌内注射，每4~6小时1次。

（3）盐酸戊乙奎醚注射液（长托宁）：是新型安全、高效、低毒的长效抗胆碱药物，其量按轻度中毒、中度中毒、重度中毒给予。盐酸戊乙奎醚注射液治疗有机磷农药中毒在许多方面优于阿托品，是阿托品的理想取代剂，是救治重度有机磷农药中毒或合并阿托品中毒时的首选药。

4. 其他治疗 保持呼吸道通畅；给氧，必要时气管插管呼吸机辅助通气；积极防治脑水肿、肺水肿，维持水、电解质代谢及酸碱平衡，积极预防感染。

（六）健康宣教

1. 加强对农药的管理 固定地点存放农药，专人保管。

2. 加强对有机磷农药毒性知识的培训 使广大使用者提高重视度，以防意外事故发生。

3. 开展心理危机干预 疏导群众树立健康

心态。

（七）转诊指征

（1）轻度中毒患者经过初步治疗后，生命体征稳定，但仍有中毒表现，基层医院无进一步救治条件。

（2）需要明确毒物性质或继续系统综合治疗。

（3）中、重度中毒患者，在基层医院治疗困难。

十三、急性一氧化碳中毒现场急救与转诊

急性一氧化碳中毒指人体在短时间内吸入较高浓度的一氧化碳所引起的急性脑缺氧疾病，少数患者可有迟发的神经精神症状。部分患者可有其他脏器的缺氧性改变。严重时会危及生命。

（一）病因与发病机制

一氧化碳是有机物氧化或不完全燃烧时产生的中间产物，其化学式为 CO，是无色无味的气体。CO 极易与血液中的血红蛋白结合（结合能力为氧气的 240 倍），形成碳氧血红蛋白（HbCO），从而使血红蛋白不能很好地与氧气结合，造成生物体内缺氧。当人体吸入气体中一氧化碳的含量超过 0.01％时，就有急性中毒的危险。生活中使用的煤气炉或燃气热水器，若通风不良，逸出的一氧化碳含量可达 30％；工业锅炉使用的煤气发生泄漏，均可以使人中毒。

（二）临床表现

急性一氧化碳中毒的症状与血液中 HbCO 有密切关系，同时也与患者中毒前的健康情况（如有无

心血管疾病和脑血管病，以及中毒时体力活动等情况）有关。按中毒程度可分为以下三级。

1. 轻度中毒 血液中 HbCO 浓度高于 10%~20%，患者有剧烈的头痛、头晕、四肢无力、恶心、呕吐、嗜睡、意识模糊。原有冠心病的患者可出现心绞痛。

2. 中度中毒 血液 HbCO 浓度可高于 30%~40%，患者昏迷，对疼痛刺激可有反应，瞳孔对光反射和角膜反射可迟钝，腱反射减弱，呼吸、血压和脉搏可有改变。经治疗可恢复且无明显并发症。

3. 重度中毒 血液 HbCO 浓度高于 50%，深昏迷，各种反射消失。患者可呈去大脑皮质状态：患者可以睁眼，但无意识，不语，不动，不主动进食或大小便，呼之不应，推之不动，并有肌张力增强。常有脑水肿、休克和严重的心肌损害。有时并发肺水肿、上消化道出血、脑局灶损害。昏迷时肢体受压迫的部位血液供给不足可导致压迫性肌肉坏死，并可引起急性肾小管坏死和肾衰竭。

（三）辅助检查

1. 实验室检查 可测定血液的 HbCO。一氧化碳中毒患者血中的 HbCO 升高。

2. 脑电图检查 可见弥漫性低波幅慢波，与缺氧性脑病进展相平行。

3. 头部 CT 检查 脑水肿时，可见脑部有病理性密度减低区。

（四）诊断

根据吸入较高浓度一氧化碳的接触史，急性发生的中枢神经损害的症状和体征，结合血液 HbCO

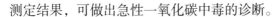

测定结果，可做出急性一氧化碳中毒的诊断。

（五）治疗

1. 现场急救

（1）首先应评估周围环境是否安全，开窗、开门，迅速将患者转移到空气新鲜的地方，卧床休息，保暖，保持呼吸道通畅，同时拨打120急救电话。

（2）纠正缺氧，迅速纠正缺氧状态。吸入高流量氧气可加速 HbCO 解离，增加 CO 的排出。

（3）呼吸、心搏停止时，应及早进行现场心肺复苏。

（4）危重患者及时开放静脉通道，并尽快将患者送往医院治疗。

2. 氧疗

（1）轻度中毒者，给予氧气吸入及对症治疗。

（2）中重度患者，应积极给予面罩高流量吸氧治疗，同时尽快开始高压氧治疗。

3. 其他治疗　重度中毒患者视病情给予消除脑水肿、促进脑血液循环，治疗感染和控制高热、维持呼吸及循环功能、镇静等对症支持治疗。

（六）健康宣教

家庭用的火炉、煤炉要安装烟筒或排风扇，定期开窗通风。厂矿应加强劳动防护措施，煤气发生炉和管道要经常检修，定期测定空气中的一氧化碳浓度。在可能产生一氧化碳的场所停留，若出现头痛、头晕、恶心等先兆，应立即离开。

（七）转诊指征

一旦诊断为中、重度一氧化碳中毒，应该尽快转诊至有高压氧治疗条件的医院。转院途中给予高流量吸氧，保持呼吸道通畅。

十四、急性酒精中毒现场急救与转诊

过量饮酒后引起以神经精神症状为主的急症，称为酒精中毒。

（一）病因

乙醇别名酒精，是无色、易燃、易挥发的液体，具有醇香气味，能与水和大多数有机溶剂混溶。工业上乙醇是重要的溶剂。酒是含乙醇的饮品，人们经常饮用。大量饮用含乙醇高的烈性酒易引起中毒。

（二）临床表现

1. 急性中毒 一次大量饮酒中毒可引起中枢神经系统抑制。症状与饮酒量和血乙醇浓度以及个人耐受性有关，临床上分为三期。

（1）兴奋期：血乙醇浓度达到 11 mmol/L（50 mg/dl）即感头痛、欣快、兴奋。血乙醇浓度超过 16 mmol/L（75 mg/dl），健谈、饶舌、情绪不稳定、自负、易激怒，可有粗鲁行为或攻击行动，也可能沉默、孤僻。血乙醇浓度达到 22 mmol/L（100 mg/dl）时，驾车易发生车祸。

注：国家《车辆驾驶人员血液、呼气酒精含量阈值与检验》标准（GB19522—2010），车辆驾驶人员血液中的酒精含量大于或等于 20 mg/100 ml，小于 80 mg/100 ml 的驾驶行为即为饮酒驾车；车辆驾驶人员血液中的酒精含量大于 80 mg/100 ml 的驾驶行为即为醉酒驾车。

（2）共济失调期：血乙醇浓度达到 33 mmol/L（150 mg/dl），肌肉运动不协调，行动笨拙，言语含糊不清，眼球震颤，视物模糊，复视，步态不稳，出现明显共济失调。血乙醇浓度达到 43 mmol/L（200 mg/dl），出现恶心、呕吐、困倦。

（3）昏迷期：血乙醇浓度升至 54 mmol/L（250 mg/dl），患者进入昏迷期。表现为昏睡、瞳孔散大、体温降低。血乙醇超过 87 mmol/L（400 mg/dl），患者陷入深昏迷，心率快、血压下降，呼吸慢而有醋音，可出现呼吸、循环麻痹而危及生命。

此外，重症患者可并发意外损伤，酸碱平衡失调，水、电解质代谢紊乱，低血糖症，肺炎，急性肌病，甚至出现急性肾衰竭。

2. 戒断综合征 长期酗酒者在突然停止饮酒或减少酒量后，可发生下列 4 种类型戒断反应。

（1）单纯性戒断反应：在减少饮酒后 6～24 小时发病。患者出现震颤、焦虑不安、兴奋、失眠、心动过速、血压升高、大量出汗、恶心、呕吐，多在 25 天内缓解自愈。

（2）酒精性幻觉反应：患者意识清晰，定向力完整。以幻听为主，也可出现幻视、错觉及视物变形。多为被害妄想，一般持续 3～4 周缓解。

（3）戒断性惊厥反应：往往与单纯性戒断反应同时发生，也可在其后发生癫痫大发作。多数只发作一两次，每次数分钟。也可数日内多次发作。

（4）震颤谵妄反应：在停止饮酒 24～72 小时后，也可在 7～10 小时后发生。患者精神错乱，全身肌肉出现粗大震颤。谵妄是在意识模糊的情况下出现生动、恐惧的幻视，可有大量出汗、心动过速、血压升高等交感神经兴奋的表现。

（三）辅助检查

1. 血乙醇浓度 急性酒精中毒时，呼出气中乙醇浓度与血乙醇浓度相当。

2. 动脉血气分析 急性酒精中毒时，可见轻度代谢性酸中毒。

3. 血清电解质浓度 急性和慢性酒精中毒时，均可见低血钾、低血钠和低血钙。

4. 血糖浓度 急性酒精中毒时，可见低血糖症。

5. 肝功能检查 慢性酒精中毒性肝病时，可有明显的肝功能异常。

6. 心电图检查 酒精中毒性心肌病时，可见心律失常和心肌损害。

（四）诊断

患者有饮酒史或误服工业或医用乙醇病史。通过血清或呼出气中乙醇浓度测定较易做出诊断。本病须与引起意识障碍的其他疾病相鉴别，如镇静催眠药中毒、一氧化碳中毒、脑血管意外、糖尿病昏迷及颅脑外伤。

（五）治疗

1. 轻症患者 一般无须治疗，给予大量柠檬汁口服处理，取侧卧位（以防止呕吐时食物吸入气管导致窒息），保暖，维持正常体温。

2. 烦躁不安者 慎用镇静药，禁用麻醉药；过度兴奋者可用氯丙嗪 12.5～25 mg 或副醛 6～8 mg 灌肠。对严重烦躁、抽搐者，可给予地西泮 5～10 mg。

3. 保护胃 静脉滴注西咪替丁等保护胃。

4. 加速排泄　用呋塞米（速尿）20～40 mg 肌内注射或静脉注射，加速乙醇排泄，必要时加倍重复使用 1～2 次。

5. 病情较重患者　①卧床，头偏向一侧，口置于最低位避免误吸。②保持呼吸道通畅，建立静脉通道；进一步监护心电、血压、脉搏和呼吸。③大流量吸氧，保持血氧饱和度 95%以上。④催吐，可以用刺激咽喉的办法（如用筷子）引起呕吐反射，将酒等胃内容物尽快呕吐出来（注：禁用阿扑吗啡，已出现昏睡的患者，不适宜用此方法）。⑤镇吐：如呕吐次数较多，或出现干呕或呕吐胆汁，给予甲氧氯普胺（胃复安）10 mg 肌内注射，以防止出现急性胃黏膜病变。未出现呕吐，禁止应用镇吐药。⑥洗胃：中毒后短时间内，可用 1%碳酸氢钠，或 0.5%活性炭混悬液或清水反复洗胃。⑦补液：静脉快速补液有利于加快酒精代谢，首选葡萄糖溶液，必要时使用胰岛素、氯化钾、维生素 B_6 和烟酸各 100 mg，肌内注射，加速乙醇在体内氧化。

6. 昏迷或昏睡者　安钠咖 0.5 g，每 2 小时肌内注射或静脉注射 1 次，或盐酸哌甲酯 20 mg，或二甲弗林 8 mg，肌内注射。

7. 呼吸衰竭者　行气管插管辅助呼吸，必要时予以尼可刹米 0.375 g 或洛贝林 9 mg，肌内注射。

8. 纳洛酮　为阿片受体阻断药，特异性拮抗内源性吗啡样物质（β-内啡肽）介导的各种效应，解除酒精中毒的中枢抑制，缩短昏迷时间。可用 0.4～0.8 mg 加 5%葡萄糖溶液 10～20 ml，静脉注射；若昏迷时，则用 1.2 mg 加 5%葡萄糖溶液 30 ml，静脉注射。用药后 30 分钟未苏醒者，可重复 1 次，或 2 mg 加入 5% 葡萄糖溶液 500 ml 内，以 0.4 mg/h 速度静脉滴注，直至神志清醒。

9. 脑水肿者 给予脱水药，并限制入液量。

10. 输入电解质 维持水、电解质代谢及酸碱平衡。

11. 透析 必要时透析治疗，迅速降低血中乙醇浓度。

（六）健康宣教

宣传大量饮酒的害处，帮助患者认识过量饮酒对身体的危害，以及长期酗酒对家庭、社会的不良影响，阐明乙醇对机体的危害性，教育患者爱惜生命。帮助患者建立健康的生活方式，减少酒精中毒的发生，禁止乙醇用量过多、过浓，对原有心脏病、肝病、肾病、胃肠道溃疡及胃酸过多兼有消化不良者，禁用酒精性饮料。

（七）转诊指征

中度至重度的急性酒精中毒患者，合并有严重外伤、中毒使原有的基础疾病恶化，并发贲门黏膜撕裂症、上消化道出血、心律失常、急性胰腺炎、横纹肌溶解综合征、消化道穿孔、低体温、吸入性肺炎、跌倒后重要部位损伤等，应该考虑转诊。

十五、毒蕈中毒现场急救与转诊

毒蕈，又称毒蘑菇，为食用后能引起中毒的蕈类。毒蕈中毒常在采集野生蘑菇时缺乏识别经验误服所致。在我国目前已鉴定的蕈类中，有毒蕈约 80 余种，其中含剧毒可致死的不足 10 种。

毒蕈的种类不同，其毒性及作用机制差异较大。①黑伞蕈属和乳菇属的某些蕈种含有类树脂物质，可对胃肠道产生刺激作用；②毒蝇伞蕈、丝盖伞属及杯伞属蕈等含有毒蝇碱，可兴奋副交感神经并产生明显的临床症状，即毒蕈碱样症状；③某些裸盖菇属及花褶伞属蕈类含有毒素，可致幻觉和精神失常；④鹿花蕈（又称马鞍蕈）含鹿花蕈素，具有强烈的溶血作用；⑤存在于毒伞属蕈、褐鳞小伞蕈及秋生盔孢伞蕈中的剧毒毒素，如毒伞七肽（phallotoxins）及毒伞十肽（amatoxins），可使体内大部分器官发生细胞变性，特别是毒素可直接作用于肝细胞核，抑制 RNA 聚合酶，减少肝糖原的合成，致肝细胞坏死及肾小管上皮细胞坏死，病死率高，对人的致死量约为 0.1 mg/kg。含有此类毒素的新鲜菇 50 g 即可致成人死亡。

（一）临床表现

毒蕈所含有毒成分复杂，一种毒蕈可含有几种毒素，而一种毒素又可存在于数种毒蕈中，因此，中毒后临床表现往往较为复杂，可分为以下 5 类。

1. **胃肠毒型**　潜伏期 0.5 ~ 6 小时。主要症状为剧烈腹痛、腹泻。腹痛多为阵发性上腹部或脐周痛，水样便，体温不高，经适当对症处理后即可迅速恢复。一般病程 2 ~ 3 天，死亡率低。

2. **神经型**　潜伏期 1 ~ 6 小时。除胃肠道症状外，主要为副交感神经兴奋表现，如流涎、流泪、多汗、瞳孔缩小、脉缓，严重者可发生肺水肿和昏迷。

3. **精神失常型**　此型主要表现为误食后能产生精神症状，引起幻觉、视物模糊、色觉异常、手舞足蹈、狂笑等症状，1~2天可自行恢复。

4. 溶血型 潜伏期多为6~12小时，先以恶心、呕吐、腹泻等胃肠道症状为主，发病3~4天后出现溶血性黄疸，肝大、脾大，少数患者出现血红蛋白尿。给予肾上腺皮质激素治疗可很快控制病情，病程2~6天，死亡率一般不高。

5. 肝肾损害型 此型中毒最严重，临床表现十分复杂。按其病情发展，可分为6期。

（1）潜伏期：一般于误服后10~24小时发病，但也可短至6~7小时。

（2）胃肠炎期：出现恶心、呕吐、脐周部腹痛、水样便腹泻，多在1~2天后缓解。

（3）假愈期：胃肠炎症状缓解后，患者暂时无症状，或仅感乏力、食欲差等，但此时毒肽已逐渐进入内脏，肝损害已开始。轻度中毒者肝损害不严重，可由此进入恢复期。

（4）内脏损害期：严重中毒患者在发病2~3天出现肝、肾、脑、心脏等内脏损害。以肝损害最严重，可出现肝大、黄疸、肝功能异常，严重者可出现肝坏死，甚至肝性脑病。肾实质受损，可出现少尿、无尿或血尿，导致肾衰竭。

（5）精神症状期：多数患者继内脏损害后，出现烦躁不安、表情淡漠、嗜睡，继而出现惊厥、昏迷，甚至死亡。

（6）恢复期：经及时治疗后的患者在2~3周后进入恢复期，各项症状好转并痊愈。

（二）诊断

对有误服毒蕈史而出现上述症状者，可做出诊

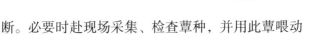

断。必要时赴现场采集、检查蕈种，并用此蕈喂动物，以证实其毒性。

（三）救治要点

1. **中止尚未吸收的毒素** 及时催吐、洗胃、导泻。可用 1：4000 高锰酸钾液反复洗胃。洗胃后可常规口服或经胃管注入药用炭混悬液，以吸附毒素，减少其吸收。同时给予硫酸镁导泻。

2. **药物治疗胃肠毒型** 可给予一般的对症处理。对毒蝇伞蕈引起的神经、精神型，可采用阿托品治疗。用法：阿托品 0.5 ~ 1 mg 肌内注射（儿童 0.03 ~ 0.05 mg/kg），可重复用药；溶血型毒蕈中毒可用肾上腺皮质激素治疗，口服碳酸氢钠片碱化尿液，同时给予护肝治疗。

3. **毒伞蕈属等引起的肝肾损害型中毒** 在病程假愈期之前毒素尚未全部与靶细胞结合时，可大量输液，促进毒素排出体外。可使用短程大剂量皮质激素，如地塞米松 20 ~ 40 mg/d 静脉注射，大剂量维生素 C、维生素 K 静脉注射。病程进展达内脏损害期，除积极对症治疗和护肝治疗外，可试用含巯基类解毒药，如二巯丙磺钠，其作用机制可能是与毒伞毒素结合，断裂毒素分子中的硫醚键，使其毒性减弱，从而保护了体内含巯基酶的活性。

（四）注意事项

毒蕈中毒目前还缺乏特效的治疗方法，中毒时常多人同时发病，必要时应赴现场急救。一边急救患者，一边询问引起中毒的毒蕈种类和食用量。急救治疗后，应及时将患者转送至医院继续治疗。如有大批患者中毒，应遵照先重后轻的原则，按病情轻重次序转送。如收集患者食用的毒蕈标本，同时移交给接诊医师，以便评估毒蕈毒性，供治疗参考。

（五）转诊指征

如不具备抢救条件，不可盲目救治，应在维持生命体征平稳的前提下，尽快将患者转至具备抢救条件的上级医院进一步治疗；对症状持续存在和病情危重者，应就地进行积极救治，不可仓促转院，待生命体征稳定后，再转上级医院继续治疗；转院前，还应评估途中风险和交代病情，并有医护人员陪同，准备好转院途中所需的药品和抢救器械。

（张立羽）

十六、急性亚硝酸盐中毒现场急救与转诊

亚硝酸盐主要为亚硝酸钠（钾），为白色结晶状粉末，味微咸或稍带苦味，易溶于水，可用于工业金属表面防腐和食品加工。亚硝酸盐中毒是指误食或误服含有亚硝酸盐或代谢后产生亚硝酸盐的食物或药物，而引起血红蛋白携氧障碍，表现为全身青紫的一组病症。亚硝酸盐多从消化道吸收中毒，故本病又称为肠源性发绀。

（一）病因

1. 误服　误服工业用亚硝酸盐而引起中毒。

2. 食用某些蔬菜　某些蔬菜如小白菜、韭菜、卷心菜、甜菜、萝卜叶，野菜如灰菜等含有丰富的硝酸盐和微量的亚硝酸盐，新腌制的咸菜或变质熟

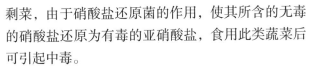

剩菜，由于硝酸盐还原菌的作用，使其所含的无毒的硝酸盐还原为有毒的亚硝酸盐，食用此类蔬菜后可引起中毒。

3. 其他 大量饮用硝酸盐含量过高的井水（尤其是苦井水），笼锅水或腌咸肉或烧煮卤味时加亚硝酸盐过多（硝肉），食后引起中毒。

（二）发病机制

亚硝酸盐毒性较大，摄入 0.2 ~ 0.5 g 即可引起中毒。由于亚硝酸盐与血红蛋白的作用，使正常的 Fe^{2+} 氧化成 Fe^{3+}，形成高铁血红蛋白，失去携氧能力，同时还阻止正常 HbO_2 释放氧，因而造成了各种组织的缺氧。临床突出表现为皮肤、黏膜呈青紫色或其他缺氧症状，因与肠源性有关，故名肠源性发绀。亚硝酸钠对中枢神经系统，尤其血管舒缩中枢有麻痹作用，能直接作用于平滑肌，使血管松弛而致血压降低。

（三）临床表现

1. 轻度中毒 口唇、耳郭、指甲等皮肤和黏膜呈典型的蓝灰色发绀样改变，伴头痛、头晕、乏力等，实质性脏器可没有损害。此时患者血中高铁血红蛋白浓度可达 10% ~ 30%。

2. 中度中毒 发绀明显加重，患者可有恶心、呕吐、呼吸急促，此时患者可存在实质性脏器损害，但功能尚未衰竭。血中高铁血红蛋白浓度可达 30% ~ 50%。

3. 重度中毒 发绀进一步加重，实质性脏器功能衰竭，患者可出现呼吸衰竭、休克、脑水肿，甚至死亡。血中高铁血红蛋白浓度超过 70%。

（四）诊断要点

1. **病史**　有食用硝酸盐或亚硝酸盐含量较高的腌制食品、腐烂蔬菜或误食工业用亚硝酸盐史。

2. **症状**　有头晕、头痛，伴口唇、面部及全身皮肤青紫、呼吸困难，严重者呼吸衰竭、昏迷、惊厥而死亡。

3. **实验室检查**　血液中高铁血红蛋白浓度超过10%，剩余食物中亚硝酸盐定量检验超标。

（五）治疗方案及原则

1. **停止接触毒物**　停止进食有毒的食物或药物。

2. **清除残留毒物**　催吐、洗胃、导泻、静脉输液及利尿等。

3. **治疗高铁血红蛋白血症**　轻度中毒者，可用葡萄糖及维生素 C（2～5 g）静脉滴注。中度以上的中毒，应用解毒药亚甲蓝（美蓝）1～2 mg/kg，以 10%～25% 葡萄糖稀释后，缓慢静脉注射（10～15 分钟），2～4 小时后可重复，必要时 1 小时后重复。

4. **高压氧治疗**　高压氧对本病有特效，可迅速纠正机体缺氧状态，使血氧分压增高，可以加速置换出与高铁血红蛋白结合的亚硝酸盐，恢复亚铁血红蛋白。轻、中度患者经 1～3 次高压氧治疗即可治愈。大多数昏迷患者经 1 次治疗即清醒，重度经3～5 次治疗可治愈。

5. **对症治疗**　呼吸抑制者使用呼吸兴奋药，维持水、电解质代谢及酸碱平衡，应用肾上腺皮质激素，必要时输血、换血，积极防治肺水肿、脑水肿、缺氧性脑病、中毒性心肌炎、休克、中毒性肝炎、高热及肾衰竭等。

（六）注意事项

（1）若患者有明确的毒物接触史，结合患者有发绀的表现，一般能做出亚硝酸盐中毒的诊断。但对于病史不详者，要注意与其他引起缺氧症状的疾病相鉴别。

（2）亚甲蓝注射速度要慢，剂量不可过大。若超过 10 mg/kg，则效果相反。这是因为亚甲蓝快速进入血液可成为氧化剂，反而使高铁血红蛋白增加。此外，剂量过大可增加红细胞脆性，造成心肌损害、神经系统兴奋。

（七）转诊指征

患者经现场急救处理后，应转送至上级医院进一步救治。转运途中需医护人员陪同，准备好转院途中所需的药品和抢救器械。

（张立羽）

十七、高、低血糖危象现场急救与转诊

糖尿病是一组由多种病因引起的以慢性高血糖为特征的代谢性疾病，是由于胰岛素分泌和（或）利用缺陷所引起的慢性进行性病变，以长期糖类以及脂肪、蛋白质代谢紊乱为特征，可引起多系统损害。病情严重或应激时，可发生急性严重代谢紊乱，如糖尿病酮症酸中毒、高血糖高渗状态。我国传统医学中糖尿病属"消渴"范畴，早在《黄帝内

经》中已有论述。糖尿病是由遗传、环境因素复合病因引起的临床综合征，但目前其病因和发病机制仍未明确。糖尿病是常见病、多发病，是严重威胁人类健康的世界性公共卫生问题。目前在世界范围内，糖尿病发病率、患病率急剧上升。据国际糖尿病联盟（IDF）统计，2015 年全球糖尿病患病人数已达 4.15 亿，预计到 2045 年，全球糖尿病患病总人数将达到 7.83 亿。

（一）高血糖高渗状态

高血糖高渗状态（HHS）是糖尿病的严重急性并发症，以严重高血糖而无明显酮症酸中毒、血浆渗透压升高、出现严重脱水为主要表现。患者可有不同程度的意识障碍甚至昏迷，常发生于 2 型糖尿病和超过 2/3 的原来无糖尿病病史的老年患者。

1. 临床表现

（1）常见诱因：常因感染、急性胃肠炎、胰腺炎、脑血管意外、严重肾病，或腹膜透析、水摄入不足、大量摄入含糖饮料和使用糖皮质激素、噻嗪类利尿药等药物诱发。

（2）本症起病常隐匿，先有口渴、多尿和乏力等糖尿病症状出现或加重，病情逐渐加重，尤其在上述诱因下，出现食欲缺乏、反应迟钝。主要表现为严重失水和神经系统两组症状和体征。

（3）全部患者有明显失水的表现：唇干舌裂、血压下降、心率加速、尿少或无尿。中枢神经系统损害明显，出现不同程度的意识障碍，如定向力障碍、幻觉、上肢拍击样震颤、癫痫样抽搐、失语、偏盲、肢体瘫痪、锥体束征阳性直至昏迷等表现。

2. 诊断要点

（1）可有或无糖尿病史，发病前可有上述各种诱因，逐渐出现脱水和各种神经系统症状。尤其对中老年患者，更应提高警惕。

（2）实验室检查

1）血糖：增高显著，多为 33.3～66.8 mmol/L。有效血浆渗透压可达 320 mOsm/L（一般为 320～430 mOsm/L），血钾多数正常或降低。

2）血酮体：正常或略高，多不超过 4.8 mmol/L（50 mg/dl）。

3）白细胞计数：可因合并感染或脱水等原因而增高。

4）血细胞比容：因脱水而增高。

5）血尿素氮和肌酐：常升高。不随本症经治疗好转而下降或反而显著升高，提示肾功能不全，预后不良。

6）血 pH：可正常或偏低。

（3）除外脑血管意外，还应与糖尿病其他的并发昏迷情况相鉴别。

3. 治疗方案及原则

（1）补液：患者常有严重失水，尤其脑细胞失水可危及生命，故及时积极补液是挽救患者生命、决定预后的关键措施。

如估计失水量达 3000 ml 或以上，可分批于 2～3 天内补足。如血浆渗透压大于 350 mmol/L，或血钠高于 155 mmol/L，无休克者，可给予 0.45％～0.6％ 低渗盐水，直至血浆渗透压下降至 320 mmol/L 以下，改用等渗生理盐水。当血糖降至 14.0 mmol/L

（250 mg/dl）以下时，改用 5％葡萄糖溶液，应在中心静脉压及血浆渗透压监测下调整补液的量和速度，严密监护心率及肺底有无啰音出现。

输液总量一般按患者原体重的 10％～20％估算。开始 2 小时内输 1000～2000 ml，头 12 小时给予估计输液总量的 1/2，再加上所排尿量的液体量。其余在 24 小时内输入。

（2）降糖治疗：首选短效胰岛素，一般按照小剂量即 0.1 U/kg 加入生理盐水内静脉滴注。病情严重者，可先给予首剂负荷量 10~20 U。每 2 小时根据血糖值调整胰岛素用量，血糖不宜下降过快，以每小时下降 3.9~6.1 mmol/L 为宜。当血糖降至 13.9 mmol/L 时，可给予葡萄糖并按比例加入胰岛素补液。病情稳定后，胰岛素改为皮下给予。

（3）补钾：如患者血钾在 5.5 mmol/L 以上，可暂不补钾，但应严密监测血钾。如患者血钾<5.5 mmol/L 并且有尿，补液降糖的同时就应开始补钾。每小时给 10～20 mmol/L，以后每 2～4 小时测定血钾一次，按血钾值调整剂量。病情稳定后可改为口服钾盐，更为安全。

（4）其他治疗

1）积极治疗诱因。

2）纠正休克，经补液后若休克仍未纠正，可输血浆。

3）因血液高渗、黏度增高，易致动、静脉血栓形成或出现弥散性血管内凝血（DIC），应给予相应的防治措施。

4）补液过程中防治可能出现的脑水肿。

4. 注意事项

（1）高血糖高渗状态的诊断并不困难，关键是要提高对本病的警惕和认识。在诊断时，要详细询问此次发病的经过、既往史、有无明确诱发因素、经过何种治疗、使用过何种药物。体检时，要重视有无脱水体征和意识障碍。

（2）高血糖高渗状态患者意识障碍的症状表现多样，且无特征性表现，故应与脑血管意外、中枢神经系统感染等仔细鉴别，从而明确诊断，指导治疗。

（二）低血糖危象

低血糖危象不是一种独立的疾病，而是由于某些病理和生理原因使血糖降低至 2.5 mmol/L 以下时的一种病理状态，是以交感神经兴奋和中枢神经系统异常为主要表现的临床综合征。持续严重的低血糖可以导致患者死亡，因此任何原因引起的低血糖危象均须紧急处理。

低血糖症病因复杂，一般分为两类：①空腹（吸收后）低血糖症，主要病因是不适当的空腹高胰岛素血症，反复发生空腹低血糖提示有器质性疾病；②餐后（反应性）低血糖症：进餐后胰岛素反应性释放过多，引起餐后低血糖症，多见于功能性疾患。

1. 临床症状

（1）临床上以饮酒和药物性低血糖多见，尤其以胰岛素和磺脲类药物所致低血糖症最常见，常合并肝衰竭、肾衰竭、脓毒血症和营养不良性疾病。

（2）交感神经兴奋表现为交感神经和肾上腺髓质对低血糖的代偿性反应。主要表现有心悸、饥饿感、软弱、手足颤抖、面色苍白、大汗、心率加快及血压轻度升高等。

（3）脑功能障碍从大脑皮质开始，初期表现为精神不集中，思维和语言迟钝，头晕、嗜睡、视物不清，步态不稳；可有幻觉、躁动、易怒、行为怪异等精神症状。病情发展，皮质下依次受累时，患者神志不清，幼稚动作，肌肉颤动及运动障碍，甚至癫痫样抽搐、瘫痪，出现病理反射。最后陷入昏迷，低体温，肌力低下，瞳孔对光反射消失，以致死亡。

（4）长期反复发作的低血糖可致中枢神经器质性损害，出现性格异常、记忆力下降、精神失常、痴呆等。

2. 诊断要点

（1）有低血糖危象发作的典型临床表现。

（2）即刻测血糖＜2.5 mmol/L。

（3）输注葡萄糖后症状很快消失。

（4）昏迷患者应除外其他病因。

3. 治疗方案和原则

（1）立即取血，快速测量血糖，有条件时测胰岛素。

（2）开放静脉，首剂静脉注射50%葡萄糖40～60 ml，然后使用5%～10%葡萄糖静脉滴注，直至患者清醒，血糖正常。

（3）定时测血糖。

4. 注意事项

（1）餐后（反应性）低血糖症：多见于功能性疾患，但非绝对，有些器质性疾病（如胰岛素瘤）

虽以空腹低血糖为主，但也可有餐后低血糖发作。

（2）低血糖症状的出现与血糖下降的速度及程度有关：血糖下降速度较快时，可先出现交感神经兴奋症状，然后出现脑功能障碍。如血糖下降缓慢，可没有明显的交感神经兴奋症状。另外，不同患者或同一患者各次发作的表现可以不尽相同。

（3）低血糖临床表现严重程度：取决于血糖的浓度、低血糖发生的速度及持续的时间、机体对低血糖的反应性、年龄等因素。大多数人当血糖<2.0 mmol/L时，出现神经系统症状；若血糖下降速度过快，也可出现低血糖症（如糖尿病）；老年人或慢性低血糖患者的血糖虽已降至2.5 mmol/L以下，但仍可无临床表现（无知觉性低血糖）。

（4）使用高纯胰岛素患者发生的低血糖：往往没有任何交感神经兴奋症状，而迅速出现意识障碍和昏迷，应特别警惕。

（三）转诊指征

低血糖患者现场急救简单、有效，一般无须转诊。高血糖者出现下列情况应积极转诊：

（1）通过初步筛查，判定为糖尿病高危人群或疑似糖尿病，需要明确诊断者。

（2）糖尿病患者发现血糖明显异常或控制不佳，或出现药物不良反应等。

（3）疑似糖尿病急危症。患者出现意识障碍，呼气有烂苹果味，深大呼吸、皮肤潮红或发热、心悸、出汗、食欲缺乏、恶心、呕吐、口渴、多饮或腹痛等糖尿病疑似急危症。空腹血糖（FPG）≥16.7 mmol/L，应高度怀疑高血糖危象；随机血糖<

3.0 mmol/L，应考虑有严重的、需要关注的显著低血糖。以上任一情况应紧急转诊，并进行转诊前处理。

（张立羽）

十八、高、低血钙危象现场急救与转诊

体内钙大部分以磷酸钙和碳酸钙的形式贮存在骨骼中。45%为离子钙，起着维持神经肌肉稳定性的作用；55%为非离子钙，其中50%与血清蛋白相结合，5%与血浆和组织间液中其他物质相结合。离子钙与非离子钙的比例受 pH 影响，pH 上升可使离子钙减少。血钙浓度正常值为 2.25～2.75 mmol/L。

（一）高钙血症

血 Ca^{2+} >2.75 mmol/L 称为高钙血症。

1. 常见病因 甲状旁腺功能亢进症，如甲状旁腺增生或腺瘤形成；骨转移性癌，特别是在接受雌激素治疗的骨转移性乳腺癌，导致骨质破坏，骨钙释放增加；乳碱综合征，大量进食牛奶；或者为治疗应激性溃疡，大量使用碱剂治疗时，可促进肠钙吸收，引起血钙升高、代谢性碱中毒。

2. 临床表现 临床症状决定于基础疾病、血钙浓度和发病速度。轻度高血钙的患者可无症状，在查体时被发现。血 Ca^{2+} >3.75 mmol/L 称高钙血症危象，常见于严重脱水、感染、应激状态、手术、创伤等，表现为严重呕吐、脱水、高热、嗜睡、意识不清、酸中毒，并迅速出现肾衰竭、心律失常，甚至心搏骤停；血 Ca^{2+} >4.5 mmol/L 可导致休克、肾

衰竭和死亡。高钙血症常见临床症状如下。

（1）消化系统：高血钙时，胃肠道的神经、肌肉兴奋性降低，表现为便秘、厌食、恶心、呕吐、腹痛和肠梗阻；常合并消化性溃疡、胰腺炎。

（2）泌尿系统：损害肾浓缩功能导致多尿、夜尿和烦渴，高尿钙常伴肾结石，长期或严重高钙血症，由于肾钙化（钙盐沉着在肾实质），可以产生可逆的急性肾衰竭或不可逆的肾损害。

（3）神经肌肉系统：$Ca^{2+}>3$ mmol/L 伴有情绪不稳定、意识模糊、谵妄、精神异常、木僵和昏迷。神经肌肉受累可引起明显的骨骼肌无力，癫痫罕见。

（4）心血管系统：严重高钙血症时，心电图可有 QT 间期缩短，可发生心律失常，甚至心搏骤停，特别是服用洋地黄的患者。

（5）骨骼系统：严重或长期甲状旁腺功能亢进症患者偶尔可发生纤维性囊性骨炎，尤其是长期透析继发甲状旁腺功能亢进症患者。这些疾病由于甲状旁腺激素（PTH）分泌增多、破骨细胞活性增强，引起骨质疏松伴纤维性退行性变。

3. 诊断 根据病史，结合临床表现，血 $Ca^{2+}>$ 2.75 mmol/L 即可诊断高钙血症。

4. 治疗 血 $Ca^{2+}<2.88$ mmol/L 时，症状较轻，只需治疗原发病；出现高钙血症危象时，应紧急处理，包括扩充容量、增加尿钙排泄和减少骨的重吸收等；甲状旁腺功能亢进症应进行手术治疗；血液净化治疗适用于肾小球滤过率下降患者。

（1）补充水分、利尿：肾功能正常者，可输注大量液体增加钙的排泄，每日补给等渗盐水 4000～

6000 ml 或以上，使尿量达 3 L/d。由于高钙血症常有容量不足，开始利尿前应先补充生理盐水，利尿时应注意补钾。

（2）糖皮质激素：泼尼松 20～80 mg/d 或氢化可的松 200～300 mg 静脉滴注，持续 3～5 天，起效慢，维持时间短，常与其他降钙药联合应用。

（3）普卡霉素：具有减少骨重吸收和拮抗甲状旁腺素的作用，成人 0.04～0.1 mg/kg，小儿 50～100 μg/kg，隔日一次，静脉滴注。一般 25 μg/kg 加入 5% 葡萄糖溶液 500 ml 中静脉滴注，持续 3～6 小时，对骨转移性高钙血症极有效。普卡霉素经 12～36 小时降低血钙，因对肝、肾和造血系统有副作用，必要时 5～7 天后才能重复使用。

（4）降钙素：抑制骨的重吸收，促进尿钙排泄，从而使血钙降低。4～8 U/kg 皮下注射，每 12 小时 1 次，与泼尼松（30～60 mg/d，分 3 次口服）联合应用，可控制恶性肿瘤所致的严重高钙血症。

（5）二膦酸盐：可减少骨的重吸收，使血钙不被动员进入血液，广泛用于恶性肿瘤高钙血症的一线治疗。

（二）低钙血症

血 Ca^{2+} < 2.25 mmol/L 时称为低钙血症。

1. 常见原因　①低蛋白血症：导致蛋白结合钙减少，血总钙水平下降，但离子钙正常；②甲状旁腺功能损害：甲状腺切除术影响了甲状旁腺的血供，或者甲状旁腺一并被切除等；③碱中毒：使血钙向细胞内转移，降低血钙；④急性胰腺炎：坏死脂肪与钙结合，影响钙吸收。

2. 临床表现　低钙血症的临床表现主要由原发病、低钙程度以及是否合并其他电解质代谢紊乱而定。其最主要表现为手足搐搦、骨骼肌和平滑肌痉挛。搐搦是严重低钙血症的特征。搐搦早期表现隐匿，以感觉症状为特征，有唇、舌、手、足麻木，需进行激发试验去鉴别：血 Ca^{2+} < 1.75 mmol/L 可以引起搐搦、喉痉挛或全身痉挛，如果合并高钾血症、低镁血症时症状更为明显。继续下降可引起全身骨骼肌和平滑肌严重痉挛，出现相应的症状，如痉笑面容、喉鸣、腹痛、腹泻、呼吸困难等；全身骨骼肌痉挛似癫痫发作，应予以鉴别；慢性低钙血症伴有其他异常，如皮肤干燥、鳞片状脱落，指甲脆、毛发粗糙。

严重低钙血症患者偶尔可表现有心动过速、心律不齐、心脏传导阻滞。心电图可有 QT 间期和 ST 段延长，有时亦可见 T 波高耸或倒置。

3. 诊断　根据病史、临床表现，血 Ca^{2+} < 2.25 mmol/L，即可以诊断。一旦出现搐搦，血 Ca^{2+} 通常已经 < 1.75 mmol/L。注意应除外碱中毒。甲状旁腺激素（PTH）缺乏的特征是低血钙、高血磷和正常碱性磷酸酶。

4. 治疗　伴有症状的急性低钙血症，特别是有抽搐、心律失常者，须立即治疗。在纠正低钙血症的同时，应积极治疗病因；纠正酸中毒后应及时补钙，以防低钙血症发生。慢性低钙血症及低钙血症症状不明显者，可口服葡萄糖酸钙或乳酸钙 2～3 g，每日 3 次。出现抽搐时，10% 葡萄糖酸钙 10～20 ml 或 10% 氯化钙 5～10 ml，稀释于 25%～50% 葡萄糖溶液 20～40 ml 中，缓慢静脉注射（<2 ml/min），但仅维持数小时，可持续静脉滴注 10% 葡萄糖酸钙，每 3～4 小时复查血钙。

（三）转诊指征

无论高、低钙危象患者，经现场急救后，均应尽快转送至有条件的上级医院，进一步观察、明确病因和治疗。

（张立羽）

十九、超高热危象现场急救与转诊

超高热是指人体温度达到 41℃（以口测法为准）以上。引起超高热的疾病有高温重症中暑、血型不合的输血所致的溶血反应、疟疾、流行性乙型脑炎、暴发型中毒性菌痢、暴发型流行性脑脊髓膜炎、其他化脓性脑膜炎、重症中毒性肺炎、甲状腺危象、输液致热原反应以及中枢性发热等。超高热危象病因复杂，分为感染性高热和非感染性高热，本章主要介绍非感染性高热。

（一）临床表现

1. 症状和体征

（1）热痉挛：在高温环境下剧烈运动和大量出汗后，由于体内钠严重丢失，出现强直性肌肉痉挛，常见于活动较多的四肢肌肉、腹部、背部肌肉的肌痉挛和收缩疼痛，尤以腓肠肌为特征，可呈对称性和阵发性发作。

（2）热衰竭：是热痉挛的继续和发展，常见于老年人和慢性病患者，主要由于大量出汗导致脱水、失钠、血液浓缩、血容量不足所致。主要表现为乏力、头晕、头痛、口渴、胸闷、恶心、呕吐、心悸、多汗、呼吸增快、脉搏细速、心律失常、皮肤湿冷、晕厥、肌痉挛、血压下降甚至休克，但中枢神经系统损害不明显。

（3）热射病：由于长时间热衰竭或产热过多、散热减少所致。表现为高热，直肠温度≥41℃，皮肤干燥、剧烈头痛、眩晕、恶心、呕吐、灼热、谵妄、昏迷、抽搐发作、呼吸急促、心动过速、瞳孔缩小及脑膜刺激征等，严重者出现休克、心力衰竭、脑水肿、肺水肿、急性呼吸窘迫综合征、急性肾衰竭、急性重型肝炎、DIC、多脏器功能衰竭或心搏骤停。

2. 实验室检查

（1）血常规：血液浓缩、白细胞总数增多和中性粒细胞比例增高，可见中毒颗粒，血小板减少。

（2）尿常规：可见蛋白、管型、红细胞、白细胞。

（3）生化：转氨酶轻度或中度升高，血肌酐和尿素氮升高，肌酸激酶（CK）增高，电解质代谢紊乱（如低钠、低氯、低钾或高钾血症）。

（4）血气分析：呼吸性酸中毒、代谢性酸中毒、呼吸性碱中毒。

（5）心电图：各种心律失常和ST-T改变。

3. 特殊检查

（1）怀疑有DIC时，应检测凝血酶原时间、活化部分凝血活酶时间（APTT）以及纤维蛋白原。

（2）怀疑颅内出血或感染时，应进行脑 CT 或脑脊液检查。

（二）诊断要点

1. 病史及分型

（1）了解患者发病前工作场所的温度、湿度和热辐射强度、居室的室温和通风情况。

（2）热痉挛以四肢肌肉对称性痉挛、抽搐为特征；热衰竭以水、电解质代谢紊乱，循环衰竭为特征；热射病以中枢神经系统症状为特征。

2. 危重指标

（1）体温持续高达 41 ~ 42℃。

（2）昏迷超过 48 小时，伴有频繁抽搐。

（3）重度脱水，出现休克。

（4）出现脑水肿，心脏、肝、肾衰竭，DIC。

（三）治疗方案及原则

1. 立即脱离高温环境 转移到阴凉通风处，脱去衣服以利散热，饮用含钠的清凉饮料。

2. 吸氧 立即吸氧，保持呼吸道通畅，必要时行气管插管，防止呕吐物误吸。

3. 物理降温

（1）酒精或凉水擦浴。

（2）头颈、腋下、腹股沟处放置冰袋，同时注意室内空气通风。

（3）用冰盐水 200 ml 进行胃或直肠灌洗。

（4）可用冰 5% 葡萄糖盐水 1000 ~ 2000 ml 静脉滴注，开始时滴速应控制在 30 ~ 40 滴 / 分。

4. 化学降温

（1）氯丙嗪注射液 25 ~ 50 mg 在 2 小时内静脉

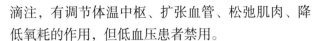

滴注，有调节体温中枢、扩张血管、松弛肌肉、降低氧耗的作用，但低血压患者禁用。

（2）地塞米松注射液 10～20 mg 静脉注射或静脉滴注，有助于降温和减轻脑水肿。

5. 防治脑水肿及抽搐

（1）脑水肿和颅内压升高者静脉给予 20% 甘露醇。

（2）糖皮质激素有一定的降温、改善机体的反应性、降低颅内压的作用，可用地塞米松。

（3）抽搐发作者，可静脉输注地西泮。

6. 维护脏器功能

（1）呼吸衰竭者行气管插管，呼吸机辅助通气。

（2）肺水肿时可给予毛花苷 C、呋塞米、糖皮质激素。

（3）及时发现和治疗肾功能不全、肝功能不全。

（4）给予质子泵抑制药预防上消化道出血。

7. 纠正水、电解质代谢紊乱及酸碱失衡

（1）低血压：使用生理盐水或乳酸林格液静脉输注恢复血容量，必要时应用血管活性药升高血压。

（2）存在酸中毒时，可酌情给予 5% 碳酸氢钠静脉滴注。

（四）处置

（1）先兆中暑和轻症中暑者可在对症处理后留院观察，病情平稳后门诊复查。

（2）重症中暑者在初步治疗后需住院治疗。

（3）伴有严重并发症的重症中暑患者需要入住监护病房。

（五）注意事项

（1）中暑患者体温升高程度和持续时间与死亡率相关，因此需要及早降低体温，以测量肛温为准。当肛温降至 38℃时，应停止降温。

（2）小分子葡萄糖苷有抗凝作用，不应作为扩容药输注过多，以免加重凝血功能障碍。

（3）治疗低血压应用血管收缩药时会引起皮肤血管收缩，影响散热。

（4）健康青壮年发生热射病时常有横纹肌溶解，需注意急性肾衰竭和致命性高钾血症的发生。

（六）健康教育

（1）大量饮水。在高温天气里，不论运动量的大小，都需要增加液体摄入，不应等到口渴时才饮水。如果需要在高温的环境里进行体力劳动或剧烈运动，至少每小时饮 2 ~ 4 杯凉水（500 ~ 1000 ml），水温不宜过高，饮水应少量多次。高温天气时，不要饮用含酒精或大量糖分的饮料。

（2）注意补充盐分和矿物质。

（3）注意饮食及休息。

（4）穿着合适的衣服并涂抹防晒霜。

（5）仔细计划行程。

（6）待在凉爽的环境里。

（7）结伴行动，互相关心。

（8）关心高危人群，如婴幼儿、儿童、65 岁以上的老年人。

（9）不要将婴幼儿或儿童单独留在车里。

（10）如果饲养宠物，应为宠物准备好充足的淡水，并将水放在阴凉处。

（七）转诊

对于重症中暑患者，必须立即送医诊治。搬运患者时，应用担架运送，不可让患者步行，同时运送途中要注意尽可能地用冰袋敷于患者额头、枕后、胸口、肘窝及大腿根部，积极进行物理降温，以保护大脑、心脏等重要脏器。

（张立羽）

第三节　中医适宜技术

一、经络腧穴学

（一）概述

针灸学是研究针刺和艾灸等治法的一门学科，是祖国医学宝贵的遗产之一。其内容主要包括经络、腧穴、针灸方法及临床治疗等部分。由于其具有操作简便、适应证广、疗效明显、经济安全等优点，数千年来深受广大劳动人民的欢迎。

针法和灸法是两种不同的治疗方法。针法是运用各种金属针刺入穴位，运用不同手法进行治病的方法；灸法是采用艾条、艾柱点燃后熏灼穴位治病的方法。由于二者都是通过调整经络脏腑气血的功能达到治病的目的，常配合使用，所以合称为针灸。

（二）经络腧穴总论

经络学说是祖国医学理论的重要组成部分，是针灸学的理论核心。《内经》关于经络的记载说，它内属于脏腑，外络于肢节，沟通内外，贯串上下，将人体各部的组织器官联系成为一个有机的整体，并藉以运行气血，营养全身，使人体各部的功能活动得以相互协调和相对平衡。

经络是运行气血的通路，经和络既有联系，又有区别。经指经脉，犹如途径，贯通上下，沟通内外，是经络系统中的主干；络为络脉，它譬如网络，较经脉细小，纵横交错，遍布全身，是经络系统的分支。

脏腑、经络之气输注于体表的部位称作腧穴，是针灸施术的部位。针灸刺激通过腧穴、经络的作用，调动人体内在的抗病能力，调节机体的虚实状态以达到防治疾病的目的。所以经络和腧穴的理论，对生理、病理、诊断和治疗等方面均有重要的意义。

经络的组成和作用 经络系统由十二经脉、奇经八脉、十五络脉、十二经别、十二经筋、十二皮部及许多孙络、浮络等组成（表 5-45）。

表 5-45　经络的组成和作用

经	十二经脉	意　义：十二脏腑所属的经脉，又称"正经"作用，是运行气血的主要干道
		特点：分手三阴、足三阴、手三阳、足三阳四组，与脏腑连属，有表里相配，其循环自肺经开始，至肝经止，周而复始，循环不息，各经均有专定的腧穴
	奇经八脉	意　义：不直接连属脏腑，无表里相配，故称奇经作用。加强经脉之间的联系，以调节十二经气血
		特点：任督两脉随十二经组成循环的通路，并在专定的腧穴，其他六脉不随十二经循环，腧穴均依附于十二经脉

经	十二经别	意义：正经旁出的支脉作用，加强表里经脉深部的联系，以补正经在体内外循环的不足 特点：循环路线走向均由四肢别出，走入深部（胸、腹），复出浅部（头、颈）
	十二经筋	意义：十二经脉所属的筋肉体系作用。联结肢体骨肉，维络周身，主司关节运动 特点：循环走向，自四肢末梢走向躯干，终于头身，不入脏腑，多结聚于四肢关节和肌肉丰富之处
	十二皮部	意义：十二经脉所属的皮肤体质作用。联结皮内，加强十二经脉与体表的联系，是十二经脉在体表一定皮肤部位的反应区 特点：分区基本上与十二经脉在体表的循行部位一致
络	十五络	意义：本经别走邻经而分出的支络部作用。作用：加强表里、阴阳两经的联系与调节 特点：十二经脉和任督两脉各有一个别络，加上脾之大络，共为十五别络
	孙络	络脉最细小的分支，网罗全身

（1）十二经脉：即手三阴经（肺、心包、心），手三阳经（大肠、三焦、小肠），足三阳经（胃、胆、膀胱），足三阴经（脾、肝、肾）的总称。由于它们隶属于十二脏腑，为经络系统的主体，故又称为"正经"。十二经脉的命名是结合脏腑、阴阳、手足三个方面而定的。阳分少阳、阳明、太阳；阴分少阴、厥阴、太阴。根据脏属阴、腑属阳、内侧为阴、外侧为阳的原则，把各经所属脏腑结合循行

于四肢的部位，定出各经的名称（表 5-46）。

属脏而循行于肢体内侧的为阴经；否则为阳经。十二经脉的作用主要是联络脏腑、肢体和运行气血，濡养全身。

表 5-46　十二经脉名称表（一）

	阴经 （属脏）	阳经 （属腑）	循行部位 （阴经行于内侧，阳经行于外侧）	
手	太阴肺经	阳明大肠经	上肢	前线
	厥阴心包经	少阳三焦经		中线
	少阴心经	太阳小肠经		后线
足	太阴脾经	阳明胃经	下肢	前线
	厥阴肝经	少阳胆经		中线
	少阴肾经	太阳膀胱经		后线

十二经脉的循行特点：凡属六脏（五脏加心包）的经脉称"阴经"，它们从六脏发出后，多循行于四肢内侧及胸腹部，上肢内侧者为手三阴经，下肢内侧者为足三阴经。凡属六腑的经脉标为"阳经"，它们从六腑发出后，多循行四肢外侧面及头面、躯干部，上肢外侧者为手三阳经，下肢外侧者为足三阳经。十二经脉的头身四肢的分布规律是：手足三阳经为"阳明"在前，"少阳"在中（侧），"太阳"在后；手足三阴经为"太阴"在前，"厥阴"在中，"少阴"在后。

十二经脉的走向规律为"手之三阴从胸走手，手之三阳从手走头，足之三阳从头走足，足之三阴从足走腹"。（《黄帝内经·灵枢》"逆顺肥瘦"）

十二经脉通过支脉和经络脉的沟通衔接，形成六组"络属"关系，即在阴阳经之间形成六组"表里头系"。阴经属脏络腑，阳经属脏络脏（表5-47）。

表5-47　十二经脉名称表（二）

手	阴经	太阴肺经 （外侧）	厥阴心包经 （中间）	少阴心经 （内侧）	表里 相对
	阳经	阳明大肠经	少阳三焦经	太阳小肠经	
足	阳经	阳明胃经 （前侧）	少阳胆经 （外侧）	太阳膀胱经 （后侧）	表里 相对
	阴经	太阴脾经	厥阴肝经	少阴肾经	

十二经脉的流注次序为：起于肺经→大肠经→胃经→脾经→心经→小肠经→膀胱经→肾经→心包经→三焦经→胆经→肝经，最后又回到肺经。周而复始，环流不息（图5-16）。

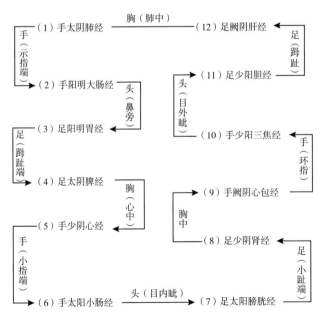

图5-16　十二经气血流注次序图

（2）奇经八脉：是任脉、督脉、冲脉、带脉、阴维脉、阳维脉、阴跷脉、阳跷脉的总称。它们与十二"正经"不同，既不直属脏腑，又无表里配合，故称"奇经"。其生理功能主要是对十二经脉的气血运行起蓄积渗灌、调节作用。

1）任脉：为"阴脉之海"，诸阴经均与其交会，具有调节全身阴经经气的作用。

2）督脉：为"阳脉之海"，诸阳经均与其交会，具有调节全身阳经经气的作用。

3）冲脉：为"十二经之海""血海"，十二经脉均与其交会，具有涵蓄十二经气血的作用。

4）带脉：约束诸经。

5）阴维脉、阳维脉：分别调节六阴经和六阳经的经气，以维持阴阳协调和平衡。

6）阴跷脉、阳跷脉：共同调节肢体运动和眼睑的开合功能。

奇经八脉中的腧穴大多寄附于十二经之中，唯任、督二脉，各有其专属的腧穴，故与十二经相提并论，合称为十四经。

十四经是针灸学科内容的重要部分，由于十四经具有一定的循环路线和病候及其专属腧穴主治；它不但是经络系统的主干，而且在临床上还是辨证归经（诊断疾病）和循经取穴施治的基础。因此，学习针灸学，必须熟悉和掌握十四经所具有的特点。

（三）经络的临床功能

1. 生理功能

（1）沟通内外，联系肢体：经络具有联络脏腑

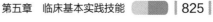

和肢体的作用。如《黄帝内经·灵枢》"海论"篇说："夫十二经脉者、内属于腑脏，外络于肢节。"指出了经络能沟通表里、联络上下，将人体各部的组织器官联结成一个有机的整体。

（2）运行气血，营养周身：经络具有运行气血、濡养周身的作用。《黄帝内经·灵枢》"本脏"篇说："经脉者，所以行气血而营阴阳，濡筋骨，利关节者也。"由于经络能输布营养到周身，因而保证了全身各器官正常的功能活动。所以经络的运行气血是保证全身各组织器官的营养供给，为各组织器官的功能活动提供了必要的物质基础。

（3）抗御外邪，保卫机体：由于经络能"行气血则营阴阳，使卫气密布于皮肤之中，加强皮部的卫外作用，故六淫之邪不易侵袭"。

2. 病理反应

（1）反映病候：由于经络在人体各部分布的关系，如内脏有病时，便可在相应的经脉循环部位出现各种不同的症状和体征。有时内脏疾患还在头面、五官等部位出现反应，如心火上炎可致口舌生疮；肝火升腾可致耳目肿赤；肾气亏虚可使两耳失聪。

（2）传注病邪：当正虚邪盛时，经络又是病邪传注的途径。经脉病可以传入内脏，内脏病亦可累及经脉。如《黄帝内经·素问》"缪刺论"说"夫邪之客于形也，必先舍于皮毛，留而不去，入舍于孙脉，留而不去，入舍于络脉，留而不去，入舍于经脉，内连五脏，散于肠胃"。反之，内脏病可影响经络。如《黄帝内经·素问》"藏气法时论"说"肝病者，两胁下痛引少腹"。

3. 经络的临床应用

（1）诊断方面：由于经络循行有一定的部位，并和一定脏腑属络，脏腑经络有病可在一定部位反映出来，因此可以将疾病在各经脉所经过部位的表现作为诊断依据。如头痛病，可根据经脉在头部的循行分布规律加以辨别，如前额痛多与阳明经有关；两侧痛与少阳经有关；枕部痛与太阳经有关；巅顶痛则与足厥阴经有关。

此外，还可根据某些点上的明显异常反应（如压痛、结节、条索状）帮助诊断。临床上，阑尾炎患者多在阑尾穴处有压痛即为例证。

（2）治疗方面：经络学说广泛地应用于临床各科的治疗，尤其是对针灸、按摩、药物等具有重要的指导意义。

针灸按摩治疗是根据某经或某脏腑的病变，选取相关经脉上的腧穴进行治疗。例如头痛即可根据其发病部位，选取有关腧穴进行针刺，如阳明头痛取阳明经，两肋痛取肝经腧穴。

在药物治疗上，常根据其归经理论，选取特定药治疗某些病。如柴胡入少阳经，少阳头痛时常选用它。

（四）腧穴

1. 腧穴的分类

（1）十四经穴：简称经穴，即分布在十二经脉和任督二脉上的腧穴。它们具有主治本经病的共同作用，是腧穴中的主要部分。

（2）奇穴：指既有一定的穴名，又有明确的位置，但尚未列入十四经系统的腧穴，又称"经外奇穴"。奇穴的分布比较分散，对某些病症有一定的特异性治疗作用，如太阳穴治头痛，阑尾穴治阑尾炎。随着经络学说的不断完善和发展，奇穴大多逐渐归入正经。

（3）阿是穴：又称"压痛点"，古代称为"以痛为腧"。它既无具体名称，又无固定位置，而是以压痛点或其他反应点作为腧穴。阿是穴实际上是尚未命名的腧穴，是经穴产生的基础。

2. 腧穴的定位　正确取穴和针灸疗效的关系很大。现代临床常用的腧穴定位与取穴方法如下。

（1）骨度分寸法：始见于《黄帝内经·灵枢》"骨度"篇。它是将人体的各个部位分别规定其折算长度，作为量取腧穴的标准。如前后发际间为12寸；两乳头间为8寸；胸骨体下缘至脐中为8寸；脐孔至耻骨联合上缘为5寸；肩胛骨内缘至背正中线为3寸；腋前（后）横纹至肘横纹为9寸；肘横纹至腕横纹为12寸；股骨大粗隆（大转子）至膝中为19寸；膝中至外踝尖为16寸；胫骨内侧髁下缘至内踝尖为13寸；外踝尖至足底为3寸（表5-48及图5-17）。

（2）解剖标志法

1）固定标志：指不受人体活动影响而固定不移的标志，如五官、毛发、指（趾）甲、乳头、肚脐及各种骨节突起和凹陷部。这些自然标志固定不移，有利于腧穴的定位，如两眉之间取印堂；两乳之间取膻中。

表 5-48 常用骨度分寸表

分部	部位起点	常用骨度	度量法	说明
头部	前发际至后发际	12 寸	直量	如前、后发际不明，从眉心量至大椎作 18 寸，眉心至前发际 3 寸，大椎至后发际 3 寸
胸腹部	两乳头之间	8 寸	横量	胸部与胁肋部取穴直寸，一般根据肋骨计算，每一肋两穴间作 1 寸 6 分
	胸剑联合至脐中	8 寸	直量	
	脐中至耻骨联合上缘	5 寸	直量	
背腰部	大椎以下至尾骶	21 椎	直量	背部直寸根据脊椎定穴，肩胛骨下角相当于第七（胸）椎，髂嵴相当第十六椎（第四腰椎棘突）。背部横寸以两肩胛骨内缘作 6 寸
上肢部	腋前纹至肘横纹	9 寸	直量	用于手三阴经、手三阳经的骨度分寸
	肘横纹至腕横纹	12 寸		
下肢部	耻骨上缘至股骨内上髁上缘	18 寸	直量	用于足三阴经的骨度分寸
	胫骨内侧髁下缘至内踝尖	13 寸		
	股骨大转子至膝中	19 寸	直量	用于足三阳经的骨度分寸
	膝中至外踝尖	16 寸		"膝中"前面相当犊鼻穴，后面相当委中穴，臀横纹至膝中，作 14 寸折量

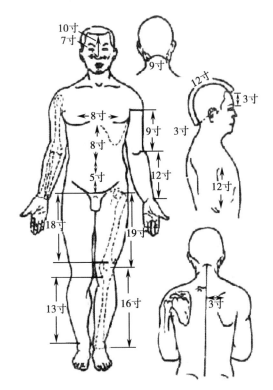

图 5-17　骨度分寸法

　　2）动作标志：指必须采取相应的动作才能出现的标志，如张口于耳屏前方凹陷处取听宫；握拳于手掌横纹头取后溪。

　　（3）手指同身寸：是以患者的手指为标准，进行测量定穴的方法（图 5-18）。临床常用以下 3 种。

　　1）中指同身寸：是以患者的中指中节屈曲时内侧两端横纹头之间作为 1 寸，可用于四肢取穴的直寸和背部取穴的横寸。

　　2）拇指同身寸：是以患者拇指指关节的横度作为 1 寸，亦适用于四肢的直寸取穴。

3）横指同身寸：又名"一夫法"，是令患者将示指、中指、环指和小指并拢，以中指中节横纹处为准，四指测量为 3 寸。

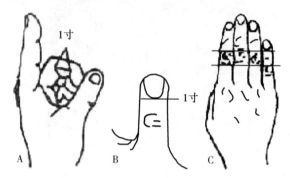

图 5-18　手指同身寸
A. 中指同身寸；B. 拇指同身寸；C. 横指同身寸

3. 腧穴的作用

（1）近治作用：是一切腧穴主治作用所具有的共同特点。如所有腧穴均能治疗该穴所在部位及邻近组织、器官的局部病症。

（2）远治作用：是十四经腧穴主治作用的基本规律。在十四经穴中，尤其是十二经脉在四肢肘膝关节以下的腧穴，不仅能治疗局部病症，还可治疗本经循行所及的远隔部位的组织器官脏腑的病症，有的甚至可影响全身的功能。如合谷穴，不仅可治上肢病，还可治颈部及头面部疾患，同时还可治疗外感发热病；足三里，不但治疗下肢病，而且对调整消化系统功能，甚至人体防卫、免疫反应等都具有一定的作用。

（3）特殊作用：指某些腧穴所具有的双重性良性调整作用和相对特异性。如天枢可治泻泄，又可

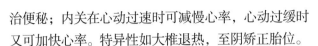

治便秘；内关在心动过速时可减慢心率，心动过缓时又可加快心率。特异性如大椎退热，至阴矫正胎位。

十四经穴的主治作用归纳起来大体是：本经腧穴可治本经病，表里经腧穴能互相治疗表里两经病，邻近经穴能配合治疗局部病。各经主治既有其特殊性，又有其共同性。

（包　锐）

二、针法

针法是针灸临床必须掌握的基本技能，指采用不同的针具，通过一定的手法刺激人体的腧穴或部位，以防治疾病的方法。

毫针为古代"九针"之一，是古今临床应用最广泛的一种针具。通常所说的刺法主要指毫针刺法。

（一）概述

1. 针刺的角度、方向和深度　正确掌握针刺的角度、方向和深度，是获得针感、提高疗效、防止意外事故发生的重要环节。

（1）针刺的角度：分为直刺（针身与皮肤表面呈90°垂直刺入，适用于肌肉丰厚处的穴位）、斜刺（针身与皮肤表面呈45°斜刺入，适用于不能或不宜深刺的穴位）、平刺（针身与皮肤表面呈15°~25°平刺入，适用于皮肉浅薄处的穴位）。

（2）针刺的深度：一般以既有针感而又不伤及重要脏器为原则。临床应用时，还要根据患者的病情、年龄、体质、经脉循行的深浅，以及不同的时令而灵活掌握。对于延髓部、眼区、胸腹部腧穴，尤其要注意掌握针刺的角度、方向和深度。

（3）针刺的方向：一般根据经脉循行方向、腧穴分布部位和所要求达到的组织结构等而定。头面部、胸部正中腧穴多用平刺；颈项、侧胸、背部多用斜刺；腹部及四肢多用直刺。

2. 针刺得气或针刺感应 针刺部位产生的经气感应，称为得气。当针刺入到腧穴的一定深度后，患者即有酸、麻、胀、重等感应，部分患者尚有不同程度的感应扩散和传导现象。医师针下有沉重紧涩、如鱼吞钩之浮沉的感觉。如未得气，则针下虚滑，患者也没有什么感觉。针刺得气与否是疗效的关键。故应当准确取穴，同时运用留针候气、循弹催气、补益经气等方法使其得气。

3. 针刺常见异常情况的处理

（1）晕针

1）现象：在针刺过程中，患者突然出现面色苍白、头晕目眩、心悸、气短、出冷汗、恶心欲呕、精神萎倦、脉象沉细，甚者四肢厥冷、神志昏迷、二便失禁。

2）原因：患者体质虚弱，精神过度紧张；或过劳、过饥、大汗、大泻后；或体位不适、医师手法过重。

3）处理：立即停针，并将针全部取出；使患者平卧，头位稍低，松开衣带，注意保温；轻者静卧片刻，饮温水可复；重者可针刺人中、内关、涌泉、足三里，并温灸百会、气海、关元，必要时配合其他急救措施。

4）预防：初次受针者，应尽量消除其紧张情绪；尽量取卧位及选择舒适、持久的体位；取穴不宜过多，手法不宜过重；过饥、过劳患者暂不宜针刺；医师边治疗边注意观察患者的表情变化，一旦出现晕针先兆，应及早处理。

（2）滞针

1）现象：在穴位内行针或出针时感到涩滞困难。

2）原因：行针用力过猛、角度过大，或一个方向连续捻转致肌纤维缠针身；或患者精神紧张及因疼痛致肌肉痉挛引起滞针。

3）处理：嘱患者放松，以缓解紧张状态；用手指在邻近部位按揉；或在附近加刺一针以宣散气血；因单向捻转所致者，须反向推转、左右轻捻，松解之。

4）预防：尽量消除患者的紧张和顾虑，进针避开肌腱，捻转角度不宜过大，不能单向连续捻转。

（3）弯针

1）现象：针身弯曲，在肌肉内改变了进针时刺入的方向和角度，行针及出针困难，患者感到疼痛。

2）原因：医师进针手法不熟练，用力不匀；或留针时患者体位移动；或滞针未及时处理。

3）处理：针身轻微弯曲者，将针缓慢退出；针身弯曲角度大者，须轻微摇动针体，顺势将针退出；因体位改变所致者，当恢复原体位，放松局部，再行退针。

4）预防：施术手法要熟练，指力要轻柔，患者体位要舒适，不要变动体位，针刺部位不受压或碰撞，及时处理滞针。

（4）断针

1）现象：针身折断，部分针身露于皮肤之外，或针身全部没入皮肤之下。

2）原因：针具质量差，针身或针根损坏失于检查；医师用力过猛，致肌肉剧烈挛缩；或患者体位改变，外物压迫碰撞；或电针刺激强度过大。

3）处理：发现断针后，医师必须镇定，嘱患者保持原体位，以防断针向深层陷入。残留断端者，可用镊子取出。残端完全陷入肌层者，应在X线下定位，立即施行外科手术取出。

4）预防：进针前仔细检查针具；针刺时要将针身留一部分在体外；及时处理滞针和弯针，不可强拉、强拔；使用电针不可突然加大刺激强度。

（5）血肿

1）现象：出针后局部青紫或肿胀、疼痛。

2）原因：针刺时损伤小血管。

3）处理：针孔局部小块青紫，一般无须处理，待其自行消退。如局部青紫、肿痛甚者，可先行冷敷止血，再行热敷揉按。

4）预防：剔除带钩针具；熟悉解剖部位，尽量避开血管；针刺手法轻巧，注意眼区穴位的操作技巧。

（二）常用针法

针刺手法简称针法，是针灸治疗疾病的重要技术，包括进针、行针、辅助行针、补泻等手法的操作。针刺手法分别由数种手法组成，临床应根据具体情况辨证选用。

1. **进针手法** 常用进针法包括以下5种。

（1）爪切进针法

1）操作方法：以左手拇指或示指之指甲掐切于穴位上，右手持针将针紧靠左手指甲缘刺入皮下。

2）临床运用：适用于短毫针针刺入肌肉丰厚处的穴位。

（2）夹持进针法

1）操作方法：以左手拇指、示指用消毒干棉球捏住针身下段，露出针尖，右手拇指、示指执持针柄，将针尖对准穴位，双手配合用插入法或捻入法将针刺入皮下。

2）临床运用：适用于3寸以上的长毫针针刺入肌肉丰厚处的穴位。

（3）舒张进针法

1）操作方法：以左手五指平伸，左手拇指、示指或示指、中指置于穴位上，分开两指，将皮肤撑开绷紧，右手持针从两指之间刺入皮下。

2）临床运用：适用于皮肤松弛或有皱纹的部位。

（4）提捏进针法

1）操作方法：用左手拇指、示指将腧穴部位的皮肤捏起，右手持针从捏起部的上端刺入皮下。

2）临床运用：适用于皮肉浅薄的部位，特别是面部穴位的进针。

（5）管针进针法

1）操作方法：用金属管或特制的进针器代替押手，选用平柄或管柄的毫针，从管中拍入或弹入穴位内，进针后将套管抽出。

2）临床运用：适用于因情绪紧张不宜采取其他方法进针的患者。

2. 行针方法　是指进针后再施以一定的手法，是针刺的基本手法。

（1）提插法：针尖进入皮肤一定深度后，施行上下、进退的行针动作，即将针从浅层插入深层，再由深层提到浅层，如此反复地上提下插的纵向行针手法。

（2）捻转法：针尖进入皮肤一定深度后，施行向前、向后来回旋转捻动，反复多次行针。捻转的幅度一般掌握在180°～360°。必须注意捻转时不能单向转动，否则易造成肌纤维缠绕，导致出针困难。

3. 辅助行针手法　是为促进进针后得气或加强针感的方法。常用的辅助行针手法如下。

（1）循法：是用手指顺着经脉的循行路径，在腧穴的上下部轻柔地循按。

（2）弹法：是用手指轻弹针尾，使针体微微振动，以加强针感。

（3）刮法：是用拇指抵住针尾，以示指或中指轻刮针柄，促使针感扩散。

（4）摇法：是轻轻摇动针体，直针而摇，可加强针感；卧针而摇，可促使针感向一定方向传导。

（5）震法：持针作小幅度的快速颤动，以增强针感。

（6）飞法：用右手拇指、示指执持针柄，细细捻搓数次，然后张开两指，一搓一放，反复数次，状如飞鸟展翅。

4. 补泻手法 "补虚泻实"是针灸治疗的总则。补泻手法贯穿于从进针到出针的整个针刺过程。常用的补泻手法有如下 7 种。

（1）迎随补泻法：进针时，针尖随着经脉循行去的方向刺入为补法；针尖迎着经脉循行来的方向刺入为泻法。

（2）徐疾补泻法：进针时徐徐刺入，少捻转，疾速出针者为补法；进针时疾速刺入，多捻转，徐徐出针者为泻法。

（3）提插补泻法：针下得气后，先浅后深，重插轻提，提插幅度小，频率慢，操作时间短者为补法；先深后浅，轻插重提，提插幅度大，频率快，操作时间长者为泻法。

（4）捻转补泻法：针下得气后，捻转角度小，用力轻，频率慢，操作时间短者为补法；捻转角度大，用力重，频率快，操作时间长者为泻法。

（5）呼吸补泻法：当患者呼气时进针、转针，吸气时退针，为补法；当吸气时进针、转针，呼气时退针，为泻法。

（6）开阖补泻法：出针时速按针孔为补法；出针时摇大针孔，不加按压为泻法。

（7）平补平泻法：进针后均匀地提插捻转。

（三）针刺注意事项

在针刺治疗疾病时，为保证安全、确保疗效，在操作时应注意以下9个方面。

（1）治疗室经常保持清洁、安静、光线充足、温度适宜，定期进行通风和空气消毒。针刺用的毫针，原则上应为一次性使用。若多次重复使用针具，要经高压蒸汽灭菌或煮沸消毒。操作前，患者针刺部位及医师双手应使用聚维酮碘或75%乙醇消毒。

（2）硬弯、锈蚀、有钩等不合要求的针具，应剔出不用。

（3）针刺前，应做好解释工作，使患者消除紧张、恐惧的心理。选择合适的体位，注意保暖。

（4）严格执行操作程序，准确取穴，正确运用进针方法。针刺中严密观察患者的反应，如出现意外，应紧急处理。

（5）起针时，要核对穴位及针数，防止将毫针遗留在患者身上而发生意外。

（6）患者在饥饿、疲劳、精神高度紧张时不宜针刺。体弱者不宜施以过强的刺激，尽量采用卧位。

（7）对胸胁腰背部的腧穴，不宜直刺、深刺，以免刺伤内脏。针刺眼区和项部风府、哑门等穴和脊椎部腧穴时，要注意角度和方向，不宜大幅度提插、捻转和长时间留针，以免伤及眼球、延髓等重要组织和器官。

（8）孕妇的下腹部、腰骶部及合谷、三阴交、昆仑、至阴等通络的腧穴，禁止针刺。小儿囟门未闭合时，头顶部腧穴不宜针刺。

（9）皮肤有感染、溃疡、瘢痕或肿瘤的部位及有出血倾向、高度水肿者，不宜针刺。

（四）常见急症的针灸技术应用能力

依据不同的病症，常见急症的针灸技术应用能力归纳列于表5-49。

表5-49 常见急症的针灸技术应用能力

病症			主穴
偏头痛			头维、外关、角孙、风池、太冲、丰隆、足临泣、率谷
落枕			落枕穴、阿是穴、肩井、后溪、悬钟
中风	中经络		内关、水沟、三阴交、极泉、尺泽、委中
	中脏腑	闭证	内关、水沟、十二井穴、太冲、合谷
		脱证	内关、水沟、神阙、气海、关元
哮喘	实证		肺俞、定喘、列缺、尺泽、膻中
	虚证		肺俞、定喘、肾俞、太溪、膏肓、太渊、足三里
呕吐			足三里、内关、中脘
泄泻	急性泄泻		足三里、天枢
	慢性泄泻		足三里、天枢、中脘、关元、地机
痛经	实证		三阴交、中极、次髎
	虚证		三阴交、气海、足三里
急性腰扭伤			阿是穴、肾俞、腰痛穴、委中
牙痛			合谷、颊车、下关
晕厥			人中、涌泉、中冲、足三里
虚脱			水沟、内关、素髎
高热			大椎、合谷、十宣、十二井穴、曲池
抽搐			水沟、内关、合谷、太冲

续表

病症			主穴
内脏绞痛	心绞痛		内关、阴郄、膻中
	胆绞痛	急性胆囊炎、胆石症	胆囊穴、胆俞、肝俞、阳陵泉、日月、期门
		胆道蛔虫病	胆囊穴、迎香、四白、阳陵泉、日月、鸠尾
	肾绞痛		肾俞、三焦俞、关元、阴陵泉、三阴交

三、灸法

灸法是指用某些燃烧材料熏灼或温熨体表的一定部位，借灸火的热力和药物的作用，通过刺激经络腧穴达到温经通络、活血行气、散寒祛湿、消肿散结、回阳救逆及预防保健的作用，以达到防治疾病的目的。灸法的原料多用艾叶或艾绒，因此也称艾灸，是中医针灸推拿中重要的一门技术。

（一）概述

艾灸临床运用广泛，《医学入门》说："凡病，药之不及，针之不到，必须灸之。"施灸的材料很多，但以艾叶制成的艾绒为主。因其味苦，辛温无毒，主灸百病。

1. **适应证** 本法主要适用于慢性虚弱性疾病以及风寒湿邪为患的病证。如中焦虚寒性呕吐、腹痛、腹泻；脾肾阳虚、元气暴脱所致久泄、遗尿、遗精、阳痿、虚脱、休克；气虚下陷所致脏器下垂；风寒湿痹所致腰腿痛。

2. 物品准备 治疗盘、艾条或艾炷、火柴、凡士林、棉签、镊子、弯盘、浴巾、屏风。间接灸时，还应备姜片、蒜片、食盐、附子饼等。

（二）操作方法

1. 艾炷灸 将艾绒用手搓成圆锥形的艾炷，大小可根据病情而定。燃烧一个艾炷称为一壮。

（1）直接灸：是将大小适宜的艾炷直接放在皮肤上施灸的一种方法。根据施灸程度不同，分为瘢痕灸和无瘢痕灸。施灸时，每壮必须燃尽，然后除去灰烬，继续易炷再灸，一般灸 7 ~ 9 壮后局部起疱化脓，愈后留有瘢痕，称为瘢痕灸。每壮不必燃尽，当燃剩 2/5 左右，患者有灼痛感时，即换炷再灸，连灸 3 ~ 7 壮，以局部皮肤充血、红润为度，灸后不化脓、不留瘢痕，称为无瘢痕灸。

（2）间接灸：又称隔物灸，即在艾炷与皮肤之间隔上某种药物或材料而施灸的方法。根据不同的病证，选用不同的隔物，如隔姜灸、隔蒜灸、隔盐灸、隔附子饼灸。

1）隔姜灸：将鲜姜切成直径 2 ~ 3 cm，厚 0.2 ~ 0.3 cm 的薄片，中间用针刺数孔。然后将姜片置于应灸的腧穴部位或患处，再将艾炷放在姜片上点燃施灸，以使皮肤红润而不起泡为度。

2）隔蒜灸：用鲜大蒜，切成厚 0.2 ~ 0.3 cm 的薄片，中间以针刺数孔（捣蒜如泥亦可），置于应施灸腧穴或患处，然后将艾炷放在蒜片上，点燃施灸。

3）隔盐灸：用干燥的食盐填敷于脐部，或于盐上再置一薄姜片，上置艾炷施灸。

4）隔附子饼灸：将附子研成粉末，用酒调和成直径约 3 cm，厚约 0.8 cm 的附子饼，中间以针刺数孔，置于应施灸腧穴或患处，上面再放艾炷施灸。

2. 艾条灸 将艾条一头点燃，置于距施灸皮肤 2～3 cm 处进行左右移动或回旋熏灸，或与施灸部位不固定距离，而是一上一下活动施灸，使患者局部有温热感而无灼痛感。一般灸 3～5 分钟。根据操作手法的不同，可分为回旋灸、雀啄灸等。操作时，注意一手持艾条，另一手拇指置于施灸部位。感受温度变化，避免烫伤。

3. 温针灸 是针刺与艾灸相结合的一种方法。将针刺入腧穴得气后，将纯净细软的艾绒捏在针尾上，或用一段 2 cm 左右的艾条插在针尾上，点燃施灸。待艾绒或艾条烧完后，除去灰烬，将针取出。

此外，还有以艾绒以外的材料施灸的方法，称为非艾条灸，如灯火灸、天灸。

（三）灸法注意事项

（1）灸时应防止艾火脱落烧伤皮肤和点燃衣服、被褥。

（2）施灸顺序，一般先上部，后下部；先腰背部，后胸腹部；先头身，后四肢。壮数先少后多，艾炷先小后大。

（3）黏膜附近、颜面、五官和大血管的部位，不宜采用瘢痕灸。实证、热证、阴虚发热、孕妇腹部和腰骶部也不宜施灸。

（4）灸后局部出现微红、灼热属正常现象，无须处理。如局部出现水疱，小者可任其自然吸收，大者可用消毒针挑破，放出水液，涂以甲紫，以消毒纱布包敷。

四、刮痧法

刮痧法是采用边缘光滑的器具，如刮痧板（多用水牛角、黄牛角制成）、铜钱、硬币、陶瓷片、小汤匙，蘸植物油或清水在患者体表部位反复刮动的一种外治法，同时也是基层医疗机构常用的治疗方法。

（一）概述

刮痧法通过在人体从上到下、从内到外进行反复刮动，使局部皮下出现细小的出血斑点，状如砂粒，以促进全身气血流畅，邪气外透于表，从而达到防治疾病的目的。

1. **适应证** 本法临床应用范围较为广泛，过去主要用于痧症，现已扩展用于呼吸系统和消化系统等疾病。如痧症、中暑、伤暑、湿温初起、感冒、发热、咳嗽、咽喉肿痛、呕吐、腹痛、疳积、伤食、头痛、头晕、小腿痉挛、汗出不畅及风湿痹痛。

2. **物品准备** 刮痧板、精油或凡士林等介质。若无，则取边缘光滑、没有缺损的铜钱或硬币或瓷汤匙一个。小碗或酒盅一只，盛少许植物油或清水作为介质。

（二）操作方法

1. **刮痧部位** 主要在背部，有时亦可在颈部、前胸、四肢。

2. 刮痧方法　先暴露患者的刮痧部位。施术者用右手持刮痧工具，蘸取植物油或清水后，在确定的体表部位，轻轻向下顺刮或从内向外反复刮动，逐渐加重用力。刮时要沿同一方向刮，力量要求柔和、均匀，应用腕力，一般刮10～20次，以出现紫色红斑点或斑块为度。一般要求先刮颈项部，再刮脊椎两侧部，然后再刮胸部及四肢部。刮背时，应向脊柱两侧，沿肋间隙呈弧线由内向外刮，每次8～10条，每条长6～15 cm。

（三）刮痧注意事项

（1）保持室内空气流通，但应注意保暖，勿使患者感受风寒。

（2）患者体位要根据病情而定，一般有仰卧位、俯卧位、仰靠位、俯靠位等，以患者舒适为度。

（3）凡刮治部位的皮肤有溃烂、损伤、炎症等，均不宜采用本法。

（4）掌握刮痧手法的轻重，由上而下顺刮，并时时蘸植物油或清水保持肌肤润滑，不能干刮，以免刮伤皮肤。

（5）刮痧时，应注意患者病情的变化。如病情不减，反而更加不适，应立即送医院诊治。

（6）刮完后，应擦净油渍或水渍，让患者休息片刻，保持情绪平静。并嘱患者忌食生冷、油腻、刺激性食品。

（7）刮痧时间一般为20分钟左右，或以患者能耐受为度。

五、拔罐法

拔罐法，古称"角法"，是一种以罐为工具，借助热力排除其空气，造成负压，使罐吸附在腧穴或应拔部位的体表而产生刺激，使局部皮肤充血、瘀血，以达到防治疾病目的的方法。

（一）概述

拔罐法早在《五十二病方》中就有记载，历代医家也多有论述。拔罐法具有温经通络、祛风散寒、消肿止痛、吸毒排脓等作用，适用于多种病症的治疗。随着医疗实践的发展，罐的种类不断改进和创新，使得治疗范围得以扩展，并经常与针刺配合使用，因而是针灸技术重要的组成部分。

1. 适应证　本法临床应用范围较为广泛。风湿痹痛、各种神经麻痹、腹痛、背腰痛、痛经、头痛、感冒、咳嗽、哮喘、消化不良、胃脘痛、眩晕、丹毒、红丝疗、毒蛇咬伤及疮疡初起未溃等均可使用。

2. 物品准备　罐具：竹罐、陶罐、玻璃罐、抽气罐等。治疗盘、止血钳、95％乙醇、打火机、小口瓶，必要时备毛毯、屏风、垫枕。根据拔罐方法及局部情况备纸片、凡士林、棉签、0.5％聚维酮碘、镊子、干棉球、三棱针或梅花针、纱布及胶布等。

（二）操作方法

1. 拔罐方法　通常采用以下三种方法。

（1）火罐法：利用燃烧时火焰的热力排去空气，使罐内形成负压，借以将罐吸附在皮肤上。常用操作方法有闪火法、投火法和架火法三种。

1）闪火法：用镊子或止血钳夹住 95% 乙醇棉球，点燃后在罐内绕一圈后，立即退出，然后迅速将罐扣在施术部位。此法较为安全，临床应用最为广泛。

2）投火法：将乙醇棉球或纸片点燃后投入罐内，迅速将罐扣在施术部位。此法适用于侧面横位拔罐。

3）架火法：选用不易燃烧和传热的物体，如瓶盖、小酒盅（直径小于罐口），放在拔罐部位。内置燃烧的乙醇棉球，点燃后迅速将罐扣上。此法吸附力较强，但应注意倒扣准确，避免碰到燃烧的棉球，灼伤皮肤。此法多用于平卧位拔罐。

（2）水罐法：一般适用于竹罐。先将竹罐倒置在清水或药液中，煮沸 1~2 分钟。然后用镊子夹住罐底，颠倒提出液面，甩去水液，趁热按在皮肤上，即能吸住。

（3）抽气罐法：先将抽气罐紧扣在操作部位上，用注射器或抽气筒抽出罐内空气，使其产生负压即能吸住。此种方法操作简便，易于掌握，可避免烫伤。缺点是没有火罐的温热效应。

2. **拔罐应用**　临床拔罐时，根据病情的需要，可选用不同的拔罐应用方法。常用拔罐应用包括以下 5 种方法。

（1）留罐：又称坐罐，即拔罐后留置 10~15 分钟，罐大、吸拔力强的应减少留罐时间。单罐、多罐皆可应用。

（2）走罐：又称推罐，一般用于肌肉丰厚的部位，需选口径较大的玻璃罐，先在罐口或所拔部位的皮肤上涂一些凡士林等润滑油脂，再将罐拔住。然后用右手握住罐体，上下反复推移，至所拔皮肤潮红、充血，甚或瘀血时将罐取下，走罐后可予以留罐。走罐临床作用类似于刮痧。

（3）闪罐：是将罐拔住后，又立即取下，再迅速拔住，如此反复多次地拔上取下，取下拔上，直至皮肤潮红为度。此法多具有温补作用，可运用于虚寒证。

（4）针罐：是将针刺与拔罐相结合应用的一种方法。即先针刺待得气后留针，再以针为中心点将火罐拔上，留置 10 ~ 15 分钟，然后起罐起针。

（5）刺络拔罐：在拔罐部位消毒皮肤后，用三棱针点刺或用皮肤针叩刺出血，然后将罐吸拔于点刺的部位，以加强刺血治疗作用。本法多用于治疗急性和慢性软组织疼痛、肢体麻木、丹毒及神经性皮炎等。

（三）拔罐注意事项

（1）拔罐时，要选择适当体位和肌肉丰满的部位。体位不当、移动或骨骼凹凸不平、毛发较多的部位均不适宜。

（2）拔罐时，要根据所拔部位的面积大小而选择大小适宜的罐。操作时，火罐离皮肤不宜过远，过程必须迅速，才能使罐拔紧，吸附有力。

（3）用火罐时，应注意棉球中乙醇吸收量不宜过多，以防滴落烫伤皮肤。

（4）留罐时间不宜过长，以防出现水疱。若烫伤或留罐时间过长而皮肤起水疱时，小疱无须处理，仅敷以消毒纱布，防止擦破即可。水疱较大时，用消毒针将水放出，涂以甲紫药水，或用消毒纱布包裹，以防感染。

（5）刺络拔罐时，严格执行无菌操作，注意皮肤和罐口消毒，避免感染。拔罐后24小时内不宜洗澡。

（6）起罐时，手法要轻缓，以一手抵住罐边皮肤，按压一下，使空气进入罐内，即可将罐取下，切不可硬行上提或旋转提拔，以防拉伤皮肤。

（7）皮肤有过敏、溃疡、水肿，大血管分布部位，不宜拔罐。高热抽搐者和孕妇的腹部、腰骶部亦不宜拔罐。

（包　锐）

六、贴敷法

贴敷法是将外治用药的水剂或制成的散剂、膏剂、糊剂，直接或用无菌纱布贴敷于患处，取得治疗作用的方法。贴敷法是以中医基本理论为指导，应用中草药制剂，施于皮肤、孔窍、腧穴及病变局部等部位的治病方法，属于中药外治法。

（一）用药原则

贴敷药物的性味、厚薄、归经及药理作用，是贴敷疗效是否确切的重要环节。贴敷疗法的药物选择必须以猛、生、气味俱厚和浓烈芳香走窜的强效药物为主体。多用辛窜开窍、通经活络之品，如冰片、麝香、樟脑、丁香、姜、葱、蒜、韭，以"离领群药，开结行滞，直达病所，拔病外出"。多生用厚味有毒之品，如生南星、生半夏、斑蝥、蟾酥，以图力专效宏。多用穿透性强的重金属或矿石类药物，如轻粉、水银、朱砂、铅粉、雄黄。

临证时，除了选用以上药物外，一般药物应炒香研末，"因炒香则气易透"，可促进药物吸收。同时，还须注意辨证选用适当的引经药或赋形剂，以加强药物的穿透力，引导药物上下升降，直达病所。

（二）操作规程

1. **选穴原则** 穴位贴敷和针灸是通过刺激穴位达到治疗目的，只是刺激的方式不同。一般内科、妇科、五官科病症以循经取穴为主，骨伤科、皮肤科疾病则以局部取穴为主。贴敷取穴应少而精，选取一穴者也常见，尤其是神阙和涌泉。

在呼吸系统疾病的治疗中，选穴以背俞穴和任脉经穴为主，选择频率最高的是肺俞，其次是膈俞、心俞、膏肓俞、肾俞、风门、膻中、天突、大椎、定喘及璇玑等。治疗消化系统疾病的取穴以足三里、中脘、脾俞、大肠俞为主。治疗心血管疾病如冠心病、心肌炎，取穴以膻中、心俞为主。治疗糖尿病选用肾俞、脾俞、气海等，因糖尿病属肾虚脾弱、气阴不足之证。

2. **操作步骤**

（1）明确诊断，选好适应证，询问过敏史。

（2）辨证选穴，合理用药。

（3）选择体位及局部皮肤准备：根据患者的病情和所需贴敷的部位，选择适当的体位。患者常取坐位或俯卧位等，暴露所选穴位。贴敷部位按照常规消毒。

（4）贴敷药物的固定：固定方法一般可直接用胶布固定，也可先将纱布或油纸覆盖其上，再用胶布固定。若贴在头面部，外加绷带固定特别重要，可防止药物掉入眼内，避免发生意外。

（5）贴敷时间

1）刺激性小的药物：可每隔 1～3 天换药 1 次；不需溶剂调和的药物，还可适当延长至每 5～7 天换药 1 次。

2）刺激性大的药物：应视患者的反应和发泡程度确定贴敷时间，数分钟至数小时不等；如需再贴敷，应待局部皮肤愈后再贴敷，或改用其他有效穴位交替贴敷。

3）敷脐疗法：每次贴敷 3～24 小时，隔日 1 次，所选药物不应为刺激性大及发泡之品。

4）冬病夏治：穴位贴敷从每年入伏到末伏，每 7～10 天贴 1 次，每次贴 3～6 小时，连续 3 年为一个疗程。

（6）观察病情，随时调整。

（三）适应证和禁忌证

1. 适应证　凡临床各科，内外诸疾，皆可疗之。贴敷疗法不仅具有治疗作用，而且还具有保健功效，如在关元、气海、足三里等具有强壮作用的穴位上贴敷，可获养生保健、益寿延年的疗效。

2. 禁忌证

（1）禁用部位：要严防有毒性及强烈刺激性的发泡药物误入口腔、鼻腔和眼内；对于眼部、乳头、阴部、小儿肚脐、阴囊部、会阴部等，禁用该法。对于面部、近心脏部位和大血管附近的穴位，不宜用刺激性过强的药物进行发泡，以免发泡遗留瘢痕，影响容貌或活动功能，尤其是过敏体质患者。本贴敷所用药物严禁内服，有皮肤过敏或皮肤破损者，不宜用此法。

（2）禁用对象：体弱者、孕妇、严重心脏病患者、精神病患者，以及对发泡疗法有恐惧心理者，尽量不用药物贴敷疗法，以免引起意外医疗事故。

（3）禁用病症：疮疡已溃，已形成瘘管，或感染的皮肤局部，不使用药物贴敷疗法。有怕热、咳黄痰、发热、肺部感染、支气管扩张、经常咯血者，暂不用此法。危、急、重病症者慎用。

（四）异常反应及处理

1. **中毒** 许多外敷药物有毒，不宜内服。一些剧毒药物如斑蝥、砒石，外用也不宜过量或不宜持续使用。创面大者亦不宜使用，以防止吸收中毒。

2. **疼痛** 敷药处出现热、凉、麻、痒、蚁行感或轻中度疼痛属正常现象，一般无须处理，待达到所要求的贴敷时间后，除去药物即可。如贴敷处有烧灼感或针刺样剧痛，患者无法忍受，可提前揭去药物。

3. **水疱** 小的水疱一般不必特殊处理，让其自然吸收。大的水疱应以消毒针具挑破其底部，排尽液体，消毒以防感染。破溃的水疱做消毒处理后，外用无菌纱布包扎，以防感染。

4. **过敏** 轻者表现为局部皮肤瘙痒、色赤、丘疹或水疱，重者可出现局部溃烂。轻度过敏者，可适当缩短每次贴敷治疗时间，延长两次治疗的间歇时间。对胶布过敏者，可改用纱布、绷带固定。

5. 感染 一旦有感染发生，须对症处理。

七、熏洗法

熏洗法是以中医药基本理论为指导，将中药煎煮后，先用蒸汽熏蒸，再用药液淋洗、浸浴全身或局部患处，从而产生治疗和预防疾病作用的一种治疗方法，是外治疗法的重要组成部分。熏洗法既可以用于防病治病，又可以美肤美发，保健强身。

（一）基本原理

熏洗法以中医的整体观念和辨证论治思想为指导，利用药物煎煮后的蒸汽熏疗，待温后再用药液淋洗、浸浴全身或局部患处。其作用是疏通经络，调和气血，解毒化瘀，扶正祛邪，使失去平衡的脏腑阴阳得以重新调整和改善，从而促进机体功能恢复，达到治病保健目的。

（二）操作规程

1. 熏洗前准备

（1）药物熏洗前，应先向患者说明药物熏洗疗法的优点、操作方法及注意事项。

（2）熏洗前，将所用的器械、物品准备齐全。

（3）熏洗部位有伤口时，应做好换药的准备工作。

（4）在熏洗前，应先用温开水将患者的两手和患部洗干净，然后进行熏洗。

（5）洗浴前应嘱患者排空大小便。

2. 施术方法

（1）将煎好的药汤倒入浴盆或木桶内，先熏蒸，待药汤不烫人时，再浸洗患部。若熏洗伤口，应先取下敷料，按换药方法擦净伤口，再熏洗。

（2）根据患者的病情和发病部位不同，可采用浸渍、淋洗、淋浴、坐浴、洗浴和热敷等不同方法熏洗。熏洗伤口时，浴盆及其他用具均须无菌，并注意遵守无菌操作，不要用手接触敷料和伤口。

（3）熏洗完毕后，用干毛巾擦干患部或全身，如为全身淋浴，则应换穿干净衣服，盖被卧床休息30分钟。如有伤口，熏洗完毕后，应用消毒纱布擦干患处，根据伤口情况进行换药。

3. 术后处理　药物熏洗后，清理用物，将浴盆、木桶、纱布垫等药物熏洗用具洗净，擦干或晾干，放置整齐，以备下次使用。

4. 治疗间隔及疗程　熏洗疗法一般以每日2次，每次15～30分钟为宜，15～30天为一个疗程。如进行全身熏洗，每日可用2剂药煎汤洗浴，洗浴时间可适当延长，以全身发汗并有舒适感为度。

（三）适应证与禁忌证

1. 适应证　熏洗法适用于内科、外科、妇科、儿科、皮肤科、五官科及骨伤科等多种疾病，特别对于"病者衰老而不胜攻者；病者幼小而不宜表者；病邪郁伏而急难外达者；局部之疾药力不易到达者；上下交病不易合治者；内外合病势难兼护者；病起仓促不易急止者；既要祛病，又怕药苦者"尤宜。

2. 禁忌证

（1）急性传染病、重症心脏病、原发性高血压、动脉粥样硬化及肾病等，均忌洗浴。

（2）妇女妊娠及月经期间均不宜洗浴、坐浴或阴部熏洗。

（3）饱食、饥饿以及过度疲劳时，均不宜洗浴。

（四）注意事项

（1）冬季注意保暖，暴露部位尽量加盖衣被。

（2）根据熏洗部位选用合适物品，如外阴部取坐浴盆、坐浴椅，上盖有孔木盖，坐在木盖上熏蒸，必要时在浴室内进行。

（3）熏洗药温度不宜过高，一般为 50~70℃，以防烫伤，也不可过冷而影响疗效。

（4）夏季要当日煎汤当日使用，煎液不可过夜，以免发霉、变质，影响疗效。

（5）在对伤口部位进行熏洗时，按无菌技术操作进行。

（6）包扎部位熏洗时，应揭去敷料，熏洗完毕后更换灭菌敷料。

（7）患者不宜空腹洗浴，餐前及餐后半小时内不宜熏洗。年老，患心脏、肺、脑病，体质虚弱，水肿患者不可单独洗浴，且熏洗时间不宜过长，以防虚脱。

（8）所用物品需清洁消毒，每人 1 份，避免交叉感染。

（9）在全身熏洗过程中，如患者发生头晕及不适，应停止洗浴，嘱患者卧床休息。熏洗时，若发

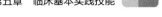

现皮肤过敏，应立即停止熏洗，并给予对症处理。

（10）应用药物熏洗疗法，如无效或病情加重，则应停止熏洗，改用其他治疗方法。如有效，则应坚持用药，切忌用用停停，影响疗效。

（11）应用熏洗疗法时，除要按病辨证、选方用药外，对皮肤有刺激性或腐蚀性的药物不宜使用。方中若有作用峻猛或有毒性的药物，应根据病情严格控制用量、用法。未提及可内服者，一律禁忌口服，并且防止溅入口、眼、鼻中。

（12）凡老年人、儿童、病情较重及较急者，熏洗时要有专人陪护，避免烫伤、着凉，或发生意外伤亡。

（乔　敏）

八、推拿法

推拿古又称按摩，明代以后以"推拿"为正名，是中医学的重要组成部分。推拿是指在中医基础理论指导下，运用各种手法、器具作用于体表的特定部位或者穴位，从而达到防治疾病目的的一种外治方法。推拿是一门以医师自身技术为主的治疗技术，其核心在于推拿手法。

（一）概述

1. 概念　用手或肢体其他部分，按各种特定的技巧动作，在体表操作的方法，称推拿手法。手法的形式多种多样，包括用手指、手掌、腕部、肘部以及肢体其他部位直接在患者体表进行操作，通过功力的"深透"而产生治疗作用。因主要以手操作，故统称为手法。

2. 手法的分类 手法可按其动作形态、作用部位、用力方向及应用对象等进行分类。不同的分类标准有不同的分类结果。为便于训练及临床使用，通常采取以下 2 种分类方法。

（1）根据主要作用部位可分为理筋类和整复类。理筋类手法多作用于软组织，整复类手法多作用于骨关节。

（2）根据手法的动作形态特点可分为摆动类、摩擦类、按压类、振动类、叩击类及运动关节类六大类手法。摆动类、摩擦类、按压类、振动类、叩击类五类手法作用于软组织，因此属于理筋类手法，称软组织类手法或基本手法。运动关节类手法直接作用于骨关节系统，属于整复类手法。

3. 手法技术要求 理筋类手法要求持久、有力、均匀、柔和，从而达到"深透"。运动关节类手法要求稳、准、巧、快。

要熟练掌握各种手法并能在临床上灵活运用，必须在手法学习后通过长期的训练及临床实践，才能由生而熟，熟而生巧，乃至得心应手，运用自如。

4. 手法操作禁忌证

（1）原因不明的急性和慢性脊柱损伤禁用手法治疗。

（2）结核分枝杆菌、化脓性细菌引起的运动器官病症不宜用手法治疗。

（3）肿瘤疾病一般不作手法治疗，以防转移扩散。

（4）水火烫伤和破皮损伤不宜作手法治疗。

（5）正在出血或内出血病变部位不能作手法治疗。

（6）骨折患者不能进行手法治疗操作，但对脱臼或横断骨折患者，可用手法使其复位，然后固定包扎为妥。

（7）女性妊娠期及月经期、腹部及腰骶部不宜作手法治疗。

（8）剧烈运动后或饥饿患者不宜作重手法治疗。

（二）手法操作原则

施力原则：一个完整的手法操作过程，一般按照"放松—治疗—整理"的治疗流程。遵循"轻—重—轻"的施力原则，即前、后各1/4段的时间手法刺激量相对较轻，中间1/2段的时间手法刺激量相对较重，整个过程体现出一定的轻重节奏变化。而具体在某一部位操作时，又须注意手法操作的轻重交替，以及点、线、面的结合运用，切忌在某一点上持续性运用重手法刺激。

（三）推拿的基本手法

推拿的基本手法有20余种之多。根据操作的动作和形态特点，将它们归纳为摆动类、摩擦类、按压类、振动类、叩击类和运动关节类六类手法。各类分别由数种手法组成，便于临床选择使用。

1. 摆动类手法

（1）𢳐法

1）操作方法：以第五掌指关节背面为主吸定

于受术部位，以前臂的主动摆动带动腕关节的屈伸和前臂的旋转运动，使手背近尺侧部分在受术部位做往返滚动。

2）动作要领：肩臂自然放松，肘关节微屈至120°左右。着力部位要紧贴体表，不能拖动、辗动或跳动，不能与治疗部位相摩擦。压力、频率、摆动幅度要均匀，动作要协调而有节律。频率一般为120～160次/分。

3）临床运用

功能：具有舒筋活血，滑利关节，缓解肌肉及韧带痉挛，增强肌肉及韧带活动能力，促进血液、淋巴循环及消除肌肉疲劳等作用。

主治：适用于肩背、腰臀及四肢等肌肉较丰厚的部位。主治运动系统疾病，如风湿疼痛、麻木不仁、肢体瘫痪、运动功能障碍。

（2）一指禅推法

1）操作方法：用大拇指指端螺纹面或偏峰着力于一定部位或经络穴位上，沉肩、垂肘、悬腕，通过腕部的连续摆动和拇指关节的屈伸活动，使产生的力持续作用于治疗部位上。

2）动作要领

沉肩：肩关节放松，肩部不能耸起用力。

垂肘：上肢肌肉放松，肘部自然下垂，略低于腕部。

悬腕：腕关节自然悬屈，拇指处于垂直位，便于腕部左右摆动。

掌虚：手握空拳，指面不贴紧掌心，使之虚掌，拇指自然垂直盖住拳眼（拇指位于示指第二节处），使腕及拇指活动时起稳定作用。

指实：拇指端螺纹面或偏峰自然着力，吸定于治疗部位上，不能离开或来回摩擦。

紧推慢移：紧推就是腕部摆动及拇指关节伸屈活动要有节律，频率略快，一般每分钟120～160次。慢移指固定一点后，移动时应随着腕部摆动，拇指着力点作缓慢移动（紧推即推动的频率要快，慢移即推动时拇指着力点的移动要缓慢）。

注意：操作时，腕部摆动，尺侧低于桡侧。练习时，压力、频率、摆动幅度要均匀，动作要灵活、协调。腕部摆动频率要有节奏，不能时快时慢，切忌用死力。

3）临床运用

功能：具有舒筋通络、调和营卫、祛瘀消积、健脾和胃以及调节脏腑等作用。

主治：适用于全身各部，可治疗头痛、失眠、面瘫、高血压、消化道疾病以及关节筋骨疼痛等病。临床常用于头面、胸腹及四肢等处。用于头面部可开窍醒脑；用于胸腹部有宽中理气、健脾和胃的作用；用于颈项和四肢关节能温通经络、活血散瘀、祛风逐湿、滑利关节。

（3）揉法

1）操作方法：用大鱼际、掌根部分或手指螺纹面部分吸定于一定部位或穴位上，作轻快、柔和的回旋运动。

揉法分掌揉和指揉两种。用大鱼际或掌根着力的，称为掌揉法；用指面用力的，称为指揉法。

2）动作要领：肩、臂、腕部放松，以腕关节带动前臂作小幅度的回旋活动。压力要轻柔，动作要协调而有节律。揉动时，带动该处的皮下组织。揉动频率一般为 120 ~ 160 次 / 分。

3）临床运用

功能：宽胸理气、消积导滞、活血祛瘀、消肿止痛等。

主治：适用于全身各部。常用于头面、胸胁、脘腹及伤筋部。主治头昏脑涨、胸痞痛、脘腹胀满、便秘、泄泻以及外伤肿痛等。指揉法多用于小儿疾患，如揉太阳、揉劳宫、揉脐。

2. 摩擦类手法

（1）摩法

1）操作方法

掌摩法：用掌面附着于一定部位，以腕关节为中心，连同前臂作节律性的环旋运动。

指摩法：示指、中指、环指三指指面相并附着于一定部位，以腕关节为中心，连同掌、指作节律性的环旋运动。

2）动作要领：肩肘关节及手臂放松，肘关节微屈。掌摩法时，腕关节微伸作主动的环转活动，带动前臂及掌作盘旋运动。指摩法时，三指并拢，腕关节悬屈作主动的环转活动，带动前臂及三指作盘旋运动。动作自然、协调、轻柔，压力要均匀。频率 120 次 / 分左右。

3）临床运用

功能：和中理气，消积导滞，活血散瘀，调节肠胃蠕动等。用于外伤肿痛。

主治：常用于胸腹、胁肋部。主治脘腹疼痛、食积胀满、气滞及胸胁迸伤等病症。

（2）擦法

1）操作方法：用手掌面、大鱼际或小鱼际附着在一定部位，作直线来回摩擦。擦法的操作基本分为掌擦法、鱼际擦法、侧擦法三种。

2）动作要领：上肢放松，腕关节平伸，使前臂和手掌处于同一水平上。手掌、大鱼际或小鱼际紧贴治疗部位，但压力不宜过大。擦法时，一般手掌出去时用力，回来时不用力，但要紧贴皮肤。推动的幅度要大。以肩肘关节屈伸，带动手掌或大鱼际、小鱼际作直线往返运动（上下或左右方向均可）。动作均匀、连续，用力要稳；呼吸自然，不能屏气。频率 100 ~ 120 次 / 分。

3）临床运用

功能：温经通络、行气活血、消肿止痛、健脾和胃等。

主治：常用于胸腹、腰背和四肢关节。

掌擦法：温热量较低，常用于胸胁和腹部。多用于胸闷、气短、虚寒腹痛和消化不良等症。

鱼际擦法：温热量中等，常运用于四肢。适宜四肢关节扭挫伤、劳损和类风湿性关节炎等。

侧擦法：温热量较高，多用于肩、背、腰、臀及下肢部。适宜急性和慢性损伤、风湿痹痛、麻木不仁等症。

（3）推法

1）操作方法：用指、掌或肘部着力于一定的部位，进行单方向的直线移动。用指称指推法；用掌称掌推法；用肘称肘推法。

2）动作要领：肩及上肢放松。指、掌或肘关节鹰嘴部吸定体表。以肩、肘、腕活动带动指、掌或肘部按规定方向推动。推时用力要稳，压力均匀，速度缓慢。

3）临床运用

指推法：一般用拇指推，刺激量较轻。常用于头部、胸部、背部及四肢。指推法有疏通经络、理筋活血、消瘀散结、缓解软组织痉挛等作用，常用于治疗风湿痹痛、筋肉拘急等软组织疾患。

掌推法：本法刺激缓和。刺激量较指推法重，是活血解痉的有效手法。常用于面积较大的部位，如腰背、胸腹及大腿部。治疗腰背疼痛、胸腹胀痛等症。

肘推法：本法压力重，刺激量较大，是推法中刺激最强的一种手法。常用于腰背部两侧膀胱经，能舒筋活血、开通闭塞，常用于慢性腰痛和麻木不仁的肌痹。

（4）搓法

1）操作方法：用双手掌面夹住一定部位，相对用力作快速搓揉，同时作上下往返移动。

2）动作要领：肩及上臂部放松。肘微屈面前，两掌夹住治疗部位作上下搓动。两掌用力对称、协调，搓动要快速、均匀，移动要缓慢。

3）临床运用

功能：调和气血，舒筋通络。

主治：常用于两胁、肩关节及四肢，以上肢最为常用。可治疗胸胁迸伤、肩周炎、四肢软组织疾患等。它一般作为推拿治疗的结束手法。

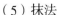

（5）抹法

1）操作方法：用单手或双手拇指螺纹面紧贴皮肤，作上下或左右往返移动。

2）动作要领：拇指面紧贴皮肤作缓慢的直线或曲线往返移动，其余几指要协同助力。用力重而不滞（板），轻而不浮（滑）。

3）临床运用

功能：开窍镇静，醒脑明目等。

主治：常用于头面部及颈项部。多用于治疗头晕、头痛、头昏脑涨、视物模糊、高血压和颈项强痛等症。

3. 按压类手法　用指、掌或肢体其他部分按压或对称性挤压体表，使之产生挤压感觉的手法，称为按压类手法。这类手法包括点法、按法、捏法、拿法、捻法等。

（1）点法

1）操作方法：拇指点是用拇指端点压体表（手握空拳，拇指伸直）。屈指点是屈拇指点，用拇指指间关节桡侧点压体表。屈示指点是用示指近侧指间关节点压体表。

2）动作要领：拇指点需手握空拳，前臂及腕用力下压。屈指点时握拳，前臂及腕用力下压。点时需贴紧穴位，由轻而重，由浅入深向体内挤压。

3）临床运用

功能：开通闭塞，活血止痛，调整脏腑功能等。

主治：常用在肌肉较薄的骨缝处。脘腹挛痛、腰腿痛、手足酸麻等病症常用本法治疗。

（2）按法

1）操作方法：用手指或手掌面着力在体表某一部位或穴位上，逐渐用力下压，达最大程度后停留片刻，再缓慢放松，多次反复操作。按法包括指按法和掌按法。

2）动作要领：着力部位要紧贴体表，不可移动。按压方向要垂直。用力要由轻而重，稳而持续。不可用暴力猛然按压。

3）临床运用

功能：开通闭塞，散寒止痛等。

主治：①指按法对全身各部的经络穴位或者各个部位都可应用，以内科疾病为主。②掌按法可用于腰背部、腹部等。按脊柱及其两侧骶棘肌部，治疗急性和慢性腰痛、腰背筋脉拘紧以及功能性脊柱侧凸或后凸畸形等症。

（3）捏法

1）操作方法：用拇指与其余手指夹住受术部位，相对用力挤压。捏法包括二指捏、三指捏、五指捏。

2）动作要领：操作时循序而下，有连贯性。动作应轻快、柔和、均匀而有节律性。

3）临床运用

功能：舒筋通络，行气活血。

主治：本法适用于头部、颈项部、四肢及背脊。捏法应用于脊柱（背脊）部称为"捏脊"或称"捏积"，常用于小儿推拿。往往双手同时操作，又称捏脊疗法。

（4）拿法

1）操作方法：用大拇指、示指、中指，或用

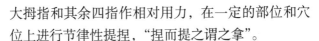

大拇指和其余四指作相对用力，在一定的部位和穴位上进行节律性提捏，"捏而提之谓之拿"。

2）动作要领：肩、肘、腕部放松，手掌空虚。指腹贴紧患部，用指面着力。动作缓和，做连续性一松一紧活动。用力应由轻而重，要在患者能够忍受的范围内进行。

3）临床运用

功能：祛风散寒，开窍止痛，舒筋通络等。

主治：头痛、项强、四肢关节及肌肉疼痛等症。临床应用时，拿后常继以揉摩，以缓和刺激。

（5）捻法

1）操作方法：用拇指、示指螺纹面捏住一定部位，两指相对作搓揉动作。

2）动作要领：捻动要灵活、快速，用力柔和，不可呆滞。移动要缓慢，有连贯性。

3）临床运用

功能：理筋通络，滑利关节，消肿止痛。

主治：常配合其他手法治疗指（趾）间关节的疼痛、肿胀或屈伸不利等症。

4. 振动类手法

（1）振法

1）操作方法：用手指或手掌着力在体表，前臂和手部的肌肉强力地静止性用力，产生振动，称为振法。用手指着力，称指振法；用手掌着力，称掌振法。

2）动作要领：肩及上臂放松。前臂及手掌肌肉要强力地静止性用力，使力量集中于手掌或手指上，而使被推拿的部位发生振动。振动的频率要快，着力稍重。频率一般为 240～300 次 / 分。

3）临床运用

功能：祛瘀消积、和中理气、消食导滞、调节肠胃功能等。

主治：适用于全身各部位和穴位。掌振法多用于胸腹部；指振法多用于头面及胸腹部。主治胸腹痞满、消化不良、便秘、近视等症。

（2）抖法

1）操作方法：用双手或单手握住患肢远端，微微用力作连续的小幅度的上下颤动，以放松肌肉、关节。

2）动作要领：肩部放松，肘关节微屈。两手相对握住腕掌部或踝部，前臂用力将患肢作小幅度的上下颤动，即颤动的幅度要小。动作要有连续性，频率略快，具有节奏感。

3）临床运用

功能：舒筋通络，滑利关节。

主治：适用于四肢部，以上肢为最常用。常作为治疗肩、肘关节功能障碍的结束手法。

5. 叩击类手法 用手掌、拳背、手指、掌侧面、桑枝棒击打体表，使之产生叩击感觉的手法，均称为叩击类手法。这类手法包括拍、击等法。

（1）拍法

1）操作方法：用虚掌拍打体表。

2）动作要领：腕部放松，手指自然并拢，掌指关节微屈。拍打时，动作要平稳而有节奏。

3）临床运用

功能：舒筋通络，行气活血。

主治：适用于肩背、腰骶及下肢部。对风湿疼痛、局部感觉迟钝或肌肉痉挛等症，常用本法配合其他手法治疗。拍后能使局部充血，增加局部血液循环。

（2）击法

1）操作方法：用拳背、掌根、掌侧小鱼际、指尖或用桑枝棒叩击体表。

2）动作要领

拳击法：手握空拳，腕伸直，用拳背平击体表。

掌击法：手指微屈，自然放松，腕背伸，用掌根部叩击体表。

侧击法：又称小鱼际击。手指自然伸直，腕略背屈，用单手或双手小鱼际击打体表。

指尖击法：以腕关节作主动伸屈，用指端轻轻击打体表，如雨点下落。

棒击法：用桑枝棒击打体表。

3）临床运用

功能：舒筋通络，调和气血。

主治：对风湿痹痛，局部感觉迟钝，肌肉痉挛或头痛等症，常用本法配合治疗。拳击法常用于腰背部；掌击法常用于头顶、腰臀及四肢部；侧击法常用于腰背及四肢部；指尖击法常用于头面、胸腹部；棒击法常用于腰背及四肢部。

6. 运动关节类手法　对关节作被动性活动的一类手法，称为运动关节类手法。这类手法包括摇法、背法等。

（1）摇法

1）操作方法：使关节作被动的环转活动。

颈项部摇法（即颈椎关节摇法）：简称摇颈。患者取坐位，颈项部放松。医师站于一侧，用一手扶住患者头顶后部；另一手托住下颏部，双手以相反方向用力，缓缓地使头作左右环转摇动，左右各数次。

肩关节摇法：根据肩关节活动功能的障碍程度，其操作方法有3种。①托肘摇法：患者取坐位，肩部放松、屈肘。医师站于患侧，用一手扶住其肩关节上部，另一手托起患肢肘部（使患手搭在医师的肘上部），作缓缓的顺时针或逆时针方向环转。②握手摇法：患者取坐位，肩部放松，患肢自然下垂。医师站于患侧，一手扶住其肩关节上部，另一手与患者相握，作顺时针或逆时针方向缓缓运转。③大幅度摇法：患者取坐位，肩部放松，患肢自然下垂。医师站于患侧，用一手松松地握住患肢腕部；另一手相对以掌背将其慢慢向上托起，在上托到140°～160°时，随即反掌握住腕部，原握腕之手向下滑移至患者肩关节上部按住，此时稍停顿片刻，两手协调用力，即按肩的手往下压，握腕的手向上拉，使肩关节伸展，随即向后使肩关节作大幅度转动。如此周而复始，两手交替上下协调动作，使患肢作连续环转活动。在由后向前作环转时则两手动作相反，一般向前、向后各摇转3～5次。

以上托肘摇法、握手摇法适用于肩关节疼痛较重，活动功能障碍明显的患者。大幅度摇法适用于肩关节疼痛较轻，活动功能障碍不明显的患者。

髋关节摇法：患者取仰卧位，屈膝屈髋。医师站于患侧，一手扶按其膝部；另一手握住其踝部，

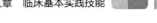

两手协同使其髋关节屈曲 90°，然后作顺时针或逆时针方向摇转。

踝关节摇法：患者取仰卧位，下肢自然伸直。医师站于其足后侧，用一手托住足跟，另一手握住足趾部，稍用力作拔伸牵引，并在拔伸的同时作环转摇动。

2）动作要领：动作缓和、协调，用力要稳。摇动方向及幅度须在患者生理许可范围或能忍受的范围内进行。摇动的幅度由小到大，由轻而重，由慢到快。

3）临床运用

手法特点：摇法可作用于全身各关节，种类繁多，应予以区分、掌握。

功能：舒筋活血，滑利关节，松解粘连，增强关节活动功能等。

主治：摇法主要应用于四肢关节及颈项部等。对运动功能障碍、关节疼痛、屈伸不利等症是常用的手法之一。

（2）背法

1）操作方法：医师和患者背靠背站立。医师两肘套住患者肘弯部，然后弯腰、屈膝、挺臀，将患者反背起，使其双足离地，以牵伸患者腰脊柱，再作快速伸膝、挺臀动作，同时以臀部着力颤动或摇动患者腰部。

2）动作要领：手挽手背起时，注意臀部顶住患者腰部。臀部的颤动要和两膝的屈伸动作相协调。

3）临床运用

手法特点：本法可使腰脊柱及其两侧伸肌过

伸，促使扭错的小关节复位。

功能：理筋整复，关节复位。

主治：腰部扭闪疼痛及腰椎间盘突出症等，常用本法配合治疗。

7. 小儿推拿手法　与成人推拿手法具有较大的差别，成相对独立的体系。具体表现在：小儿推拿穴位呈"点—线—面"特点分布；要求轻快、柔和、平稳、着实。常见小儿推拿手法如下。

（1）推法

1）直推法：以拇指桡侧或指腹，或用示指、中指螺纹面在穴位上作直线推动。

2）旋推法：以拇指螺纹面在穴位上作回旋推动。

3）分推法：用两手拇指桡侧面或指腹，或用示指、中指指面自穴位向两旁做八字形推动。动作要领是要有节奏，蓄力于指腹，用力要均匀，频率为 200～300 次 / 分。

（2）揉法：以拇指、示指或中指固定在穴位或部位上，带动皮肤作回旋揉动。动作要领是操作时要由腕关节发力，手法轻柔、和缓，揉动时带动皮肤，频率为 200 次 / 分。

（3）运法：以拇指桡侧面或示指、中指指腹从一穴位向另一穴位作弧形运动或在选定穴位上作轻缓的环行运动。动作要领同推法，但运动时不要带动皮肤，力量要比推法轻，速度宜慢，频率为 120 次 / 分。

（4）按法：以拇指或掌根在一定穴位上逐渐向下用力按压。一般用手指按压适用于头、面、肩及四肢，用掌根按压适用于胸腹部。动作要领是有一定的压力，且由轻到重，逐渐增加，力量大小以小儿感到有酸麻胀重感为宜，力求做到压力在皮肤，而作用力深达肌肉、脏腑。

（5）摩法：以手掌或示指、中指、环指指腹，放在一定穴位或部位上做研摩动作。动作应协调，用力要轻，速度要均匀，频率为120～150次/分。

（6）捏法：也称为捏脊法，以拇指螺纹面在前，示指屈曲在后。在拇指螺纹面及示指第二指关节之间捏住皮肤，两手同时交替向前捻动皮肤；或拇指在后，示指、中指在前，捏住皮肤交替向前移动。动作要领：手法轻柔、迅速，操作者用拇指桡侧缘分别顶住脊柱两旁皮肤，示指、中指前按，三指同时用力捏皮肤，双手交替捻动，直线向前，自长强直捏到大椎。

（7）掐法：以指甲重刺穴位或局部，如人中。掐法是推拿手法中最强刺激者，切忌用蛮力，指甲要剪短，不能损伤小儿皮肤，可在施术部位垫薄布。

（8）拿法：同成人手法，操作时适当减少作用力。

（包　锐）

九、中医微创技术

中医微创技术是根据中医皮部、经筋、经络、五体及脏腑相关理论，采用特殊针具，对病变部位进行刺、切、割、剥、铲等治疗。其治疗要求是以最小的解剖和生理干预获得最好的治疗效果，以最低的生物和社会负担获得最佳的健康保障。本节主要介绍穴位埋线疗法和小针刀疗法。

（一）穴位埋线疗法

1. 概述 穴位埋线疗法是在中医理论指导下，以中医整体观、恒动观和辨证观为指导，以脏腑、经络、气血等理论为基础，采用传统针灸方式结合现代医疗技术，根据病证特点，将可吸收的外科缝线植入穴位，利用线体对穴位的持续物理刺激效应和化学刺激效应，激发经络气血、协调机体功能，起到调和气血、平衡阴阳、使邪去正复，达到防病治病目的的一种医疗手段和方法。穴位埋线疗法常用于哮喘、三叉神经痛、面肌痉挛、癫痫、糖尿病、过敏性鼻炎、过敏性结肠炎及肥胖症等疾病的治疗。

2. 穴位埋线疗法的作用 穴位埋线疗法是一种具有综合效应的穴位刺激疗法，除了具备针灸的治疗作用以外，它的治疗作用比较丰富。主要体现在以下几个方面。

（1）协调脏腑，平衡阴阳：穴位埋线疗法具有良性的双向调节功能，对各个脏腑阴阳均有调整、修复和平衡作用。它不但可以控制临床症状，还能促使病理变化恢复正常。

（2）疏通经络，调和气血：穴位埋线疗法疏通经络、调和气血的作用主要依靠其所具有的针刺效应。同时，穴位封闭效应与刺血效应也起了一定的作用。这种作用常具体体现在穴位埋线疗法对疼痛性疾病的治疗上。一般来说，疼痛与经络闭塞、气血失调有关，有"痛则不通，通则不痛"之说，所以疏通经络，调和气血就可达到"通则不痛"的目的。

（3）补虚泻实，扶正祛邪，调节免疫：穴位埋线前期的穴位封闭效应、针刺效应和刺血效应，具有较强的刺激性，对实邪造成的病理信息具有强烈的抑制、排除、取代作用，就对病邪起了"泻"的作用。埋线后期的组织损伤后作用效应、留针及埋针效应、组织疗法效应的刺激则较和缓，一般具有兴奋作用，对身体功能减退、免疫力降低者有一定的提高效果。

3. 穴位埋线疗法的操作方法

（1）操作前准备：根据病情需要和操作部位选择不同种类和型号的埋线工具和可吸收外科缝线。需配备一次性埋线辅助包1个（包括消毒孔巾、弯盘、消毒纱布等）、一次性埋线穿刺针1支、可吸收外科缝线、无菌手套1副、消毒液（聚维酮碘）1瓶、棉签1包、胶布1卷。

术前详细了解病史。进行体格检查和必要的实验室检查，如血常规、血小板计数、凝血功能。向患者和（或）法定监护人说明穴位埋线的目的、意义、安全性和可能发生的并发症。简要说明操作过程，解除患者的顾虑，取得配合，并签署知情同意书。核查器械准备是否齐全。术者常规洗手，戴帽子和口罩。

（2）体位选择：为了显露埋线部位，便于操作，患者应采取较为舒适、安稳的体位。体虚、病重或精神紧张的患者，应尽量采取卧位。在操作时，不可随意改变体位，以免引起疼痛或弯针、断针等事故。前身部腧穴多选取仰卧位；后身部腧穴多选取俯卧位；侧身部腧穴多选侧卧位。

（3）穴位选择：根据患者病情选择穴位。选穴原则与针刺疗法相同，但取穴更加精简。埋线多选肌肉比较丰满部位的穴位，以腰背部及腹部穴位最常用，一般间隔 2 ~ 4 周治疗一次。

（4）消毒：消毒范围为定点周围 100 mm，用 2% 碘酊消毒 2 次，再用 75% 乙醇脱碘。其消毒程序为由内外向，不可重复，不能留有任何空档；或者由中心线起以平行方式消毒，仍然不可留有空档。医生双手、手臂应用肥皂水清洗，用流动水冲净，再用 75% 乙醇或 0.5% 聚维酮碘擦拭，然后戴无菌手套。

（5）施术：取一段适当长度的可吸收外科缝线，放入一次性使用无菌埋线针的前端，后接针芯，用一手拇指和示指固定拟进针穴位；另一手持针刺入穴位，达到所需的深度，施以适当的提插捻转手法。当出现针感后，边推针芯，边退针管，将可吸收外科缝线埋植在穴位的肌层或皮下组织内。拔针后，用无菌干棉球（签）按压针孔止血。

（6）针孔处理：出针后按压片刻至不出血即可；对出针后出血的患者，可让其自行流出几滴血液，再压迫针孔片刻至不出血即可，针孔用埋线贴贴敷。

（7）操作要领：即"一快二慢"操作方法。"一快"即快速刺入皮肤；"二慢"即推进要慢。其中有两层意思：一是针尖进入皮肤后，在推进的过程中应是慢速推进；二是有些部位要摸索进针，在慢速推进的同时，还要时时询问患者的感受和反应，特别是有无窜麻感和电击感出现。一旦出现这种反应，应当立即停止推进，这样才能保证安全性和准确性。

4. 穴位埋线疗法的禁忌证

（1）不应在皮肤局部有皮肤病、炎症或溃疡、破损处埋线。

（2）糖尿病及其他各种疾病导致皮肤和皮下组织吸收和修复功能障碍者，不应使用埋线疗法。

（3）5岁以下儿童、孕妇、有出血倾向者及对蛋白过敏者禁用埋线疗法。

（4）精神紧张、大汗、劳累后、饥饿时慎用埋线疗法。

5. 穴位埋线疗法的注意事项

（1）埋线时，应根据不同穴位选择适当的深度和角度，埋线的部位不应妨碍机体的正常功能和活动。应避免伤及内脏、脊髓、大血管和神经干，不应埋入关节腔内。

（2）无菌原则应贯穿整个埋线治疗的过程中，术前的无菌准备、术中严格无菌操作及配合、术后创口的妥善处理等。这些无菌处理原则对埋线患者来说是保证其不受感染的最好方法；对于参与埋线的医务人员来说则是必须遵守，丝毫不能含糊的原则性问题。

（3）若患者发生晕针，应立即停止治疗，按晕针处理。埋线后要留观30分钟，如有不良反应，须及时处理。

（4）穴位埋线后，拟留置体内的可吸收外科缝线线头不应露出体外，如果暴露于体外，一定要拔出后重新埋入，以免感染。

（5）胸背部穴位，应注意针刺的角度、深度，不要伤及内脏、脊髓、大血管和神经干，以免造成功能障碍和疼痛。埋线最好埋在皮下组织与肌肉之间，肌肉丰满的地方可埋入肌层。

（6）在一个穴位上作多次治疗时，应偏离前次治疗的部位。

（7）注意术后反应，如有异常现象，应及时处理。术后反应如下。

1）正常反应及处理：由于刺激损伤及线体刺激，在1～5天内，局部可出现红、肿、痛、热等无菌性炎症反应。轻者可不处理，重者应根据情况对症处理。

2）异常反应及处理

感染：少数患者因治疗中无菌操作不严或伤口保护不好，造成感染。应予积极抗感染处理，如已化脓，应放出脓液，再作抗感染处理。

过敏反应：个别患者对线体过敏，治疗后出现局部红、肿、瘙痒、发热等反应，甚至治疗处脂肪液化，线体溢出，应作抗过敏处理。

神经损伤：如感觉神经损伤，会出现神经分布区皮肤感觉障碍；如运动神经损伤，会出现所支配的肌肉群瘫痪，应及时抽出线体，并给予适当处理。

血管损伤：如埋线过深或个体血管解剖结构异常，易损伤血管，出现血肿甚至大出血，必须压迫止血，必要时手术止血。

（二）小针刀疗法

1. **概述**　小针刀疗法是指在非直视状态下，将针刀通过定点、定位、定向和一定入路直接刺入机体病灶处，并对病变部位进行必要的松懈或矫正操作治疗，是一种创伤很小而选择性高的微创手术。使用的是由金属材料做成的在形状上似针又似刀的一种针灸用具，是在古代九针中的镵针、锋针等基础上，结合现代医学外科用手术刀而发展形成的。

小针刀具有治疗过程操作简单，不受环境和条件限制；治疗时切口小，不用缝合，对人体组织损伤小，患者无明显痛苦和恐惧感；术后无须休息，治疗时间短，疗程短，患者易于接受等优点。

2. 小针刀疗法的治疗机制

（1）松解组织粘连、瘢痕，使病变局部组织结构恢复接近正常的解剖关系和生理功能。通过松解软组织粘连和纤维化瘢痕，解除病变局部血管、神经的压迫和牵拉，消除物理致痛因素。同时能改善局部血液循环，将积蓄的局部酸性代谢产物和其他化学致痛物质运至血液循环，在机体代谢中排出体外，使疼痛进一步减轻。

（2）在恢复正常解剖生理状态和消除物理性和化学性致痛因素的基础上，消除病理性应力状态，使软组织病理性初始荷载减小或消除，疼痛进一步减轻，使软组织生理功能恢复。

（3）由于循环改善和神经功能恢复，局部组织代谢恢复正常；针刀刺激作用又可激活相关组织的酶类，使形成粘连和瘢痕化的胶原纤维分解，其碎片被细胞吞噬和溶解，进一步使粘连和瘢痕发生有利于解剖结构恢复的改变，血管、神经卡压的情况得到改善，病理性应力消除，循环改善，软组织局部病灶治愈。

3. 适应证及禁忌证

（1）适应证：慢性软组织损伤、骨质增生、关节微小移位、脊柱相关疾病、骨伤骨病及利用针刺效应治疗的疾病，涉及内科、妇科等临床各科，如胆结石、急性肠胃炎、痛经、痔、神经性皮炎、单纯性乳腺增生和一些良性肿瘤。

应用指征：患者自觉某处有疼痛症状；医生在病变部位可触到敏感性压痛；触诊可摸到皮下有条索状或片状或球状硬物、结节；用指弹拨病变处有响声。满足其中一种情况，即可使用。

（2）禁忌证：凡一切有发热症状的患者；一切严重内脏疾病的发作期者；施术部位有皮肤感染、肌肉坏死者；施术部位有重要神经、血管或重要脏器而施术时无法避开者；施术部位有红、肿、灼热或在深部有脓肿者；患者为血友病患者。

4. 针具

针具的形状和长短略有不同，一般为 5～10 cm，直径为 0.4～1.0 mm。分手持柄、针身、针刀三部分。针刀宽度一般与针体直径相等，刃口锋利。

5. 操作方法

（1）体位选择：以医生操作时方便、患者被治疗时自我感觉舒适为原则。如颈部治疗，多采用俯卧位。头部可根据病位选择仰头位或低头位。

（2）消毒：选好体位及治疗点后，有毛发者应去除。医生常规清洗双手，在进针点半径 5 cm 范围内用聚维酮碘消毒。皮肤消毒后，医生戴无菌手套，最后确认进针部位，并做标记定位。对于身体大关节部位或操作较复杂的部位，可敷无菌洞巾，

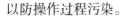

以防操作过程污染。

（3）麻醉：为减轻局部操作时引起的疼痛，可用利多卡因 5～10 ml，分别注入 2～8 个治疗点局部麻醉。

（4）进针：分为定点、定向、加压分离、刺入松解四步。

1）定点：是基于对病因、病理的精确诊断，对进针部位解剖结构立体的、微观的掌握。通常以压痛点作为定点。确定治疗点后，以甲紫标记，再行皮肤消毒。

2）定向：是在精确掌握进针部位的解剖结构的前提下，采取何种手术入路能够确保安全进行，使刀口线和大血管、神经及肌肉纤维走向平行，将刀口压在进针点上，有效地避开重要组织，又能确保治疗成功。

3）加压分离：定向后，右手拇指、示指捏住针柄，其余三指托住针体，稍加压力，不使刺破皮肤，使进针点处形成一个长形凹陷，刀口线和重要血管、神经及肌肉纤维走向平行。这样，神经、血管就会被分离在刀刃两侧，有效地避开浅表部位神经、血管。

4）刺入松解：继续加压，感到一种坚硬感时，说明刀口下皮肤已被推挤到位，稍一加压，即可穿过皮肤。此时进针点处凹陷基本消失，神经、血管即膨起在针体两侧，此时可根据需要施行松解。常用的松解方式如下。

顺肌纤维或肌腱分布方向做铲剥，即针刀尖端紧贴着欲剥的组织，作进退推进动作（不是上下提插），使横向粘连的组织纤维断离、松解。

作横向或扇形的针刀尖端摆动动作，使纵向粘连的组织纤维断离、松解。

作斜向或不定向的针刀尖端划摆动作，使无一定规律的粘连组织纤维断离、松解。剥离动作视病情有无粘连而选用。注意各种剥离动作不可幅度过大，以免划伤重要组织，如血管、神经。

每次每穴切割剥离 2 ~ 5 次即可出针，一般治疗 1 ~ 5 次即可，两次相隔时间可视情况取 5 ~ 7 天。

（5）术后处理：针毕，按压针孔，以消毒纱布（或呋喃西林贴）贴敷，嘱患者 3 日内勿触碰或清洗针孔处。

6. 注意事项

（1）医生必须做到熟悉欲刺激穴位深部的解剖知识，以提高操作的准确性和提高疗效。

（2）选穴一定要准确，即选择阿是穴作为治疗点的，一定要找准痛点中心进针，进针时保持垂直（非痛点取穴可以灵活选择进针方式），偏斜进针易在深部错离病变部位，易损伤非病变组织。

（3）注意无菌操作，特别是做深部治疗，重要关节（如膝关节、髋关节、肘关节）、颈部深处切割时尤应注意。必要时可在局部盖无菌洞巾，或在无菌手术室内进行。

（4）进针要快速而敏捷，以减轻进针疼痛。深部进行铲剥、横剥、纵剥等操作时，手法宜轻，否则会加重疼痛，甚至损伤周围组织。在关节处做纵向切剥时，注意不要损伤或切断韧带、肌腱等。

（5）术后对某些创伤不太重的治疗点可以配

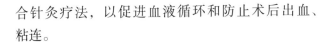

合针灸疗法，以促进血液循环和防止术后出血、粘连。

（郑　爽　黄　伟　罗婧婷）

十、中药饮片

中药是指在中医药理论指导下，用以预防、诊断和治疗疾病及康复保健的部分天然物质，包括动物药、植物药、矿物药三大类，由于以植物药为主，故又称"本草"。几千年来的实践证明，中药对保障人民健康和民族繁衍起到了重要作用。"饮片"一词始见于宋代。所谓饮片，《中国药典》（2015 年版）指出：系指药材经过炮制后可直接用于中医临床或制剂生产使用的处方药品。饮片大多是单味药，也可以是复方，如神曲、六一散。饮片大多是固体的，也可以是半流体或液体的，如蜂蜜、竹沥。饮片大多是片状、块状、节段状、颗粒状的，也可以是粉末状的，如飞滑石。2015 年 2 月，《国家基本药物目录管理办法》首次明确将中药饮片纳入国家基本药物目录中。

（一）常用中药分类

1. **解表药**　凡具有发散表邪，用以解除表证的药物，称解表药。按药物性能，并针对表证的寒热，解表药分为辛温解表药和辛凉解表药两类。所谓解表，是指轻扬辛散的药物外散表邪以解除表证的作用，又称为发表、疏表、发散表邪、疏散表邪等。适用于六淫、时行之邪，经皮毛、口鼻侵入机体所致的表证，症见恶寒发热、头痛身痛、苔薄脉浮等。辛温解表药如麻黄、桂枝、紫苏叶、生姜、荆芥，辛凉解表药如薄荷、牛蒡子、蝉蜕、桑叶、菊花、蔓荆子。

现代研究认为，解表药物能增加汗腺分泌，促进或改善血液循环而促进发汗，具有不同程度的解热、降温作用。此外，部分药物尚有抗病原微生物、镇静、镇痛、抗炎、抗过敏、免疫调节及祛痰、镇咳、平喘、利尿等多种药理作用。

2. 清热药　凡药性寒凉，以清除里热为主要作用，能治疗热性病证的药物，称为清热药。根据作用不同，可分为清热泻火药、清热解毒药、清热凉血药、清热燥湿药、清退虚热药五大类。本类药物适用于火热之邪内侵，或体内阳热有余，以热在脏腑、营血为主的实热证，以及阴液亏虚，虚火内生之虚热证。症见高热烦渴、湿热泻痢、温毒发斑、咽喉肿痛、痈肿疮毒及阴虚发热等里热证。清热泻火药如石膏、知母、芦根、天花粉、栀子，清热解毒药如金银花、连翘、穿心莲、大青叶；清热凉血药如生地、玄参、丹皮、赤芍；清热燥湿药如黄芩、黄连、黄柏、龙胆草；清退虚热药如青蒿、白薇、地骨皮、银柴胡。

现代研究认为，清热药一般具有抗病原微生物、抗细菌毒素、解热、抗炎及抗炎性细胞因子，以及增强抗感染免疫功能等作用。此外，还有抑制血小板功能、抑制凝血、抗 DIC 以及降血压、抗肿瘤、降脂、降糖、抗氧化、保肝及利胆等作用。

3. 泻下药　凡能滑润大肠，促进排便，以治疗肠内积滞或体内积水的药物，称为泻下药。根据作用强弱不同，应用范围差异，可分为攻下药、润下药、逐水药三类。本类药物适用于各种原因所致的胃肠积滞，大便秘结，水饮内停等里实证。攻下药如大黄、芒硝、番泻叶；润下药如麻子仁、郁李仁；逐水药如甘遂、大戟、芫花。

现代医学认为，泻下药可通过不同的方式使肠蠕动增加，产生不同程度的泻下作用。此外，部分药物尚有利尿、抗病原微生物、抗炎、利胆、抗肿瘤等多种药理作用。

4. 祛湿药　是祛除湿邪，用以治疗湿性病证的药物。因其功能形式不同，又有祛风寒湿药、祛风热湿药、祛风湿强筋骨药之分。本类药物适用于风、寒、湿、热等外邪侵袭人体，闭阻经络，气血运行不畅所致的痹证，症见肢体关节疼痛、酸楚、麻木、重着、屈伸不利，甚至关节肿大、灼热等。祛风寒湿药如独活、威灵仙、徐长卿、川乌；祛风热湿药如秦艽、防己、桑枝、豨莶草；祛风湿强筋骨药如桑寄生、五加皮、狗脊、千年健。

现代研究认为，祛湿药有抗炎、镇痛、抑制机体免疫功能等多种药理作用。

5. 温里药　凡药性温热，具有温补阳气、驱散里寒作用的药物，称为温里药，又称为散寒药。本类药物适用于寒邪直中脏腑或阳气不足，阴寒内生，以冷、凉为主的里寒证。由于里寒证有部位之分，虚实之别，轻重之异，故里寒证又表现出不同的证候特点。诸如脾胃寒证，症见脘腹冷痛、呕吐泻利、食欲缺乏等。寒饮停肺证，症见咳喘、痰多色白易咯等。寒凝肝脉证，症见少腹、前阴、颠顶等肝经循行部位冷痛等。肾阳虚证，症见腰膝冷痛、性欲减退夜尿多等。亡阳证，症见四肢厥逆、脉微欲绝等。常用温里药如附子、干姜、肉桂、吴茱萸、小茴香。

现代研究认为，本类药物有镇静、镇痛、健胃、抗血栓形成、抗溃疡、抗腹泻、抗凝血、抗血小板聚集、抗缺氧、扩张血管、强心、抗休克、抗惊厥、抗炎、镇吐、调节胃肠运动及促进胆汁分泌等多种药理作用。

6. 化痰止咳平喘药　凡以减少或祛除痰涎为主要作用的药物，称为化痰药；以减轻或制止咳嗽和喘息为主要作用的药物，称为止咳平喘药。临床上化痰药与止咳平喘药常相互配伍应用，故合称为化痰止咳平喘药。化痰止咳平喘药分为清化热痰药、温化寒痰药、止咳平喘药三类。清化热痰药如川贝母、浙贝母、瓜蒌、竹茹、前胡、桔梗；温化寒痰药如半夏、天南星、白附子、白前、芥子；止咳平喘药如杏仁、紫苏、百部、紫菀款冬花。

现代研究认为，止咳平喘药具有镇咳、平喘、祛痰作用。部分药物尚有抑菌、抗病毒、消炎、抗过敏、利尿、镇静、镇痛及改善血液循环和免疫调节作用；化痰药一般具有祛痰、镇咳、抑菌、抗病毒、消炎利尿等作用，部分药物尚有镇静、镇痛、抗痉厥、改善血液循环及免疫调节等作用。

7. 理气药　凡疏通气机，行气解郁，治疗气机郁滞诸证的药物，称为理气药。理气药性味多辛温、香燥，分别具有调气理脾、疏肝解郁、降气平喘的作用。适用于气机阻滞，运行不畅，以胀闷疼痛为主的气滞证。如脾胃气滞证，症见脘腹胀满、嗳气吞酸、恶心呕吐、腹泻或便秘等；肺气壅滞证，症见呼吸不畅、胸闷胸痛、咳嗽气喘等。肝郁气滞证，症见胁肋胀痛、情志抑郁、乳房胀痛、月经不调、疝气痛等。常用理气药如陈皮、青皮、木香、枳实、香附、沉香。

现代研究认为，本类药物有调节胃肠平滑肌、促进消化液分泌、利胆、舒张支气管平滑肌、中枢抑制、调节子宫平滑肌、兴奋心肌、增加冠状动脉血流量、升压或降压及抗菌等多种药理作用。

8. 理血药　凡以活血、凉血、止血和补血为主要作用，能治血分证的药物，称为理血药。止血类药物适用于咯血、衄血、吐血、便血、尿血、崩漏、紫癜以及外伤出血等体内外各种出血；活血类药物适用于诸如内科之胸腹胁痛、癥瘕积聚，外科之痈肿疮疡，妇科之闭经痛经，伤科之跌打损伤，凡属瘀血阻滞者。常用止血类药物如大蓟、小蓟、地榆、槐花、侧柏叶、白茅根、三七、茜草；活血类药物如川芎、元胡、姜黄、郁金、丹参、乳香、五灵脂、桃仁、红花。

现代研究认为，止血药能收缩局部血管，增强毛细血管稳定性，降低血管通透性，抑制纤维蛋白溶解，促进凝血。有的可通过物理、化学因素促进止血。部分药物尚有抗炎、抗病原微生物、镇痛、抗癌、调节心血管功能等多种药理作用。活血化瘀药能扩张血管，改善微循环，增加器官血流量，调节全身与局部的血液循环；能抗血栓形成，抗动脉粥样硬化，抗心肌缺血和心肌梗死，抑制组织异常增生，减少炎性渗出及促进炎性渗出物吸收，促使创伤组织修复和骨折愈合。

9. 补虚药　凡有补益人体气血阴阳不足的作用，能治疗各种虚证的药物，称为补虚药，亦称补养药或补益药。根据补益药的功能和应用范围的不同，补益药又分为补气药、补阳药、补血药、补阴药四类。常用补气药如人参、党参、西洋参、太子参、黄芪、山药；补阳药如鹿茸、淫羊藿、巴戟天、仙茅、杜仲、续断；补血药如熟地、当归、白芍、阿胶、何首乌、龙眼肉；补阴药如北沙参、百合、麦冬、天冬石斛、玉竹、黄精。

现代研究认为，本类药物有增强免疫、延缓衰老、调节内分泌、抗辐射、耐缺氧、抗疲劳、抗氧化、促进造血功能、降血脂及降血糖等多种药理作用。

10. 平肝息风药　凡以平肝潜阳、镇痉息风为主要作用的药物，称为平肝息风药。适用于肝肾阴虚，阴不制阳，阳气浮动于上的肝阳上亢证，症见头晕目眩、头痛、耳鸣、腰膝酸软等，也可用于肝火上攻所致的面红、口苦、目赤肿痛、烦躁易怒、头痛头晕等。常用平肝息风药如石决明、珍珠母、牡蛎、羚羊角、钩藤、天麻、僵蚕。

现代研究认为，平肝息风药具有降血压、镇静、抗惊厥、抑制癫痫的发生、减少自主活动的作用。此外，部分药物还有解热、镇痛等多种药理作用。

11. 安神药　凡具有镇惊、养心、安神作用的药物，称为安神药。安神药一般分为两类：一类是金石贝壳重镇之品，取其重可镇怯，故为重镇安神药；另一类是植物药，多为种仁，质润性补，取其养心滋肝之功，故为养血安神药。适用于心神不宁证，症见烦躁不安、心悸怔忡、失眠多梦，以及惊风、癫痫狂等。常用重镇安神药如龙骨、磁石、琥珀；养血安神药如酸枣仁、柏子仁、首乌藤、远志、合欢花。

现代研究认为，本类药物具有不同程度的镇静、催眠、抗惊厥等作用。部分药物尚有祛痰止咳、抑菌防腐、改善冠状动脉血液循环、强心及提高机体免疫功能等多种药理作用。

12. 收涩药　凡有收敛固涩作用，能治疗各种滑脱证的药物，称为收涩药。适用于久病体虚、正气不固、脏腑功能衰退所致的各种滑脱病证。症见自汗、盗汗、久咳、虚喘、久泻、久痢、遗精、滑精、遗尿、尿频、崩带不止等。常用收涩药如浮小麦、麻黄根、乌梅、诃子、赤石脂、山茱萸、覆盆子、桑螵蛸。

现代研究认为，本类药物多含大量有机酸、鞣质，收敛作用明显，有止泻、止血、止咳、抑制腺体分泌的作用。此外，尚有抑菌、消炎、防腐、吸收肠内有毒物质等多种药理作用。

（二）中药煎服法

汤剂是我国应用最早和最广泛的中药剂型，将饮片制成汤剂的过程需要煎煮，而煎煮的好坏及服用方法可影响疗效的发挥、用药安全等。

1. 中药煎煮法

（1）煎煮器具：煎药器具以砂锅为最佳，因其具有导热均匀、化学性质稳定、不易与药物成分发生化学反应、保温的特点。若无砂锅，可用其他陶瓷器具、搪瓷器皿、铝锅代替，但忌用铜、铁、锡等制成的器具。

（2）煎前浸泡：提前浸泡的时间一般以30～60分钟为宜，以种子、果实为主的药物还可延长浸泡时间。夏天气温高，浸泡时间可稍短，以免腐败变质；冬天气温低，浸泡时间宜长。浸泡药材的水温以温水（25～50℃）为宜，忌用沸水浸泡。

（3）煎熬用水：一般用水量为将饮片适当加压后，液面淹没饮片约2 cm为宜，需久煎的药物加水量可略多，而煎煮时间较短的药物，则加水量可略少，液面淹没药物即可。

（4）火候及时间：煎煮火候的控制主要取决于药物的性质和质地。煎煮一般药物，宜先武火（大火）后文火（小火），即未沸前用大火，沸后用小火保持微沸状态，以免药汁溢出或水分迅速蒸发，影响有效成分的煎出。一般药，第一煎煮沸后再文火煎15～30分钟，第二煎煮沸后再煎20分钟左右。发散药及芳香类药物，第一煎应当用武火迅速煮沸5～10分钟，第二煎沸后再煎10分钟，久煎易致有效成分挥发。滋补药，第一煎沸后再煎1小时，第二煎沸后再煎50分钟，使有效成分充分溶出。有效成分不易煎出的矿物类、骨角类、贝壳类、甲壳类药，应改文火煎，否则有效成分难以溶出。

（5）煎熬次数：一剂药一般至少应煎两次。

（6）特殊煎煮法：一般药物可同时入煎，但部分药物由于性质、性能、临床用途、所需煎煮时间不同，所以入药煎煮的方法也不同。

1）先煎：矿物、贝壳类药物，如龟甲、鳖甲、生龙骨、生牡蛎，因质地坚硬，有效成分难以煎出，应打碎先煎，待煮沸 30 分钟以后再下其他药。附子、乌头等有毒药应先煎 1 小时，以降低其毒性。

2）后下：煎煮时有效成分容易挥发或破坏而不耐久煎的药物，如薄荷、木香、大黄、番泻叶、钩藤，宜在一般药物煎好前 4~5 分钟下。

3）包煎：蒲黄、海金沙等药材质地过轻，煎煮时易飘浮在药液面上，或成糊状，不便于煎煮及服用；车前子、葶苈子等较细药材，以及其他含淀粉、黏液质较多的药物，煎煮时容易粘锅、糊化、焦化。这几类药入药时宜用纱布包裹入煎。

4）另煎：某些贵重药物，如人参、西洋参、羚羊角片，应另煎，取汁兑服。若与他药同煎，其有效成分被其他药渣吸附，造成浪费。

5）烊化：一些胶质类药物，如阿胶、饴糖、鹿角胶，因易黏附于其他药渣及锅底，既浪费药材，又容易熬焦，应另行烊化后，与其他药汁兑服。

6）冲服：某些不耐高温的药、入水即化的药、汁液性的药，如芒硝、竹沥，宜用煎好的其他药液或开水冲服；某些贵重药、细料药，如牛黄、三七、琥珀，应研细末，用汤液冲服。

2. 中药给药规则

（1）服药时间：服药应顺应阴阳消长的规律和人体的生理病理规律，选择最佳的时间，以提高疗效。

（2）服药量：一般疾病服药量多为每日1剂，每剂分早、晚二服或早、中、晚三服，每次服200～250 ml。病情危急者，可每隔2～4小时服药一次，昼夜不停，使药力持续。服用药力较强的药物如发汗药、泻下药，服药应适可而止，以得效为度，不可损伤正气。呕吐患者服药应少量频服。

（3）服药冷热：汤剂一般应温服。

（4）其他服药方法：中药剂型多种多样，患者情况千差万别，所以应根据患者情况和药物剂型采取不同的给药方法。

（曹　鹏）

第四节　常用现代康复技术

一、康复

（一）康复的定义

康复是通过综合、协调地应用各种措施，消除或减轻病、伤、残者身心及社会功能障碍，达到或保持最佳功能水平，增强自理能力，使其重返社会，提高生存质量。

（二）康复的目的

改善病、伤、残者的功能障碍，提高其生活质量，实现生活独立，最终回归家庭、重返社会。

（三）康复的对象

康复的对象主要是由于各种损伤、急性和慢性病带来的功能障碍者。

二、康复医学

（一）康复医学的定义

康复医学是一门关于功能障碍的预防、诊断、评估、治疗、训练和处理的医学应用学科，旨在消除或减轻残障者、患者的功能障碍，最大限度地恢复和发挥其生理、心理、职业和社会生活上的功能，提高独立生活、学习、工作能力，促使其重返家庭和社会。

（二）概念误区

1. 康复不等于恢复 国内常把"康复"作为疾病后完全"恢复"的同义词。恢复一般是指患病后健康水平下降，经治疗和休息后健康恢复到病前水平。康复是指伤病后健康水平下降，虽经积极处理，但已形成残疾，健康水平复原不到原先水平的情况，即达不到100％的恢复。但经过功能训练或代偿后可以达到生活自理。即有的病理变化无法消除，但经过康复，仍然可以达到个体最佳生存状态。

2. 康复医学不等同于理疗、针灸、推拿、疗养等 康复医学与预防医学、保健医学、临床医学并称为"四大医学"。运动疗法、物理因子疗法、作业疗法、言语疗法、康复工程等是现代康复医学的重要内容和手段。

（三）康复医学的组成

康复医学包括康复预防、康复评定和康复治疗。

（四）康复医学工作方式

康复医学工作采用多专业合作模式，共同组

成康复团队。领队为康复医师，成员包括物理治疗师、作业疗法师、言语治疗师、心理治疗师、假肢矫形师、康复护士及社会工作者等。

三、常用现代康复治疗技术

康复治疗是通过各种有效的专科治疗手段，最大限度地改善病、伤、残者功能障碍的一种治疗方法。

康复治疗是康复医学的重要内容，常与药物、手术等临床治疗相结合。常用的现代康复治疗技术包括物理治疗（physical therapy，PT）、作业疗法（occupational therapy，OT）、言语治疗（speech therapy，ST）、康复工程技术等。

（一）物理治疗

物理治疗是研究和运用力、电、光、声、水、热等物理因子来预防及治疗病、伤、残的一门专业学科，是康复治疗的主体，包括运动疗法和物理因子疗法两部分。运动疗法是指以运动学、生物力学和神经发育学为基本原理，采用主动和（或）被动的运动，通过改善、代偿和替代的途径，改善人的身体、心理、情感及社会功能障碍的一类康复治疗技术。临床主要以功能训练和手法治疗为主要手段；物理因子疗法是以各种天然或人工物理因子（声、光、冷、热、电、磁、水等）作用于人体以治疗疾病和康复的方法，又称为理疗。

运动疗法是康复治疗的核心。运动疗法着重进行躯干和四肢的运动、感觉、平衡等功能训练，包括关节功能训练、肌力训练、有氧训练、平衡训练、易化训练、移乘训练、步行训练及理疗等（图 5-19）。

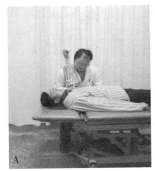
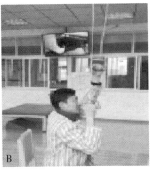
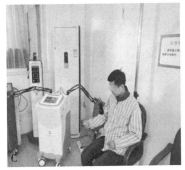

图 5-19　运动疗法
A. 关节功能训练；B. 肌力训练；C. 理疗

（二）作业疗法

作业疗法是指有选择和目的地应用与日常生活活动、学习、娱乐等有关的各种活动来改善患者功能和社会适应能力的治疗方法。日常生活活动，如衣、食、住、行、如厕；职业性劳动如木工、修理钟表、缝纫、车床劳动。作业疗法训练的目的主要为改善患者上肢功能和提高日常生活能力（图5-20）。

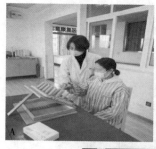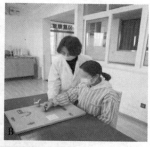

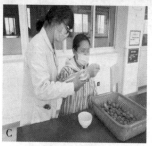

图 5-20　作业疗法
A. 手功能训练；B. 工具使用训练；C. 进食训练

（三）言语治疗

言语治疗是通过认知、构音等环节训练来改善患者言语能力的治疗方法。重点改善交流能力（听、说、读、写）和吞咽功能。例如脑血管意外或颅脑外伤所致的失语症，构音障碍、吞咽障碍等。

（四）康复工程技术

康复工程是采用工程技术，代偿或替代减弱或丧失的生理功能的治疗方法。主要是安装假肢、矫形器、康复辅助器支具，使用拐杖等，代偿及改善肢体功能。

案例 1：患者李某，男性，54 岁，因"右侧肢体活动不利，言语不清 2 小时"入院。诊断为脑梗死，右侧偏瘫，失语症。患者在神经内科治疗2周后病情稳定，转入康复医学科进行康复训练。体格检查：右侧中枢性面舌瘫，饮水偶呛咳。听力正常，自发言语欠流畅，右侧肢体肌力为0~1级，卧床不能翻身。日常生活活动（ADL）评分20分（二便各5分，穿衣0分，转移0分，步行0分，上下楼梯0分，吃饭5分，修饰5分，洗澡0分，如厕0分）。生活严重不能自理。

针对此例患者，病情相对平稳后，须尽早进行介入康复治疗。完善康复评估，拟定康复训练计划：如电动起立床站立，物理治疗（翻身、转移、站立、步行训练等），作业疗法，言语治疗，康复辅助器使用等。目的为改善患者肢体功能，提高日常生活能力，提高社会参与。

入院后第1天，患者接受康复治疗，电动起立床站立（图5-21），可避免长期卧床并发症（直立性低血压、肺部感染、压疮等）。

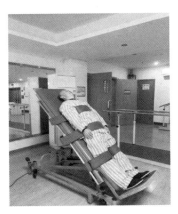

图5-21　电动起立床站立训练

入院后1~2周，在康复治疗师的指导下，患者可以独自翻身，可以独坐。在康复治疗师的监督下进行站立训练、上肢作业疗法、言语治疗等。在此期间，患者左侧肢体肌力较前有提高，自发言语好转，康复训练配合良好（图5-22）。

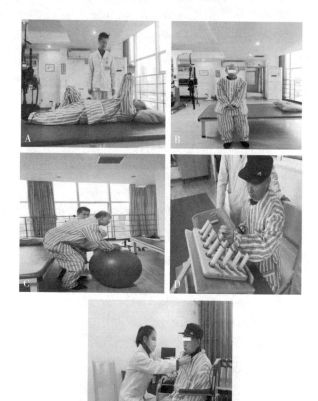

图5-22 脑卒中患者针对性训练

A.翻身训练；B.站立训练（一）；C.站立训练（二）；D.上肢作业训练；E.言语治疗

入院后 1~2 个月，在上述康复训练的基础上，康复治疗师强化患肢肌力训练、步态训练（图5-23），指导康复辅助器具（助行器、拐杖）使用（图 5-24）等。目的是防止画圈步态的产生，提高步行能力。

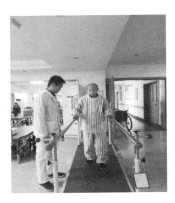

图 5-23　步态训练

最终，经过近 2 个月的治疗，患者肢体功能明显改善。左侧肢体肌力 3~4 级，可独自翻身、坐起、在单拐辅助下行走，无明显画圈步态，语言能力提高。患者生活能够自理，生活满意度明显提高。

案例 2：患者刘某，男性，44 岁，因"车祸伤致右肘疼痛伴活动受限 1 小时"入院。诊断为右肱骨远端骨折。完善术前检查，患者于入院第 2 天在骨科行"右肱骨远端骨折切开复位内固定术"。现患者术后 1 个月，右肘关节粘连，活动受限，严重影响患者日常生活及工作。体格检查：手术切口瘢痕愈合，周围压痛。右肘轻度肿胀，局部皮温不

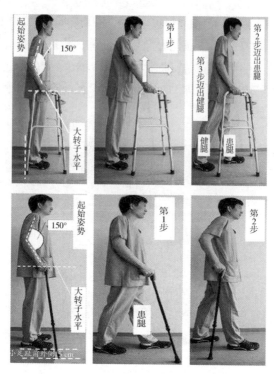

图 5-24 脑卒中患者助行器、单拐使用

高，右肘关节屈曲、伸直活动均明显受限，肌力
3～4级。

本例患者右肱骨远端骨折术后，因未及时行
康复训练，现右肘关节粘连、肌力下降，上肢功能
障碍。X线检查见金属内固定在位，固定良好。完
善康复评估，拟定康复训练计划：运动疗法（肌力
训练、关节活动度训练、关节松动术），作业疗法，
局部理疗（中频、蜡疗等）。目的为软化手术瘢痕，
促进肿胀消除，改善右肘关节活动，增强患肢肌
力，改善上肢功能（图5-25）。

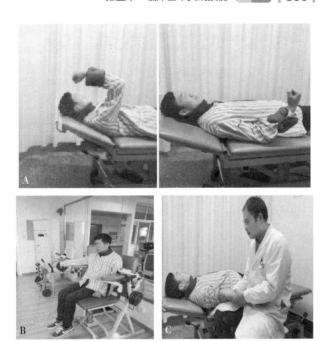

图 5-25 肘关节康复训练
A. 肘关节屈伸肌力训练；B. 肘关节活动度训练；C. 肘关节
粘连手法松动术

经过近 2 个月的治疗，患者右肘关节活动度增加、吃饭、梳头、洗脸等日常生活不受影响，肌力提高，右上肢功能明显改善。

（覃　波　邵晨兰）

四、常用小型康复治疗设备操作技术

（一）低频电疗的操作

低频电疗在医学领域的应用已有 100 余年的历史。自 20 世纪 80 年代以来，随着大规模集成电路和计算机的应用，国内外不断开发出很多功能齐全、体积小巧、使用方便的先进的电疗仪。本节主要以低频电疗中应用广泛的经皮电刺激神经治疗仪（TENS）为例进行讲解（图 5-26）。

1. 设备

（1）仪器分为单通道和双通道，每个通道的电流强度、频率可调。医院、社区等常使用的是大型 TENS 仪器，供患者集中使用。

（2）电极大多数使用硅胶电极，可裁剪成不同的形状和大小。

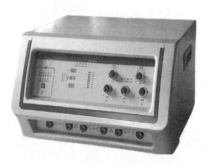

图 5-26　经皮电刺激神经治疗仪

2. 操作技术

（1）暴露患者治疗区域皮肤，放置电极，采取并置法或对置法，电极紧密、平整地接触皮肤。

（2）检查仪器连接，打开电源开关，调节参数

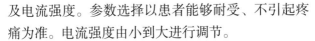

及电流强度。参数选择以患者能够耐受、不引起疼痛为准。电流强度由小到大进行调节。

（3）治疗结束后，将电流调节为"0"，取下电极片，并清洗。

（4）每次治疗时间 20～30 分钟，每日一次，10 天为一个疗程。

3. 临床应用　经皮电刺激神经治疗仪适用于各种急性和慢性疼痛：各种神经痛、头痛、关节痛、术后伤口、分娩疼痛、牙痛等；植入心脏起搏器者禁用，严禁刺激颈动脉窦。对于眼部、电极植入人体体腔内的治疗需慎用，不能将电极对置于脑血管患者的头部，不能让有认知障碍的患者自己作治疗。

（二）中频电疗的操作

中频电疗是物理因子治疗中常用的一种方法，广泛地应用于现代康复治疗中。近年来，随着科技的发展，计算机技术的广泛应用，中频电疗呈现出自身的特点，特别是微电脑技术的发展，进一步促进了中频电疗技术的普及。临床上应用频率为 100～1000 kHz 的脉冲电流治疗疾病的方法称为中频电疗法。本节对临床常用的音频电疗机进行讲解。

1. 设备

（1）目前有频率可调式音频电疗机用于临床，其临床常用频率为 2000 Hz、4000 Hz（图 5-27）。

（2）电极大多数使用硅胶电极，也有负压吸附式电极和黏附式电极。

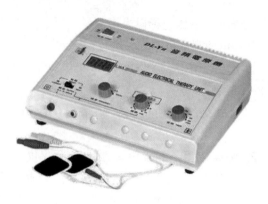

图 5-27　音频电疗机

2. 操作技术

（1）告知患者操作内容，检查仪器，打开电源开关。

（2）根据临床需求选择大小不同的电极片，将电极片放置在治疗部位的上下两端或两侧固定。

（3）缓慢调节电流强度，观察患者反应。以患者可耐受为准。

（4）治疗结束后将电流调至"0"，取下电极，关闭电源。

（5）每次治疗 20～30 分钟，每日 1～2 次，10 次为一个疗程。

3. 临床应用　音频电疗机适用于瘢痕组织软化及各种疼痛，如肌肉、韧带、关节劳损、颈肩腰腿痛；各种急性和慢性炎症，如骨性关节炎。植入心脏起搏器者、严重心力衰竭、肝肾功能不全、孕妇、急性感染期、肿瘤及出血性疾病者，心前区禁用。

（三）红外线疗法操作

应用光谱范围在 760 ~ 400 000 nm 的这一段中波长光线防治疾病和促进机体康复的治疗方法称为红外线疗法。红外线为不可见光，医用红外线可分为近红外线（短波红外线）和远红外线（长波红外线）。

1. 设备

（1）红外线辐射器：其发出的红外线主要是长波红外线，有落地式和手提式两种（图 5-28）。

（2）光热复合治疗机：主要发出短波红外线（图 5-29）。

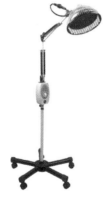

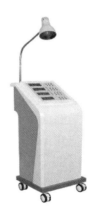

图 5-28　红外线辐射器　　图 5-29　光热复合治疗机

2. 操作技术

（1）预热并检查仪器。

（2）患者取舒适体位，充分暴露治疗部位。询问病史，检查照射部位感觉是否正常。如照射部位接近眼部，应以纱布遮盖双眼。

（3）将灯头移至照射部位上方或侧方，垂直照射，距离适当，以患者自觉舒适为准，避免烫伤。

（4）如病灶较深，选择短波红外线；如病灶较浅，选择长波红外线。

（5）每次照射 15～30 分钟，每日 1～2 次，10～20 次为一个疗程。

3. **临床应用** 红外线疗法适用于慢性炎症、慢性胃炎、术后粘连、瘢痕挛缩、皮肤溃疡、外伤感染创面、压疮、湿疹、骨性关节炎、类风湿关节炎、软组织损伤、女性盆腔炎性疾病、宫颈炎、神经性皮炎、神经根炎及外周神经损伤等疾病；有出血倾向、高热、活动性肺结核、肿瘤所致的体质消耗、重度动脉硬化、闭塞性脉管炎、炎症的急性期、烧伤后瘢痕及系统性红斑狼疮者等禁用。

（四）湿热袋敷疗法操作

湿热袋敷疗法是通过传导，将热量和水蒸气作用于机体局部治疗疾病的一种方法。该疗法有较好的局部保温和深层治疗作用，方法简单、易行，临床应用广泛。

1. **设备** 不同大小、形状的湿热袋；毛巾及专用恒温水箱（能保持温度 80℃）。

2. **操作技术**

（1）将湿热袋放置于 80℃恒温水箱中加热。

（2）患者取舒适体位，充分暴露治疗部位。在治疗部位覆盖数层清洁、干燥的毛巾，面积稍大于拟治疗部位。

（3）取出湿热袋，拧出多余水分，放置于治疗部位毛巾上，再盖上毛毯保温。

（4）治疗结束后取下湿热袋，擦干并检查

皮肤。

（5）每次治疗20～30分钟，每日1～2次，15～20次为一个疗程。

3. **临床应用** 湿热袋敷疗法适用于软组织扭挫伤恢复期、肌纤维组织炎、肩关节周围炎、慢性关节炎、关节纤维强直、关节挛缩僵硬、坐骨神经痛等疾病；急性炎症、出血倾向、高热、昏迷、心肺功能不全、急性创伤早期、活动性结核、外周血管疾病、年老体弱、幼儿及恶性肿瘤等患者禁用。

（曹　渺　李梦晓）

第六章

乡村医生执业技能考试要点解析与技巧

第一节 概 述

医师资格考试的性质是行业准入考试，是评价申请医师资格者是否具备从事医师工作所必须的专业知识与技能的考试。医师资格考试分实践技能考试和医学综合笔试两部分。考试分为两级四类，即执业医师和执业助理医师两级；每级分为临床、中医、口腔、公共卫生四类。中医类包括中医、民族医和中西医结合，其中民族医又含蒙医、藏医和维医三类，其他民族医医师暂不开考，我国医师资格考试共有 24 种类别。本章节主要介绍国家西医临床类执业医师实践技能考试相关内容，旨在帮助考生掌握西医临床类实践技能考试的考试流程、考试大纲、评分标准、通关要点等，并获取相关学习资源，从而顺利地通过实践技能考试。临床类实践技能考试采用多站测试的方式，考区设有实践技能考试基地，根据考试内容设置若干考站，考生依次通过考站接受实践技能的测试，每位考生必须在同一考试基地的考站进行测试。

（梁永庆　林红斌　袁　浩）

第二节　2024 年西医临床执业医师实践技能考试大纲

内容详见二维码。

第三节　考试形式、流程及通过技巧

一、考试形式

实践技能考试采用三站式方式进行。

二、考试流程

1. **进场**　候考考生应携带好准考证和有效身份证，进入候考室。

2. **抽题**　2019 年起全国统一了抽题方式，使用计算机统一抽取各考站考题号。考站的起始顺序每个人会有所不同。考站的起始顺序为考生临时抽签，按实际抽签的考站顺序参加实践技能考试。有人先考第三站，有人先考第二站。按照抽取结果，听从现场安排。西医临床类执业医师实践技能考试项目、考试时间及分值列于表 6-1。

表 6-1　西医临床类执业医师实践技能考试项目、
考试时间及分值

考站	考试内容		分值（分）	时间（分钟）	说明
第一站	临床思维能力	心肺听诊	8	40	试题在计算机上呈现，考生在计算机上作答
		影像诊断	6		
		心电图诊断	7		
		医德医风	2		
		病史采集	15		试题计算机呈现，考生纸笔作答
		病例分析	22		
第二站	体格检查		20	15	考生在标准检查者身体（直肠指检和乳房检查在医用模具）上进行检查
第三站	基本操作		20	10	考生在医用模拟人或者医用模具上进行操作
合计			100	65	

1. 对医学人文素养的考核融入各考站进行。

2. 考试时间包括考生阅读题卡、物品准备和操作作答所用时间。

（一）第一站

第一站笔试：临床思维能力（时间 40 分钟，满分 60 分值）。多媒体考试采用人机对话的方式，每道题答完后可以返回上一题进行修改。心肺听诊考题可以反复点击鼠标，重复听取心肺音。病史采集与病例分析的试题在计算机上呈现，考生使用纸笔作答。

注意：第一站时间相对比较紧张，一定要把控好时间。

1. **多媒体电脑版面（23分值）** 心肺听诊、骨折X线判断、B超、CT图像等，还有一个场景展示，考察医德医风。

2. **病史采集（15分值）** 一般是短短的一句话（主诉），比如发热1天，腹痛。应围绕这个主诉去展开。病史采集一定要按照范题的套路。

过关提示：①按照评分标准记熟万能模板；②书写一定要有条理性，同时注意书面工整；③写发病诱因时，需要结合主诉，从症状推测出的具体疾病发散；④同时考多个症状时，每个症状发生的时间和规律，加重或缓解的因素都要提到。答题纸见图6-1所示。

3. **病例分析（22分值）** 给出一个病例，请你给出诊断、鉴别诊断、诊断依据以及处理方法等。

过关要点：①初步诊断，不能出错，其中首要诊断要规范（如高血压I级高危组）、次要诊断要把所有能想到的合理诊断都说出来。②诊断依据，可以把题干中的症状、体征、病史等全部罗列出来，多写不扣分。一定要按照病史、症状、体征、辅助检查的顺序写。③鉴别诊断，只需要写病名即可。④进一步检查，可写出主要、次要诊断的所有确诊检查；再根据鉴别诊断所提到的疾病一一写出能够鉴别它们的检查。当你想不出检查的时候，不妨套用一些万能检查，如生化检查：血、尿常规，肝、

临床类病史采集试题答题纸

姓名:_____   单位:_____

准考证号:_____

_____

题组号:_____

医师(   )助理医师(   )(请在本人考试级别后括号内划"√")

得分:_____   考官签名:_____

答题:(请用蓝色或黑色钢笔或圆珠笔答题)

问诊内容

(一)现病史:

(二)其他相关病史:

国家医学考试中心印制

图 6-1　执业医师临床实践技能考试病史采集试题答题纸

肾功能,电解质,血气分析;影像学检查:X线检查、CT、B超、MRI;外科检查:剖腹探查、某器官活检;循环系统检查:心电图、超声心动图等。⑤治疗原则,包括一般治疗,注意休息、清淡饮食等;病因治疗:细菌感染则抗感染治疗,过敏则抗过敏治疗等,符合手术指征的则选择手术治疗,恶性肿瘤是否需要放、化疗等;对症治疗:如解痉、止痛、退热、止咳。答题纸见图 6-2 所示。

(二)第二站

第二站考体格检查(时间 15 分钟,满分 20

图 6-2　执业医师临床实践技能考试病例分析试题答题纸

分值）。

（三）第三站

第三站考基本操作（时间 10 分钟，满分 20 分值）。

上述两站中，体格检查，考生在标准检查者身体（直肠指检和乳房检查在医用模具）上进行检查，基本操作在医用模拟人或者医用模具上进行操作，一般是考生边讲解边示范给考官看。做完后，考官就考生做的项目再提问。

过关要点：①先向患者做必要的解释，以取得配合，合理暴露[体现人文关怀，如冬天暖听诊器、手；男性考生面对女性患者的一些检查（如乳房检查）要找个女性助手]。②摆好体位，定好穿刺部位或操作部位。③准备物品。④开始操作。⑤结束后包扎，固定。⑥最后为患者穿好衣服。记住：边操作，边叙述，说给考官听。一定要穿白大衣，戴帽子、口罩。如果没有戴上，考试时须向考官说明（如假设我已经戴上帽子、口罩），让考官明白考生有此意识。考生一定要注意仪容仪表，遵循无菌操作规程，体现人文关怀，展现良好的医师形象。体格检查及技能操作现场见图6-3所示。

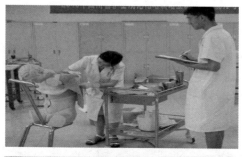

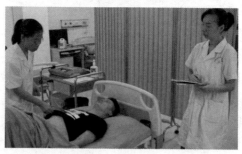

图6-3 体格检查及技能操作现场

（梁永庆 林红斌 袁 浩）

第四节　考试合格标准及评分标准

一、考试合格标准

实践技能考试由各省、自治区、直辖市医师资格考试领导小组组织实施，原则上在国家实践技能考试基地进行。实践技能考试满分100分，合格分数线为60分。医师资格考试实践技能考试合格者才能参加医师资格考试医学综合考试（笔试）。在国家实践技能考试基地参加考试且成绩合格者，成绩2年有效。

二、考试评分标准（举例说明）

第一站：临床思维能力

病史采集（满分15分）

简要病史：男性，73岁。头痛20年，夜间憋气2天急诊就诊。既往患有"高血压"20年，间断服药治疗。

要求：假设你作为一名住院医师，请围绕以上简要病史，将应该询问患者的现病史及相关病史的内容写在答题纸上。

一、现病史（10分）

1. 根据主诉及相关鉴别诊断询问（7分）

（1）发病诱因：有无劳累、受凉、精神紧张及睡眠障碍（1分）。

（2）头痛：部位、性质、程度、出现的缓急及持续时间、与血压的关系、加重或缓解因素（2分）。

（3）呼吸困难：程度，发病缓急，是吸气性还是呼气性，加重或缓解因素（与活动及体位的关系）（2分）。

（4）伴随症状：有无咳嗽、咯血、咳粉红色泡沫样痰。有无乏力、头晕、意识改变及肢体活动障碍（1.5分）。有无心悸、胸痛。有无双下肢水肿（0.5分）。

2.诊疗经过（2分）

（1）是否曾到医院就诊，做过哪些检查：心电图、胸部X线、肝功能、肾功能（1分）。

（2）治疗情况：是否用过抗高血压药治疗，疗效如何（1分）。

3.一般情况　发病以来患者饮食、睡眠、大小便及体重变化情况（1分）。

二、其他相关病史（3分）

（1）有无药物过敏史（0.5分）。

（2）高血压诊治情况，有无高钠饮食（0.5分）。

（3）与该病有关的其他病史：有无慢性肺部疾病、心脏病病史，有无慢性肾病、糖尿病病史，有无烟酒嗜好，有无高血压家族史（2分）。

三、问诊技巧（2分）

（1）条理性强，能抓住重点（1分）。

（2）能够围绕病情询问（1分）。

病例分析（满分22分）

病历摘要

女性，29岁。间断喘息伴咳嗽、咳痰3年，再发2天。

患者 3 年来在气候变化时发作喘息、咳嗽，咳少许白色黏液痰。无发热、盗汗、咯血，无胸痛、心悸。喘息发作时在当地诊所按"上呼吸道感染"治疗，症状可缓解。每年发作次数不定，缓解期间无明显不适症状。2 天前受凉后再次发作，伴咳嗽，无咳痰，轻微活动即感胸闷、气促，夜间症状严重，高枕卧位。发病以来精神、食欲、睡眠差，大小便正常，体重无明显变化。否认过敏性疾病病史。无烟酒嗜好。否认遗传病家族史。

体格检查：T 36.8℃，P 96 次 / 分，R 20 次 / 分，BP 116/70 mmHg。坐位，喘息状，表情焦虑，精神差，皮肤潮湿，口唇无发绀，全身浅表淋巴结未触及肿大。胸廓无畸形，双侧触觉语颤减弱，双肺叩诊呈过清音，可闻及呼气相哮鸣音，未闻及湿啰音和胸膜摩擦音。心界不大，心率 96 次 / 分，心律齐，各瓣膜听诊区未闻及杂音。双下肢无水肿。实验室检查：动脉血气分析示 pH 7.45，PaO_2 70 mmHg，$PaCO_2$ 35 mmHg，HCO_3^- 23 mmol/L，SaO_2 91%。

要求：根据以上病历摘要，请将初步诊断、诊断依据（如有两个或两个以上诊断，应分别列出各自诊断依据）、鉴别诊断、进一步检查与治疗原则写在答题纸上。

评分标准（总分 22 分）

一、初步诊断（3 分）

支气管哮喘急性发作期（仅答"支气管哮喘"或"哮喘"得 2 分）（3 分）。

二、诊断依据（初步诊断错误，诊断依据不得分）（4分）

（1）青年女性，反复发作性喘息、咳嗽、咳痰，再发作胸闷、气促2天（1分）。

（2）症状发作与气候变化、受凉有关。缓解期无不适症状（1分）。

（3）体格检查有喘息状，双肺闻及呼气相哮鸣音（2分）。

三、鉴别诊断（4分）

（1）急性左心衰竭（1.5分）。

（2）慢性阻塞性肺疾病（1分）。

（3）变态反应性肺浸润（1分）。

（4）支气管结核或气管异物（0.5分）。

四、进一步检查（5分）

（1）血常规（嗜酸性粒细胞计数＋百分比）（0.5分）。

（2）心电图，必要时查超声心动图（0.5分）。

（3）胸部X线检查（0.5分）。

（4）肺功能检查（支气管舒张试验）（2.5分）。

（5）皮肤变应原检测（病情控制后）（0.5分）。

（6）纤维支气管镜（必要时）（0.5分）。

五、治疗原则（6分）

（1）休息、吸氧，脱离变应原（1分）。

（2）支气管舒张药＋静脉或口服糖皮质激素缓解症状（2分）。

（3）病情稳定后规律使用吸入型糖皮质激素＋支气管舒张药（2分）。

（4）必要时机械通气治疗（0.5分）。

（5）哮喘的健康教育与管理（0.5分）。

心电图诊断（满分7分）

试题1：男性，40岁。突发心悸伴胸闷2小时。最可能的心电图诊断是 （3分）

A. 阵发性室上性心动过速

B. 左心室肥厚

C. 急性心肌梗死

D. 心房颤动

E. 窦性心动过速

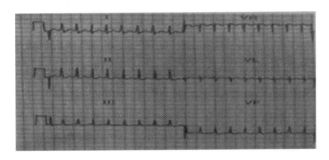

答案：A

试题2：男性，26岁。在参加马拉松比赛时突然意识丧失5分钟。最可能的心电图诊断是 （4分）

A. 窦性心动过缓

B. 室性期前收缩

C. 心房颤动

D. 心室颤动

E. 窦性心动过速

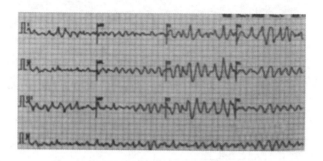

答案：D

影像诊断（满分6分）

试题1：男性，26岁，受凉后寒战、高热、咳嗽，咳铁锈色痰5天，此诊断为 （2分）

A. 肺癌

B. 气胸

C. 正常胸片

D. 肺炎

E. 胸腔积液

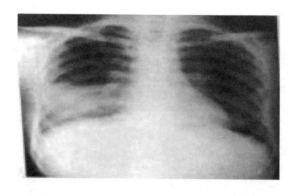

答案：D

试题2：患者，男性，44岁。头部外伤12小时。结合CT图像，此诊断为 （2分）

A. 硬膜下血肿

B. 脑出血

C. 硬膜外血肿

D. 颅骨骨折

E. 脑血栓

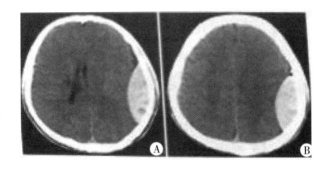

答案：C

试题3：患者，女性，50岁，间断上腹隐痛半年，诊断为 （2分）

A. 肝癌

B. 肝硬化

C. 胆囊结石

D. 肾结石

E. 急性胆囊炎

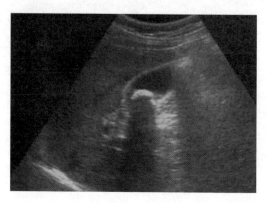

【答案】C

心肺听诊（满分8分）

试题1：请指出圆圈所画部位为何瓣膜听诊区（4分）

A. 肺动脉瓣区

B. 主动脉瓣区

C. 主动脉瓣第二听诊区

D. 二尖瓣区

E. 三尖瓣区

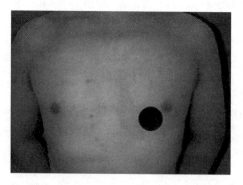

答案：D

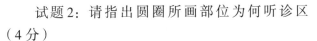

试题2：请指出圆圈所画部位为何听诊区
（4分）

A. 肺动脉瓣区

B. 二尖瓣区

C. 三尖瓣区

D. 主动脉瓣第二听诊区

E. 主动脉瓣区

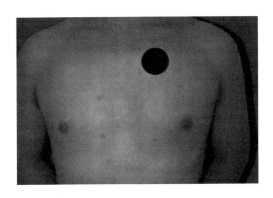

答案：A

第二站：体格检查

一般考察3道题（满分20分）

请你对患者进行下列体格检查并回答问题。

体格检查考试项目：①胸壁视诊检查（须口述
检查内容）；②肝触诊（单手触诊）（须报告检查结
果）；③脊柱检查（须口述检查内容）。

考试时间：15分钟。

评分标准（总分20分）

一、胸壁视诊检查（须口述检查内容）（2分）

（1）考生站位正确，告知患者体位正确（0.5

分）

告知患者取坐位或仰卧位，充分暴露胸部。考生位于患者前面或右侧。

（2）检查内容正确（1.5分）

观察胸壁有无皮疹、瘢痕、蜘蛛痣（1分），胸壁静脉有无充盈、曲张（0.5分）。

二、肝触诊（单手触诊）（须报告检查结果）（6分）

（1）考生站位正确，告知患者体位、姿势正确（0.5分）

嘱患者取仰卧位，双腿屈曲，暴露腹部，腹部放松，做腹式呼吸。考生位于患者右侧。

（2）检查方法正确（5分）

考生将右手三指并拢。掌指关节伸直，示指和中指末端与肋缘平行，放置于患者脐右侧，用示指、中指末端桡侧进行触诊（1分）。嘱患者做腹式呼吸：当患者呼气时，手指压向腹深部（1分），吸气时手指向前上迎触下移的肝下缘（1分）。如此反复进行，并逐渐向肋缘方向滑动，直至触及肝下缘或右肋缘（2分）。

（3）检查结果正确（0.5分）

报告检查结果：肝肋下是否触及。

三、脊柱检查（须口述检查内容）（8分）

（1）考生站位正确，告知患者体位正确（1分）

嘱患者取坐位或站立位，充分暴露躯干。考生位于患者后面。

（2）检查内容和方法正确（7分）

1）脊柱弯曲度视诊检查（1分）

观察脊柱生理弯曲是否存在（0.5分）：有脊柱侧弯、病理性前凸和后凸畸形（0.5分）。

2）脊柱活动度检查（4分）

颈椎活动度检查（2分）：考生双手固定患者双肩（0.5分），嘱患者作颈部前屈、后伸、左右侧屈（1分），左右旋转运动（0.5分），观察患者颈椎活动度。

腰椎活动度检查（2分）：考生双手固定患者骨盆（0.5分），嘱患者作腰部前屈、后屈、左右侧屈（1分）、左右旋转运动（0.5分），观察患者腰椎活动度。

3）脊柱压痛和叩击痛检查（2分）

脊柱压痛检查（1分）：考生用拇指或示指指腹自上而下依次按压颈椎、胸椎、腰椎、骶椎棘突和椎旁肌肉，发现痛点时须重复检查确认。

脊柱叩击痛检查（1分）

直接叩击法：医师以叩诊锤或单个指端依次轻叩各个脊椎棘突。

间接叩击法：医师将左手掌置于患者头部。右手半握拳，以小鱼际叩击左手掌，了解患者脊柱各部位有无疼痛。

四、提问（2分）

1. 脉搏触诊检查主要检查哪些内容？（1分）

答：主要检查脉率、节律、强弱和脉波。

2. 左侧大量胸腔积液患者在胸部视诊检查时，可发现哪些异常体征？（1分）

答：呼吸浅快，左侧呼吸运动减弱，左侧胸廓饱满。

五、职业素质（2分）

（1）体检前能向患者告知，与患者沟通时态度和蔼，体检中动作轻柔，能体现爱护患者的意识。体检结束后能告知，有体现关爱患者的动作（1分）。

（2）着装（工作服）整洁，仪表、举止大方，语言文明，体检认真、细致，表现出良好的职业素养（1分）。

第三站：基本操作（满分20分）
典型试题解析

临床情景：患者，女性，24岁。10小时前被割伤左前臂（伤口长5 cm，深达皮下组织，污染严重），前来急诊。

要求：请为患者（医学模拟人）行清创术。

评分标准（总分20分，全过程中任何步骤违反无菌操作原则，一处扣2分）

1. 戴帽子、口罩、无菌手套（2分）

（1）戴帽子、口罩（头发、鼻孔不外露）（1分）。

（2）戴无菌手套（1分）。

2. 伤口处理（3分）

（1）用无菌纱布覆盖伤口，用肥皂水刷洗伤口周围皮肤，然后用生理盐水冲洗3次（1分）。

注意：很多考生一上来就从伤口中心开始刷，这是错误的。刷洗的是伤口周围的皮肤，无菌纱布的作用是防止污水进入伤口，肥皂刷不可碰及伤口，否则患者会很疼，用生理盐水冲洗肥皂水时，应注意避免冲洗液流入伤口内。

伤口清洗是清创术的重要步骤，必须反复用大量生理盐水冲洗，选择局部麻醉时，只能在清洗伤口后麻醉。

（2）移去伤口纱布，用3%过氧化氢溶液及生理盐水反复冲洗伤口，初步检查伤口。检查伤口时，应向考官口述以下内容：①需要观察伤口内有无血凝块及异物；②伤口的深度；③有无合并神经、血管、肌腱及骨骼损伤；④伤口有无活动性出血，若合并出血，应予以止血，若创面有大量出血，可使用止血带止血（2分）。

3. 清创（13分）

（1）上述伤口初步检查完成后，需要脱掉之前的手套，洗手，并对双手臂做消毒处理（口述），然后才能进行下面的操作（2分）。

（2）消毒伤口周围皮肤，一般消毒3遍。注意勿使消毒液流入伤口内，然后铺盖无菌洞巾（2分）。

（3）穿手术衣（口述），戴无菌手套（2分）。

（4）用2%利多卡因沿伤口行局部浸润麻醉（2分）。

（5）局部麻醉后，清理伤口，用手术剪清除伤口周围不整齐的皮肤边缘1～2 mm，失去活力呈灰白色或不出血呈紫色的皮肤应予以去除。若切口过小，应扩大切口，充分暴露。一般从伤口两端沿纵轴延长，有时需根据功能和外观选择延长切口的方向，尽量取净伤口内的异物，剪除伤口内失去活力的组织（2分），由浅入深仔细清除，凡夹捏不收缩，切开不出血或无颜色改变的肌肉组织，都要彻底清除。彻底清理伤口后，再次使用生理盐水及3%过氧化氢冲洗伤口（1分）。

注意：遵循清创缝合原则，凡伤后6~8小时以内，污染较轻的伤口，应行一期缝合，缝合时由深层向浅层按局部解剖层次进行缝合。缝合过程中应注意掌握"垂直进针，沿针形弧度挑出"的原则，避免遗留无效腔，防止血肿形成；缝合时，松紧度要适宜，以免影响局部血运。伤口表浅，止血良好，缝合后没有无效腔的"清洁伤口"一般不必放置引流物。若为伤口较深，损伤范围较大的污染伤口，应放置引流物（1分）。

（6）清创后伤口处理：用消毒棉球将伤口周围皮肤消毒后（1分），使用无菌纱布或棉垫覆盖伤口，用胶布固定。

注意：粘贴胶布的方向（与身体长轴垂直）。

4. 职业素质（2分）

（1）操作前能以和蔼的态度告知患者操作目的，取得患者的配合。关注患者的疼痛程度，并给予适当处理，消除患者焦虑、紧张的情绪。操作时，动作要轻柔、规范，体现爱护患者的意识。操作结束后，告知患者相关注意事项（1分）。

（2）着装整洁，仪表端庄，举止大方，语言文明，认真细致，表现出良好的职业素质（1分）。

举例几种基本操作的评分标准，列于表6-2、表6-3、表6-4。

表 6-2 手术区消毒、铺巾

模拟题练习

临床情景：患者男性，55 岁，诊断为回盲部肿瘤，准备经右侧旁正中切口行剖腹探查术。患者进入手术室前已做好脐部清洁，现已麻醉，平卧在手术台上。

要求：请用碘酊和乙醇为患者（医学模拟人）进行手术区域皮肤消毒，并铺手术巾、手术单。

考试与评分标准	20 分
1. 消毒前准备	
（1）戴帽子、口罩（头发、鼻孔不外露）	0.5 分
（2）手术野皮肤暴露范围正确：上自乳头连线水平以上，下至大腿中段两侧至腋后线	1 分
（3）手臂消毒（口述）	0.5 分
2. 消毒操作过程	
（1）考生一手端盛有 2% 碘酊或乙醇纱布块／棉球的消毒碗，另一手持卵圆钳，站立于患者右侧	1 分
（2）第 1 遍用碘酊涂擦	1 分
（3）待晾干后（1～2 分钟），用乙醇进行两次脱碘消毒	1 分
（4）每一遍脱碘消毒不超过前次范围，最后一次脱碘需将边缘碘酊脱尽	1 分
（5）消毒过程中，一直保持卵圆钳前端低于握持端	1 分

续表

考试与评分标准	20 分
（6）以右侧旁正中切口为中心，自上而下，由内向外消毒皮肤	2 分
（7）每一次涂擦过程不留空白区域，如果有空白区，需要更换消毒棉球补充消毒	1 分
（8）消毒范围上至乳头连线，下至大腿中、上 1/3 交腋中线	2 分
3. 铺巾操作过程	
（1）用四块手术巾，部分反折，铺盖在拟定切开四周，反折部朝下并靠近切口。铺巾后手术野皮肤暴露不宜过于宽大	2 分
（2）先铺患者会阴侧或考生对侧手术巾，最后铺考生侧手术巾	1 分
（3）用四把巾钳固定，固定方法规范	1 分
（4）铺中单（考官协助）：在拟定切口上、下方各铺一块中单	1 分
（5）铺大单（考官协助）：铺大单时，先将洞口对准拟定切口，然后将大单头端盖过麻醉架，两侧和足端下垂超过手术台边 30 cm	1 分
4. 职业素养	
操作过程无菌观念强、动作规范，具有爱伤意识，体现良好的职业素养等	2 分

　　手术区消毒、铺巾参考来源："丁香医考"APP 题库中的基本操作项目。

表 6-3 手术刷手法

模拟题练习

临床情境:你作为外科住院医师,准备参加手术。现已完成更衣,戴好帽子、口罩需要做进一步的术前准备。
要求:请用肥皂水刷手法进行手术前手臂消毒。

考试与评分标准	20 分
1. 刷手前准备	
将刷手衣袖挽至肘上 10 cm 以上,注意修剪指甲、摘除首饰	1 分
2. 刷手及擦干操作过程	
(1)刷手:考生用消毒毛刷蘸消毒肥皂水刷手,按手、前臂和肘上顺序左右交替刷洗两上肢至肘上 10 cm	2 分
(2)特别要注意甲缘、甲沟、掌纹和指蹼等处	1 分
(3)刷完一遍后用清水将肥皂水冲去	1 分
(4)冲洗时保持拱手姿势	2 分
(5)刷洗 3 遍,每遍 3 分钟(可口述)	1 分
(6)每一遍刷洗不超过前一遍的高度(可口述)	2 分
(7)用无菌小毛巾擦干双手:折叠小毛巾呈三角形,尖端朝下,由手部向上臂顺序擦干	2 分
(8)先擦干一只手臂,翻转毛巾或更换毛巾再擦干另一只手臂	1 分
(9)擦过肘部的毛巾不能再接触手和前臂	1 分

表 6-4　穿、脱手术衣和戴无菌手套

模拟题练习

临床情境：你作为一名外科住院医师，今天需要参加两台手术。第一台是甲状腺肿瘤切除术；第二台是阑尾切除术。现已完成手臂消毒，进入手术室。

要求：请穿无菌手术衣（前交叉式），戴无菌手套。为了避免刷手，接台参加第二台手术，请脱去手术衣、手套，准备接台手术。

考试与评分标准	20 分
1. 穿无菌手术衣	
（1）拿起叠放着的手术衣，双手不能接触下面的手术衣	1 分
（2）双手分别提起手术衣的衣领两端，抖开手术衣，有腰带的一面向外	1 分
（3）将手术衣略向上抛起，双手顺势向前上方同时插入袖筒，考官在身后协助穿手术衣，使双手伸出袖口	1 分
（4）身体略前倾，使腰带悬垂离开手术衣	1 分
（5）双手交叉提起左、右腰带向后递，腰带不能交叉。考官在考生身后接取并打结。传递过程中不能触碰考官双手	1 分
（6）穿手术衣的过程中，手及前臂不能高过双肩，不能低于腰部	2 分
2. 戴无菌手套	
（1）左手自手套袋内捏住手套翻折部，取出手套。确认手套方向后，右手插入右手手套内	1 分
（2）已戴手套的右手四指（除拇指外）插入左手手套翻折部，左手插入手套内	1 分

续表

考试与评分标准	
（3）将左手手套翻折部翻至手术衣袖口上	1分
（4）用戴好手套的左手四指插入右手手套的翻折部，将翻折部翻至右手手术衣袖口上	1分
3. 脱手术衣、手套	
（1）嘱考官在背后解开衣结及腰带	1分
（2）嘱考官在面前拉住手术衣衣领，向前翻转拉下手术衣，使手套套口翻转于手腕部	2分
（3）考生一手插入另一手手套的翻折部，扯下手套；已脱掉手套的手捏住另一手套的内侧面，脱下	2分
（4）双手不能接触手套的外侧面	1分
4. 职业素养	
操作过程无菌观念强、动作规范，具有爱伤意识，展现良好的职业素养等	3分

（梁永庆　林红斌　袁　浩）